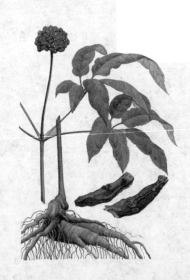

『疗效好、花钱少、好操作』

很老很老的老偏方

大病小病一扫光

白苏子 / 编著

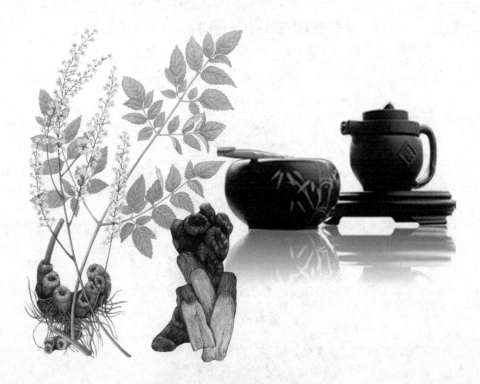

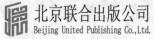

北京联合出版公司

Beijing United Publishing Co.,Ltd.

图书在版编目（CIP）数据

很老很老的老偏方：大病小病一扫光 / 白苏子编著 . —北京：北京联合出版公司，2016.9

ISBN 978-7-5502-8581-1

Ⅰ . ①很… Ⅱ . ①白… Ⅲ . ①土方—汇编 Ⅳ . ① R289.2

中国版本图书馆 CIP 数据核字（2016）第 224701 号

很老很老的老偏方：大病小病一扫光

编　著：白苏子

责任编辑：李　征

封面设计：韩立强

责任校对：宋　媛

美术编辑：刘欣梅

北京联合出版公司出版

（北京市西城区德外大街83号楼9层　100088）

北京德富泰印务有限公司印刷　新华书店经销

字数400千字　　720毫米×1020毫米　1/16　24印张

2016年9月第1版　2016年9月第1次印刷

ISBN 978-7-5502-8581-1

定价：59.00元

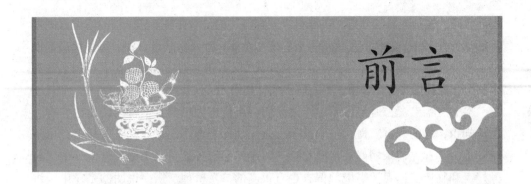

前言

老偏方是历代医家和广大民众不断摸索、积累起来的经验方，不但能治疗各种小病、常见病，在关键时刻还能帮大忙，治疗各种大病、急病，救人于危难之际，如利用蟾蜍酒治白血病、利用胡萝卜缨解砒毒等。有时，就连一些现代医学技术都治不了、花很多钱都治不好的疾病，利用偏方就能治好，而且花钱少甚至不花分文。

即使是在医学技术较为发达的现代社会，老偏方仍然具有巨大的实用价值，因为它材料易得、操作简便、花钱少又有实效，更适合普通老百姓采用。为使读者能够正确利用老偏方治病，我们搜集了散见于古今医籍、文献和报刊中的民间疗法，遍寻民间广泛流传的老偏方，广罗各民族独特的治病秘方，取其精华、弃其糟粕，精选出2000多个最有效、最简便、最经济、最实用的偏方，编写了这本书。书中选录的老偏方具有以下特点：

取材方便：其中很多药方都取自老百姓日常所吃的五谷杂粮、瓜果蔬菜和禽肉蛋，如用酸枣仁粥治疗心悸失眠，赤小豆治血肿等。

配制简便：大都采用煎、煮、研末等方法制取，有的甚至仅仅是与日常食物煲粥或制成药酒饮用，操作简便，容易为普通患者所掌握并自行治疗。

疗效显著：千百年来历经反复验证，屡试屡验，沿用至今，有很多都已被目前各大医院所采用。

经济实用：因多取自民间偏方，很少有奇特名贵的中药材，且副作用小，最适合普通家庭使用。患者利用此类偏方治病，不但省钱，还能免去来回跑医院的麻烦。

副作用小：由于老偏方多取材于老百姓日常饮食，所用药材也是来自于大自然的天然植物，且仅仅采用几味药材，甚至是单味药材治病，如利用冬青叶治感冒，治病方式较为温和，副作用极小。

本书分为上下两篇，上篇的老偏方侧重于治疗各种小病小痛，或是常见病症的初起状态，包括内科、外科、皮肤科、五官科、妇科、儿科等，下篇的老偏方侧重于治疗各种大病、急病或是久治不愈的疑难杂症，涉及疾病近百种。每种疾病都提供了多种治病老偏方，有内服方，也有外敷方，还有食疗方，便于患者根据自身健康状况和疾病性质选择采用，将大病小病一扫而光。

本书内容丰富，通俗易懂，体例简明，可供广大患者自学自用，无论你有无医学知识，均能一看就懂，一学就会，是一部即查即用的家庭必备医疗书，可随时随地为你和你的亲朋好友治病疗疾。对于基层医务人员、中医院学生、中医药爱好者和临床工作者，书中的偏方也有很高的参考价值。需要说明的是，中医讲究辨证施治，书中所录偏方仅供参考，未必适合所有人，在采用时应尊重个体生理和病理的差异性，最好配合医院的诊断并征得医生意见后再行使用。尤其对患有危重疾病的朋友，一定要及时就医，在医生的指导下使用老偏方，以期取得更好的治疗效果。

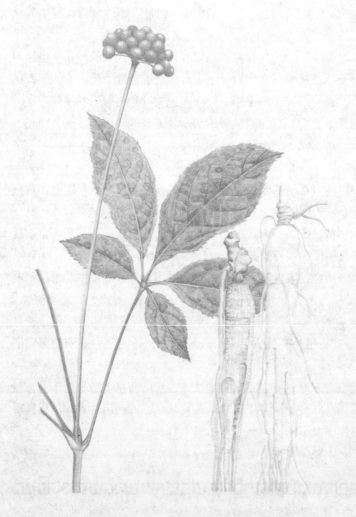

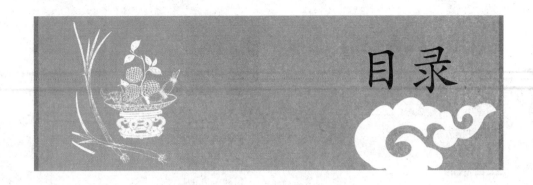

目录

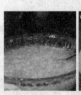

下篇

偏方治大病

传染性疾病和急症

呼吸系统疾病

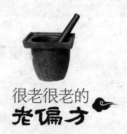

很老很老的
老偏方

上篇 小偏方大功效

——小病小痛全跑掉

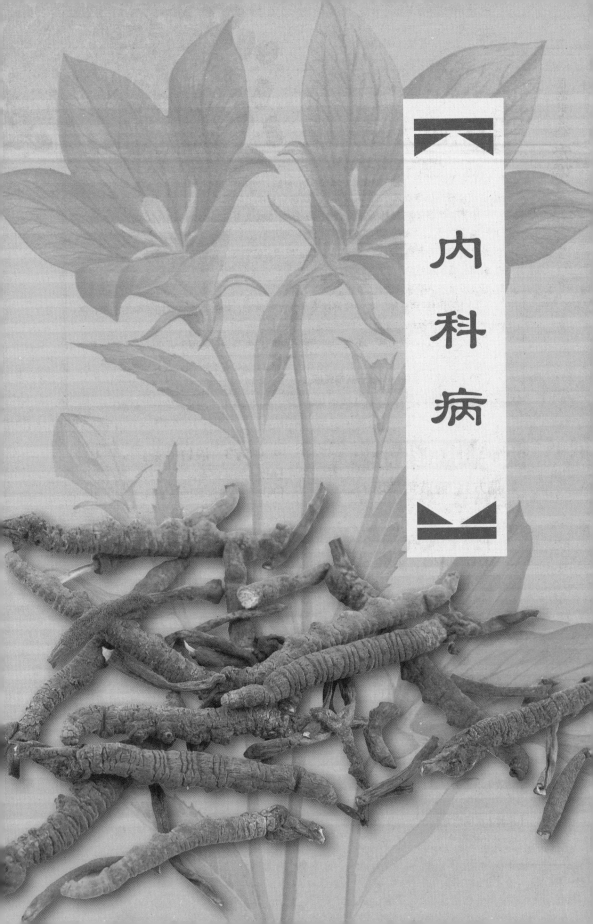

内科病

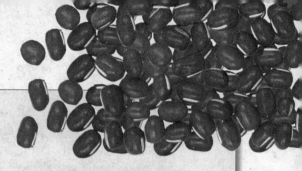

35种偏方治疗感冒

感冒俗称"伤风"，由病毒或细菌感染引起，是最常见的疾病之一。感冒可分为普通感冒和流行性感冒两种，普通感冒是由病毒引起的上呼吸道感染。若感冒病情较重，并在一个时期内广泛流行，称为流行性感冒，是由流感病毒引起的呼吸道传染病，中医称为"时行感冒"。

感冒的症状为发热、头痛、鼻塞、流涕、咳嗽、打喷嚏、咽部干痒作痛等，伴有四肢倦怠、肌肉酸痛、胸部憋闷、咽痛或有异物感。

感冒患者注意事项：

（1）感冒时独居一室，务必使环境安静，空气清新，如此不致将病菌传染给别人，并应充分休息，增强抵抗力。

（2）饮食应以清淡为宜，不吃油腻食物，可吃生蒜。这是因为清淡的饮食较容易消化，而大蒜有杀菌功能。

（3）保持身心愉快，有助于病情缓解。

中草药方

◆ 偏方1　葱豉黄酒汤

【配方】葱30克，淡豆豉15克，黄酒50毫升。

【用法】先将豆豉放砂锅内，加水1小碗，煎煮10分钟，再把洗净切段的葱（带须）放入，继续煎煮5分钟，然后加入黄酒，立即出锅。趁热顿服。

【功效】主治风寒感冒。

◆ 偏方2　薄荷姜汁茶

【配方】细茶叶6克，薄荷叶3克，生姜汁半匙，白糖半匙。

【用法】先用开水大半碗，泡薄荷叶、茶叶，再放入姜汁、白糖和匀。每日1~2次，连服3日。

【功效】本方有辛温解表之功效，主治风寒感冒。

【来源】民间验方。

◆ 偏方3　淡竹叶茶

【配方】绿茶1.5克，淡竹叶50克。

【用法】上2味加水1000毫升，先煮淡竹叶，煮沸5分钟，加绿茶略泡即可。每日1剂，分4次服完。

【功效】主治风热型感冒，症见头痛、自汗、鼻塞无涕、咽喉肿痛、咳嗽等。

【来源】民间验方。

◆ 偏方4　菜根红糖饮

【配方】干白菜根1块，姜3片，红糖50克。

【用法】将白菜根、姜洗净，切片，放入锅内，加清水适量，用武火烧沸后，转用文火煮15~20分钟，去渣留汁即成。每日饮1~2次，连饮1周。

【功效】本方能解表散寒，主治发热恶寒较为明显的感冒。

【来源】民间验方。

◆ 偏方5 金银花茶

【配方】茶叶2克，干金银花1克。

【用法】上2味同放杯中，用沸水冲泡6分钟后饮用。饭后饮1杯。

【功效】本方具有辛凉解表之功效，主治风热感冒。

【来源】民间验方。

◆ 偏方6 钩藤蜜茶

【配方】绿茶1克，钩藤、蜂蜜各15克。

【用法】钩藤加水500毫升，煮沸3分钟，去渣，加入绿茶与蜂蜜即可。分3次温服，日服1剂。

【功效】防治流行性感冒。

【来源】民间验方。

◆ 偏方7 三根汤

【配方】大白菜根3个，大葱根7个，芦根1.5克。

【用法】上料用水煎服，每日1次，连服2～3日。

【功效】本方具有辛凉解表之功效，主治风热感冒。

【来源】民间验方。

◆ 偏方8 藿香饮

【配方】鲜藿香叶10克，白糖适量。

【用法】将鲜藿香叶和白糖煎水，经常饮用。

【功效】主治重感冒，症见神疲体倦、心烦口渴、小便短黄等。

【来源】民间验方。

◆ 偏方9 梅肉红茶

【配方】梅干1粒，红茶1大匙。

【用法】先将梅干去核切细，与红茶一起放入杯中，用沸水200毫升冲泡10分钟，不拘时温服。

【功效】本方散寒、止咳、开胃，用于防治感冒。

【来源】民间验方。

◆ 偏方10 五神汤

【配方】荆芥10克，苏叶10克，茶叶6克，生姜10克，红糖30克。

【用法】将荆芥、苏叶用清水冲洗、过滤，与茶叶、生姜一并放入锅内，加清水约500毫升，用文火煎沸。另将红糖加水适量，置另一锅内煮沸，令其溶解。然后将煎好之药汁加红糖溶液即成。温热服用，分3次服完。

【功效】本方具有辛温解表、宣肺散寒之功效，主治外感风寒型感冒。

【来源】民间验方。

◆ 偏方11 银花山楂饮

【配方】金银花30克，山楂10克，蜂蜜250克。

【用法】将金银花、山楂放入锅内，加清水适量，用武火烧沸3分钟后，将药汁滗入盆内，再加清水煎熬3分钟，滗出药汁。将两次药汁一起放入锅内，烧沸后，加蜂蜜，搅匀即成。可代茶饮。

【功效】辛凉解表。主治外感风热型感冒。

【来源】民间验方。

◆ 偏方12 绿豆茶饮

【配方】绿茶5克（布包），绿豆20克。

【用法】上2味加水300毫升，文火煮至150毫升，去茶叶包，一次或几次服。

【功效】主治风热感冒。

【来源】民间验方。

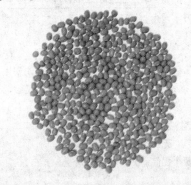

◆ 偏方13 葱姜核桃茶

【配方】茶叶15克，核桃仁、葱白和生姜各25克。

【用法】将核桃仁、葱白和生姜捣烂，同茶叶一起放入砂锅内，加水一碗半煎煮，去渣，一次服下，盖棉被卧床，注意避风。

【功效】主治风寒感冒，症见头痛、无汗、鼻塞严重、打喷嚏、咳嗽等。

【来源】民间验方。

◆ 偏方14 辣茶方

【配方】茶叶10克，辣椒500克，胡椒、盐各适量。

【用法】将4味共研末，拌和均匀，放入瓷瓶内，封口，静置半月。每次取3克，开水冲泡5分钟，温服，每日2次。

【功效】本方具有驱寒解表、开胃之功，用于防治风寒感冒。

【来源】民间验方。

【注意】患有哮喘、心脏病者禁用。

◆ 偏方15 姜蒜红糖方

【配方】生姜20克，大蒜5瓣，红糖适量。

【用法】上料用水煎服，每日2次。

【功效】主治流行性感冒初起，头痛，怕冷发热，无汗，伴有恶心。

【来源】民间验方。

◆ 偏方16 生姜红糖水

【配方】老生姜10克，红糖15克。

【用法】先将生姜洗净，切丝，放入大茶杯内，冲入开水，盖上盖，泡5分钟，然后放入红糖，趁热服下。服后盖被卧床，出微汗即可。每日1次，连服2~3日。

【功效】主治风寒初起，症见头痛、耳痛、无汗、骨节酸痛等。

【来源】民间验方。

◆ 偏方17 葡萄酒蛋花汤

【配方】红葡萄酒1小杯（30毫升），鸡蛋1个。

【用法】葡萄酒加热，打入鸡蛋搅拌一下后，即停止加热，待温服用。

【功效】主治感冒。

【来源】民间验方。

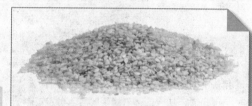

◆ 偏方18 芝麻姜茶

【配方】生芝麻30克，茶叶5克，生姜5克。

【用法】生芝麻嚼食，生姜茶叶煎汤冲服，盖被取微汗。

【功效】主治感冒初起。

【来源】民间验方。

◆ 偏方19 苦参桔梗酒

【配方】苦参3克，桔梗1克，白酒250毫升。

【用法】前2味捣碎后布包，同白酒入锅，文火煮10~20分钟，连药包一起入大口瓶备用。春秋季及流感流行期间，每日用棉棒蘸药酒5毫升擦洗鼻孔、咽部，每日2~4次，每次用5毫升加温水100毫升漱口。

【功效】防治流行性感冒。

【来源】民间验方。

◆ 偏方20 菊花枸杞酒

【配方】菊花、枸杞子各6克，黄酒200毫升。

【用法】菊花、枸杞子用黄酒浸泡10~20天，去渣，加蜂蜜少许，每天早晚各饮1小杯。

【功效】主治风寒感冒头痛。

【来源】民间验方。

◆ **偏方21　甘草瓜蒌酒**

【配方】生甘草30克，生姜4片，瓜蒌（去子，置于碗内）1颗。

【用法】先将生姜、甘草用酒2大杯煎取6成，去渣，趁热入装有瓜蒌的碗中，绞取汁，候温，分2次服。

【功效】辛凉解表，主治风热感冒。

【来源】民间验方。

◆ **偏方22　侧柏椒酒**

【用法】花椒50粒，侧柏叶15克，白酒50毫升。

【用法】前2味捣碎，同白酒一起入瓶浸半月，在呼吸道及消化道传染病流行季节，每晨空腹温服5～10毫升。

【功效】防治流行性感冒。

【来源】民间验方。

◆ **偏方23　竹叶茅根饮**

【配方】桑叶、菊花各6克，竹叶、白茅根各30克，薄荷3克。

【用法】上料共放茶壶内，用沸水冲泡，温浸10分钟，频频饮用。亦可放冷后做饮料，大量饮用。连服2～3日。

【功效】主治风热型感冒，症见头痛、自汗、鼻塞、咽喉肿痛、咳嗽等。

【来源】民间验方。

◆ **偏方24　山腊梅茶**

【配方】山腊梅叶6克。

【用法】开水冲闷5分钟，代茶饮用。每日3次。

【功效】清热解毒，祛风解表。适用于感冒及流行性感冒的预防和治疗。

【来源】民间验方。

◆ **偏方25　白芥子酒**

【配方】白芥子150克，白酒250毫升。

【用法】白芥子布包入白酒煮沸，趁热用白芥子包熨颈项周围，冷时再热，每

日2～4次，内服酒液每次5毫升，每日2～3次。

【功效】防治流行性感冒。

【来源】民间验方。

【注意】皮肤过敏者忌用。

食疗药方

◆ **偏方26　葱白胡椒拌面**

【配方】面条、白胡椒末、葱白各适量。

【用法】煮热汤面条1碗，加入葱白及胡椒粉拌匀，趁热吃下，盖被而卧，注意避风，汗出即愈。

【功效】主治感冒。

【来源】民间验方。

◆ **偏方27　薄荷粥**

【配方】薄荷鲜品30克（干品10克），大米30克。

【用法】薄荷加水稍煎取汁，去渣后约留汁150毫升。大米加水300毫升，煮成稀粥。加入薄荷汁75毫升，再稍煮热。加入冰糖少许，调化即可食用。每日早晚食用2次，温热食佳。

【功效】疏风解热，清利咽喉。主治风热感冒。

【来源】民间验方。

【注意】薄荷粥性凉，脾胃虚寒者少食；因含挥发油，故不宜久煮；可发汗，故表虚多汗者慎用；煮本粥不宜选糯米，以免滋腻。

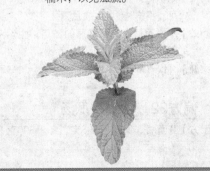

◆ 偏方28 葱姜散寒粥

【配方】大米50克，生姜5片，连须葱3茎，米醋适量。

【用法】先用砂锅煮米做粥，将生姜捣烂与米同煮，粥将熟时放入葱、醋，趁热食之，覆被取汗。

【功效】本方有解表散寒、温胃止呕之功效，主治风寒感冒。

【来源】《饮食辨录》。

◆ 偏方29 葱姜糯米粥

【配方】糯米100克，葱白、生姜各15克，醋30毫升。

【用法】糯米煮粥后加入葱白、生姜煮5分钟。再加入醋，热服，盖被发汗。

【功效】主治风寒感冒。

【来源】民间验方。

◆ 偏方30 苡仁小豆粥

【配方】薏苡仁30克，赤小豆30克，大米50克。

【用法】将薏苡仁洗净晒干，碾成细粉，赤小豆先煮熟，然后加大米，放水500毫升左右煮粥，将熟时入苡仁米粉。每日早晚餐顿服，10日为1疗程。

【功效】清热利湿。主治暑湿型感冒。

【来源】民间验方。

◆ 偏方31 葱白粥

【配方】大米50克，葱白3寸段。

【用法】煮米做粥如常法，粥熟放葱煮2沸即可。不拘时食之，食后覆被令微汗。

【功效】本方有解表散寒通脉的作用，主治风寒感冒。

【来源】《饮食辨录》。

◆ 偏方32 藿佩冬瓜汤

【配方】鲜藿香、鲜佩兰各5克，冬瓜500克（去皮、子）。

【用法】先将藿香、佩兰煎煮，取药汁约1000克，再加入冬瓜及盐适量，一起煮汤食用。

【功效】消暑祛湿。主治暑湿型感冒。

【来源】民间验方。

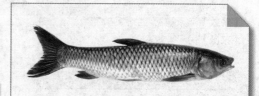

◆ 偏方33 姜酒煮草鱼

【配方】草鱼肉片150克，米酒100毫升，生姜片25克。

【用法】以水半碗，煮开后加入上3味。以盐少许调味，趁热吃，盖被取汗，每日2次。

【功效】主治感冒怕冷。

【来源】民间验方。

◆ 偏方34 葱豉豆腐汤

【配方】豆腐250克，淡豆豉12克，葱白15克，调料适量。

【用法】先将豆腐切成小块，放入锅中略煎，后入淡豆豉，加水1碗煎取大半碗，再入葱白、调料，煎滚即可。趁热服，盖被取汗，每日1剂，连服4～5日。

【功效】防治流行性感冒。

【来源】民间验方。

◆ 偏方35 冰糖蛋汤

【配方】鸡蛋1个，冰糖适量。

【用法】冰糖放在杯底，鸡蛋打破加入杯中，然后注入开水，盖好盖子，半分钟后，以汤匙搅拌，趁热喝下。

【功效】增强体力，预防感冒，治疗咳嗽。

【来源】民间验方。

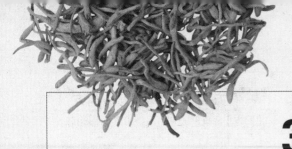

36种偏方治疗咳嗽

　　咳嗽是肺系疾患的一个常见症状。古代医学文献中将无痰而有声者称为咳，无声而有痰者称为嗽，既有痰又有声者称为咳嗽。而在临床上很难将两者截然分开，故一般均通称为咳嗽。

　　在临床上，许多呼吸系统的疾病都伴有咳嗽，如感冒，急、慢性支气管炎，支气管哮喘，支气管扩张，各种类型的肺炎等。

　　咳嗽患者注意事项：

　　（1）及早治疗，不要拖延。

　　（2）要注重休息。

　　（3）多喝水，多吃营养食品，忌烟、酒、辛辣物、冷饮等。

　　（4）保持居室空气新鲜。

中草药方

◆ 偏方1　银杏露

【配方】金银花30克，杏仁30克，蜂蜜30克。

【用法】将金银花、杏仁洗净，加水500毫升，煎汁去渣，冷却后加蜂蜜调匀。分次服完。

【功效】清热宣肺，化痰止咳。主治风热咳嗽。

【来源】民间验方。

◆ 偏方2　白果蜂蜜饮

【配方】白果仁10克，蜂蜜适量。

【用法】白果炒后去壳，煮熟，以蜂蜜调服。

【功效】主治咳嗽，症见痰黄黏稠、口苦、胸闷、尿黄等。

【来源】民间验方。

◆ 偏方3　麦竹汁

【配方】新鲜麦竹适量。

【用法】将麦竹2节之间约30厘米的部分砍下，一头用火烤，另一头就会流出澄清的水来，以杯子接住此水，每日早、晚及饭前饮用。

【功效】治疗久咳。

【来源】民间验方。

◆ 偏方4　润肺饮

【配方】荸荠、鲜藕、梨各100克，鲜芦根50克，玉竹20克，冰糖30克。

【用法】荸荠、鲜藕、梨洗净绞汁待用，玉竹、鲜芦根加水500毫升煎汁去渣，再加入上汁与冰糖调匀即可。代茶饮用。

【功效】本方润肺生津化痰，主治肺燥咳嗽。

【来源】民间验方。

◆ 偏方5　姜糖饮

【配方】生姜10克，红糖15克。

【用法】将生姜洗净，切成丝，放入碗内，加入红糖，再加入开水200毫升，加盖泡5分钟。趁热服，汗出为佳。

【功效】疏风散寒，发汗解表。主治风寒感冒伴咳嗽。

【来源】民间验方。

◆ 偏方6　桑菊饮

【配方】桑叶9克，杏仁9克，菊花6克，梨皮15克，冰糖10克。

【用法】桑叶、杏仁、菊花、梨皮洗净，煎水去渣，加入冰糖，代茶饮。

【功效】祛风清热，止咳化痰。主治风热感冒伴咳嗽。

【来源】民间验方。

◆ 偏方7　银菊清肺茶

【配方】金银花20克，菊花9克，桑叶9克，杏仁10克，芦根30克，蜂蜜30克。

【用法】金银花、菊花、桑叶、杏仁、芦根洗净，煎汁去渣，加入蜂蜜调匀，代茶饮。

【功效】主治咳嗽伴胸闷、便干、尿黄等。

【来源】民间验方。

◆ 偏方8　核桃酒

【配方】干核桃1枚，黄酒15毫升。

【用法】核桃焙干后研末，以黄酒送服，每日2次。

【功效】主治风寒感冒伴咳嗽，症见咽痒咳嗽、痰稀色白、鼻塞、流清涕等。

【来源】民间验方。

◆ 偏方9　猪肝黑枣酒

【配方】猪肝3具，黑枣100枚，米酒2500毫升。

【用法】猪肝、黑枣同浸米酒中1个月，去渣过滤，每次饮2匙，每日2次。

【功效】主治咳嗽反复难愈，伴痰清稀、肢体沉重、小便不利等。

【来源】民间验方。

◆ 偏方10　瓜枣丸

【配方】丝瓜、红枣、白酒各适量。

【用法】丝瓜烧灰存性，与枣肉和丸如弹子大，每日1丸，温酒送下。

【功效】主治痰喘咳嗽。

【来源】民间验方。

◆ 偏方11　芝麻生姜瓜蒌方

【配方】黑芝麻50克，生姜30克，瓜蒌1颗。

【用法】上3味共捣为糊，水煎服取汗。

【功效】主治咳嗽。

【来源】民间验方。

◆ 偏方12　菠菜子方

【配方】菠菜子适量。

【用法】菠菜子用文火炒黄，研成细末，每次5克，温水送服，每日2次。

【功效】主治咳嗽气喘。

【来源】民间验方。

◆ 偏方13　桃仁止咳方

【配方】桃仁200克，白酒2500毫升。

【用法】桃仁煮至外皮微皱后捞出，浸入凉水搓去皮尖，晒干，装袋入酒中浸1周，每日服1次，每次1小杯。

【功效】主治暴咳难止。

【来源】民间验方。

◆ 偏方14　梨豆蜜

【配方】大雪梨4个，老姜120克，蜂蜜120克，黑豆500克。

【用法】梨、老姜同捣取汁，豆研末，同和匀，7蒸7晒，不拘时服。

【功效】主治久咳不愈，伴头晕乏力、肢体沉重等。

【来源】民间验方。

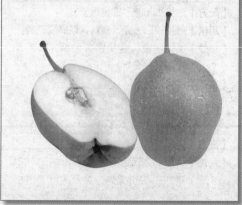

◆ 偏方15　阿胶鸡蛋酒

【配方】鸡蛋4个，阿胶40克，米酒500毫升，盐适量。

【用法】米酒用文火煮沸，入阿胶，溶化后再下蛋黄及盐，搅匀，再煮数沸，待凉入净容器内。每日早晚服，随量温饮。

【功效】主治虚劳咳嗽。

【来源】民间验方。

◆ 偏方16　烤柑橘

【配方】未完全熟透的柑橘1个，盐10克。

【用法】柑橘去蒂，以筷子刺1个洞，塞入盐，放于炉下慢烤，塞盐的洞口避免沾到灰。烤熟时，塞盐的洞口果汁会沸滚，约5分钟后，取出橘子剥皮食之。

【功效】本方止咳功用颇佳。

【来源】民间验方。

食疗药方

◆ 偏方17　苏杏止咳粥

【配方】苏叶9克，杏仁12克，生姜2片，红枣7枚，大米50克。

【用法】将杏仁、苏叶水煎去渣，加入大米、红枣共煮粥。粥将成时加入生姜末、冰糖少许。分顿服用。

【功效】疏风宣肺，止咳化痰。主治风寒咳嗽。

【来源】民间验方。

◆ 偏方18　双子粥

【配方】苏子20克，莱菔子15克，大米100克。

【用法】苏子、莱菔子洗净捣碎，加水煎汁去渣。再入大米煮粥，粥成后加冰糖适量即可。分顿服用。

【功效】本方健脾降气、温化痰湿，主治咳嗽痰多、咳声重浊、胸脘痞闷等。

【来源】民间验方。

◆ 偏方19　百合杏仁粥

【配方】鲜百合50克，杏仁12克，大米50克。

【用法】大米洗净加水煮沸后，入百合、杏仁共煮，粥成后加入冰糖适量。分次服用。

【功效】润肺清热，化痰止咳。主治肺燥咳嗽。

【来源】民间验方。

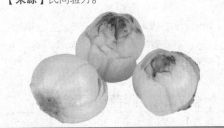

◆ 偏方20　天冬粥

【配方】天冬20克，大米100克。

【用法】天冬洗净煎汁去渣，后加大米煮粥，粥成后加入冰糖适量。分次服用。

【功效】养阴润肺化痰。主治肺阴虚、干咳少痰、午后潮热、盗汗消瘦等。

【来源】民间验方。

◆ 偏方21　银花桔梗粥

【配方】金银花50克，桔梗12克，大米50克。

【用法】将金银花、桔梗入砂锅内，加水300毫升，浸透，煎10分钟，去渣取汁备用。大米煮成粥，兑入药汁，煮开即成。每日3次，温服。

【功效】本方疏风宣肺、清热解毒，适用于肺炎初期。

【来源】民间验方。

◆ 偏方22　补肺止咳粥

【配方】山药、核桃、黄芪各30克，杏仁15克，大米100克。

【用法】杏仁、黄芪加水煎汁去渣，加入山药、大米煮粥，粥成后加入核桃末、冰糖适量。分次服用。

【功效】本方肺肾双补、化痰止咳，主治阳

虚咳嗽，伴见头晕乏力、心悸、畏寒等。

【来源】民间验方。

◆ 偏方23　杏仁橘皮粥

【配方】橘皮15克，杏仁10克，大米50克。

【用法】杏仁、橘皮洗净煎汁去渣，加入大米煮粥。分顿服。

【功效】本方健脾化湿、理气止咳，主治咳嗽，伴痰黄黏稠、身热、面赤、口干等。

【来源】民间验方。

◆ 偏方24　薄荷芦根粥

【配方】薄荷6克，芦根30克，杏仁12克，大米50克，冰糖适量。

【用法】前3味洗净，煎汁去渣待用。大米煮粥，粥成时加入上汁共煮，再入冰糖。分次服用。

【功效】本方具有祛风解表、清肺止咳之功，主治风热咳嗽。

【来源】民间验方。

◆ 偏方25　梨橘银耳羹

【配方】银耳60克，梨100克，鲜橘100克。

【用法】银耳洗净，加水用文火煮熟。将梨切成小块，橘子切小块，加入银耳汤中，煮沸后加冰糖适量。分顿服用。

【功效】本方滋阴清热、化痰止咳，主治阴虚咳嗽。

【来源】民间验方。

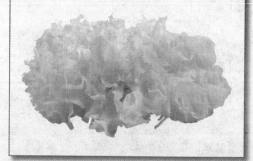

◆ 偏方26　百合养肺羹

【配方】薏苡仁30克，百合、白扁豆、莲心各15克。

【用法】百合、薏苡仁、白扁豆、莲心洗净加水共煮。先用武火煮沸，再用文火煮1～2小时，然后加入冰糖适量。分顿服食。

【功效】健脾养肺，化痰止咳。主治痰湿咳嗽。

【来源】民间验方。

◆ 偏方27　清肺八宝羹

【配方】薏苡仁、山药、百合、鲜藕、松子仁、麦冬、石斛各30克，红枣7枚，白糖适量。

【用法】麦冬、石斛加水500毫升煎汁去渣。加入薏苡仁、山药、百合、鲜藕、松子仁、红枣共煮熟。熟后加入白糖适量。分顿服用。

【功效】养阴润肺，化痰止咳。主治肺燥咳嗽。

【来源】民间验方。

◆ 偏方28　萝卜止咳方

【配方】白萝卜1个，梨1个，蜂蜜50克，白胡椒7粒。

【用法】将白萝卜、梨洗净，与蜂蜜、白胡椒一起放入碗内，蒸熟。分顿服用。

【功效】疏散风寒，化痰止咳。主治风寒咳嗽。

【来源】民间验方。

◆ 偏方29　虫草鹌鹑汤

【配方】虫草8克，鹌鹑4只，鸡汤300克，姜、葱、盐、胡椒粉各适量。

【用法】虫草温水洗净，鹌鹑洗净后沥水。在每只鹌鹑腹内加入虫草2～3条，然后放入碗内，加鸡汤及调料，上锅蒸熟。分顿食用。

【功效】本方温补脾肾，治疗咳嗽反复难愈，伴痰清稀、心悸、畏寒等。

【来源】民间验方。

◆ 偏方30　鱼腥草拌莴笋

【配方】鲜鱼腥草100克，莴笋500克，生姜6克。葱、蒜、酱油、醋、味精、香油各适量。

【用法】鱼腥草洗净，用沸水略焯后捞出。鲜莴笋去皮切丝，用盐腌渍沥水待用。姜、葱、蒜切末。上述数味放入盘内，加入酱油、味精、香油、醋拌匀后食用。

【功效】清热止咳，用于咳嗽，伴见身热、面赤、口干等。

【来源】民间验方。

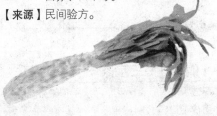

◆ 偏方31　柠檬叶猪肺汤

【配方】柠檬叶15克，猪肺500克，葱、姜、盐、味精各适量。

【用法】将猪肺洗净切块，加适量水煮沸，再加入柠檬叶及调料煨汤。分顿食用。

【功效】本方温阳补虚、化痰止咳，适用于咳嗽反复难愈、痰清稀、头晕乏力等者。

【来源】民间验方。

◆ 偏方32　雪羹汤

【配方】海蜇30克，鲜荸荠15克。

【用法】将海蜇用温水浸泡洗净，切碎备用。将荸荠洗净去皮。把海蜇与荸荠一起放入砂锅内，加适量水文火煮1小时即成。分次服用。

【功效】本方清肺化痰，主治阴虚咳嗽，症见干咳少痰、口干舌燥、盗汗消瘦等。

【来源】民间验方。

◆ 偏方33　蜂蜜鸡蛋汤

【配方】蜂蜜35克，鸡蛋1个。

【用法】蜂蜜加水300毫升煎开，打入蛋微煮沸。早晚空腹顿服。

【功效】润肺清热，止咳化痰。主治肺燥久咳。

【来源】民间验方。

◆ 偏方34　生姜炒蛋

【配方】生姜10克，鸡蛋1个。

【用法】鸡蛋打碎，生姜切细末，放鸡蛋中搅匀，炒热吃，每日2次。

【功效】主治风寒咳嗽。

【来源】民间验方。

◆ 偏方35　煮萝卜丝

【配方】白萝卜1根，麦芽糖适量。

【用法】白萝卜洗净带皮切丝，加入适量麦芽糖（冰糖亦可），放清水中煮，熟后即可食用，冬热吃，夏温吃或凉吃。

【功效】主治咳嗽伴咽干口苦等。

【来源】民间验方。

外敷外用方

◆ 偏方36　大蒜敷贴方

【配方】大蒜适量。

【用法】大蒜捣泥，晚间敷双足涌泉穴，以伤湿止痛膏固定，第二天早晨去除。连敷4～5次。

【功效】主治咳嗽。

【来源】民间验方。

TIPS

去除大蒜味的小窍门　嚼口香糖或茶叶只能缓解蒜味，但不能彻底去除。只要吃完大蒜后，喝一杯温牛奶，牛奶中的蛋白质会与大蒜发生反应，就可以有效去除蒜味了。不过，喝牛奶时，要小口慢咽，让牛奶在口腔中多停留一会儿。

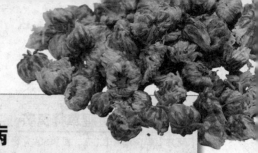

37种偏方治疗**高血压病**

　　高血压病又称原发性高血压，是以动脉血压升高，尤其是舒张压持续升高为特点的全身性疾病。若成人收缩压≥21.3千帕（160毫米汞柱），舒张压≥12.7千帕（95毫米汞柱），排除继发性高血压，并伴有头痛、头晕、耳鸣、健忘、失眠、心悸等症状即可确诊。本病晚期可导致心、肾、脑等器官病变。现代医学认为，本病与中枢神经系统及内分泌、体液调节功能紊乱有关。另外，年龄、职业、环境及肥胖，高脂质、高钠饮食，嗜酒、吸烟等因素，也可促使高血压病发生。

　　祖国医学认为，本病属"头痛""眩晕"范畴，其病因病机为情志失调、饮食不节或内伤虚损，使肝阳上亢、肝风上扰所致。

🌿 中草药方

◆ 偏方1　桑叶菊花汁

【配方】霜桑叶30克，黄菊花10克。

【用法】桑叶、菊花洗净入砂锅，加水适量，文火煎煮，去渣取汁。口服，每日2次。

【功效】可治高血压、头昏、头痛。

【来源】民间验方。

◆ 偏方2　莲心茶

【配方】莲心干品3克，绿茶1克。

【用法】莲心、茶叶一起放入茶杯内，加入沸水大半杯，立即加盖，5分钟后即可饮用。饭后饮服。头泡莲心茶，饮之将尽，略留余汁，再泡再饮，至味淡为止。

【功效】主治高血压。

【来源】民间验方。

◆ 偏方3　三宝茶

【配方】普洱茶、菊花、罗汉果各60克。

【用法】三药共制成粗末，用纱布袋（最好是滤泡纸袋）分装，每袋20克。每日1次，用上药1袋，以沸水冲泡10分钟，候温频频饮服。

【功效】养肝益肾，主治高血压。

【来源】《家用中成茶》。

◆ 偏方4　栀子茶

【配方】芽茶30克，栀子30克。

【用法】上2味加水适量（80～1000毫升），煎浓汁1碗（400～500毫升）。每日1剂，分上、下午2次温服。

【功效】主治高血压。

【来源】《本草纲目》。

◆ 偏方5　枸杞汁

【配方】枸杞的茎、叶500克。

【用法】将枸杞茎、叶加适量的水煮，煮好后喝其汁液。

【功效】枸杞能镇定肝风，又能补精益气，是高血压患者的食疗佳品，尤其是对老年患者更为适用。

【来源】民间验方。

◆ 偏方6　玉米须茶

【配方】玉米须30克，茶叶5克。

【用法】沸水冲泡，代茶饮用。

【功效】主治肾炎合并高血压。

【来源】民间验方。

◆ 偏方7　连壳毛豆茶

【配方】连壳毛豆适量。

【用法】连壳毛豆煮水，当茶饮用，每日1次，常服。

【功效】软化血管，治疗高血压。

【来源】民间验方。

◆ 偏方8　葛粉菊花茶

【配方】菊花茶25克，葛粉50克，蜂蜜适量。

【用法】菊花茶焙干研末加入沸葛粉糊中，再调入蜂蜜，每日1次，常服。

【功效】主治高血压。

【来源】民间验方。

◆ 偏方9　玉兰花饮

【配方】大花玉兰花。

【用法】大花玉兰花每日3～6克，以开水冲泡，也可加些白糖，用来代茶饮。若用鲜叶，需12～18克，以水煎服。

【功效】主治高血压患者因血管痉挛引发的头痛，本方对此颇为有效。

【来源】民间验方。

◆ 偏方10　鬼针草汤

【配方】鬼针草适量。

【用法】夏秋季采收全草（连根），洗净泥沙杂质，晾干备用或鲜用。干品每次20～30克，砂罐加水浸泡15～20分钟，文火煎熬，沸后立即离开炉火，冷却，每日午饭前服一大口（50～70毫升）。鲜品每次50～60克，煎服法同前。每日服1次，服至症状消失，血压正常即可停药。

【功效】主治高血压，症见耳鸣、口干口

苦、恶心呕吐等。

【来源】《四川中医》，1987（11）。

【说明】鬼针草又名盲肠草、脱力草等，性平味苦，无毒，有清热解毒、散瘀活血、消痈之功。

◆ 偏方11　玉米穗决明饮

【配方】玉米穗60克，决明子10克，甘菊花6克。

【用法】上3味一起加水煮，将残渣除去，汁液分2次喝完。

【功效】利尿消肿，对肾性高血压功效尤佳。

【来源】民间验方。

◆ 偏方12　糖醋大蒜

【配方】糖醋大蒜1～2球。

【用法】每日早晨空腹食用，连带喝些糖醋汁，连吃10～15日。

【功效】该法能使血压比较持久地下降，对于哮喘和慢性气管炎的顽固咳喘也很有效。

【来源】民间验方。

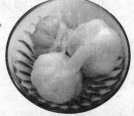

◆ 偏方13　夏枯草糖浆

【配方】夏枯草、白糖各120克，草决明100克。

【用法】先将夏枯草、草决明放入砂锅内，加清水2000毫升，文火煎至1500毫升时，用纱布过滤，药渣加水再煎，最后将二汁混合在一起，加入白糖，搅拌溶化后制成。1剂3日分次服完，30日为1疗程。

【功效】此方可辅助治疗原发性高血压。

【来源】《四川中医》，1989（7）。

◆ 偏方14 地龙合剂

【配方】白颈活地龙15条，白糖100克。

【用法】将地龙剖开，洗净泥土，加入白糖，30分钟后待地龙溶化成液体时，顿服。每日早晚各服1次，5日为1疗程。

【功效】主治高血压引起的头晕不适、头部胀痛、口苦咽干等。

【来源】《湖南中医杂志》，1987（3）。

🍵 食疗药方

◆ 偏方15 大蒜粥

【配方】大蒜30克，大米100克。

【用法】大蒜用沸水煮片刻捞出，待大米粥将熟时加入大蒜煮片刻后调味，趁热服。

【功效】主治高血压。

【来源】民间验方。

【说明】本方春季使用效果最佳。

◆ 偏方16 石决明粥

【配方】石决明30克，大米100克。

【用法】将石决明打碎，入砂锅中，加清水500毫升，武火先煎1小时，去渣取汁，入大米，再加清水400毫升，文火煮成稀粥。早晚温热服食，7日为1疗程。

【功效】主治高血压。

【来源】《中国药粥谱》。

◆ 偏方17 旱菜汁

【配方】旱菜250克。

【用法】旱菜磨碎绞汁后，加适量的白糖饮用。

【功效】旱菜能镇定肝风，对高血压疗效颇佳。

【来源】民间验方。

◆ 偏方18 葫芦汁

【配方】鲜葫芦适量。

【用法】鲜葫芦捣烂绞汁，以蜂蜜调服，每次服用半杯至一杯，每日服2次，或煮水服用也可以。

【功效】主治高血压引起的烦热口渴，对尿路结石也很有效。

【来源】民间验方。

◆ 偏方19 茼蒿汁

【配方】鲜茼蒿500克。

【用法】鲜茼蒿洗净切碎，绞汁，每次服60毫升，温开水冲服，每日2次，连服3~5日。

【功效】主治高血压引起的头痛等症。

【来源】民间验方。

◆ 偏方20 赤小豆丝瓜汁

【配方】丝瓜络20克，赤小豆20克。

【用法】上药放入砂锅中，加水适量，煎30~40分钟，滤汁分早晚2次空腹服。

【功效】主治高血压。

【来源】民间验方。

◆ 偏方21 海蜇马蹄菜汁

【配方】海蜇皮30克，马蹄菜500克。

【用法】海蜇皮切片，与马蹄菜一起入锅，加适量水煮，饮其汁液。

【功效】主治高血压引起的头痛头晕。

【来源】民间验方。

◆ 偏方22 芹菜蜜汁

【配方】鲜芹菜500克，蜂蜜50毫升。

【用法】鲜芹菜洗净捣烂绞汁，拌蜜微温服，每日分3次服完。

【功效】主治原发性高血压。

【来源】民间验方。

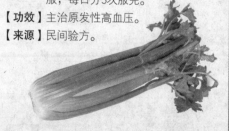

◆ 偏方23　山楂茶

【配方】山楂10克。

【用法】山楂置于大茶杯中，用沸水冲泡，代茶饮用，每日1次，长服有效。

【功效】山楂可消积食、降血脂、软化血管，对高血压引起的血管硬化有治疗作用。

【来源】民间验方。

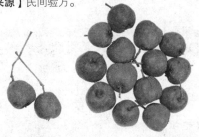

◆ 偏方24　萝卜荸荠汁

【配方】白萝卜750克，荸荠500克，蜂蜜50克。

【用法】前2味切碎捣烂，置消毒纱布中拧汁，去渣，加入蜂蜜，1日内分2～3次服完。

【功效】主治原发性高血压。

【来源】民间验方。

◆ 偏方25　苹果皮蜜茶

【配方】绿茶1克，苹果皮50克，蜂蜜25克。

【用法】苹果皮洗净，加清水至450毫升，煮沸5分钟，加入蜂蜜绿茶即可。分3次温服，每日服1剂。

【功效】主治高血压。

【来源】民间验方。

◆ 偏方26　蓬蒿蛋白饮

【配方】鲜蓬蒿250克，鸡蛋清3个，香油、盐、味精各适量。

【用法】鲜蓬蒿洗净，放清水中煎煮，将熟时加入鸡蛋清再煮片刻，加香油、盐、味精调味即可。

【功效】本方清热安神，常服可治高血压头眩少寐。

【注意】泄泻者忌服。

【来源】民间验方。

◆ 偏方27　双耳汤

【配方】黑木耳10克，银耳10克。

【用法】黑木耳、银耳洗净浸软，加冰糖，放碗内蒸1小时后顿服，每日1次。

【功效】补脑养心，凉血止血，降低胆固醇。常服可治血管硬化、高血压以及高血压引起的眼底出血等。

【注意】木耳润肠，故大便溏薄者忌用。

【来源】民间验方。

◆ 偏方28　冰糖木耳

【配方】干银耳5克。

【用法】银耳用清水浸泡一夜，上锅蒸1～2小时，加入适量的冰糖，睡前服下。

【功效】主治高血压引起的眼底出血。

【来源】民间验方。

◆ 偏方29　菊花醪

【配方】甘菊花10克（剪碎）、糯米酒适量。

【用法】放在小铝锅内拌匀，煮沸，顿服。每日2次。

【功效】主治高血压引起的眩晕、面红目赤、急躁易怒、口苦咽干等症。

【来源】民间验方。

◆ 偏方30　胆藏绿豆

【配方】猪胆1具，绿豆适量。

【用法】将绿豆粒装入猪胆内，装满为止，放置3个月后再用。每日1次，顿服7粒。服绿豆粒后，血压很快下降，继续服用白糖加醋，至痊愈为止。

【功效】主治高血压。

【来源】民间验方。

◆ 偏方31　芹菜拌海带

【配方】鲜芹菜100克，海带50克，香油、醋、盐、味精各适量。

【用法】鲜芹菜洗净切段，海带洗净切丝，然后分别在沸水中焯一下捞起，一起倒上适量香油、醋、盐、味精拌和食用。

【功效】平肝清热，降血压。常服能防治早期高血压。

【注意】脾胃虚寒者慎食。

【来源】民间验方。

◆ 偏方32　松花蛋蘸淡菜

【配方】淡菜15克，松花蛋1个。

【用法】淡菜焙干研成细末，吃松花蛋，蘸淡菜末，每晚一次吃完，连吃5～7日可见效。

【功效】主治高血压引起的耳鸣眩晕。

【来源】民间验方。

外敷外用方

◆ 偏方33　敷脚心方

【配方】糯米5克，胡椒1.5克，桃仁、杏仁、山栀各3克，鸡蛋清适量。

【用法】上述诸药共为细末，鸡蛋清调成糊状，临睡前敷于两脚心涌泉穴，次日洗掉，晚上再敷。

【功效】主治高血压轻症。

【来源】民间验方。

◆ 偏方34　敷脐方

【配方】桂枝3克，川芎2克，罗布麻叶6克，龙胆草6克。

【用法】上方共研细末，然后以酒调为膏状，敷脐部，外以伤湿止痛膏固定，每日换药1次，连续用药10次为1疗程。

【功效】主治高血压。

【来源】民间验方。

◆ 偏方35　降压外敷膏

【配方】蓖麻仁50克，吴茱萸、附子各20克，生姜150克，冰片10克。

【用法】前3味共研细末，加生姜捣如泥，再加冰片和匀，调成膏状，每晚贴两脚心（涌泉穴），7天为1疗程，连用3～4个疗程。

【功效】本方治疗高血压病，病情均能得到不同程度的缓解。

【来源】《辽宁中医杂志》，1986（6）。

【说明】敷药期间停用一切降压药，若血压有波动时按中医辨证施治。

◆ 偏方36　茶叶枕

【配方】饮茶时剩下的"茶根"（即用过的茶叶）。

【用法】将茶根晾干，装入30厘米长、15厘米宽的布袋，睡觉时用作枕头。

【功效】本方有一定的降压作用。

【来源】民间验方。

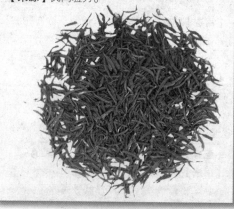

◆ 偏方37　高血压药枕

【配方】晚蚕沙1000克，明矾2500克。

【用法】上药装布袋内，做成药枕用。保持药枕清洁，每日使用不少于7小时，3个月为1疗程。同时每晚睡前按摩两足心涌泉穴各180次。

【功效】主治高血压。

【来源】《陕西中医杂志》，1985（11）。

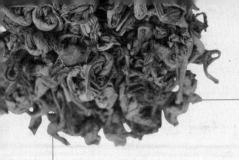

16种偏方治疗高脂血症

　　随着生活质量的提高，高脂肪、高胆固醇饮食的增多，加上运动量减少，血中过多的脂质不能被代谢或消耗，从而导致高脂血症，其症状主要表现为头痛眩晕、胸闷气短、急躁易怒、肢体麻木、精神不振、倦怠乏力、少气懒言等。

　　高脂血症是动脉粥样硬化产生的原因之一，而全身的重要器官都要依靠动脉供血供氧，所以一旦动脉被粥样斑块堵塞，就会产生连锁反应，导致众多相关疾病，人类的致命性疾病——心肌梗死型冠心病就在其中。

中草药方

◆ 偏方1　草决明茶

【配方】草决明20克，绿茶6克。

【用法】绿茶、草决明用开水冲沏，经常饮用。

【功效】主治大便干燥之高脂血症。

【来源】民间验方。

◆ 偏方2　五宝乌龙茶

【配方】乌龙茶3克，槐角18克，何首乌30克，冬瓜皮18克，山楂肉15克。

【用法】水煎后4味，去渣取汁，以之冲泡乌龙茶，当茶饮。

【功效】本方清热化瘀、通利血脉，可增强血管弹性，主治高脂血症。

【来源】民间验方。

◆ 偏方3　山楂荷叶茶

【配方】山楂15克，荷叶12克。

【用法】将上2味共切细，加水煎或以沸水冲泡，取浓汁即可。每日1剂，代茶饮，不拘时。

【功效】主治高脂血症。

【来源】《营养世界》。

◆ 偏方4　柿叶山楂茶

【配方】柿叶10克，山楂12克，茶叶3克。

【用法】上3味以沸水浸泡15分钟即可。每日1剂，频频饮服，不拘时。

【功效】主治高脂血症。

【来源】《食疗本草学》。

◆ 偏方5　花生草茶

【配方】花生全草（整株干品）50克。

【用法】将花生全草切成小段，泡洗干净，加水煎汤，代茶饮。每日1剂，不拘时饮服。

【功效】本方养肝益肾，主治高脂血症。

【来源】《偏方大全》。

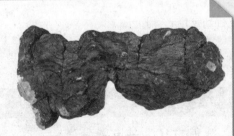

◆ 偏方6　首乌汤

【配方】制首乌30克。

【用法】制首乌加水300毫升，煎20分钟左右。取汁150～200毫升，分2次温服。每日1剂。

【功效】主治阴虚火旺型高脂血症。

【来源】《浙江中医杂志》，1991（6）。

◆ 偏方7　黄精乌杞酒

【配方】黄精50克，首乌30克，枸杞子30克，白酒1000毫升。

【用法】将3味药浸于酒中，密封，浸泡7日后可饮用，每次1～2小杯，每日3次，空腹服用。

【功效】主治高脂血症。

【来源】民间验方。

◆ 偏方8　山楂红枣酒

【配方】山楂片300克，红枣、红糖各30克，米酒1000毫升。

【用法】山楂片、红枣、红糖入酒中浸10天，每日摇动1次，以利药味浸出。每晚睡前取30～60克饮服。

【功效】主治高脂血症。

【来源】民间验方。

【注意】实热便秘者忌用。

◆ 偏方9　冬青子蜜膏

【配方】冬青子1500克，蜂蜜适量。

【用法】将冬青子加水煎熬2次，每次1小时，去渣，合并2次药液浓缩成膏状，烤干碾碎，加入适量蜂蜜混匀，贮瓶备用。每日分3次空腹服，1个月为1疗程。

【功效】主治高脂血症。

【来源】民间验方。

食疗药方

◆ 偏方10　芝麻桑葚粥

【配方】黑芝麻、桑葚各60克，大米30克，白糖10克。

【用法】将黑芝麻、桑葚、大米分别洗净后同放入瓷罐中捣烂。砂锅中先放清水1000毫升，煮沸后入白糖，水再沸后，徐徐将捣烂的碎末加入沸汤中，不断搅动，煮至成粥糊样即

可。可常服之。

【功效】本方滋阴清热，降血脂，主治高脂血症。

【来源】民间验方。

◆ 偏方11　海带绿豆汤

【配方】海带、绿豆、红糖各150克。

【用法】将海带发好后洗净，切成条状，绿豆淘洗干净，共入锅内，加水炖煮，至豆烂为止。用红糖调服，每日2次。

【功效】本方清热养血，主治高脂血症。

【来源】民间验方。

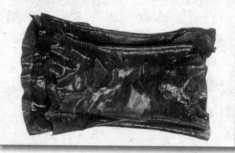

◆ 偏方12　荷叶粥

【配方】鲜荷叶1张，大米100克。

【用法】先将荷叶洗净煎汤，再用荷叶汤同大米100克煮粥。供早晚餐或点心服食。

【功效】主治高脂血症。

【来源】《民间偏方秘方精选》。

◆ 偏方13　决明菊花粥

【配方】决明子10～15克，白菊花10克，大米100克。

【用法】先将决明子放入锅内炒至微有香气，取出，与白菊花同煎取汁，去渣，放入大米煮粥，加少量调味品，每日服食1次，5～7次为1疗程。

【功效】主治高脂血症。

【来源】《验方》。

◆ 偏方14　大藕点心

【配方】绿豆200克，胡萝卜120克，藕4节。

【用法】将绿豆洗净水泡半日，滤干；胡萝卜洗净，切碎捣泥，二物加适量白糖调匀待用。将藕洗净，在靠近藕节的一端用刀切下，切下的部分留好。将调匀的绿豆萝卜泥塞入藕洞内，塞满塞实为止。再将切下的部分盖好，用竹签或线绳插牢或绑好，上锅水蒸熟，可当点心吃。

【功效】经常食用，可降低血脂，软化血管，主治高脂血症。

【来源】民间验方。

◆ 偏方15　米沙肉片

【配方】荷叶5张（如用干荷叶需用水泡软），猪瘦肉200克，大米250克。

【用法】荷叶洗净，共切10块；大米压磨成粗沙大小；猪肉洗净，切成厚片，加酱油25克，盐适量，淀粉、食油少许拌匀。再将拌好的肉片和米沙用荷叶包成长条形，入蒸笼蒸30分钟即可食用。

【功效】主治高脂血症。

【来源】民间验方。

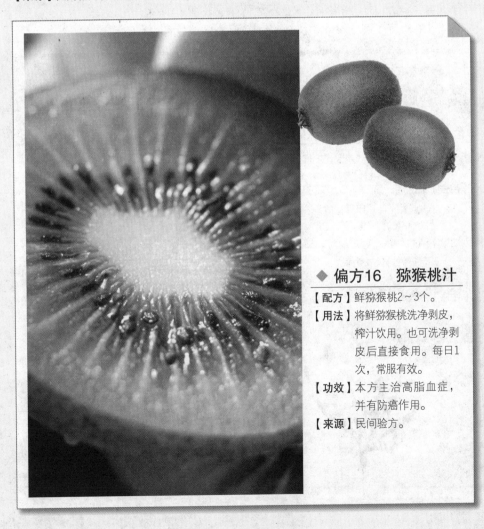

◆ 偏方16　猕猴桃汁

【配方】鲜猕猴桃2~3个。

【用法】将鲜猕猴桃洗净剥皮，榨汁饮用。也可洗净剥皮后直接食用。每日1次，常服有效。

【功效】本方主治高脂血症，并有防癌作用。

【来源】民间验方。

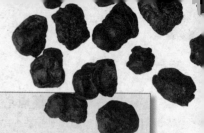

38种偏方治疗病毒性肝炎

　　病毒性肝炎是由肝炎病毒引起的一种传染病，具有传染性较强、传播途径复杂、流行面广泛、发病率较高等特点。主要临床表现有乏力、食欲减退、恶心呕吐、上腹部不适、肝区胀痛、肝肿大及伴有不同程度的肝功能损害，部分病人可有黄疸和发热。

　　病毒性肝炎可分为甲型肝炎、乙型肝炎和非甲非乙型肝炎。甲型肝炎主要发生于儿童及青少年，乙型肝炎多发生于20～40岁青壮年，非甲非乙型肝炎的发病者以成人较多。本病一年四季均可发病，但以秋季发病率较高。

　　病毒性肝炎病人在病毒活动期要适当卧床休息，病情好转后应动静结合，病毒静止期可以从事劳动强度较低的工作。注意隔离，防止传染。注意皮肤和口腔清洁。有口臭、呕吐者，可用金银花水或淡盐水漱口。食物一定要新鲜、易消化，适合本人的饮食习惯和口味，并含有一定量的蛋白质、多种维生素，保证充足的热量。在消化功能恢复后，不要吃得太多，以免诱发脂肪肝。另外，应戒除烟酒，忌食辛辣刺激性的食物。

🌿 中草药方

◆ 偏方1　茵陈蒲公英煎

【配方】茵陈蒿100克，蒲公英50克，白糖30克。

【用法】茵陈蒿、蒲公英加水500毫升，煎取400毫升，加白糖。分2次服，每日2～4次。

【功效】清热解毒，利尿退黄。适用于急性黄疸性肝炎发热者。

【来源】民间验方。

【注意】慢性肝炎患者不宜用。

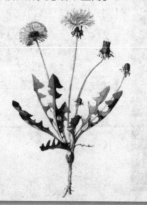

◆ 偏方2　板蓝根大青茶

【配方】板蓝根30克，大青叶30克，茶叶15克。

【用法】3味加水煎煮取汁，每日服2次，连服2周。

【功效】主治湿热蕴结型肝炎，症见恶心呕吐、食欲不振、尿赤便结等。

【来源】民间验方。

◆ 偏方3　五味红枣饮

【配方】五味子9克，红枣10枚（去核），冰糖适量。

【用法】上物加入开水同炖，去渣饮汁。

【功效】本方养血柔肝、滋阴理气，适用于肝肾亏虚型肝炎。

【来源】民间验方。

◆ 偏方4　茵陈干姜饮

【配方】茵陈蒿15克，干姜6克，红枣4个，红糖10克。

【用法】将诸品入锅，加水500毫升，煎至300毫升，去渣取汁及红枣。每日早晚温热食，吃枣喝汤。

【功效】主治病毒性肝炎。

【来源】《中医营养学》。

◆ 偏方5 佛手柑饮

【配方】佛手柑9~12克，白糖适量。

【用法】水煎服，加糖或葡萄糖适量，每日分3次服。

【功效】和中理气，醒脾开胃。适用于慢性肝炎。

【来源】民间验方。

【注意】阴虚烦热者不宜用。

◆ 偏方6 甘蔗茶

【配方】甘蔗切片300克，绿茶1克。

【用法】甘蔗片加水500毫升，煮沸15分钟，去渣，乘热加入绿茶即可。每次100毫升，温服，4小时后1次。

【功效】主治慢性肝炎，恶心厌食。

【来源】民间验方。

◆ 偏方7 玫瑰花茶

【配方】玫瑰花6~10克。

【用法】每次用玫瑰花放在茶盅内，冲入沸水，加盖泡片刻，代茶饮。

【功效】疏肝解郁，行气和血。适用于急性肝炎。

【来源】民间验方。

◆ 偏方8 金钱草茶

【配方】金钱草10克（鲜品），绿茶1克。

【用法】鲜金钱草洗净晒干，切碎烘至极干，装入瓶中，拧紧瓶盖。欲饮时将金钱草、绿茶放入杯中，用沸水冲泡加盖5分钟即可饮用。饮时可略留余汁，再泡再饮，直至味淡为止。

【功效】主治慢性肝炎出现黄疸者。

【来源】民间验方。

◆ 偏方9 犀角银花露

【配方】金银花30克，犀角2克（或水牛角12克）。

【用法】先将金银花煎汁去渣，放凉。将犀角或水牛角锉成末，每日分2~3次，用金银花汁液冲服。

【功效】清化湿热，凉血解毒。适用于重症肝炎。

【来源】民间验方。

◆ 偏方10 蒲公英甘草蜜茶

【配方】蒲公英20克，甘草3克，绿茶1克，蜂蜜15克。

【用法】蒲公英、甘草加水500毫升，煮沸10分钟，去渣，加入绿茶、蜂蜜即可，分3次温饮，每日服1剂。

【功效】主治肝炎，可降低转氨酶。

【来源】民间验方。

◆ 偏方11 丝瓜酒

【配方】丝瓜根5根。

【用法】将本药捣烂，用水一碗煎至半碗，去渣候温。用黄酒冲服。

【功效】主治病毒性肝炎，症见发热心烦、恶心呕吐、食欲不振等。

【来源】《验方新编》。

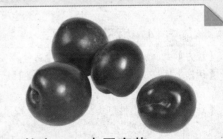

◆ 偏方12 李子蜜茶

【配方】鲜李子100~150克，绿茶2克，蜂蜜25克。

【用法】将鲜李子剖开后置锅内，加水320毫升，煮沸3次，再加茶叶与蜂蜜，沸后即起锅取汁。每日1剂，分早、中、晚3次服用。

【功效】主治气滞血瘀型肝炎。

【来源】《饮茶的科学》。

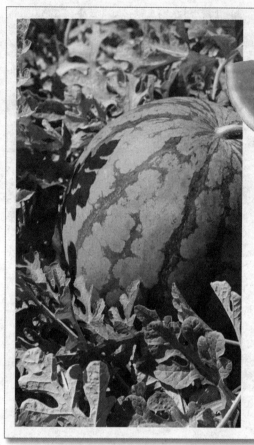

◆ 偏方13　西瓜皮散

【配方】大蒜瓣250克（去皮），西瓜1个，砂仁30克。

【用法】将西瓜开一小盖，去瓜瓤，留瓜皮，再把砂仁、大蒜放入，用黄泥涂西瓜，如泥球，在日光下晒干，置木柴火炉上（忌用煤炭），徐徐烘干后去泥，研面装瓶内备用。每日早晚送服1.5克。

【功效】本方主治食欲不振、大便稀溏之病毒性肝炎。

【来源】民间验方。

◆ 偏方14　栀子茵陈酒

【配方】栀子、茵陈蒿各一束，白酒适量。

【用法】将2味以酒2碗，煎至1碗，三更时分服之。

【功效】主治病毒性肝炎，症见口渴便燥、恶心呕吐等症。

【来源】《普济方》。

【说明】忌油腻、生冷之物，忌与豆腐同服。

◆ 偏方15　醋蛋方

【配方】醋600毫升，鸡蛋10个。

【用法】将鸡蛋连壳烧成炭后研末，和醋调匀（每次用1个鸡蛋和60毫升醋），每日服1次，连用10日为1疗程。

【功效】本方可清热、利湿、化浊，主治病毒性肝炎。

【来源】《串雅外编》。

◆ 偏方16　化瘀养肝蜜

【配方】山楂250克，丹参500克，枸杞子250克，蜂蜜、白糖各适量。

【用法】先将前3味药浸泡2小时，煎成药液，滤去药渣。再把蜜、糖兑入砂锅内，以微火煮开30分钟。待蜜汁与药液溶合成黏稠状时离火，冷却后装入容器内密封保存。每日3次，每次1匙。

【功效】滋补肝肾，活血化瘀。适用于慢性肝炎。

【来源】民间验方。

◆ 偏方17　茵陈药豆

【配方】黄豆1000克，茵陈蒿100克，丹参50克，冰糖200克。

【用法】将茵陈蒿、丹参加水煎汁2次，去药渣，将2次药液合一。把洗净的黄豆放入药液中，煮豆至熟透，加入冰糖，与豆拌匀，焖干药汁，起锅。将煮熟的豆倒在消毒好的细筛内，盖上干净纱布，令其自然晾干，装瓶备用。每日1～3次，每次20～50克，嚼食或开水泡后嚼食。

【功效】清湿热，解肝郁，补脾肾。适用于肝炎恢复期病人。

【来源】民间验方。

◆ 偏方18　甲鱼蜜丸

【配方】甲鱼1只，蜂蜜适量（重量按2∶1）。

【用法】将甲鱼放锅内，用文火焙干，后将蜂蜜涂于上，干后研末装瓶备用。每日3次，每次10克，温开水送服。

【功效】主治慢性肝炎。

【来源】民间验方。

食疗药方

◆ 偏方19　茵陈粥

【配方】茵陈蒿30～60克，大米50～100克，白糖适量。

【用法】先将茵陈蒿洗干净，再入水中浓煎汁后去渣取汁，然后将大米入煎汁熬粥，俟粥成后加白糖调匀，略煮片刻即可，当早餐或晚餐食之。

【功效】主治病毒性肝炎，症见食欲不振、尿赤便结等。

【来源】民间验方。

◆ 偏方20　梅花粥

【配方】白梅花3～5克，大米50～100克。

【用法】先煮大米为粥，待粥将成时，加入白梅花同煮片刻即可。

【功效】疏肝理气。适用于肝郁气滞型急性肝炎。

【来源】民间验方。

◆ 偏方21　鲜芹蜜饮

【配方】鲜芹菜100～150克，蜂蜜适量。

【用法】芹菜洗净，捣烂取汁，加蜂蜜温服，每日1次，疗程不限。

【功效】主治病毒性肝炎。

【来源】民间验方。

◆ 偏方22　车前叶粥

【配方】鲜车前叶30克，红花3克，葱白1茎，大米50克。

【用法】将车前叶、葱白洗净，车前叶切碎，与红花同煮汁去渣，然后与大米煮粥，每日分1次或2次服。

【功效】活血化瘀，清肝明目。适用于慢性肝炎。

【来源】民间验方。

◆ 偏方23　橘皮粥

【配方】干橘皮10克（鲜品30克），大米50～100克，生姜汁少许。

【用法】先将橘皮煎取药汁，去渣，加入大米煮粥。或将橘皮晒干，研为细末，每次用3～5克调入已煮沸的稀粥中，并加姜汁，再同煮为粥。

【功效】本方理气健脾，燥湿和中，适用于慢性肝炎。

【来源】民间验方。

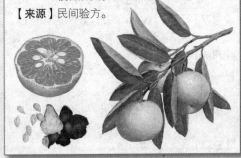

◆ 偏方24　茯苓大米粥

【配方】红枣20枚，茯苓粉30克，大米30克。

【用法】先将红枣文火煮烂，连汤放入大米粥内，加茯苓粉再煮沸即成。每日服2次，可酌加红糖。

【功效】本方主治湿邪困脾型肝炎，症见面黄无华、疲倦乏力、眩晕腹胀等。

【来源】《饮食治大病》。

◆ 偏方25　沙参枸杞粥

【配方】沙参15克，枸杞子15克，玫瑰花3克，大米100克，冰糖适量。

【用法】先煎沙参取汁去渣，再与大米、枸杞子同煮粥。粥熟，入玫瑰花稍煮片刻，调入白糖食用。日服1～2次。

【功效】补肾益精，养阴柔肝，疏肝解郁。适用于气滞血瘀型慢性肝炎。

【来源】民间验方。

◆ 偏方26　丹参黄精粥

【配方】丹参、黄精各50克，大米50～100克，冰糖适量。

【用法】先将丹参与黄精一同入水中煎煮约30分钟，去渣取汁，再将大米入煎汁之中熬粥，俟粥将成时加冰糖调融，继续用文火熬片刻即可。当早餐或晚餐食之。

【功效】主治病毒性肝炎，症见眩晕耳鸣、失眠多梦、心烦急躁等。

【来源】民间验方。

◆ 偏方27　芹萝车前汁

【配方】鲜芹菜100～150克，胡萝卜100克，鲜车前草30克，蜂蜜适量。

【用法】将芹菜、胡萝卜、车前草洗净捣烂取汁，加蜂蜜炖沸后温服。每日1次，疗程不限。

【功效】主治肝郁气滞型肝炎，症见胁肋作痛、胸腹胀闷、食欲不振等。

【来源】民间验方。

◆ 偏方28　猪骨米醋汁

【配方】猪骨（以脊椎骨为佳）500克，米醋1000毫升，红糖适量。

【用法】将猪骨砸碎，连同米醋、糖放入锅内煮沸30分钟。待凉后，用消毒纱布绞汁，装瓶备用。每日3次，每次30～40毫升，饭后服用。

【功效】补阴益髓，养肝解毒。适用于慢性肝炎。

【来源】民间验方。

◆ 偏方29　牛肉姜桂汤

【配方】牛肉（切片）100克，生姜5克，肉桂、小茴香各2克，料酒、盐各少许。

【用法】肉桂、小茴香装入纱布袋；牛肉与生姜加水煮沸后放入料酒、药袋，以小火煨至牛肉将熟时，捞去药袋，加盐，煨至肉烂。食肉饮汤，每周2～3次。

【功效】本汤为慢性肝炎病人的保健汤膳。

【来源】民间验方。

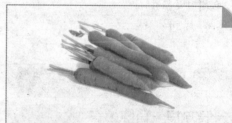

◆ 偏方30　鲜萝卜汁

【配方】鲜胡萝卜250克。

【用法】将胡萝卜洗净，用绞汁机绞汁。每日1次，饮服。

【功效】解毒疏肝，利气散瘀。主治气滞血瘀型慢性肝炎。

【来源】民间验方。

◆ 偏方31　珍珠草猪肝汤

【配方】珍珠草30克，猪肝60克。

【用法】将猪肝洗净切片，与珍珠草共入锅中煮熟，稍加盐即成。服时吃猪肝饮汤，每日1次。

【功效】清热解毒，利水养肝。适用于慢性肝炎。

【来源】民间验方。

◆ 偏方32　萝卜炒猪肝

【配方】猪肝250克，白萝卜250克，调料适量。

【用法】将猪肝、萝卜洗净切片。锅中加植物油适量，烧至八成热，先炒萝卜片至八成熟，加入盐稍搅拌，盛出备用。再用适量植物油，旺火爆炒猪肝2~3分钟，将萝卜倒入快速同炒2~3分钟，加入葱、盐、味精、淀粉等调料，最后淋香油少许。可分3~4次佐餐用。

【功效】补肝清热，宽中下气。适用于慢性肝炎。

【来源】民间验方。

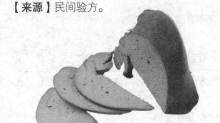

◆ 偏方33　利肝瘦肉汤

【配方】雪梨2个，荸荠100克，瘦猪肉100克。

【用法】上物共切片，加水同煮，盐少量调味，吃肉喝汤，经常食用。

【功效】主治病毒性肝炎，症见身倦乏力、眩晕耳鸣等。

【来源】民间验方。

◆ 偏方34　药桂甲鱼汤

【配方】山药片30克，龙眼肉20克，甲鱼1只。

【用法】山药片、龙眼肉、甲鱼3味共炖，吃肉喝汤。

【功效】益肾滋阴，养血健脾。对慢性肝炎、肝硬化后阴虚患者最宜。

【来源】民间验方。

◆ 偏方35　松萝乌鱼汤

【配方】松萝茶9克，黑矾15克，活乌鱼1尾（约350克），大蒜8瓣。

【用法】将乌鱼去鳞，破肚去肠，加入黑矾、茶，另将大蒜放入鱼腹内，放锅中蒸熟即可。令病人吃鱼，能连茶、蒜吃者更佳。

【功效】本方疏肝理气，对肝气郁滞型肝炎疗效显著。

【来源】民间验方。

◆ 偏方36　赤豆鲤鱼汤

【配方】赤小豆500克，活鲤鱼1条（500克以上），玫瑰花15克。

【用法】将鲤鱼去肠杂，与其他2味共煮至烂熟。去花调味，分2~3次服食。每日或隔日服1剂。

【功效】主治气滞血瘀型肝炎。

【来源】民间验方。

◆ 偏方37　枸杞叶粥

【配方】鲜枸杞叶100克，大米50克。

【用法】先将鲜枸杞叶洗净，入锅中加水600毫升，煎20分钟，去渣留汁，入大米煮粥。每日早晚温热食。

【功效】主治肝肾阴虚型肝炎，症见眩晕耳鸣、失眠多梦、腰腿酸痛等。

【来源】《传信方》。

外敷外用方

◆ 偏方38　苦丁香末方

【配方】苦丁香、西瓜子各适量。

【用法】苦丁香焙黄研细末，备用，每10日用药1次，每次以苦丁香末0.1克，分3次吸入鼻内，每次间隔40分钟，3次吸完后，食用西瓜子150克。

【功效】主治急性黄疸型肝炎。

【来源】民间验方。

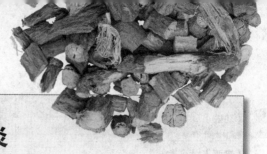

11种偏方治疗肺炎

　　肺炎是多种原因引起的肺实质炎症的统称，最常见、症状最典型的为细菌性肺炎，约占全部肺炎患者的80%。细菌性肺炎好发于冬春季节，临床表现为突然高热、恶寒或寒战、咳嗽、胸痛、咳黄脓痰或铁锈色痰、呼吸急促等，是一种急性感染性疾病。细菌性肺炎的主要致病菌为肺炎球菌，链球菌、葡萄球菌等也可致病。正常人的上呼吸道一般都存在着这些细菌，因为呼吸道有防御功能，所以不会发病。当病毒损伤了支气管黏膜，或者受寒、饥饿、疲劳等各种各样的原因削弱了全身的抵抗力时，这些细菌就会通过呼吸道黏膜进入肺，并迅速生长繁殖，再通过呼吸将细菌吸入肺泡，细菌到达肺泡，在肺泡内繁殖，顺着细支气管在肺组织内蔓延开来，就形成肺炎。肺炎使肺泡内充满细菌、炎性分泌物以及赶来消灭细菌的白细胞、单核细菌等吞噬细胞，肺部变实，所以X光摄片和胸透可以看见阴影。

　　由于肺炎发病急，病情重，变化快，所以除了要及时予以治疗外，护理调养也很重要。发作期要卧床休息，既要注意保暖，被褥又不能盖得过厚。住处要保持空气新鲜，要多喝水，热盛期应吃流汁饮食。

中草药方

◆ 偏方1　清肺汁

【配方】大梨3个，藕1节，荷梗1米，橘络3克，甘草2.5克，生姜3片，莲子心2克，玄参6克。

【用法】梨、藕及姜分别去皮捣汁，荷梗切碎，玄参切片，与橘络、甘草、莲心一起加水共煎半小时，放温，滤过药汁，与梨、藕、姜汁混合即可饮用。

【功效】主治肺炎。

【来源】民间验方。

◆ 偏方2　柿叶茶

【配方】绿茶2克，柿叶10克。

【用法】9～10月采柿叶4000克，切碎，蒸30分钟，烘干后备用，再次按上述剂量，加开水400～500毫升，浸泡5分钟。分3次，饭后温服，每日服1剂。

【功效】主治肺炎。

【来源】民间验方。

◆ 偏方3　银芦薄荷饮

【配方】金银花30克，鲜芦根60克，薄荷10克，白糖适量。

【用法】将金银花、芦根入锅，加水500毫升，煮15分钟，后下薄荷煎3分钟，滤汁加白糖温服。

【功效】本方具有清肺散热之功效，主治肺炎，症见发热，恶寒或寒战，头痛，咳嗽等。

【来源】民间验方。

◆ 偏方4　银花蜂蜜饮

【配方】金银花、蜂蜜各30克。

【用法】金银花加水500毫升，煎汁去渣，冷却后加蜂蜜调匀即可。

【功效】主治肺炎。

【来源】民间验方。

TIPS

贮存蜂蜜要在干燥、凉爽、通风条件好的地方，以防其吸收空气中的水分，当水分含量从正常的17%增加到25%以上时蜂蜜就会发酵变质。

◆ 偏方5 鳗鱼油

【配方】大鳗鱼数尾，盐适量。

【用法】大鳗鱼用清水洗净，先将水烧开，再将活鳗投入，加盖煮2～3小时，鳗油即浮于水面。取油加盐少许，每次吃半匙，一天吃2次，饭后服用。

【功效】主治慢性肺炎。

【来源】民间验方。

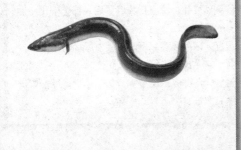

食疗药方

◆ 偏方6 桑白皮粥

【配方】桑白皮15克，大米50克，冰糖适量。

【用法】桑白皮入锅，加水200毫升，煎至100毫升，去渣，入大米，加冰糖，再加水400毫升煮成粥。每日2次，温服。

【功效】本方具有清泻肺热之功效，适用于高热不退、口干咽燥之肺炎。

【来源】民间验方。

◆ 偏方7 鸭梨粥

【配方】鸭梨3个（约重350克），大米50克，冰糖适量。

【用法】将梨洗净，绞碎挤汁。大米洗净，加水煮粥，待粥将熟时放入梨汁及冰糖，再煮片刻即可。顿服。

【功效】主治肺炎。

【来源】民间验方。

◆ 偏方8 生石膏粥

【配方】生石膏100～200克，大米100克。

【用法】将生石膏捣碎入砂锅，煮30分钟后去渣取汁，再入大米煮粥至熟烂。候温食用，每日2～3次。

【功效】主治肺炎。

【来源】民间验方。

【注意】使用本方时宜热退即停。

◆ 偏方9 百合杏仁粥

【配方】鲜百合100克，杏仁10克，大米50克，白糖适量。

【用法】米将煮熟时，放入百合、杏仁（去皮尖），煮成粥，加糖，温服，每日2次。

【功效】本方具有润肺、止咳、清热之功效，适用于肺炎恢复期。

【来源】民间验方。

◆ 偏方10 甘蔗粥

【配方】甘蔗汁150毫升，大米100克。

【用法】将甘蔗汁兑水适量，加大米煮粥。温服，每日2次。

【功效】本方适用于肺炎恢复期，症见干咳盗汗、口干纳少、神疲乏力等。

【来源】民间验方。

◆ 偏方11 鱼腥草拌莴笋

【配方】鲜鱼腥草50克，莴笋250克，盐、酱油、醋、味精、香油各适量。

【用法】鱼腥草去杂质洗净，沸水略焯捞出，加盐腌渍备用。莴笋去皮洗净，切成粗丝，加盐渍，沥出水，与鱼腥草同入盘，拌调味品即成。佐餐。

【功效】本方清热解毒、止咳化痰，适用于高热不退、咳嗽之肺炎。

【来源】民间验方。

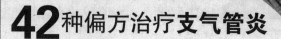

42种偏方治疗**支气管炎**

支气管炎是发生在气管、支气管黏膜及其周围组织的炎症，可分为急性和慢性两类，一般是由感染病毒、细菌或因过敏、大气污染、气候变化、吸烟等物理、化学刺激所致。

急性支气管炎常以感冒症状起病，表现为咳嗽、咳痰、胸部不适、轻微发热以及咽喉痛等，重者可发生气道阻塞，出现呼吸困难，通常在咳嗽后可闻及哮鸣音。

慢性支气管炎多见于老年人，由急性支气管炎反复发作所致，病程较长，其主要特点是：反复发作咳嗽、咳痰，咯吐大量黏液泡沫状痰，特别在每天清晨和傍晚时较多，有的病人伴气急。秋冬季节症状加重，夏季好转。气候突然变化，或者受凉感冒后，都会引起急性发作。慢性支气管炎后期可导致肺心病。

患者平时应尽量保持室内有适当的温度和湿度，随气候变化及时增减衣服，防止感冒。从夏天开始早上用冷水洗脸，冷毛巾拧干后擦背、胸至皮肤发红，冬天仍坚持下去，以增强对寒冷的适应能力。戒烟，改善环境，清除有害气体对呼吸道的影响。加强体育锻炼，如进行广播操、太极拳等小运动量的活动。忌吃辛辣刺激性食物。

中草药方

◆ 偏方1　南瓜汁

【配方】南瓜蓬茎适量。

【用法】秋季南瓜败蓬时离根约60厘米剪断，把南瓜蓬茎插入干净的玻璃瓶中，任茎中汁液流入瓶内，从傍晚到第二天早晨可收取自然汁1大瓶，隔水蒸过，每次服30～50毫升，一日2次。

【功效】主治慢性支气管炎，症见咳痰黏稠、咳出不爽、舌干舌红等。

【来源】民间验方。

◆ 偏方2　芦根甘草茶

【配方】芦根40克，甘草5克，绿茶2克。

【用法】用1000毫升水先煮芦根和甘草，煮沸10分钟，去渣，加入绿茶即可。少量多次饮。

【功效】本方清肺化痰，主治慢性支气管炎。

【来源】民间验方。

◆ 偏方3　柿叶茶

【配方】绿茶2克，柿叶10克。

【用法】上2物加开水400～500毫升，浸泡5分钟。分3次饭后温服，日服1剂。

【功效】主治支气管炎，症见咳嗽痰多、口淡无味、不思饮食等。

【来源】民间验方。

【说明】9～10月份采集的柿叶最佳。把采来的柿叶切碎，蒸30分钟，烘干后备用。

◆ 偏方4　煨梨方

【配方】黄梨1个，蜀椒、面粉各适量。

【用法】将黄梨刺50个小孔，每孔放入蜀椒1粒，再以面粉裹梨，放在炉灰中煨熟，空腹服。

【功效】本方具有温肺化痰之功，主治寒痰型支气管炎。

【来源】《寿亲养老新书》。

◆ 偏方5 甘草蜜醋茶

【配方】甘草6克，蜂蜜30克，醋10克。

【用法】上3物用沸水冲泡，代茶饮，早、晚各1次。

【功效】主治慢性支气管炎。

【来源】民间验方。

◆ 偏方6 桔梗甘草茶

【配方】桔梗、甘草各100克。

【用法】桔梗、甘草共为粗末，和匀过筛，分包，每包10克。用时沸水冲泡，每次1包，代茶饮。

【功效】主治支气管炎。

【来源】民间验方。

◆ 偏方7 柿蒂茶

【配方】柿蒂3～5枚，冰糖适量。

【用法】柿蒂、冰糖同放入茶杯中，沸水冲泡，代茶饮。

【功效】主治慢性支气管炎。

【来源】民间验方。

◆ 偏方8 葱枣茶饮

【配方】葱须25克，红枣25克，甘草5克，绿茶1克。

【用法】后2味加水400毫升先煎15分钟，再加入葱须、绿茶煎1分钟即可。分3～6次温饮，每日1剂。

【功效】本方具有温肺化痰之功，对咳嗽痰多、形体消瘦之支气管炎颇具疗效。

【来源】民间验方。

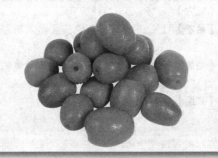

◆ 偏方9 核桃川贝杏仁膏

【配方】核桃仁120克，川贝母30克，杏仁、冰糖各60克。

【用法】诸物共捣烂成膏，每次服1匙，每日服2次，白开水送服。

【功效】主治慢性支气管炎。

【来源】民间验方。

◆ 偏方10 大蒜浸醋方

【配方】大蒜10个，醋20毫升，红糖10克。

【用法】大蒜捣烂，醋内浸泡3天，去渣，加红糖，每次服半汤匙，每日1次。

【功效】主治慢性支气管炎。

【来源】民间验方。

◆ 偏方11 枇杷叶方

【配方】枇杷叶7～8片。

【用法】枇杷叶刷去毛洗净，放小锅中煎汁，候凉饮服。

【功效】主治支气管炎。

【来源】民间验方。

◆ 偏方12 茄干茶

【配方】绿茶1克，茄子茎根（干）10～20克。

【用法】9～10月间茄子茎叶枯萎时，连根拔出，取根及粗茎，晒干，切碎，装瓶备用。用时同绿茶冲泡，10分钟后饮用。

【功效】适用于慢性支气管炎、痰稠带血者。

【来源】民间验方。

◆ 偏方13 姜糖饮

【配方】生姜汁150毫升，白糖120克。

【用法】鲜生姜榨取汁，与白糖相和，微火煮沸。每次取半匙含口中，慢慢咽下。

【功效】祛风散寒，消痰止咳。适用于急性支气管炎，症见咳嗽喘息、恶寒发热、头痛鼻塞等。

【来源】民间验方。

◆ 偏方14　灵芝泡酒

【配方】灵芝30克，白酒500毫升。

【用法】将灵芝放酒中浸泡15日，每日摇动数次。每次服10毫升，每日2次。

【功效】慢性支气管炎。

【来源】民间验方。

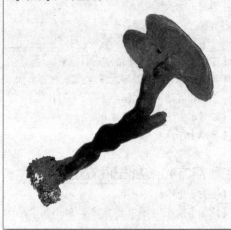

◆ 偏方15　红颜酒

【配方】核桃仁（捣碎）、红枣（捣碎）各120克，杏仁（泡去皮尖煮4～5沸，晒干捣碎）30克，白蜜100克，酥油70克，白酒1000克。

【用法】先将蜜、油溶开入酒，后将前3药入酒内浸7日即可。每早、晚空腹服2～3盅。

【功效】本方具有补肾定喘之功，主治肾虚型支气管炎。

【来源】《万病回春》。

◆ 偏方16　西洋参酒

【配方】西洋参30克，米酒500毫升。

【用法】将西洋参装入净瓶内，用酒浸之，7日后即可取用。每次空腹饮1小杯，每日2次。

【功效】主治肺阴虚型慢性支气管炎。

【来源】民间验方。

◆ 偏方17　川贝茶

【配方】川贝母10克，茶叶3克，冰糖15克。

【用法】诸物共研细末，早晚2次开水冲服。

【功效】主治慢性支气管炎。

【来源】民间验方。

◆ 偏方18　甜瓜茶

【配方】甜瓜250克，绿茶2克，冰糖25克。

【用法】甜瓜去蒂后切片，与冰糖一起加水500毫升，煮沸3分钟，加入绿茶即可，分2次服，每日1剂。

【功效】主治慢性支气管炎。

【来源】民间验方。

◆ 偏方19　蓬蒿菜饮

【配方】鲜蓬蒿菜90克。

【用法】蓬蒿菜水煎去渣，加冰糖适量，分2次饮服。

【功效】清肺化痰。主治慢性支气管炎。

【来源】《千金方》。

◆ 偏方20　苦杏鸭梨饮

【配方】苦杏仁10克，大鸭梨1个，冰糖少许。

【用法】先将杏仁去皮尖，打碎。鸭梨去核，切块，加适量水同煎。梨熟入冰糖令溶。代茶饮用，不拘时。

【功效】主治燥热型急性气管炎。

【来源】民间验方。

◆ 偏方21　阿胶酒

【配方】阿胶400克，黄酒1500毫升。

【用法】阿胶文火酒煮，令其溶化，煎至1000毫升。分4次服，每日1次。

【功效】主治肺阴虚型支气管炎，症见咳嗽痰多、畏风自汗、动则气短等。

【来源】《圣济总录》。

◆ 偏方22　冬瓜子饮

【配方】冬瓜子15克，红糖适量。

【用法】冬瓜子加红糖捣烂研细，开水冲服，每日2次。

【功效】本方适用于剧烈咳嗽的支气管炎患者。

【来源】民间验方。

◆ 偏方23　百部酒

【配方】百部根、酒各适量。

【用法】百部根切碎稍炒，入酒中浸泡7天。口服，每日2~3杯，每日1次。

【功效】主治慢性支气管炎。

【来源】《本草纲目》。

◆ 偏方24　茶树根蜜饮

【配方】茶树根100克，生姜50克，蜂蜜适量。

【用法】将茶树根同姜煎，去渣留汁，加蜂蜜调。每次服20毫升，每日服2次。

【功效】本方具有健脾除痰之功，适用于痰量较多、胸闷气喘、大便溏薄之支气管炎。

【来源】民间验方。

食疗药方

◆ 偏方25　芥菜粥

【配方】鲜芥菜60克，大米100克。

【用法】将芥菜洗净切碎，与大米一起放入锅中，加水500~800毫升，煮粥。每日早晚各服1次。

【功效】解表宣肺，化痰止咳。主治急性支气管炎。

【来源】民间验方。

◆ 偏方26　莱菔子粥

【配方】莱菔子20克，大米50克。

【用法】莱菔子水研，滤过去渣取汁100毫升，加入大米，再加水500毫升，煮粥。每日早晚各服1次。

【功效】健脾养胃，祛痰止咳。主治支气管炎，症见咳嗽痰多、痰白而黏、胸脘胀闷等。

【来源】民间验方。

◆ 偏方27　百合粥

【配方】鲜百合50克，大米50克，冰糖适量。

【用法】先用水煮米做粥，将熟前放入百合煮熟即可。加糖，晨起当早餐食之。如无鲜百合可用干百合或百合粉。

【功效】本方补肺、固表、平喘，用于肺气虚型支气管炎。

【来源】《饮食辨录》。

◆ 偏方28　赤小豆百合粥

【配方】赤小豆60克，百合10克，杏仁6克，白糖适量。

【用法】先以水煮赤小豆做粥，至半熟时放百合、杏仁同煮至粥成。加糖，当早餐食之。

【功效】本方具有润肺止咳、祛痰利湿的作用，用于肺阴虚型支气管炎。

【来源】民间验方。

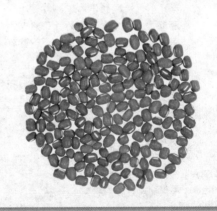

◆ 偏方29　茯苓薏苡仁粥

【配方】薏苡仁60克，白茯苓50克，糯米100克。

【用法】白茯苓打碎入砂锅，加水300毫升，煎至100~150毫升，去渣。入薏苡仁、糯米，加水500毫升，武火煮成粥，兑入茯苓汁，煮开2~3沸。每日早晚各服1次。

【功效】本方有健脾、化痰、止咳之功，主治支气管炎。

【来源】民间验方。

◆ 偏方30 桑白皮粥

【配方】桑白皮15克，大米50克。

【用法】将桑白皮放入锅中，加水200毫升，煎至100毫升，去渣。入大米，再加水500毫升，煮粥。每日早晚服1次。

【功效】清热化痰，止咳平喘。主治急性支气管炎，症见咳嗽、咽干、大便干、小便黄等。

【来源】民间验方。

◆ 偏方31 杏仁奶粥

【配方】杏仁20枚，牛奶500毫升，桑白皮30克，干姜5克，红枣5枚，大米50克。

【用法】杏仁去皮尖研细，放入牛奶中略浸，绞去滓。将余药煎20分钟，去渣取汁。将大米加入药汁中煮粥，再加入杏仁牛乳，再煮沸。不计时服之。

【功效】本方补益肺脾、止咳平喘，主治慢性支气管炎。

【来源】民间验方。

◆ 偏方32 核桃粥

【配方】核桃仁30~50克，大米50克。

【用法】大米加水500毫升煮粥，核桃仁去皮捣烂，调入稀粥内，再用文火煮数沸，见粥表面有油为度。早晚各服1次。

【功效】补肾纳气，主治支气管炎，症见咳嗽气促、畏寒肢冷、腰膝酸软等。

【来源】民间验方。

◆ 偏方33 莲子百合煲瘦肉

【配方】莲子50克，百合30克，猪瘦肉200克。

【用法】诸物加适量水，煲1.5小时，可做早餐食之。

【功效】本方有养神、益气、固肾之功，用于脾气虚型支气管炎，症见痰量较多、胸闷气喘、上腹胀满等。

【来源】民间验方。

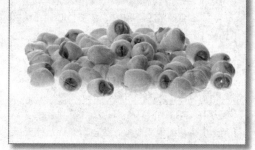

◆ 偏方34 陈皮粥

【配方】陈皮10~15克，大米50克。

【用法】陈皮加水200毫升，煎至100毫升，去渣。入大米50克，再加水400毫升，煮成稀粥。每日早晚各服1次。

【功效】本方具有健脾燥湿化痰之功效，主治脾虚痰盛型支气管炎。

【来源】民间验方。

◆ 偏方35 枇杷叶粥

【配方】枇杷叶10~15克，大米50克。

【用法】将枇杷叶切碎，用纱布包好，放入锅中。加水200毫升，煎至100毫升，去渣取汁。入大米，加水500毫升煮粥。每日早晚各服1次。

【功效】清热化痰，降气止咳。主治急性支气管炎，症见咳嗽、发热、头痛等。

【来源】民间验方。

◆ 偏方36 益肺鲫鱼汤

【配方】鲫鱼1条，甜杏仁、薏苡仁、茯苓各10克，红糖适量。

【用法】鲫鱼去鳞鳃、内脏洗净，同上药共入锅，加水适量煮熟，调入红糖，吃鱼喝汤。

【功效】本方健脾益肺、化痰逐饮，主治肺脾两虚型支气管炎。

【来源】民间验方。

◆ 偏方37 助阳猪肺汤

【配方】新鲜猪肺1具，细辛、制附子各15克，麻黄2克。

【用法】猪肺洗净切块。先煮麻黄、细辛、附子，加水6碗，煎至5碗。去药渣及上沫，再入猪肺块煮熟，加盐少许。分6次食完，每日早晚各1次。

【功效】温肾助阳，止咳平喘。主治脾肾阳虚型支气管炎，症见咳嗽气促、痰多清稀、畏寒肢冷等。

【来源】民间验方。

◆ 偏方38 归姜羊肉汤

【配方】当归、生姜（布包）各15克，山药50克，羊肉100克，盐少许。

【用法】5味共放瓦锅内，加水适量，同煮至烂熟，用盐调味，吃肉喝汤。每日1次，连服5～7日。

【功效】主治慢性支气管炎，症见咳嗽多痰、面色萎黄、形体消瘦等。

【来源】《养生益寿百科辞典》。

◆ 偏方39 蜜饯双仁

【配方】南杏仁250克，核桃仁250克（切碎），蜂蜜500克，白糖适量。

【用法】前2味加蜂蜜、白糖，熬煮后放入罐内，每日吃1～2汤匙。

【功效】本方补肾益肺、止咳平喘，适用于肾气不足型支气管炎。

【来源】民间验方。

◆ 偏方40 西瓜秧煮鸡

【配方】白公鸡1只，干西瓜秧200克，生姜100克，牛豆油150克。

【用法】先把西瓜秧煮沸，捞出后加入收拾好的白公鸡和生姜，待鸡煮熟后，加入豆油。食肉喝汤，每晚温服1碗。

【功效】主治老年慢性气管炎。

【来源】民间验方。

◆ 偏方41 雪梨蜂蜜方

【配方】雪梨2～3个，蜂蜜60克。

【用法】雪梨挖洞去核，装入蜂蜜盖严，蒸熟，睡前食用。每日1次，连服20～30日。

【功效】主治慢性支气管炎。

【来源】民间验方。

◆ 偏方42 五味子泡蛋

【配方】五味子250克，鸡蛋10个。

【用法】先将五味子煮汁，冷却后浸泡鸡蛋6～7日，每日吃1个，沸水冲服，冬至后开始服用。

【功效】本方用于肾虚型支气管炎，症见咳喘气急、腰酸耳鸣、发脱齿落等。

【来源】民间验方。

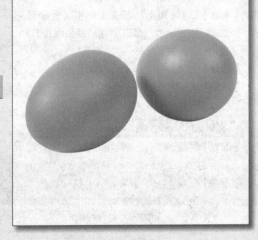

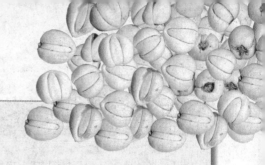

19种偏方治疗肺结核

肺结核是由结核杆菌引起的一种慢性传染病，常见于营养不良、过度劳累、病后等抵抗力下降的人群。结核杆菌可通过消化道或血液传播到病人身体的其他部位，在肺结核的基础上继发肾结核、肠结核、颈部淋巴结结核等。

本病中医称之为"肺痨"，它的主要症状是咳嗽、咯血、胸痛、午后潮热、盗汗、消瘦、食欲不振等。

肺结核病患者必须注意补充营养。在病人能接收并能消化吸收的条件下，应尽量吃些高热量、高蛋白及维生素含量较高的食物，如鸡蛋、牛奶、动物内脏等。此外，多吃点儿糙米饭（糯米、大米都好）对患者有益。忌烟、酒、辛辣刺激的食物。

🌿 中草药方

◆ 偏方1　百合汁

【配方】新鲜百合适量。

【用法】将新鲜百合捣烂，加水滤汁，煮沸，待凉后慢饮之。

【功效】本方适用于肺结核痰中带血者。

【来源】民间验方。

【说明】如用野百合，味道较苦，但功效更大。

◆ 偏方2　浮小麦莲枣茶

【配方】绿茶1克，浮小麦200克，红枣30克，莲子25克，生甘草10克。

【用法】后4味加水1500毫升，煎至浮小麦熟后，加入绿茶即可。每次服100毫升，每日服3~4次，每日1剂。

【功效】主治肺结核。

【来源】民间验方。

◆ 偏方3　莲藕甜瓜茶

【配方】甜瓜200克，莲藕100克，绿茶1克，冰糖25克。

【用法】莲藕、甜瓜切片，与冰糖一起加水至500毫升，煮沸3分钟，加入绿茶即可。分2次服，日服1剂。

【功效】主治肺肾阴虚型肺结核，症见咳嗽、反复咯血、胸痛、声音嘶哑等。

【来源】民间验方。

◆ 偏方4　杏参贝母饮

【配方】杏仁12克，沙参12克，川贝母6克，冰糖15克，鸡蛋1个。

【用法】前4物共研细末，每次3克，加鸡蛋，开水冲服，每日2次。

【功效】本方具有滋阴润肺之功效，主治肺阴虚型肺结核，症见干咳少痰、胸闷隐痛、倦怠无力等。

【来源】民间验方。

◆ 偏方5　二鲜饮

【配方】鲜茅根150克，鲜藕200克。

【用法】茅根、藕洗净切碎，加水600毫升煎汁代茶，频饮。

【功效】本方具有滋阴降火、止血之功效，主治阴虚火旺型肺结核。

【来源】民间验方。

◆ 偏方6　蛋油胶囊

【配方】鸡蛋壳5个，鸡蛋黄5个。

【用法】鸡蛋壳研细，加入鸡蛋黄，搅和后

置搪瓷容器内，于炭火上炒拌至焦黑色（即有褐色油渗出），将油盛在盖碗内备用。每次饭前1小时服35滴，或盛入胶囊内，每次服2个胶囊，1日3次。

【功效】本方具有滋养肺肾之功效，主治肺结核。

【来源】民间验方。

◆ 偏方7　橄榄胖大海茶

【配方】绿茶1克，胖大海8克，橄榄5克，蜂蜜25克。

【用法】胖大海、橄榄加水600毫升，煮沸5分钟，去渣，加入绿茶、蜂蜜即可。分3次，饭后服，日服1剂。

【功效】主治脾肾两虚型肺结核，症见面色苍白、手足不温、食少便溏、气短乏力等。

【来源】民间验方。

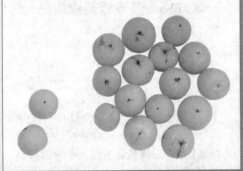

食疗药方

◆ 偏方8　大蒜白及粥

【配方】大蒜30克，白及粉10克，大米100克。

【用法】大蒜去皮，入沸水煮2分钟捞出。大米加入煮蒜水中，煮至米开花。再放入大蒜、白及粉煮成粥。每日早晚温服，10～15日为1疗程。

【功效】本方具有抗结核杀菌止血之功效，主治肺结核。

【来源】民间验方。

◆ 偏方9　菠菜子粥

【配方】菠菜子50克，大米100克，白糖50克。

【用法】菠菜子水煎，取汁去渣，放入大米煮粥，加糖。做早、晚餐服，3个月为1疗程。

【功效】利肺治痨，止咳化痰。主治肺结核。

【来源】民间验方。

◆ 偏方10　百合粉粥

【配方】百合粉30克，糯米50克，冰糖10克。

【用法】百合粉、糯米、冰糖入锅，加水500毫升，文火煮粥。早晚各服1次。

【功效】主治肺阴亏损型肺结核，症见干咳、痰中带血、午后潮热、夜间盗汗、口干咽燥等。

【来源】民间验方。

◆ 偏方11　虫草白及粥

【配方】冬虫夏草6克，白及10克，糯米50克，冰糖10克。

【用法】虫草、白及研粉备用，糯米、冰糖入砂锅加水500毫升煮为粥。兑入药粉，再煮5分钟。每日早晚各服1次，5～7日为1疗程。

【功效】主治阴阳两虚型肺结核，症见咳逆少气、午后潮热、形寒肢冷、自汗盗汗等。

【来源】民间验方。

◆ 偏方12　羊肉麦仁粥

【配方】羊肉250克，小麦仁100克，生姜6克，调味品适量。

【用法】羊肉切碎，与小麦仁同煮为粥。适加盐等作料。早晚餐食，每日1次，连服半个月。

【功效】主治肺结核。

【来源】民间验方。

◆ 偏方13　鳗鱼汤

【配方】活鳗鱼数条。

【用法】鳗鱼用清水洗净，锅中水开后，将鳗鱼投入，加盖煮2~3小时，鳗油浮于水面，捞取之，加盐少许，每次服半匙，每日2次，饭后服。

【功效】主治肺结核。

【来源】民间验方。

◆ 偏方14　甜杏仁煮猪肺

【配方】猪肺1具，甜杏仁15克。

【用法】猪肺切成适当大小，与甜杏仁同入锅中煮熟，分2次吃完。

【功效】主治肺结核。

【来源】民间验方。

◆ 偏方15　珠玉二宝粥

【配方】生山药60克，薏苡仁60克，柿霜饼25克。

【用法】先将山药、薏苡仁共捣烂，煮至烂熟，调入柿霜饼，温热服用。每日1次，30日为1疗程。

【功效】本方具有益气养阴、退虚热、止痨嗽之功效，主治肺结核。

【来源】民间验方。

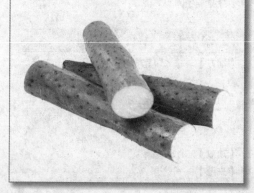

◆ 偏方16　贝梨猪肺方

【配方】川贝母10克，梨2个，猪肺250克。

【用法】先将梨削去外皮，切成数块，猪肺切成片状，用手挤去泡沫，与川贝母一起放入砂锅内，加冰糖少许，清水适量，慢火熬煮3小时后服食。

【功效】主治肺阴虚型肺结核，症见痰中带血、胸闷隐痛、饮食减少、倦怠无力等。

【来源】民间验方。

◆ 偏方17　姜枣乌鱼汤

【配方】乌鱼1条，生姜2片，红枣3枚。

【用法】乌鱼收拾干净，与姜、枣同煮，用水7碗煮成2碗。饭后服，每日2次。

【功效】本方具有温肾散寒、兼温脾阳之功效，主治脾肾两虚型肺结核。

【来源】民间验方。

◆ 偏方18　参麦雪梨瘦肉汤

【配方】猪瘦肉50克，太子参、麦冬、甜杏仁各10克，雪梨1个，盐少许。

【用法】猪瘦肉、雪梨分别切块；太子参、麦冬（去心）洗净；甜杏仁用开水烫后去衣；把全部材料放入锅内，加水，用大火煮沸后改小火煮2小时，加盐调味。分2次食用，每周2~3次。

【功效】本汤益肺气、养肺阴，可做肺结核食疗之用。

【来源】民间验方。

【注意】肺寒咳喘、痰湿内盛者不宜用本汤。

◆ 偏方19　仔鸡补肺方

【配方】仔鸡1只，花椒90克。

【用法】仔鸡去皮和内脏，洗净，腹内装入花椒缝好，勿令漏出，干蒸熟。早晨初醒，即食鸡肉，但不可吃得太多，以免影响消化。

【功效】本方具有滋阴润肺之功效，主治肺阴虚型肺结核。

【来源】民间验方。

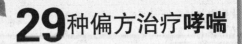

29种偏方治疗哮喘

　　哮喘是一种气道的慢性炎症性疾病。这种炎症使易感者的气管及支气管对各种刺激物的反应性增高，引起气管狭窄。临床表现为反复发作性的喘息、呼吸困难，伴有喘鸣音，不能平卧，痰不易咯出，口唇发紫，甚或手足冰凉、恶心、呕吐等症状，一般夜间加重。中医认为，哮证与喘证表现不同，哮为喉中有痰，哮鸣有声，喘则无痰，呼吸急促。普通的哮证多兼有喘，而喘者可不兼哮。

　　天气骤变，空气潮湿或是气压偏低时，最易诱发哮喘，患者异常敏感，发作时间并无规律，有的是夏发，有的是冬发，也有四季常发。发作前常有鼻塞、喷嚏、喉痒、流涕、咳嗽、胸闷等先兆症状。

　　哮喘病比较顽固，经常反反复复地发作，发作次数过多，病程过长，除了加重宿痰，肺气越来越虚以外，还会影响到脾，进一步影响到肾，导致肺脾气虚，甚至肾不纳气，出现上盛下虚的虚喘症状。

　　哮喘患者的生活起居要有规律。避免劳神、劳力及房劳过度，坚持体育锻炼，如太极拳、散步、体操等，强度和时间应根据自己的具体情况而定。提高机体的抗病能力，尤其是增强耐寒的能力，在秋末冬初不要过早地增加衣服，在冬末春初也不要过早地减少衣服，衣服的增减应随气候的变化而定。避免接触会诱发本病的气味和异物，如煤气、香水、汽油、油漆、花粉、粉尘、禽兽皮毛等。

中草药方

◆ 偏方1　款冬花茶

【配方】茶叶、款冬花各6克。

【用法】沸水冲泡，代茶饮。

【功效】主治哮喘。

【来源】民间验方。

◆ 偏方2　杏仁蒸甜梨

【配方】甜梨1个，麻黄、川贝母各2克，杏仁7粒，冰糖适量。

【用法】将麻黄、川贝母研成细末，甜梨去核，纳入麻黄、川贝母末，杏仁，冰糖，置碗中蒸熟。每日吃1~2个。

【功效】主治哮喘发作伴头痛、发热、无汗等。

【来源】民间验方。

◆ 偏方3　荞麦蜜茶

【配方】茶叶6克，荞麦面120克，蜂蜜60克。

【用法】茶叶研细末，和入荞麦面、蜂蜜拌匀。每次取20克，沸水冲泡，代茶饮之。

【功效】本方补肾敛肺定喘，主治肾虚引起的哮喘。

【来源】民间验方。

◆ 偏方4　冬瓜子白果汤

【配方】冬瓜子15克，白果仁12克，麻黄2克，白糖或蜂蜜适量。

【用法】麻黄、冬瓜子用纱布包，与白果仁一起用文火煮30分钟，加白糖或蜂蜜，连汤服食。

【功效】本方具有清肺平喘之功效，适用于哮喘发作。

【来源】民间验方。

◆ 偏方5　萝卜子丸

【配方】白萝卜子120克，生姜汁适量。

【用法】白萝卜子洗净，在锅内蒸熟晒干，研成细末。加入生姜汁调匀，制丸如绿豆大。每次服10丸，早、中、晚各服1次。

【功效】本方有散寒定喘之功效，主治哮喘发作兼见畏风寒、鼻塞流清涕等。

【来源】民间验方。

◆ 偏方6　荔枝红茶饮

【配方】红茶1克，荔枝干肉25克（或鲜品50克）。

【用法】上2味加开水300毫升，泡5分钟，分3次服，每日1剂。

【功效】本方祛痰降气平喘，适用于素有痰湿之哮喘发作者。

【来源】民间验方。

◆ 偏方7　川贝雪梨膏

【配方】川贝母、杏仁、橘红、生石膏各30克，生甘草10克，雪梨6个，冰糖150克，明矾3克。

【用法】先煎石膏、杏仁、橘红、甘草，去渣取汁，约1小碗。明矾溶于水中。

雪梨去皮、核，打烂。川贝母打碎，与冰糖一起置大碗中。倒入药汁及明矾水，放入蒸锅中隔水蒸1小时。每次服2匙，每日服2次。

【功效】主治热性哮喘。

【来源】民间验方。

◆ 偏方8　芝麻生姜蜜饮

【配方】黑芝麻250克，生姜、冰糖、蜂蜜各125克。

【用法】黑芝麻炒香，生姜捣汁去渣，冰糖、蜂蜜混合均匀，将芝麻与姜汁浸拌，再炒一下，冷后与蜜糖混合拌匀，放瓶中。每日早、晚各服1汤匙。

【功效】主治肺虚喘证，症见气短、咳声低微、言语无力、畏风自汗等。

【来源】民间验方。

◆ 偏方9　乌贼骨红糖饮

【配方】乌贼骨500克，红糖1000克。

【用法】将乌贼骨放砂锅内焙干，研细末，加入红糖调匀。每次服20克，温开水送下，早、中、晚各1次，连服半月。

【功效】主治哮喘发作。

【来源】民间验方。

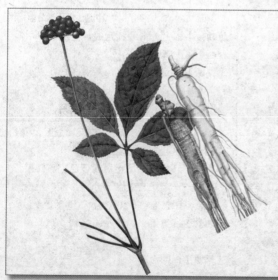

◆ 偏方10　核桃人参汤

【配方】核桃仁20克，人参6克，姜3片。

【用法】上3味入砂锅内，加水500毫升，煎至300毫升，去渣服汁。每晚临睡前温热服。

【功效】本方补肾纳气、敛肺定喘，主治喘嗽气短、自汗形寒、腰酸膝软等。

【来源】民间验方。

◆ 偏方11　半夏姜丸

【配方】半夏、鲜姜、干姜各30克，巴豆霜7.5克。

【用法】半夏、干姜研为细末，入巴豆霜研匀，以鲜姜汁打面糊为丸，如玉米粒大。每服10粒，饭后生姜汤送下，每日2次。

【功效】主治喘满咳嗽、小便不利。

【来源】民间验方。

◆ 偏方12　贝母蜂蜜饮

【配方】贝母12克，蜂蜜30克。

【用法】2物水炖，每日1次，连服20～30日。

【功效】主治痰热犯肺之哮喘。

【来源】民间验方。

食疗药方

◆ 偏方13　红枣杏仁粥

【配方】杏仁21粒，红枣7枚，桑白皮60克，生姜2片，牛奶30毫升，大米适量。

【用法】杏仁去皮、尖研成泥状，调入牛奶，绞取汁液。红枣去核。桑白皮、生姜、红枣共同水煎取汁，以药汁入大米煮粥，临熟时入杏仁汁，再稍煮即成。一日分数次服。

【功效】本方补肺定喘，适用于哮喘发作。

【来源】《圣惠方》。

◆ 偏方14　杏仁粥

【配方】苦杏仁10克，大米50克。

【用法】苦杏仁去皮、尖，捣成泥，加水200毫升，煎10分钟，去渣取汁备用。放米入锅，加水500毫升煮粥，再兑入杏仁汁，煮2～3沸即可。每日早、晚服，5～7日为1疗程。

【功效】本方宣肺化痰、定喘止咳，适用于哮喘发作。

【来源】民间验方。

◆ 偏方15　丝瓜鸡汤

【配方】嫩丝瓜3条，鸡肉200克，盐、味精等调料各适量。

【用法】丝瓜切薄片，与鸡肉共煲1小时，入调料。佐餐食用，每日1次，5日为1疗程。

【功效】本方清热化痰、止咳平喘，适用于哮喘发作，兼见发热头痛、呼吸急促者。

【来源】民间验方。

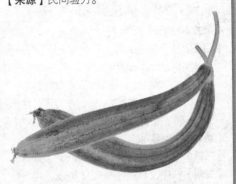

◆ 偏方16　山药炖羊肉

【配方】羊肉500克，山药150克，料酒、盐、姜、葱、胡椒、羊汤等各适量。

【用法】将羊肉剔去筋膜、洗净，略划几刀，再入沸水锅中焯去血水。葱、姜拍破待用。山药用清水润透后切成片，与羊肉一起置于锅中，注入适量羊肉汤，投入葱、姜、蒜、胡椒粉，倒入料酒，用武火烧沸后撇去浮沫，改文火炖至熟烂。捞出羊肉凉凉，切成片，装入碗中，再拣出原汤中姜、葱，调好味连同山药一起倒入羊肉碗内即成。当菜食。

【功效】适用于喘促日久、腰酸耳鸣、发脱齿落者。

【来源】民间验方。

◆ 偏方17　猪肺防喘汤

【配方】冬虫夏草10克，黄芪12克，红枣10枚，猪肺1具。

【用法】猪肺洗净，与诸药清水炖烂即成。饮汤食肺，1周1次。

【功效】本方具有益气健脾保肺之功效，主治哮喘缓解期之咳喘短气、自汗畏风等。

【来源】民间验方。

◆ 偏方18　柚皮蒸鸡

【配方】柚子1个，母鸡1只。

【用法】柚子切去上部，取出果肉，将母鸡剁成适当大小的块，塞入柚子皮中，再将切下的柚子皮盖好固定，放入锅中蒸3个小时，蒸好后，取出鸡肉食用。

【功效】主治哮喘。

【来源】民间验方。

【说明】柚子皮有止咳祛痰之功效，鸡肉能益气补精，促进体力的恢复。此法可使柚子的成分渗入鸡肉中，促使受损器官恢复机能。

◆ 偏方19　醋煮鸡蛋

【配方】鸡蛋1个，米醋适量。

【用法】醋煮鸡蛋，蛋熟后去壳，再煮5分钟。食蛋，每次1个，每日2次。

【功效】主治季节性哮喘。

【来源】民间验方。

偏方20　萝卜杏仁牛肺汤

【配方】萝卜500克，苦杏仁10克，牛肺250克。

【用法】3物同放锅内炖至烂熟，调味服食。每日或隔日1次，连服30日。

【功效】本方清热平喘，适用于咳喘痰黄、口渴喜冷饮者。

【来源】民间验方。

◆ 偏方21　杏仁桑皮煲猪肺

【配方】南杏仁、桑白皮各15克，猪肺250克。

【用法】先将猪肺切片，漂洗干净，与杏仁、桑白皮一起加水同炖至烂熟。饮汤食猪肺。

【功效】本方适用于肺热喘咳。

【来源】民间验方。

◆ 偏方22　枇杷叶粥

【配方】干枇杷叶15克（鲜品50克），大米100克，冰糖少许。

【用法】先将枇杷叶用布包入煎，去渣取浓汁，或将新鲜枇杷叶背面的绒毛刷尽，切碎后煎汁去渣，加大米煮粥。粥成后加冰糖少许，糖化后即可食用。

【功效】本方具有宣肺祛痰平喘之功效，适用于痰热犯肺的哮喘。

【来源】民间验方。

◆ 偏方23　萝卜荸荠猪肺汤

【配方】白萝卜150克，荸荠50克，猪肺75克。

【用法】白萝卜切块，荸荠、猪肺切片。3味加水及作料共煮熟，即可食用。

【功效】清热化痰，下气宽中。适用于痰热引起的哮喘症。

【来源】民间验方。

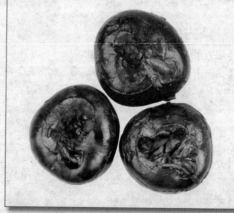

◆ 偏方24　核桃芡实粥

【配方】芡实100克，核桃仁20克，红枣20枚。

【用法】将芡实、核桃仁打碎，红枣泡后去核，同入砂锅内，加水500毫升煮20分钟成粥。每日早晚服食。

【功效】本方补肾纳气、敛肺定喘，主治肺肾两虚型哮喘。

【来源】民间验方。

◆ 偏方25　凉拌三鲜

【配方】竹笋30克，荸荠40克，海蜇50克。

【用法】先将竹笋切片，以沸水焯后淋干。将荸荠洗净切片。泡发好的海蜇洗净切丝，用热水焯一下即可。上述3物加作料凉拌，即可食用。

【功效】清热化痰，顺气止哮。

【来源】民间验方。

外敷外用方

◆ 偏方26　平喘烟

【配方】细辛、猪牙皂角各10克，王不留行6克，艾叶适量。

【用法】上药共研末，分为3份，每日1份，分2次放入竹筒中燃烟，患者凑上吸烟。

【功效】主治各型哮喘。

【来源】《中国民间疗法》。

【注意】烟雾过敏者禁用。重度或哮喘持续状态慎用。

◆ 偏方27　姜蒜包擦背方

【配方】生姜50克，大蒜60克。

【用法】姜、蒜共捣烂，布包，擦背，以热为度。

【功效】主治哮喘。

【来源】民间验方。

◆ 偏方28　哮喘贴脐方

【配方】麻黄、吴茱萸、白芥子各等份，姜汁少许。

【用法】前3味共研细末，加姜汁共搅成糊状备用。用时将药塞入患者脐孔内，压紧按平，外以胶布固定，2日换药1次。

【功效】治疗寒性哮喘。

【来源】《四川中医》，1991（3）。

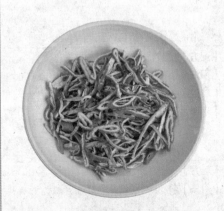

◆ 偏方29　巴豆塞鼻方

【配方】巴豆2粒，陈皮适量。

【用法】巴豆去油，炒热，和姜汁做成圆柱状，纱布包卷，在陈皮水中浸泡10分钟，塞入鼻腔，15分钟后取出。

【功效】主治喘急痰多。

【来源】民间验方。

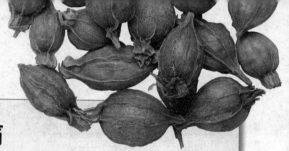

24种偏方治疗胃痛

胃痛又称胃脘痛，是以上腹胃脘部近心窝处经常发生疼痛为主症的疾患，俗称"心口疼"。主要是由于受凉、饮食不节、情志刺激、精神紧张、劳累等因素所致。常见于急、慢性胃炎，胃及十二指肠溃疡，胃癌，胃神经官能症等疾病，症状为胃脘部疼痛反复发作或骤然疼痛，可有胀痛、冷痛、热痛、隐痛、刀割样剧痛等不同类型，常伴有痞闷、泛酸、恶心、呕吐等症。

胃痛患者的注意事项：

少吃滞气闷塞、坚硬不化的食物，如糯米、花生、豆类、腰果等。平日多进行运动，如打太极拳等。最主要的是消除心中的郁闷和气恼，保持平和、乐观的心态。

中草药方

◆ 偏方1 茴香橘楂方

【配方】小茴香、橘核、山楂肉等份，黄酒适量。

【用法】前3味各炒研为细末，混合。每次6克，每日2~3次，以温黄酒送下。

【功效】主治胃痛。

【来源】民间验方。

◆ 偏方2 生姜丁香方

【配方】生姜30克，丁香4克，白糖50克。

【用法】姜捣烂，丁香研末，加水、白糖以文火煮至挑起不黏手，盆内涂油，倒入药膏，稍冷切作数十块，随意服之。

【功效】主治虚寒胃痛。

【来源】民间验方。

◆ 偏方3 葱白汁

【配方】葱白少许，香油适量。

【用法】葱白捣烂，以勺送入口中，香油灌服后，口紧闭。

【功效】主治急性胃痛。

【来源】民间验方。

◆ 偏方4 山楂蜂蜜饮

【配方】山楂、山楂叶各15克，蜂蜜适量。

【用法】山楂、山楂叶水煎，蜂蜜调服。

【功效】主治伤食胃痛。

【来源】民间验方。

◆ 偏方5 姜醋红糖饮

【配方】生姜60克，醋及红糖各适量。

【用法】姜入醋中浸泡24个小时，取姜加红糖开水冲泡服。

【功效】主治胃痛。

【来源】民间验方。

◆ 偏方6 小茴香酒

【配方】小茴香50克，白酒500毫升。

【用法】小茴香浸于酒中，密封7天，酌量饮酒。

【功效】主治胃痛。

【来源】民间验方。

◆ 偏方7 栀子豆蔻丸

【配方】栀子、草豆蔻各30克，生姜适量。

【用法】前2味共研细末，以姜汁糊为丸。每服5克，1日2次，米汤送下。

【功效】主治郁热胃痛。

【来源】民间验方。

◆ 偏方8 土豆蜜

【配方】土豆100克，蜂蜜适量。

【用法】土豆捣烂，煎煮浓缩，加入蜂蜜再煎至黏稠。候冷可食。

【功效】主治阴虚胃痛。

【来源】民间验方。

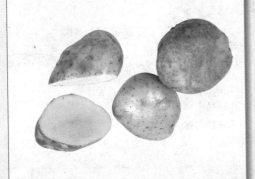

◆ 偏方9 青核桃泡酒

【配方】青核桃3000克，白酒5000毫升。

【用法】青核桃放酒中浸泡20天，待酒变成黑褐色，去渣过滤备用。胃痛时每次饮用10～15毫升。

【功效】主治寒性胃痛。

【来源】民间验方。

◆ 偏方10 棉花籽酒

【配方】棉花籽20克，黄酒适量。

【用法】棉花籽以水3杯煮至1杯，加黄酒半勺。胃痛时服。

【功效】主治胃痛。

【来源】民间验方。

◆ 偏方11 酱油煮茶

【配方】茶叶9克，酱油30毫升。

【用法】茶叶以水1杯煮开，加酱油再煮即成。每日3次，顿服。

【功效】主治胃痛。

【来源】民间验方。

◆ 偏方12 醋煮大蒜

【配方】大蒜、米醋各适量。

【用法】醋煮大蒜，佐餐食。

【功效】主治胃痛。

【来源】民间验方。

◆ 偏方13 芫荽叶酒

【配方】芫荽叶1000克，葡萄酒500毫升。

【用法】芫荽叶浸泡酒中3天，去叶，酌量饮酒。

【功效】主治胃痛。

【来源】民间验方。

食疗药方

◆ 偏方14 双姜粥

【配方】干姜、良姜各30克，大米适量。

【用法】干姜、良姜切碎，与大米同煮粥，分3次服。

【功效】主治虚寒胃痛。

【来源】民间验方。

◆ 偏方15 柚子蒸童子鸡

【配方】柚子1个，童子鸡1只，黄酒、红糖各适量。

【用法】柚子切碎，童子鸡去内脏，放于锅中，加入黄酒、红糖，蒸至烂熟，1～2日吃完。

【功效】主治寒性胃痛。

【来源】民间验方。

◆ 偏方16 酒煮鸡蛋

【配方】鸡蛋500克，冰糖500克，黄酒500毫升。

【用法】鸡蛋搅匀，加糖，酒煮成黄色，饭前服1勺。

【功效】主治胃痉挛导致的胃痛。

【来源】民间验方。

◆ 偏方17 煎羊心

【配方】羊心1个，白胡椒20粒，香油适量。

【用法】羊心洗净钻小洞，纳入白胡椒。羊心放入平底锅中，用香油煎，煎到里外皆熟即可。睡前食用。

【功效】主治寒性胃痛。

【来源】民间验方。

◆ 偏方18 冲泡咖啡

【配方】咖啡粉3克。

【用法】咖啡粉放入杯中，开水冲泡饮用。

【功效】主治消化不良引起的胃痛。

【来源】民间验方。

【说明】咖啡粉有排出食积的作用，可用来治胃痛，但胃、十二指肠溃疡患者不宜用。

◆ 偏方19 鱼鳔猪肉汤

【配方】鱼鳔30克，猪瘦肉60克，冰糖15克。

【用法】鱼鳔、猪瘦肉、冰糖同放锅中，加适量水，煮熟后食用。

【功效】主治胃痛。

【来源】民间验方。

◆ 偏方20 姜椒炖鲫鱼

【配方】生姜30克，陈皮10克，胡椒30克，鲜鲫鱼250克。

【用法】前3物布包入鱼腹，炖熟食。

【功效】主治胃痛。

【来源】民间验方。

◆ 偏方21 炭火烤鸡

【配方】黄母鸡1只，盐、酱、醋、茴香、胡椒粉等各适量。

【用法】黄母鸡收拾干净，将调料拌匀，刷于鸡上，用炭火烘烤，空腹食用。

【功效】主治心胃刺痛、脾虚下利等。

【来源】民间验方。

外敷外用方

◆ 偏方22 姜粉蛋清贴方

【配方】生姜120克，面粉30克，蛋清2个。

【用法】生姜捣烂，与面粉、蛋清调匀贴痛处。

【功效】主治胃痛。

【来源】民间验方。

◆ 偏方23 葱姜茴香熨贴方

【配方】小茴香60克，生姜50克，葱头数根，盐1碗。

【用法】上物同捣烂，布包熨痛处。

【功效】主治胃痛。

【来源】民间验方。

◆ 偏方24 归参敷贴方

【配方】当归30克，丹参20克，乳香、没药各15克，姜汁适量。

【用法】将上药前4味粉碎为末后，加姜汁调成糊状。取药糊分别涂敷于上脘、中脘、足三里穴处，1日3～5次。

【功效】主治胃痛。

【来源】民间验方。

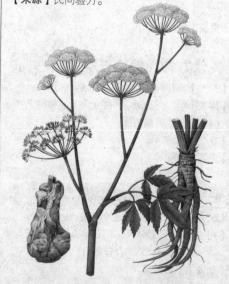

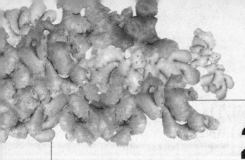

21种偏方治疗慢性胃炎

　　慢性胃炎是一种胃黏膜的慢性炎症，病程迁延，疼痛发作无规律，食后尤甚。部分患者可无任何临床表现，但大多数可有程度不同的消化不良症状，特别是胆汁返流存在时，常表现为脘腹胀满不适，并伴有泛酸、呕吐、恶心等症。

　　慢性胃炎多与饮食失调有关，故应注意饮食卫生，避免吃刺激性食物，油腻食品也应少吃，进食应定时、定量，不能过饥、过饱，宜吃一些容易消化吸收的食物。同时，应戒烟，禁烈酒，保证足够的睡眠，更要保持心情舒畅，避免情绪波动。

🌿 中草药方

◆ 偏方1　生姜橘皮煎

【配方】生姜、橘皮各20克。

【用法】水煎服，每日2～3次。

【功效】主治肝胃气滞型胃炎，症见胃脘胀痛、饱闷不适。

【来源】《中国食疗学》。

◆ 偏方2　薏仁山药煎

【配方】薏苡仁、山药、白扁豆各30克，佛手柑9克。

【用法】水煎服，每日1剂，连服7～10日。

【功效】本方健脾清热化湿，主治湿热型慢性胃炎。

【来源】《中国食疗学》。

◆ 偏方3　蒲公英煎剂

【配方】干蒲公英根2克（鲜品6克）。

【用法】加水2碗，熬至1碗。餐后服用，不可间断。

【功效】主治慢性胃炎。

【来源】民间验方。

【说明】蒲公英根有健胃、解热、发汗、强壮的效果，是民间常用的健胃药。

◆ 偏方4　健胃药茶

【配方】徐长卿4克，麦冬、青橘叶、白芍各3克，生甘草2克，绿茶、玫瑰花各1.5克。

【用法】上药共研细末，开水冲泡代茶饮。每日1剂，3月为1疗程。

【功效】主治慢性胃炎。

【来源】民间验方。

◆ 偏方5　玫瑰佛手茶

【配方】玫瑰花6克，佛手柑10克。

【用法】上2味用沸水冲泡5分钟，代茶饮。每日1剂，不拘时温服。

【功效】本方具有理气解郁、和胃止痛之功，主治慢性胃炎。

【来源】《食疗本草学》。

◆ 偏方6　金橘酒

【配方】金橘250克，黄酒500毫升。

【用法】金橘浸入黄酒中，封口2周即可。每次饮酒10毫升，每日2次。

【功效】本方清热健胃消食，主治胃热不和、食滞不化型胃痛。

【来源】民间验方。

【说明】黄酒性温味甘苦辛，能增强药力，活络理气，可使金橘的有效成分析出，且黄酒本身亦有健运脾胃的功效。

◆ 偏方7 麦冬茶

【配方】麦冬、党参、北沙参、玉竹、天花粉各9克。

【用法】上药共研成粗末，开水冲泡代茶饮，每服1剂，每日1次。

【功效】本方具有疏肝、养阴、清热之功效，主治胃热阴虚型胃炎。

【来源】《中国食疗学》。

◆ 偏方8 石菖蒲茉莉花茶

【配方】茉莉花、石菖蒲各6克，青茶10克。

【用法】上药共为细末，开水冲泡，随意饮用。

【功效】主治慢性胃炎。

【来源】民间验方。

◆ 偏方9 木瓜姜汤

【配方】木瓜500克，生姜30克，米醋500克。

【用法】3物共放瓦锅中加水煮汤，分2～3次吃完，每隔2～3天吃1剂，可常吃。

【功效】主治慢性胃炎。

【来源】民间验方。

◆ 偏方10 芫荽汁酒

【配方】芫荽1000克，葡萄酒500毫升。

【用法】将芫荽浸入酒中，3日后，去芫荽饮酒。疼时服15毫升。

【功效】本方健脾益气、温中和胃，主治脾胃虚寒型胃痛。

【来源】民间验方。

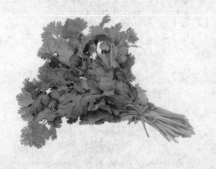

◆ 偏方11 梅肉精

【配方】乌梅适量。

【用法】乌梅捣烂，过滤取汁，将梅汁放于平底瓷器中，用文火慢熬，待青色液体变成褐色时停火，将梅汁置于通风处保存。每次取出半茶匙（约3克），温开水冲泡服用。

【功效】主治慢性胃炎。

【来源】民间验方。

【注意】熬梅汁忌用铁器，因青梅的酸会与铁起反应而使成分变质。

◆ 偏方12 红糖芝麻泥

【配方】红糖500克，黑芝麻250克，九制陈皮2袋。

【用法】红糖、黑芝麻和匀研成细末。每日3次，每次1小匙（约6克），开水冲服。

【功效】本方健脾理气润燥，适用于慢性胃炎、胃溃疡。

【来源】民间验方。

【注意】中医认为芝麻是一种发物，患疮毒、湿疹等皮肤病者应慎食。

◆ 偏方13 海蜇红枣膏

【配方】海蜇500克，红枣500克，红糖250克。

【用法】将海蜇、红枣洗净，加红糖水共煎成膏状。每次服1匙，每日2次。

【功效】主治慢性胃炎。

【来源】《养生益寿百科辞典》。

◆ 偏方14 黍米粉

【配方】黍米（以黄米为佳）、白糖各适量。

【用法】黍米炒黄研粉，加白糖拌匀。每次2匙，每日2次，连服1～3个月。

【功效】本方健脾补气，适用于慢性胃炎。

【来源】民间验方。

食疗药方

◆ 偏方15　赤小豆山药粥

【配方】赤小豆50克，生山药（鲜者良）30克，白糖适量。

【用法】先煮赤小豆至半熟，放入山药（去皮切片）煮至粥成，加糖，晨起作早餐食用。

【功效】主治湿热型慢性胃炎，症见上腹刺痛或绞痛、口臭、大便干结或溏薄等。

【来源】《养生益寿百科辞典》。

◆ 偏方16　石斛粥

【配方】石斛15克，大米50克，冰糖适量。

【用法】石斛加水用文火煎1小时，去渣留汁，入大米再加适量水同煮粥，粥成加冰糖适量即可。

【功效】本方滋阴养胃，常服能治胃虚隐痛。

【来源】民间验方。

◆ 偏方17　姜丝炒鸡蛋

【配方】生姜100克，棉籽油50克，鸡蛋2个。

【用法】棉籽油放锅内，文火煎至烟尽为度。姜切成丝，放油内炸黄，再把鸡蛋打入锅内，炒熟即可。早晨空腹1次服下，每日1次。

【功效】主治慢性胃炎。

【来源】民间验方。

◆ 偏方18　白胡椒炖猪肚

【配方】猪肚1具，白胡椒15克。

【用法】将胡椒略打碎，放入洗净的猪肚内，并留少许水分，然后头尾用线扎紧，放砂锅内慢火炖至烂熟。调味服食，隔2～3日服1次，连服3～5次。

【功效】本方健脾益气、温中和胃，主治脾胃虚寒型胃炎。

【来源】《常见病饮食疗法》。

◆ 偏方19　生姜炖猪肚

【配方】猪肚1具，生姜250克。

【用法】猪肚洗净，生姜洗净切片填入猪肚内，两端扎紧，炖烂。弃姜，分食猪肚和汤。

【功效】温中健脾，适用于脾胃虚寒型胃痛、返酸。

【来源】民间验方。

◆ 偏方20　土豆西红柿汁

【配方】西红柿汁、土豆汁各100毫升。

【用法】西红柿汁、土豆汁混合后服下，早、晚各1次。

【功效】本方健脾理气和中，对胃炎、胃溃疡有一定疗效。

【来源】民间验方。

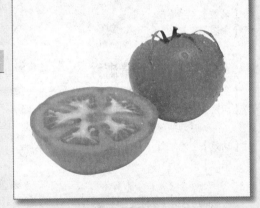

◆ 偏方21　砂仁煮猪肚

【配方】猪肚1具，砂仁末10克，各种调料适量。

【用法】将猪肚洗净、切片，放入锅内煮沸，撇去浮沫，下砂仁末和其他调料，煨至肚烂。饮汤食肚。

【功效】本方疏肝和中、调和胃气，主治肝胃气滞型胃炎。

【来源】民间验方。

6种偏方治疗呕血

　　呕血是血从胃中经口呕出并夹有食物残渣。血色多为咖啡色或暗红色，也可为鲜红色，大便色黑如漆或呈暗红色。一般发病较急，呕血前多有恶心、胃脘不适、头晕等症。主要见于西医胃、十二指肠溃疡及肝硬化所致食管、胃底静脉曲张破裂引起的上消化道出血，亦见于食管炎、急慢性胃炎、胃黏膜脱垂以及血液病、尿毒症、应激性溃疡等。纤维胃镜、上消化道钡餐造影、B超等检查可进一步明确引起呕血的原因。

🌿 中草药方

◆ 偏方1　油蜜茶

【配方】茶叶、香油、白蜜各120克。

【用法】茶叶煎水2壶，入余药，煮至起泡。每日3次，7日服尽。

【功效】主治呕血。

【来源】民间验方。

◆ 偏方2　猪血黄酒方

【配方】猪血块焙炭，血余炭3克，黄酒适量。

【用法】前2味研为细末，每次6克，黄酒兑开水冲服。

【功效】主治呕血。

【来源】民间验方。

◆ 偏方3　核桃仁生姜方

【配方】核桃仁（去皮）20克，老生姜15克。

【用法】核桃仁、生姜捣烂服用，连服2~3次。

【功效】主治呕血。

【来源】民间验方。

◆ 偏方4　西洋参方

【配方】西洋参6~9克。

【用法】西洋参泡水代茶服，每日1次，至愈为止。

【功效】治疗呕血。

【来源】民间验方。

☕ 食疗药方

◆ 偏方5　蛋黄阿胶方

【配方】蛋黄2个，阿胶40克，米酒500毫升，盐适量。

【用法】米酒入罐中文火煮沸，加阿胶化开。再入蛋黄、盐拌匀，早晚各服1次。

【功效】主治呕血。

【来源】民间验方。

◆ 偏方6　三七蒸鸡蛋

【配方】鸡蛋2个，三七粉3克，藕汁250毫升，陈酒50毫升。

【用法】同蒸熟食之。

【功效】主治呕血。

【来源】民间验方。

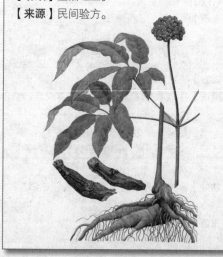

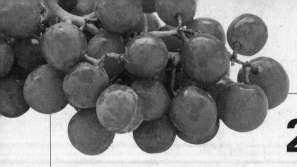

21种偏方治疗黄疸

　　黄疸是指患者全身皮肤、黏膜、巩膜以及小便出现黄染的一种病症。这种黄色有的十分鲜明，有的十分晦暗。黄疸的发生有的来势很急，发生后迅速加深，有的发病较为缓慢。巩膜上的黄色最易被发现，消退最晚。黄疸见于现代医学的肝炎、肝硬化、胆道疾患、溶血性黄疸、钩端螺旋体病等。

　　在黄疸患者中，有相当一部分为患有病毒性肝炎，故出现黄疸应尽早查明原因，做好消毒隔离工作。

　　黄疸患者应注意休息。在饮食方面，应禁食生冷、肥腻、油炸、坚硬、辛辣的食品以及酒类，应选择富有营养、易于消化的食物；少食多餐，减少胃肠负担；多饮茶水，通过小便排泄来排出胆红素。

　　对于不同原因造成的黄疸，民间均有不少相应的偏方予以治疗，患者可对症施治，以期早日痊愈。

中草药方

◆ 偏方1　茵陈干姜饮

【配方】茵陈蒿15克，干姜6克，红糖适量。

【用法】茵陈蒿、干姜水煎，加红糖后服用。

【功效】本方温中散寒、利湿退黄，适用于寒湿型黄疸。

【来源】民间验方。

◆ 偏方2　醋茶

【配方】绿茶1~3克，食醋15毫升。

【用法】茶、醋同置杯中，加开水300毫升浸泡5分钟。分3次服，每日1剂。

【功效】主治黄疸。

【来源】民间验方。

◆ 偏方3　葫芦壳瓜皮煎

【配方】葫芦壳50克，冬瓜皮、西瓜皮各30克。

【用法】水煎服，每日1剂。

【功效】本方利尿作用显著，主治黄疸、腹水。

【来源】民间验方。

◆ 偏方4　淡竹叶酒

【配方】淡竹叶30克，白酒500毫升。

【用法】淡竹叶洗净剪短，放入纱布袋入酒中浸泡，密封3天即成。酌量饮服。

【功效】主治黄疸。

【来源】民间验方。

◆ 偏方5　丝瓜根酒

【配方】丝瓜根5棵，黄酒60毫升。

【用法】丝瓜根洗净切细捣烂，用水一大碗煎去八分，去渣候温，用黄酒冲服。

【功效】主治身目黄如金色之黄疸。

【来源】民间验方。

◆ 偏方6　葡萄根煎

【配方】鲜葡萄根90克。

【用法】水煎服。每日1剂。

【功效】清热利湿，适用于肝炎黄疸，症见身目黄色较鲜明、胸脘痞闷、食欲减退等。

【来源】民间验方。

◆ 偏方7　猪胆汁酒

【配方】猪胆1具，白酒适量。

【用法】将新鲜猪胆汁冲入白酒内，每次空腹温饮1~2口，每日3次，5日为1个疗程。

【功效】主治湿热黄疸。

【来源】民间验方。

◆ 偏方8　烤冬瓜方

【配方】冬瓜1个（约2500克）。

【用法】黄土和泥，以泥将冬瓜厚厚封裹后用火烤，待稀泥干裂后即可取出，将瓜上泥巴去掉，于瓜上切一小口，将瓜内的汁液倒入杯中，即可饮用。一般可连用6~7个烤冬瓜。

【功效】清热利水。主治黄疸。

【来源】民间验方。

◆ 偏方9　鸡蛋米醋方

【配方】鸡蛋1个，米醋60毫升。

【用法】鸡蛋连壳烧炭存性，研末，用米醋调匀，顿服，每日1次。

【功效】主治黄疸。

【来源】民间验方。

🍵 食疗药方

◆ 偏方10　田螺汤

【配方】大田螺10~20只，黄酒半小杯。

【用法】田螺洗净，取出螺肉，加入黄酒拌和炖熟。饮汤，每日1次。

【功效】主治湿热黄疸。

【来源】民间验方。

◆ 偏方11　泥鳅炖豆腐

【配方】泥鳅500克，豆腐250克，盐适量。

【用法】将泥鳅去腮及内脏，洗净后放锅中，加盐少许、水适量。清炖至五成熟，加入豆腐再炖至泥鳅熟烂即可。吃泥鳅和豆腐，喝汤，分次服之。

【功效】本方清热利湿、益气和中，适用于湿热型黄疸。

【来源】民间验方。

◆ 偏方12　桂苓粥

【配方】桂心3克，茯苓30克，大米50克。

【用法】先用水煮桂心、茯苓，去渣取汁，用汁煮大米成粥。晨起当早餐服。

【功效】本方温阳化湿，适用于黄疸、神疲畏寒、食欲减退、大便稀薄者。

【来源】民间验方。

◆ 偏方13　金钱草粥

【配方】金钱草60克，海金沙30克，大米50克，白糖适量。

【用法】金钱草、海金沙（包）水煎，去渣留汁，加入大米兑水煮粥，粥成加适量白糖，可当点心服食。每日1料。

【功效】本方清热利水通淋，主治肝炎黄疸。

【来源】民间验方。

◆ 偏方14　黄瓜薏仁粥

【配方】黄瓜1条，薏苡仁50克，大米100克。

【用法】先将薏苡仁、大米煮熟，再将黄瓜洗净切片，加入锅内煮2~3分钟。分次食用。

【功效】本方健脾清热利湿，适用于黄疸属湿热者。

【来源】民间验方。

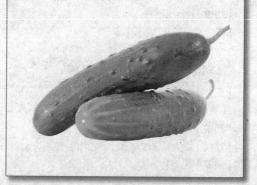

◆ 偏方15　山楂甲鱼汤

【配方】甲鱼1只（约500克），生山楂30克。

【用法】甲鱼去头、肠，不去甲，与生山楂共煮至肉烂熟。去山楂，食肉饮汤，每周1次。

【功效】本方行气活血、消瘀散结，适用于黄疸、面色青黑、胁下有症块、胀痛者。

【来源】民间验方。

◆ 偏方16　杞枣鸡蛋汤

【配方】枸杞子30克，南枣10克，鸡蛋2个。

【用法】枸杞子、南枣入锅中，加水500毫升，煎煮至350毫升。再将鸡蛋荷包于汤内，煮至蛋熟。吃蛋喝汤，每日早、晚各1次。

【功效】益肝肾，健脾胃。适用于慢性肝炎出现黄疸者。

【来源】民间验方。

◆ 偏方17　车前草粥

【配方】葱白30克，鲜车前草叶45克，大米适量。

【用法】将葱白、鲜车前草叶洗净切碎，水煎去渣，放入大米煮为稀粥，早、晚各服1次。

【功效】主治黄疸，症见身黄如橘色、目睛亦黄、发热口渴、便秘等。

【来源】民间验方。

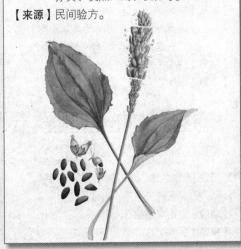

◆ 偏方18　茅根猪肉羹

【配方】鲜茅根150克（干品100克），瘦猪肉丝250克，盐、鸡精适量。

【用法】将茅根去节，与猪肉一起加适量水共煮，熟后加调料，分顿食用。

【功效】本方滋阴润燥、清热解毒，适用于体弱黄疸，症见身目发黄而晦暗、面色青黑、舌质紫或有瘀斑者。

【来源】民间验方。

◆ 偏方19　柚子炖鸡

【配方】柚子1个，公鸡1只（约1000克）。

【用法】将柚子肉放入鸡肚内，加清水适量炖熟，饮汤吃鸡。每2周1次，连用3次。

【功效】补益脾胃，舒畅气机。适用于寒凝阳衰型黄疸。

【来源】民间验方。

外敷外用方

◆ 偏方20　除疸膏

【配方】干姜、白芥子各适量。

【用法】干姜、白芥子共研细末，贮瓶备用。每取药末适量，加温开水调如膏状，敷脐，上盖纱布，胶布固定，口中觉有辣味时除去。每日1次，10次为1疗程。

【功效】主治黄疸。

【来源】民间验方。

◆ 偏方21　退黄散

【配方】瓜蒂3克，母丁香3克，赤小豆1.5克。

【用法】上药共为细末，每晨取少许药末吹入鼻内，连用5日，流出黄水为妙。

【功效】主治肝炎黄疸。

【来源】《百病奇效良方妙法精选》。

13种偏方治疗胆、肾结石

胆结石是胆汁因为种种原因无法保持液体状态，结成颗粒状晶体，沉淀在胆囊及胆管而成。结石形成后，易引起炎症，表现为右上腹疼痛，可向右肩背部放射，伴恶心、呕吐、厌油腻等。

肾结石又称肾石病，系指肾脏内有结石形成。临床表现为阵发性腰部或上腹部疼痛和血尿，本病多见于中年男性。此病初起，小便滴沥不畅，继而小腹发胀，不能坐立，只能躺卧，严重者可引起尿路梗阻和继发性感染，最终导致肾功能不全。

结石症患者，应根据病情适当限制高钙食物、高草酸食物、高嘌呤食物等。多饮水以稀释尿液是重要的防治措施。一天进水量需2500毫升以上，分次于餐间与睡前饮用，且尿量应维持在2000毫升／日以上。

对于结石症，西医一般主张用手术治疗，而中医的一些偏方则能以药物化之，使结石消于无形，故可佐证参考。

中草药方

◆ 偏方1 地龙饮

【配方】地龙4条，冰糖适量。

【用法】地龙焙干研末，和冰糖冲开水顿服。

【功效】本方健脾补肾、利水排石，适用于肾结石属脾肾虚弱者。

【来源】民间验方。

◆ 偏方2 向日葵煎剂

【配方】向日葵茎连白髓15～30克。

【用法】水煎2～3沸（不要多煎），一日2次分服。

【功效】主治尿道结石、泌尿系感染。

【来源】民间验方。

◆ 偏方3 薏仁煎剂

【配方】薏苡仁茎、叶、根适量（鲜草约250克，干品减半）。

【用法】水煎去渣，一日2～3次分服。

【功效】主治尿道结石。

【来源】民间验方。

◆ 偏方4 玉米须茶

【配方】玉米须30克。

【用法】玉米须以5大碗水煎煮20分钟，当茶饮用。

【功效】主治胆结石。

【来源】民间验方。

◆ 偏方5 绿茶末饮

【配方】绿茶适量。

【用法】绿茶晒干研末，沸水冲泡，趁热连茶末一起饮下。每日晨起空腹和睡前各饮1次，其他时间随时可服。

【功效】主治胆结石。

【来源】民间验方。

◆ 偏方6 芥菜马蹄菜汁

【配方】芥菜1000克，马蹄菜500克，冬瓜皮60克。

【用法】3物共切，放入锅中，加水适量，煮好后沥出残渣，喝其汁液。

【功效】主治尿道结石。

【来源】民间验方。

◆ 偏方7 鱼脑石饮

【配方】鱼脑石2~3粒。

【用法】鱼脑石焙干，研成极细末，以温水送服，每服1~2克，每日2次。

【功效】健脾补肾，利水排石。主治肾结石，症见神疲体倦、腰背酸痛、排尿不畅等。

【来源】民间验方。

【说明】鱼脑石是黄花鱼（石首鱼）的头中物，是一味常用中药，能下尿路结石，治小便淋沥不畅。

◆ 偏方8 化石草石韦饮

【配方】方叶化石草、圆叶化石草各10克，石韦6克，红糖45克。

【用法】上药以水煎，加红糖饮服。

【功效】主治胆结石、肾结石。

【来源】民间验方。

【说明】化石草是化解各种内结石的特效草药，且能消炎、利尿，治疗肾炎。

◆ 偏方9 金钱草茶

【配方】大叶金钱草10克，绿茶1克。

【用法】沸水冲泡，加盖，5分钟后可饮。每日饭后饮服，杯中略留余汁，再泡再饮，直至色淡为止。

【功效】主治肾结石。

【来源】民间验方。

◆ 偏方10 大黄鸡蛋方

【配方】大黄12克（研末），鸡蛋1个。

【用法】将鸡蛋一端破开小孔，去清留黄，装入6克大黄末，然后用纸将口封固，置饭锅内蒸熟，揭去蛋壳一次吃完。另用大黄末6克，泡水一壶同时喝完。以后每日用大黄末6克，泡水一壶喝尽，不必再用鸡蛋。

【功效】本方具有清热利湿、通淋排石的功效，主治肾结石。

【来源】《常见病饮食疗法》。

【注意】年老体弱者应慎用。

◆ 偏方11 薏苡仁酒

【配方】薏苡仁60克，白酒500毫升。

【用法】薏苡仁洗净，装入纱布袋内，扎紧口，放入酒罐中，盖好盖，浸泡7天即成。酌量饮用。

【功效】主治下焦湿热型肾结石，症见腰腹绞痛、尿频、尿痛、尿中带血等。

【来源】《茶酒治百病》。

◆ 偏方12 核桃仁饮

【配方】核桃仁、冰糖、香油各120克。

【用法】先将核桃仁用香油炸酥，和冰糖混合研为末，开水冲服。成人每日分2次服完，小儿可分4次服，连续服用。

【功效】本方理气导滞、化瘀通络，适用于肾结石属气滞血瘀者。

【来源】民间验方。

◆ 偏方13 钱草玉米须茶

【配方】玉米须40克，金钱草30克，绿茶5克。

【用法】上3味加水没过药面，煮沸10~15分钟即可（先后煎2次，药汁混合在一起）；或上3味制粗末，置茶壶内浸泡20分钟。每日1剂，不拘时，频频饮之。

【功效】本方健脾补肾、利水排石，主治肾结石。

【来源】民间验方。

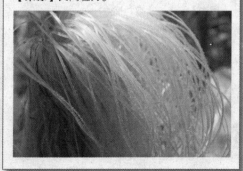

15种偏方治疗腹痛

腹痛是泛指胃脘以下、耻骨联合以上部位的疼痛。临床上极为常见，可伴发于多种脏腑疾病。腹痛的原因很多、范围很广，常见的主要有外感、内伤、饮食、情志及虫积等。

现代医学认为，急慢性肝、胆、胰腺炎症和胃肠痉挛，胃肠急慢性炎症，腹膜炎，盆腔疾患，寄生虫病等均可引起腹痛。

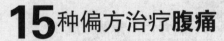 中草药方

◆ 偏方1　当归姜糖煎

【配方】当归10克，生姜12克，红糖30克。

【用法】水煎服，每日1剂。

【功效】主治虚寒腹痛。

【来源】民间验方。

◆ 偏方2　芍药当归饮

【配方】芍药、当归各10克。

【用法】上2味研成细末，加水2碗，煎至半碗。温服，每日2次。

【功效】本方缓急止痛、活血补血，主治腹内痛不可忍。

【来源】民间验方。

◆ 偏方3　红枣胡椒方

【配方】红枣7枚（去核），胡椒9粒，黄酒适量。

【用法】红枣、胡椒共捣烂，黄酒送服。

【功效】主治腹痛、胃痛。

【来源】民间验方。

◆ 偏方4　赤芍甘草茶

【配方】赤芍10克，甘草5克，绿茶2克。

【用法】前2味加水1000毫升煎煮15分钟，入茶。分5次服。

【功效】主治腹部痉挛痛。

【来源】民间验方。

◆ 偏方5　雄黄大蒜丸

【配方】雄黄、大蒜各50克，黄酒适量。

【用法】雄黄研成细末，大蒜捣烂，和雄黄为丸，如弹子大。每次细嚼1丸，温酒送下，不可再服。

【功效】通阳行气，缓急止痛。主治腹痛胀急，或垒块涌起，牵引腰痛。

【来源】民间验方。

◆ 偏方6　木瓜茴香丸

【配方】木瓜120克，小茴香90克，青皮60克，蜂蜜适量。

【用法】前3味共为细末，炼蜜为丸，如梧桐子大。每次6克，每日3次，饭后温酒送下。

【功效】主治腹下痛。

【来源】民间验方。

◆ 偏方7　丝瓜酒

【配方】连蒂老丝瓜1个，黄酒适量。

【用法】老丝瓜烧炭存性为末，黄酒冲服，每日2次。

【功效】本方温阳散寒、缓急止痛，主治腹部冷痛。

【来源】民间验方。

◆ 偏方8　白胡椒绿豆饮

【配方】白胡椒、绿豆各等份，黄酒适量。

【用法】白胡椒、绿豆共为细末，温黄酒送下，每次3克，每日2次。

【功效】受寒腹痛。

【来源】民间验方。

◆ 偏方9　龙眼酒

【配方】带壳龙眼、米酒各适量。

【用法】龙眼焙干研末，每次服10克，米酒送下。

【功效】主治寒性腹痛。

【来源】民间验方。

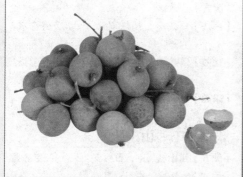

食疗药方

◆ 偏方10　生姜豆蔻粥

【配方】生姜、肉豆蔻各6克，大米适量。

【用法】前2味捣烂，大米煮粥，待煮开，加入2物，粥成即可。

【功效】主治虚寒腹痛。

【来源】民间验方。

外敷外用方

◆ 偏方11　茱萸茴香贴

【配方】吴茱萸、小茴香各等份。

【用法】上方研细末，装瓶备用。成人每次取0.2～0.5克，热酒调和，干湿适度，纳脐中，上用纱布覆盖，胶布固定，每日1次，以痛解为度。

【功效】主治虚寒性腹痛。

【来源】民间验方。

◆ 偏方12　芷麦止痛方

【配方】生白芷60克（研碎），小麦粉15克，醋适量。

【用法】上方和匀，醋调糊状，敷脐眼约碗口大，用稍大的碗盖上，经过1～2小时即出汗，疼痛可除。

【功效】主治脐周绞疼。

【来源】民间验方。

◆ 偏方13　莱菔子艾叶方

【配方】莱菔子、艾叶各30克，盐10克。

【用法】上方共炒热，以布包裹熨脐腹部，痛止为度。

【功效】主治腹痛。

【来源】民间验方。

◆ 偏方14　辛皂药条

【配方】细辛、皂角各等份，蜂蜜适量。

【用法】前2药为末，蜂蜜熬稠，掺入药粉，按3∶7混匀，制成条状，塞入肛门。

【功效】主治虫积腹痛。

【来源】《中医内科急症证治》。

◆ 偏方15　莱菔子葱姜方

【配方】莱菔子120克，生姜60克，连须葱白500克。

【用法】上方共捣烂，加酒炒，布包熨腹部。

【功效】主治气滞腹痛。

【来源】民间验方。

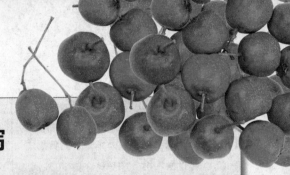

49种偏方治疗腹泻

　　腹泻，又称泄泻，是指排便次数增多，粪便稀薄，甚至如水样。患者大便次数增多，每日5~6次，多者可达10次以上。腹泻多由湿邪所伤和内伤食滞引起，其病变主要在肠、胃、脾。本病一年四季均可发病，多见于夏秋季节。胃肠、肝胆等脏器的某些疾患，如急慢肠炎、肠结核、胃肠神经官能症以及食物中毒等均可引起腹泻。

　　对于腹泻患者来说，坚硬、寒凉、不易消化的东西宜少吃，应以肉汤、米粥等清淡益脾胃的食物为主。

🌿 中草药方

◆ 偏方1　鱼腥草煎

【配方】鱼腥草200克。

【用法】鱼腥草用冷开水洗净捣烂，以温开水（可加白糖调味）送服。每6小时服1剂，连服3剂。

【功效】清热解毒，利湿止泻。主治湿热腹泻。

【来源】民间验方。

◆ 偏方2　焦米汤

【配方】大米1小杯。

【用法】锅洗净，将大米倒进锅里，不必放油，不停翻炒，直到米粒焦黑为止，随即加水1碗及红糖少许，煮开后，将米汤盛起，趁热喝下，米粒不要吃。

【功效】主治风寒泄泻。

【来源】民间验方。

◆ 偏方3　红枣荔枝汤

【配方】红枣5枚，荔枝干果7个。

【用法】上方用水煎成汤，持续服用，至愈为度。

【功效】主治腹泻。

【来源】民间验方。

◆ 偏方4　鲜藕汁

【配方】鲜嫩藕1500克。

【用法】藕洗净，捣烂取汁，分2次用沸水冲服。

【功效】清热凉血，开胃止泻。适用于肠炎泄泻伴食欲不振、发热者。

【来源】民间验方。

◆ 偏方5　山楂止泻茶

【配方】焦山楂10克，石榴皮、茶叶各8克。

【用法】水煎服，每日1次。

【功效】主治腹泻。

【来源】民间验方。

◆ 偏方6　无花果叶汤

【配方】无花果鲜叶60克，红糖适量。

【用法】无花果鲜叶切碎，加入红糖同炒研末，以开水送服，一次喝下。

【功效】主治腹泻经年不愈。

【来源】民间验方。

◆ 偏方7　马齿苋大蒜汁

【配方】马齿苋30克，大蒜（捣烂）10克。

【用法】先用马齿苋煎水1碗，冲入蒜泥，过滤其汁，每日2次分服。

【功效】主治腹泻。

【来源】民间验方。

◆ 偏方8　韭菜汁

【配方】韭菜（连根）250克。

【用法】韭菜洗净，捣汁，温开水冲服，每日3次。

【功效】本方补中止泻，主治急性胃肠炎之上吐下泻。

【来源】民间验方。

◆ 偏方9　茄子叶汤

【配方】茄子叶10片。

【用法】茄子叶洗净，加水煎20分钟，去渣饮汤，每日3次。

【功效】收敛止泻。主治急性胃肠炎之腹泻不止。

【来源】民间验方。

◆ 偏方10　萝卜饮

【配方】萝卜500克。

【用法】将萝卜洗净，切片晒干，每取50克，加水2碗，煎至1碗。温服，每日2次。

【功效】本方行气健胃止泻，主治腹泻腹胀。

【来源】民间验方。

◆ 偏方11　柚姜止泻茶

【配方】老柚壳9克，细茶叶6克，生姜2小片。

【用法】先将前2味同研成细末，再把生姜煎汤，候温，送服前2味细末。每日1剂，上、下午各服1次。

【功效】本方温中理气止泻，适用于腹中冷痛、腹泻如水样者。

【来源】民间验方。

【注意】忌食生冷食物、鱼类、猪油1周。

◆ 偏方12　冻石榴皮

【配方】冻石榴皮适量。

【用法】石榴皮焙干，研细末，每次服10克，每日1次，米汤送服。

【功效】主治久泻不愈。

【来源】民间验方。

◆ 偏方13　生姜黄连方

【配方】生姜120克，黄连30克。

【用法】上2味用文火炒黄，研为细末，每次3克，茶水送服。

【功效】主治腹泻。

【来源】民间验方。

◆ 偏方14　生熟麦糖汤

【配方】小麦300克，红糖50克。

【用法】将小麦放入铁锅中摊匀不翻动，用文火烫小麦至下半部分变黑，加水800毫升煎沸，将红糖放入碗内，把煎沸之生熟麦水倒入碗内搅匀，温服。

【功效】主治慢性腹泻。

【来源】《四川中医》，1989（9）。

◆ 偏方15　杨梅酒

【配方】鲜杨梅、白酒适量。

【用法】杨梅浸入白酒中，密封一周。每次酌量饮酒，同时吃杨梅2～3个。

【功效】主治夏季伤湿腹泻。

【来源】民间验方。

◆ 偏方16　山楂肉末

【配方】山楂肉适量。

【用法】山楂肉炒黑研为细末，每次取6克，用白糖调味，温开水送下。

【功效】主治腹泻。

【来源】民间验方。

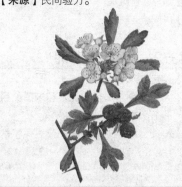

◆ 偏方17　炒荞麦

【配方】荞麦适量。

【用法】将荞麦炒后研成末，用温水冲服，每次6克，每日2次。

【功效】主治久泻不愈。

【来源】民间验方。

◆ 偏方18　山药锅巴方

【配方】锅巴500克，山药120克，焦山楂50克，砂仁30克。

【用法】上方共研细末，每次服用10克（可用白糖调服），每日2次。

【功效】主治老人、小儿脾虚所致之消化不良、久泻不愈。

【来源】民间验方。

◆ 偏方19　莲子锅巴方

【配方】焦锅巴、莲子肉、白糖各120克。

【用法】焦锅巴、莲子肉共研细末，与白糖和匀，装入瓶中，于饭后1小时用开水冲服4匙，每日3次。

【功效】健脾益胃，固涩止泻。主治脾虚久泻。

【来源】民间验方。

◆ 偏方20　葛粉方

【配方】葛粉30克，白糖适量。

【用法】葛粉水煎，入少许白糖调服，每日1次。

【功效】治疗感冒腹泻、肠胃炎腹泻。

【来源】民间验方。

◆ 偏方21　米醋大蒜泥

【配方】大蒜10头，米醋250毫升。

【用法】大蒜洗净，捣烂如泥，和米醋徐徐咽下，每次约1头，每日3次。

【功效】消炎止泻。主治急性肠炎腹泻、水样便。

【来源】民间验方。

◆ 偏方22　白扁豆方

【配方】白扁豆适量。

【用法】白扁豆研成粉，温水送服，每次12克，日服3～4次。也可取扁豆30～60克，煮成汁液，分2～3次饮服。

【功效】治急性胃肠炎引起的上吐下泻。

【来源】民间验方。

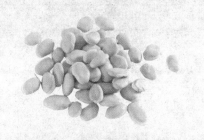

◆ 偏方23　荷梗方

【配方】荷梗（或荷叶蒂）30～60克，麦芽糖1～2匙。

【用法】荷梗用水煎，以麦芽糖调化送服。

【功效】主治久泻久痢引起的肠风下血等症。

【来源】民间验方。

◆ 偏方24　明矾烧红枣

【配方】红枣（去核）7枚，明矾（研末）适量。

【用法】红枣去核，注入明矾末，用线捆住，入火内烧至黑红色，明矾末和红枣皆吃下。

【功效】主治腹泻。

【来源】民间验方。

◆ 偏方25　烤大蒜

【配方】大蒜2头。

【用法】大蒜放火上烤，至表皮变黑时取下，放入适量的水煮，饮其汁液即可。

【功效】主治腹泻便臭者。

【来源】民间验方。

◆ 偏方26　焦馒头方

【配方】馒头1个。

【用法】馒头放在炭火上烤焦变黑，食用烤焦的部分。泻止即停，不可久食。

【功效】主治急性肠炎腹泻。

【来源】民间验方。

◆ 偏方27　胡椒茱萸陈皮方

【配方】白胡椒、吴茱萸、陈皮等份。

【用法】上药共研细末，以温开水送服，每次6克，每日1～2次。

【功效】主治宿食不消引起的心腹冷痛、呕吐泄泻。

【来源】民间验方。

◆ 偏方28　茱萸豆蔻小米丸

【配方】小米60克，吴茱萸、肉豆蔻各30克，蜂蜜适量。

【用法】前3味炒焦，研细，共为蜜丸，每次服6克，每日2次，温水送下。

【功效】主治慢性肠炎引起的久泻久利。

【来源】民间验方。

◆ 偏方29　番石榴叶方

【配方】番石榴叶。

【用法】采番石榴的嫩叶，捣碎，用纱布挤出汁液，加少许盐服下。或者将番石榴叶洗净，放入嘴里生嚼，20～30片即可。

【功效】主治腹泻。

【来源】民间验方。

◆ 偏方30　烤白果鸡蛋

【配方】干白果仁2枚，鸡蛋1个。

【用法】将白果仁研成细末，在鸡蛋一头打孔，装入药末，竖在烤架上微火烤熟，顿服。

【功效】补虚收敛。适用于消化不良性腹泻。

【来源】民间验方。

◆ 偏方31　核桃壳方

【配方】核桃壳适量。

【用法】将核桃壳煅烧存性，研细。每服3克，温开水送下，每日2次。

【功效】主治肠鸣腹泻。

【来源】民间验方。

◆ 偏方32　白醋方

【配方】白醋适量。

【用法】白醋调冷、开水各半服下，如无不良反应，第2日可再饮1次。

【功效】适用于消化不良性腹泻。

【来源】民间验方。

【注意】胃酸过多者忌用。

食疗药方

◆ 偏方33　止泻小米粥

【配方】小米50克，山药25克，红枣5枚。

【用法】3物洗净，红枣去核，共煮成粥，一次服完，每日3次。

【功效】健脾养胃，补虚止泻。主治脾胃虚弱之大便溏泄。

【来源】民间验方。

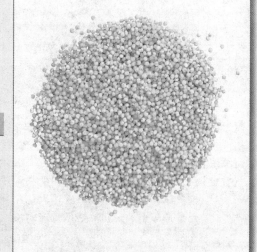

◆ 偏方34　山药烤馒头

【配方】山药60克，烤馒头1个。

【用法】将馒头烤焦，碾成碎末，再将山药煮熟，蘸馒头末食之，每日3次。

【功效】健脾益胃止泻。主治慢性腹泻，久治不愈者。

【来源】民间验方。

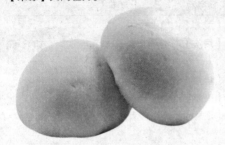

◆ 偏方35　干姜粥

【配方】干姜3克，高良姜5克，大米60克。

【用法】先煎干姜、高良姜，去渣取汁，再入大米同煮为粥。早晚服食，3～5日为1疗程。

【功效】温脾暖胃，散寒止痛。适用于脾胃虚寒、心腹冷痛、肠鸣腹泻者。

【来源】民间验方。

【注意】凡实热证以及阴虚内热者，不可选用。

◆ 偏方36　椒面粥

【配方】川椒3克，白面粉60克，生姜3片。

【用法】先将川椒研为极细末，每次取适量同面粉和匀，调入水中煮粥，后入生姜稍煮即可。

【功效】本方暖胃散寒、温中止痛，适用于寒湿腹泻。

【来源】民间验方。

【注意】川椒为大热之品，并有强烈的辛辣气味，煮粥时用量不宜过大，且病愈即止。一切热性病患者均不可选食。

◆ 偏方37　蒸粽子片

【配方】糯米粽子100克，姜汁、白酒各适量。

【用法】粽子切片晒干，用时先蒸热，加姜汁与少量白酒，早、晚食用。

【功效】主治腹泻。

【来源】民间验方。

◆ 偏方38　黄瓜叶煎鸡蛋

【配方】黄瓜叶250克，醋100毫升，鸡蛋2个。

【用法】取新鲜黄瓜叶，洗净切碎，用醋调匀，煎鸡蛋食之，每日2次。

【功效】清热补中，消食止泻。主治胃肠炎之泄泻属热性者。

【来源】民间验方。

◆ 偏方39　荜茇粥

【配方】荜茇3克，胡椒2克，大米60克。

【用法】先把荜茇、胡椒研为极细末，以大米煮粥，待水沸后调入以上2味药末，再煮成稀粥即可。

【功效】温中散寒止痛，适用于肠鸣泄泻、胃寒呕吐、脘腹疼痛等。

【来源】民间验方。

【注意】素体实热或阴虚火旺者不宜选用。

◆ 偏方40　车白小米粥

【配方】车前子、白术各10克，小米150克。

【用法】将小米洗净，加水煮成粥，车前子、白术共研细末，和小米粥服下，每日3次。

【功效】清热利湿，健脾止泻。

【来源】民间验方。

◆ 偏方41　明矾炖羊肝

【配方】羊肝1具，明矾30克。

【用法】羊肝洗净破开，将明矾研末后撒入肝内，用砂锅文火炖熟，分3次吃完。

【功效】温中补虚，收敛止泻。主治腹泻日久不愈。

【来源】民间验方。

◆ 偏方42　乌梅粥

【配方】乌梅15克，大米60克，冰糖适量。

【用法】先将乌梅煎取浓汁去渣，入大米煮粥。熟后加冰糖少许，稍煮即可。

【功效】本方生津止渴、涩肠止泻，适用于慢性腹泻伴虚热烦渴者。

【来源】民间验方。

【注意】急性泻痢和感冒咳嗽者慎用。

◆ 偏方43　鲫鱼羹

【配方】鲫鱼1000克，大蒜2头，胡椒、花椒、陈皮、砂仁、荜菝各6克，调料适量。

【用法】以上各物及葱、酱、盐料装入鱼肚内，煎熟作羹，五味调和令匀，空腹食之。

【功效】适合于脾胃虚弱、久泻不愈者食之。

【来源】民间验方。

◆ 偏方44　糖酒蛋花汤

【配方】鸡蛋1个，白糖10克，白酒100毫升。

【用法】鸡蛋打碗内，入白糖、白酒点燃，边燃边搅，至酒尽火灭，鸡蛋成花状。待温服食。

【功效】主治腹泻。

【来源】民间验方。

◆ 偏方45　核桃止泻方

【配方】核桃仁20克。

【用法】每日分2次嚼服，每次10克，连服2个月。

【功效】主治慢性腹泻，症见便溏不实、神疲乏力者。

【来源】《浙江中医杂志》，1990（1）。

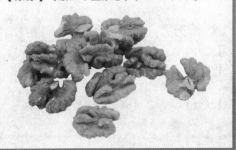

◆ 偏方46　黄瓜茶叶方

【配方】嫩黄瓜1条，茶叶10克。

【用法】将黄瓜洗净，茶叶冲茶1碗，饮茶食黄瓜。

【功效】清热解毒，消食止泻。主治急性胃肠炎之水泄不止。

【来源】民间验方。

【注意】服用期间忌腥冷。

外敷外用方

◆ 偏方47　茱萸盐敷方

【配方】吴茱萸50克，盐100克。

【用法】将上2味共捣碎，放入锅内同炒热，布包乘热敷脐，冷则再炒再敷。

【功效】主治寒性腹泻。

【来源】民间验方。

◆ 偏方48　胡椒硫黄敷贴方

【配方】胡椒、硫黄各适量。

【用法】上方共研细末，每次取药粉1.5克，填撒脐内，用胶布固定，隔日换药1次。

【功效】主治腹泻、腹痛。

【来源】民间验方。

【注意】孕妇禁用。

◆ 偏方49　平胃散鼻嗅法

【配方】成药平胃散2包。

【用法】将平胃散用布包起，放在枕边嗅其气，每次30～50分钟。也可将平胃散布包放脐上用热水袋熨之，每次30～50分钟，每日2～3次。

【功效】主治寒湿或虚寒泄泻。

【来源】《理瀹骈文》。

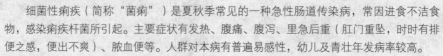

38种偏方治疗菌痢

细菌性痢疾（简称"菌痢"）是夏秋季常见的一种急性肠道传染病，常因进食不洁食物，感染痢疾杆菌所引起。主要症状有发热、腹痛、腹泻、里急后重（肛门重坠，时时有排便之感，便出不爽）、脓血便等。人群对本病有普遍易感性，幼儿及青壮年发病率较高。

痢疾患者在患病期间要吃易消化的食物，如稀饭、牛奶、豆腐等，以免增加肠胃的负担，刺激肠胃。不可食用冰凉的食物及饮料，注意腹部保暖，禁行冷水浴。

🌿 中草药方

◆ 偏方1 白扁豆花煎

【配方】白扁豆花60克。

【用法】白扁豆花炒焦，水煎2碗，连服2次，不止再服。

【功效】健脾利湿，涩肠止泻。主治痢疾初起。

【来源】民间验方。

◆ 偏方2 乌龙煎剂

【配方】乌梅30克，山楂20克，龙胆草15克，地榆12克。

【用法】上药加水500毫升，再煎，去渣取汁400毫升。每日服4次，每次100毫升，连服5剂为1疗程。

【功效】此方治疗急性细菌性痢疾，一般2～4日可痊愈。

【来源】《湖北中医》，1988（5）。

◆ 偏方3 酸醋绿茶汁

【配方】绿茶100克，醋10毫升。

【用法】绿茶加水煮取浓汁300毫升，每次服100毫升，加醋趁热饮下。每日3次。

【功效】清热解毒，杀菌止痢。主治急性菌痢。

【来源】民间验方。

【注意】虚寒久痢者勿用，有失眠症者晚上勿服。

◆ 偏方4 石榴皮汁

【配方】石榴皮12克，红糖适量。

【用法】石榴皮洗净，入砂锅加水，文火煎煮15分钟，取汁去渣，晾温后加红糖，分2次服，每日1剂。

【功效】治疗慢性菌痢。

【来源】民间验方。

◆ 偏方5 马齿苋槟榔茶

【配方】马齿苋、槟榔各10克。

【用法】将马齿苋、槟榔共煎取汁，代茶饮。

【功效】本方清热化湿解毒，主治急性菌痢。

【来源】民间验方。

◆ 偏方6 大黄酒

【配方】大黄12克，白酒250毫升。

【用法】浸泡1～2日，去渣饮酒，每日1～2次，每次饭前饮1小杯。

【功效】主治痢疾初起。

【来源】民间验方。

◆ 偏方7 马齿苋蜜汁

【配方】鲜马齿苋1000克，白蜜30毫升。

【用法】马齿苋用温开水洗净绞汁，加白蜜调匀，1次服下，每日服2次。

【功效】主治湿热痢，症见腹痛、里急后重、下痢赤白脓血等。

【来源】民间验方。

◆ 偏方8　蚕豆米汤

【配方】蚕豆60克，百草霜30克，米汤适量。

【用法】蚕豆炒黄后与百草霜放锅内同炒，以起烟为度，再加米汤煎后服用，每日1剂。

【功效】益胃健脾，和中止泻。主治痢疾便血。

【来源】民间验方。

◆ 偏方9　桂花酒

【配方】桂花50克，白酒500毫升。

【用法】将桂花洗净，除去杂质，放入酒坛中，拌匀，盖上盖，封严，每隔2天搅拌1次，浸泡15日即成。每日服2次，每次10~15毫升。

【功效】本方有清肠解毒之功，主治中毒性菌痢。

【来源】民间验方。

◆ 偏方10　马齿苋藕汁

【配方】鲜马齿苋、鲜藕各500克，白糖适量。

【用法】将鲜马齿苋、鲜藕洗净捣烂绞汁，加白糖。每次服200毫升，每日2~3次。

【功效】清热解毒，凉血止痢。主治中毒性菌痢。

【来源】民间验方。

【注意】冷痢、脾虚泄泻者忌服。

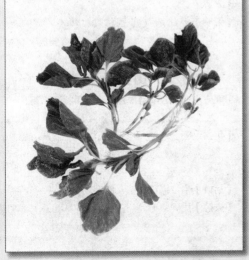

◆ 偏方11　治痢速效茶

【配方】龙牙草、陈茶叶各10克。

【用法】将2味略洗，加水同煎，取汁即成。每日1剂，不拘时温服。

【功效】主治急性菌痢。

【来源】《家用良方》。

◆ 偏方12　山楂止痢茶

【配方】山楂60克（生熟各半），茶叶15克，生姜6克，红糖、白糖各15克。

【用法】将山楂、茶叶、生姜3味加水煎沸10~15分钟，取汁冲入红、白糖即可。每日2剂，不拘时饮服。

【功效】主治急性菌痢。

【来源】《河北省中医药展览集锦》。

◆ 偏方13　香蕉花蜜

【配方】香蕉花50克，蜂蜜适量。

【用法】将香蕉花捣烂，加蜂蜜调匀，开水冲服。

【功效】本方清热利湿、健脾止泻，主治急性菌痢。

【来源】民间验方。

◆ 偏方14　六神汤

【配方】炒黄连、车前子各60克，地榆、栀子、炙甘草各15克，陈皮（浸去白）30克。

【用法】上药共为粗末，每次15克，以地浆水煎，空腹服。

【功效】主治细菌性痢疾。

【来源】《奇效良方》。

◆ 偏方15　柿子粉冲剂

【配方】柿子500克。

【用法】柿子洗净切片晒干，炒黄研末。每次5克，每日服3次，开水送服。

【功效】本方有涩肠止痢的功效，主治急性菌痢。

【来源】民间验方。

◆ 偏方16 酸石榴蜜

【配方】酸石榴2个，蜂蜜30克。

【用法】石榴捣烂取汁，与蜂蜜调匀，温开水冲服。每日2次，连服数日。

【功效】主治细菌性痢疾。

【来源】民间验方。

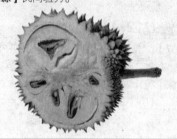

◆ 偏方17 黄连姜汁茶

【配方】绿茶10克，黄连6克，姜汁、红糖各适量。

【用法】将茶、黄连用开水冲泡15分钟后倒入姜汁、红糖，调服。

【功效】本方具有清热利湿解毒之功效，主治急性菌痢。

【来源】民间验方。

◆ 偏方18 萝卜蜜茶

【配方】白萝卜60克，姜汁15克，蜂蜜30克，茶叶适量。

【用法】茶叶先用沸水冲泡。萝卜绞汁，与姜汁、蜂蜜、浓茶一起搅拌均匀，放入锅中蒸煮，1次服完。

【功效】主治细菌性痢疾。

【来源】民间验方。

◆ 偏方19 山楂红糖酒

【配方】山楂、红糖各60克，白酒30毫升。

【用法】将山楂文火炒至略焦，离火加酒搅拌，再加水200毫升，煎15分钟，去渣加红糖，趁温一次服下。每日1剂。

【功效】本方清肠解毒，适用于中毒性菌痢。

【来源】民间验方。

◆ 偏方20 姜茶乌梅饮

【配方】生姜10克，乌梅肉30克，绿茶5克。

【用法】生姜洗净切丝，乌梅肉用剪刀剪碎，2味与绿茶共放保温杯中，以沸水冲泡，半小时后加红糖适量。趁热顿服，每日3次。

【功效】主治虚寒菌痢。

【来源】《世医得效方》。

◆ 偏方21 黑虎丹

【配方】猪胆3具，小米适量。

【用法】将新鲜猪胆倒出胆汁少许，把洗净晒干的小米装入猪胆内，扎紧胆管，悬阴处晾干，研为粉末。每次5克，空腹米汤水送服，每日3次，5日为1个疗程。

【功效】本方清热解毒，主治菌痢。

【来源】民间验方。

◆ 偏方22 鳝鱼粉冲剂

【配方】活鳝鱼1条，红糖、陈酒各适量。

【用法】鳝鱼去内脏、杂物，洗净切段，放在瓦上焙干成炭，研为粉。每次服9克，以红糖拌和，陈酒送服。

【功效】本方治疗细菌性痢疾，一般数次即愈。

【来源】民间验方。

【说明】服此剂，患者忌食生冷水酒、海蜇、海参等。

◆ 偏方23 山药粉冲剂

【配方】山药250克，莲子、芡实各120克，白糖适量。

【用法】山药、莲子、芡实共研成细末。每次取10克，加白糖，蒸熟或用开水冲服，每日1～2次，连续服用。

【功效】治疗慢性菌痢、腹泻。

【来源】民间验方。

◆ 偏方24　石榴皮蜂蜜膏

【配方】鲜石榴皮1000克（干品500克），蜂蜜300毫升。

【用法】石榴皮切碎，用砂锅煎煮取汁2次，文火浓缩至稠黏时，加蜂蜜300毫升搅匀，至沸停火，冷却装瓶。每服10毫升，开水冲服，每日3次。

【功效】本方清热利湿解毒，主治急性菌痢。

【来源】《饮食治大病》。

食疗药方

◆ 偏方25　桂浆粥

【配方】山楂6克，当归、肉桂、陈皮各3克，大米100克，红糖适量。

【用法】将当归、肉桂、陈皮、山楂等中药加水煎浓汁，大米煮粥，待粥沸后，调入药汁及红糖，再煮沸即可服食。每日服1～2次。

【功效】主治慢性菌痢。

【来源】民间验方。

◆ 偏方26　山药山楂粥

【配方】山药、白扁豆、薏苡仁、山楂各20克，葱白5根，盐适量。

【用法】前4味入锅，加水适量煮粥，临熟时加入葱白，再沸时用盐调味，温服。

【功效】本方温补下元、涩肠固脱，主治慢性菌痢。

【来源】《饮食治大病》。

◆ 偏方27　紫苋粥

【配方】紫色苋菜100克，大米60克。

【用法】先以水煎苋菜，去渣取汁，下米煮粥，空腹食之。

【功效】本方具有清热解毒之功效，主治急性菌痢。

【来源】《寿亲养老新书》。

◆ 偏方28　生姜豆蔻粥

【配方】生姜、肉豆蔻各6克，大米适量。

【用法】生姜切碎，肉豆蔻研为细末，用大米煮粥，待煎沸后加入肉豆蔻末及生姜，同煮为粥，早、晚各服1次。

【功效】主治虚寒型痢疾。

【来源】民间验方。

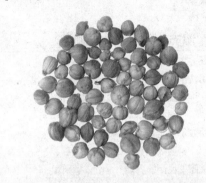

◆ 偏方29　蒸黑木耳

【配方】黑木耳15克，红糖60克。

【用法】黑木耳切成适当大小，与红糖一起搅拌后，加入300毫升水，隔水蒸煮，蒸熟后即可食用。

【功效】主治细菌性痢疾。

【来源】民间验方。

◆ 偏方30　银花莲子粥

【配方】金银花15克，莲子10克，大米100克。

【用法】先将金银花煎取汁，用汁再加适量清水与莲子、大米煮成稀粥。

【功效】清热解毒，健脾止泻。主治痢疾腹痛。

【来源】民间验方。

◆ 偏方31　生姜蒸蛋

【配方】生姜9克，鸡蛋1个。

【用法】生姜捣碎，打入鸡蛋相和蒸熟。空腹顿服，每日2次。

【功效】主治痢疾初起兼有恶寒发热者。

【来源】民间验方。

◆ 偏方32　干姜粥

【配方】干姜、高良姜各5克，大米100克。

【用法】将干姜、高良姜用砂锅煎汁，去渣取汁，与大米同煮为粥。早晚服食，5日为1疗程。

【功效】主治慢性菌痢，症见下痢稀薄、持续泄泻、日久难愈等。

【来源】民间验方。

◆ 偏方33　大蒜炖鲫鱼

【配方】鲜鲫鱼500克，大蒜2头。

【用法】将鱼去鳞和内脏后切片，大蒜去外皮，同煮汤调味服食。每日1次，连服数日。

【功效】主治中毒性菌痢，症见发热急促、头痛烦躁、口渴等。

【来源】民间验方。

◆ 偏方34　苦瓜泥

【配方】鲜苦瓜100克，红糖100克。

【用法】将苦瓜捣烂如泥，加糖搅匀，2小时后将水滤出，1次冷服。每日1~2次，连服数日。

【功效】主治急性菌痢，症见畏寒发热、腹痛腹泻、里急后重、便次增多等。

【来源】民间验方。

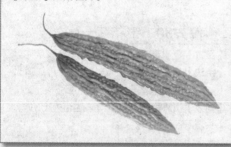

◆ 偏方35　狗肝粥

【配方】狗肝1叶，大蒜50克，大米100克，葱、姜少许。

【用法】将狗肝洗净切成条状，大蒜略切碎，和大米同煮成粥，加葱、姜、盐作料，再煮2~3沸。分2~4次空腹服完，1周为1疗程。

【功效】温阳健脾，消炎止痢。治疗细菌性痢疾。

【来源】民间验方。

◆ 偏方36　枣药扁豆糕

【配方】红枣500克，山药200克，鲜扁豆50克，陈皮30克。

【用法】将山药切成薄片，鲜扁豆、枣肉切碎，陈皮切丝，再加面粉及适量白糖制成糕，适量食用。

【功效】健脾止泻，益气化湿。主治痢疾时发时止，日久不愈。

【来源】民间验方。

外敷外用方

◆ 偏方37　大蒜贴药

【配方】大蒜适量。

【用法】大蒜捣如泥，贴于两足心或肚脐部位。若在吃饭时配合食用3~4瓣大蒜，治疗效果尤佳。

【功效】主治细菌性痢疾。

【来源】民间验方。

【说明】大蒜的杀菌力很强，它不但能促进肠、胃的机能，且对细菌性痢疾的治疗别具功效。

◆ 偏方38　乌梅汤熏洗法

【配方】乌梅500克。

【用法】乌梅用清水煎汤，将药汁倒入盆内，先乘热熏肛门，温度降至45~50℃时，用药汁坐洗肛门。每日1次，连用3~5天即见效。

【功效】主治细菌性痢疾。

【来源】《中医外治法类编》。

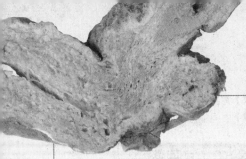

10种偏方治疗消化不良

消化不良为一组消化吸收障碍性疾病的综合表现。多因饮食不节、过饥过饱，或过食生冷油腻不洁之物，损伤脾胃，使食物不易被消化吸收所致。临床表现为食欲不振、腹胀、腹痛、嗳气、恶心、呕吐、烧心、泛酸、大便溏泄如水，或夹有未消化食物，有酸臭或奇臭等。

消化不良患者应远离油腻、刺激性的食物和饮料，少吃甜品、冰激凌，以清淡食物为主。如果仅是偶尔出现的消化不良，可采用饭后散步、腹部按摩、小偏方等方法予以消除。排除各种精神上的负担，可有效缓解各种功能性消化不良。

中草药方

偏方1　陈茶胡椒方

【配方】陈茶叶一撮，胡椒10粒（捣烂），盐适量。

【用法】沸水冲服，每日1～2次。

【功效】温中散寒。主治虚寒性消化不良。

【来源】民间验方。

偏方2　干姜茱萸方

【配方】干姜、吴茱萸各30克。

【用法】共研细末，每次6克，温开水送下。

【功效】主治消化不良，伤食吐酸水。

【来源】民间验方。

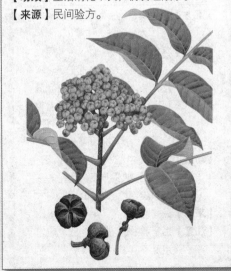

偏方3　酱油茶

【配方】茶叶9克，酱油30毫升。

【用法】茶叶加水1杯煮开，然后再加酱油煮开。口服，每日3次。

【功效】主治消化不良，腹痛泄泻。

【来源】民间验方。

偏方4　绿茶干橘方

【配方】蜜橘1个，绿茶10克。

【用法】橘挖孔，塞入茶叶，晒干后食用。成人每次1个，小儿酌减。

【功效】理气解郁。主治肝气不疏所致的消化不良。

【来源】民间验方。

偏方5　陈皮酒

【配方】陈皮50克，白酒500毫升。

【用法】陈皮泡白酒中，7日后饮服。每次1小杯，每日3次。

【功效】主治消化不良。

【来源】民间验方。

偏方6　砂仁酒

【配方】砂仁30克，黄酒500毫升。

【用法】砂仁研为细末，袋装泡酒中4日。每次饮30～40毫升，每日3次。

【功效】化湿行气。主治消化不良。

【来源】民间验方。

食疗药方

◆ 偏方7　内金橘皮粥

【配方】鸡内金6克，干橘皮3克，砂仁2克，大米30克，白糖适量。

【用法】先将鸡内金、橘皮、砂仁共研成细末，再将米煮成粥，粥成入3物粉末，加适量白糖调服。

【功效】消积导滞，醒脾和胃。主治食积消化不良。

【来源】民间验方。

◆ 偏方8　高粱米粥

【配方】高粱米50克，白糖少许。

【用法】高粱米洗净，加水煮粥至熟烂，加少许白糖食用。

【功效】健脾益中。主治消化不良。

【来源】民间验方。

◆ 偏方9　豆蔻粥

【配方】肉豆蔻5克，生姜2片，大米50克。

【用法】先把肉豆蔻捣碎研为细末，用大米煮粥，待煮沸后加入肉豆蔻末及生姜，同煮为粥。早、晚温热服，3～5日为1疗程。

【功效】本方开胃消食、温中下气，适用于宿食不消、呕吐泄泻、脘腹隐痛等症。

【来源】民间验方。

【注意】肉豆蔻的用量不宜过大，量大则对胃肠有抑制作用。本粥适合虚寒病人，实热证或阴虚火旺体质者不宜选用。

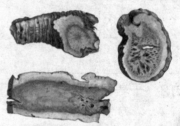

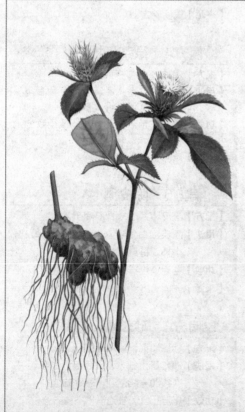

◆ 偏方10　白术猪肚粥

【配方】猪肚1具，白术30克，槟榔10克，大米60克，生姜少许。

【用法】猪肚洗净，切成小块，同白术、槟榔、生姜一起煎煮，取汁去渣，用汁同米煮粥。猪肚可取出蘸香油助餐，早晚餐温热服食，3～5日为1疗程，停3日再吃，病愈后即可停服。

【功效】本方补中益气、健脾和胃，适用于脾胃气弱、消化不良、腹部虚胀者。

【来源】民间验方。

【注意】由于槟榔属破气之品，所以用量不宜过大。

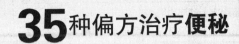

35种偏方治疗便秘

便秘即大便秘结不通，就是排便困难。有的人大便并不干燥，但排便很费力；有的人并非每天有便意，要好几天才大便一次，由于粪便在肠腔内滞留时间过长，水分被肠壁吸收，引起粪便干燥、坚硬，更加不易解出。以上即是便秘的表现。

引起便秘的原因有功能性与器质性两类。器质性原因有由肿瘤、肠粘连等引起的肠道梗阻，卵巢囊肿、子宫肌瘤、腹水等引起肠道受压，肠炎、肛裂、痔疮等引起的排便障碍。功能性原因有多次妊娠、过度肥胖、年老体弱、怀孕等造成的腹肌松弛，排便无力。有的患者在发热性疾病过程中，因发热造成体液大量流失，致使粪便干燥难解。还有些便秘与生活习惯有关，如饮食中缺乏纤维素、饮水太少、缺乏定时排便的习惯等。

便秘患者应注意饮食调理，多进食纤维素含量丰富的食物、蔬菜、水果，多饮水。养成定时排便的习惯，即使无便意，也应坚持定时去蹲坐10分钟左右。

中草药方

偏方1　醋饮

【配方】食醋1勺，白开水2杯。

【用法】每日清晨饮1杯加入1勺醋的温开水，然后再饮1杯不加醋温开水，室外活动半小时左右，中午即可有便意。长期坚持服用效果更佳。

【功效】本方生津通便，主治习惯性便秘或老年性便秘。

【来源】民间验方。

偏方2　黑芝麻人参饮

【配方】黑芝麻25克，人参5～10克，白糖适量。

【用法】黑芝麻捣烂备用。水煎人参，去渣留汁。加入黑芝麻及白糖，煮沸后食用。

【功效】本方益气润肠、滋养肝肾，适用于气虚便秘。

【来源】《中国食疗学》。

偏方3　芝麻北芪蜜

【配方】黑芝麻60克，北芪18克，蜂蜜60克。

【用法】将芝麻捣烂，磨成糊状，煮熟后调蜂蜜，用北芪煎汤冲服，分2次服完。每日1剂，连服数剂。

【功效】本方具有益气润肠之功效，适用于排便无力、汗出气短者。

【来源】《常见病饮食疗法》。

偏方4　牛膝当归蜜膏

【配方】肉苁蓉500克，牛膝、当归各50克，蜂蜜适量。

【用法】牛膝、肉苁蓉、当归加水适量，浸泡发透。每煎20分钟取液1次，加水再煎，共取3次。合并药液，再以文火煎熬浓缩成稠膏，加蜂蜜1倍，至沸停火，待冷装瓶。每次服1汤匙，沸水冲服，每日2次。

【功效】本方温阳通便，适用于面青肢冷、喜热畏寒之便秘患者。

【来源】民间验方。

◆ 偏方5　决明润肠茶

【配方】草决明30克。

【用法】将草决明炒至适度，碾碎，沸水冲泡5～10分钟，代茶饮。每日1剂，不拘时温服。

【功效】本方顺气行滞，主治便秘，胸胁满闷。

【来源】《河南省秘验单方集锦》。

◆ 偏方6　香蜜茶

【配方】蜂蜜65克，香油35毫升。

【用法】将香油兑入蜂蜜中，加沸水调服即可。每日早、晚各服1次。

【功效】主治血虚便秘，症见大便干燥、努挣难下、面色无华等。

【来源】《食物疗法》。

◆ 偏方7　葱白阿胶饮

【配方】葱白2根，阿胶10克。

【用法】水煎葱白，待熟后入阿胶烊化温服。每日1次，连服数日。

【功效】主治便秘，症见腹痛、大便艰涩，难以排出等。

【来源】民间验方。

◆ 偏方8　杏桃当归丸

【配方】杏仁、桃仁、当归各9克，蜂蜜适量。

【用法】前3味共捣碎，炼蜜为丸。每日早、晚各服1剂。

【功效】本方养血润燥，主治便秘，症见大便干燥、努挣难下、头眩、心悸等。

【来源】民间验方。

◆ 偏方9　葛根大黄汤

【配方】猪油50克，葛根30克，大黄20克。

【用法】用水2大碗，煮葛根、大黄，去渣取汁1碗半，加猪油煮至1碗。分2次服食，每日1剂，连服数剂。

【功效】本方有清热润肠之功效，主治便秘属热性者。

【来源】民间验方。

◆ 偏方10　益气养血汤

【配方】肉苁蓉20克，当归、枳壳、火麻仁各10克，杏仁8克，人参、升麻各6克。

【用法】水煎，早、晚各1次分服，每日1剂。

【功效】主治老年习惯性便秘。

【来源】《福建中医药》，1993（1）。

◆ 偏方11　松萝茶

【配方】松萝茶9克，白糖15克。

【用法】上2味，以水2碗煎至1碗，取汁即可。每日1剂，顿服。

【功效】本方养血润燥，主治便秘，症见大便干燥、面色无华、唇甲色淡等。

【来源】《本草纲目拾遗》。

◆ 偏方12　橘皮酒

【配方】橘皮、黄酒各适量。

【用法】橘皮（不去白，酒浸）煮至软，焙干为末，每次10克，温酒调服。

【功效】本方顺气行滞，适用于便秘伴纳食减少、腹中胀痛者。

【来源】民间验方。

◆ 偏方13　松子酒

【配方】松子仁适量，陈酒1盅。

【用法】松子仁去皮捣烂，加入陈酒，用开水送下。

【功效】主治血虚便秘。

【来源】民间验方。

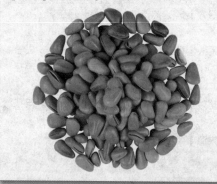

◆ 偏方14　桑葚地黄膏

【配方】桑葚500克，生地黄200克，蜂蜜适量。

【用法】将桑葚、生地洗净，加水适量，文火煎煮。每30分钟取药液1次，加水再煎，共取药液2次。合并药液，再以文火煎熬浓缩，至较黏稠时，加蜂蜜1倍，至沸停火，待冷装瓶备用。每次服1匙，以沸水冲化，每日服2次。

【功效】养阴清热，润肠通便。适用于血虚便秘者。

【来源】民间验方。

◆ 偏方15　芦根蜂蜜膏

【配方】芦根500克，蜂蜜750克。

【用法】将芦根放入药锅中，加水6000毫升浸泡4小时，慢火煎煮2小时后去渣，得药液1000毫升，浓缩至750毫升，然后加入蜂蜜煎熬收膏。饭前服，每日3次，每次30毫升，儿童酌减。

【功效】主治便秘。

【来源】《山东中医杂志》，1991（5）。

◆ 偏方16　当归莱菔子蜜

【配方】当归、莱菔子各20克，蜂蜜200克。

【用法】先将当归、莱菔子加水250毫升，煎熬2小时，共煮2次，沉淀、纱布过滤、去渣，然后与蜂蜜混匀，煮沸后装瓶备用，每日服1~2次，每次2匙。

【功效】主治习惯性便秘。

【来源】《当代中医实用临床效验方》。

◆ 偏方17　土豆蜜汁

【配方】新鲜土豆、蜂蜜各适量。

【用法】将土豆洗净切碎后，加开水捣烂，用洁净纱布绞汁，加蜂蜜。每日早晚空腹服下半茶杯，连服15~20天。

【功效】本方益气润肠，可治气虚型便秘。

【来源】《医食同源》。

◆ 偏方18　芦荟叶方

【配方】芦荟鲜叶3~5克。

【用法】饭后生食，或根据个人爱好煎服、泡茶、榨汁兑饮料、泡酒等。每日3次。

【功效】芦荟鲜叶内含有大量的大黄素苷，可健胃、通便、消炎。

【来源】民间验方。

【注意】芦荟叶一次服用不宜超过9克，否则可能中毒。

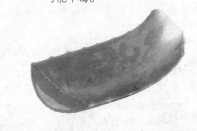

◆ 偏方19　生地煮香蕉

【配方】香蕉2只，生地黄20克，冰糖适量。

【用法】水煎生地黄，去渣留汁。香蕉剥皮切成段，放入生地黄水和冰糖同煮。每日服2次。

【功效】本方养阴清热、生津润肠，适用于血虚便秘。

【来源】民间验方。

食疗药方

◆ 偏方20　牛奶蜂蜜饮

【配方】牛奶250克，蜂蜜100克，葱汁少许。

【用法】同入砂锅，文火煮熟服用。每日早上空腹饮用。

【功效】治习惯性便秘。

【来源】民间验方。

◆ 偏方21　蔗浆粥

【配方】蔗浆汁100毫升，大米50克。

【用法】大米加水400毫升，煮至米开花时，兑入蔗浆汁，煮粥食。每日早、晚温热服食。

【功效】清热生津，润燥通便。

【来源】民间验方。

◆ 偏方22 芝麻杏仁粥

【配方】黑芝麻60克，大米50克，杏仁15克。

【用法】将3者入清水浸泡1天后，捣成糊状，煮熟加糖搅匀，一次服下。

【功效】润肺化痰，通利大肠。主治便秘。

【来源】民间验方。

◆ 偏方23 发菜牡蛎粥

【配方】牡蛎肉60克，猪肉丸60克，发菜3克，大米适量。

【用法】将发菜、牡蛎肉加适量清水煮沸，放入大米，同煮至大米开花为度，再放猪肉丸煮熟，食肉饮粥。

【功效】防治便秘。

【来源】民间验方。

◆ 偏方24 菠菜猪血汤

【配方】猪血150克，菠菜100克，盐少许。

【用法】菠菜洗净，连根切段，猪血洗净切块，二者加水同煮15～20分钟，加盐后饮汤汁。每日1～2次，宜空腹服。

【功效】本方具有润肠通便之功效，主治习惯性便秘。

【来源】民间验方。

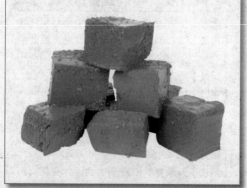

◆ 偏方25 红薯粥

【配方】红薯300～500克，生姜2片，白糖适量。

【用法】红薯削皮，切成小块，加清水适量煎煮，待红薯熟透变软后，加入白糖、生姜，再煮片时服食。

【功效】本方益气润肠，主治气虚便秘，症见无力排便、便后疲乏等。

【来源】《中国食疗学》。

◆ 偏方26 槟榔粥

【配方】槟榔15～30克，大米100～150克，红糖适量。

【用法】把槟榔片装入纱布袋内，扎紧袋口，放入锅内，加清水适量，烧沸熬煮20分钟。去纱布药袋不用，下红糖。大米洗净，下锅中用武火烧沸，转用中火至文火熬煮，米熟烂即可食用。

【功效】本方具有下气消滞之功效，适用于气滞便秘。

【来源】民间验方。

◆ 偏方27 桂心加味粥

【配方】桂心2克，茯苓2克，桑白皮5克，大米50克。

【用法】先用水煮桂心、茯苓、桑白皮，去渣取汁，用汁煮米成粥。晨起当早餐服下。

【功效】适用于便秘，症见大便难涩、小便清长、四肢不温者。

【来源】民间验方。

◆ 偏方28 猪心炖柏仁

【配方】猪心1具，柏子仁15克。

【用法】将猪心洗净，柏子仁放猪心内，隔水炖熟服食。每周2次。

【功效】本方具有顺气行滞之功效，适用于便秘，症见腹胀欲便、排便不畅者。

【来源】民间验方。

◆ 偏方29　番泻鸡蛋汤

【配方】番泻叶5克，鸡蛋1个，菠菜少许，盐、味精适量。

【用法】鸡蛋先打入碗中搅散。番泻叶水煎，去渣留汁。倒入鸡蛋，加菠菜、盐、味精，煮沸即成。

【功效】本方泻热导滞，适用于热性便秘。

【来源】民间验方。

◆ 偏方30　杏归猪肺汤

【配方】杏仁、当归各15克，猪肺250克。

【用法】将猪肺切片，挤洗干净，与杏仁、当归同放入砂锅内煮汤，熟后调味，饮汤吃猪肺。每日1次，连服数日。

【功效】本方具有温通开秘之功，主治虚寒便秘。

【来源】《养生益寿百科辞典》。

◆ 偏方31　荸荠蕹菜汤

【配方】荸荠10只，鲜蕹菜200克。

【用法】荸荠去皮切片，与蕹菜加水煎汤，每日分2～3次服食。

【功效】清热凉血，通便消积。治疗大便干结，脘腹胀满，口臭、口干等。

【来源】民间验方。

◆ 偏方32　凉拌海带

【配方】海带60克，调料各适量。

【用法】海带用温水浸泡几分钟后，放入锅中，加水煮熟，取出晾冷，拌入少许葱、姜末，加盐、醋、酱油，1次吃完，每日1次。

【功效】主治便秘。

【来源】《浙江中医杂志》，1992（9）。

◆ 偏方33　香油拌菠菜

【配方】鲜菠菜250克，香油15克。

【用法】将菠菜洗净放沸水中烫3分钟取出，用香油拌食。每日2次，连服数日。

【功效】本方清热润肠，主治热性便秘，症见大便干结、数日不通、口臭、小便黄少等。

【来源】民间验方。

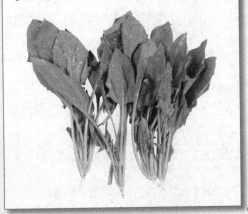

◆ 偏方34　鲜笋拌芹菜

【配方】芹菜100克，鲜嫩竹笋80克，熟油、盐、味精各适量。

【用法】竹笋煮熟切片，芹菜洗净切段，用开水略焯，控尽水与竹笋片相合，加入适量熟食油，盐、味精，拌匀即可食之。

【功效】本方具有清热通便之功效，适用于大便干结、脘腹胀满、口臭者。

【来源】民间验方。

◆ 偏方35　糖醋白菜

【配方】大白菜帮1片，酱油、糖、醋、淀粉各适量。

【用法】大白菜帮洗净，切成薄片，用油炒至八成熟后，将酱油、糖、醋、淀粉调成汁，倒入锅内，拌炒均匀即可。

【功效】防治便秘。

【来源】民间验方。

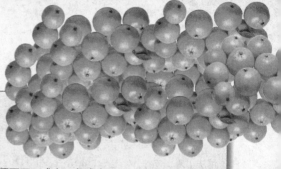

28种偏方治疗便血

便血又称下血、泻血、结阴等。凡血自大便而下，或血、便夹杂而下，或先血后便，或先便后血，均称便血。因血的来源不同，便血又分为远血和近血。凡血在便后者为远血，多来自小肠和胃；血在便前者为近血，多来自大肠和肛门。便血多因胃肠积热或脾气不足，胃肠脉络受损，血液下渗肠道而致。见于现代医学的胃、十二指肠溃疡，胃肠道炎症，息肉及肿瘤等病。

便血患者应卧床休息，流质饮食或暂禁食；若为药物或酒精引起，应立即停用。出血量大者应及时就医。

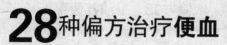 中草药方

◆ 偏方1 椿皮梨茶煎

【配方】秋梨、香椿树根皮各360克，茶叶30克，白糖适量。

【用法】秋梨洗净切块、去核，与茶叶、香椿树根皮一同水煎，将好时入适量白糖，再稍煮片刻后即可。温服，每日2次。

【功效】清热凉血止血。主治热盛便血。

【来源】民间验方。

◆ 偏方2 石榴红糖饮

【配方】石榴1个，红糖适量。

【用法】将石榴煅炭存性，研末，加红糖拌匀，每服9克，以开水送服。

【功效】收敛止血。主治大便下血。

【来源】民间验方。

◆ 偏方3 蚕豆饮

【配方】鲜蚕豆叶或荚壳60～90克，红糖适量。

【用法】将鲜蚕豆叶或荚壳用水煎，然后加红糖适量。每日2次分服。

【功效】本方有清热止血之功效，适用于肠风下血，症见血色鲜红或紫黑，小便黄赤等。

【来源】民间验方。

◆ 偏方4 木瓜蜜饮

【配方】木瓜6克，蜂蜜6克。

【用法】将木瓜晒干研碎为面，用白开水将蜂蜜溶解，再加入木瓜面，冲服。早晚各1次，连续服用。

【功效】清热利湿，和中止血。主治大便下血。

【来源】民间验方。

◆ 偏方5 马齿苋鲜藕汁

【配方】鲜马齿苋、鲜藕各适量。

【用法】鲜马齿苋、鲜藕分别绞汁，将两种汁以1：1的比例混匀，每次服用小半杯，以米汤和服。

【功效】本方对便血有一定效用。

【来源】民间验方。

◆ 偏方6 槐花饮

【配方】陈槐花10克，大米30克，红糖适量。

【用法】将陈槐花烘干，研成末。大米淘净，放入锅内，加清水适量，用武火烧沸后，转用文火煮40分钟，过滤留米汤。槐花末、红糖放入米汤内，搅匀即成。可当茶饮。

【功效】本方清热祛湿、凉血止血，适用于肠风下血等症。

【来源】民间验方。

◆ 偏方7 酸枣根饮

【配方】酸枣根50克。

【用法】将酸枣根刮去黑皮，焙干，加水500毫升，煎至100毫升，温服，1次不止，隔1日再服1剂。

【功效】涩肠止血。主治便血日久不愈。

【来源】民间验方。

◆ 偏方8 凌霄花酒

【配方】凌霄花50克，米酒500毫升。

【用法】凌霄花在酒中浸泡4天，每次饮50毫升，每日2次。

【功效】主治大便下血。

【来源】民间验方。

◆ 偏方9 干姜米汤

【配方】干姜30克。

【用法】干姜炒半黑，研为细末。每次6克，每日2次，米汤送服。

【功效】主治便血。

【来源】民间验方。

◆ 偏方10 萝卜豆芽汤

【配方】白萝卜、绿豆芽、椿树根白皮各120克，黄酒50毫升。

【用法】将前2物榨取鲜汁，加入切碎的椿根白皮及水500毫升，煎至300毫升，冲入50毫升黄酒，晚上临睡时温服。

【功效】主治便血。

【来源】民间验方。

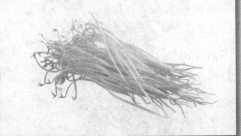

◆ 偏方11 荷蒂汤

【配方】鲜荷蒂5枚，冰糖少许。

【用法】鲜荷蒂洗净剪碎，加水煮1小时取汁，再加冰糖温饮。

【功效】本方清热祛湿，适用于便血属胃肠湿热者。

【来源】民间验方。

◆ 偏方12 金橘山楂汤

【配方】金橘饼5个，山楂15克，白糖9克。

【用法】将金橘饼同山楂共入锅内加水煎煮，10分钟后入白糖再煮5分钟，饮汤食果，每日1次。

【功效】收敛止血。主治大便下血。

【来源】民间验方。

◆ 偏方13 仙人果汤

【配方】仙人果全草60～90克，藕粉适量。

【用法】仙人果全草水煎取浓汁，调入藕粉服之。每日2～3次。

【功效】补脾益气，固肠止血。适用于脾气虚弱之便血及慢性泻痢等病。

【来源】民间验方。

◆ 偏方14 醋茶

【配方】茶叶、醋各适量。

【用法】茶叶浓煎，分3次，每次加小半杯醋服。

【功效】主治便血。

【来源】民间验方。

◆ 偏方15 止血茄子酒

【配方】茄子500克，黄酒适量。

【用法】选细长、色深紫、子少的经霜茄子连蒂烧存性，研细末。每晨空腹服9克，用黄酒1盅送下，连服1周。

【功效】涩肠止血。主治便血。

【来源】民间验方。

◆ 偏方16　黑豆酒

【配方】黑豆250克，米酒300毫升。

【用法】黑豆炒焦黄，研为细末，以温酒泡，去豆饮酒。每次50毫升，每日2次。

【功效】主治便血。

【来源】民间验方。

◆ 偏方17　丝瓜酒

【配方】丝瓜、黄酒各适量。

【用法】丝瓜焙干研为细末，每次6克，黄酒调服。

【功效】主治便血。

【来源】民间验方。

◆ 偏方18　白果藕粉方

【配方】白果30克，藕节15克。

【用法】二者共研为末，分3次，1日服完。

【功效】益气清热，凉血止血。主治大便下血。

【来源】民间验方。

◆ 偏方19　柿饼青黛方

【配方】大柿饼1个，青黛6克。

【用法】将柿饼从中间切开，加入青黛夹好，上笼蒸熟，待稍凉后即可食用。

【功效】健脾涩肠止血。主治脾不统血之便血症。

【来源】民间验方。

◆ 偏方20　豆腐渣散

【配方】豆腐渣适量，红糖少许。

【用法】将豆腐渣炒焦，研细。每服6~10克，每日服2次，红糖水送下。

【功效】益气止血。适用于便血长期不愈者。

【来源】民间验方。

🍵 食疗药方

◆ 偏方21　鸡冠花蛋汤

【配方】白鸡冠花30克，鸡蛋1个。

【用法】白鸡冠花入锅，加水500毫升，煎至300毫升，去渣留汁，将鸡蛋荷包煮熟。每日1次，吃蛋喝汤，连服5~6次。

【功效】清热养阴，凉血止血。适用于阴虚血热之便血。

【来源】民间验方。

◆ 偏方22　黄花木耳汤

【配方】黄花菜30克，黑木耳15克，血余炭（头发灰）6克。

【用法】先将黄花菜、木耳加水700毫升，煎成300毫升，然后冲入血余炭，吃菜饮汤。

【功效】清热养血，利水消肿。适用于大便出血等症。

【来源】民间验方。

◆ 偏方23　木耳粥

【配方】黑木耳30克，红枣5枚，大米100克。

【用法】黑木耳温水浸泡1小时后洗净，与大米同煮成粥，每日早、晚温热食用。

【功效】适用于脾胃气虚之便血，症见血色紫黯、脘腹不舒、头晕目眩等。

【来源】民间验方。

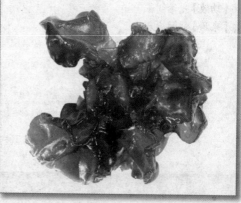

◆ 偏方24　菠菜粥

【配方】鲜菠菜适量，大米60克，灶心土60克。

【用法】灶心土煮水去渣，用大米煮粥。待粥熟米烂，再加入适量切好的菠菜，见开后即成。

【功效】补脾固肠，养血止血。适用于慢性便血及便秘等。

【来源】民间验方。

◆ 偏方25　丝瓜猪肉汤

【配方】丝瓜250克，瘦猪肉200克，盐适量。

【用法】丝瓜切块，瘦猪肉切片，加适量水炖汤，加盐调味食之。

【功效】清热利肠，解暑除烦。适用于暑热烦渴、内痔便血。

【来源】民间验方。

◆ 偏方26　酒烧鳗鱼

【配方】鳗鱼500克，黄酒500毫升，盐、醋适量。

【用法】鳗鱼去内杂，加酒烧透，加少许盐，蘸醋食。

【功效】主治便血。

【来源】民间验方。

◆ 偏方27　煨乌龟肉

【配方】乌龟1只，调料、黄酒各适量。

【用法】乌龟切块，以素油煸炒，先加姜、葱、冰糖，再加酱油、黄酒，后加水煨炖，熟即可食。

【功效】主治便血。

【来源】民间验方。

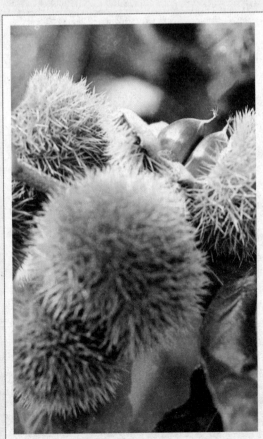

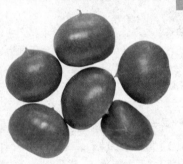

◆ 偏方28　海棠花栗子粥

【配方】栗子肉100克，秋海棠花50克，大米150克，冰糖适量。

【用法】秋海棠花去梗柄，洗净。栗子肉切成碎米粒大小，与秋海棠花、大米同煮成粥。每日服食1~2次。

【功效】补肾强筋，健脾养胃，活血止血。适用于便血、吐血、泄泻乏力等症。

【来源】民间验方。

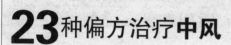

23种偏方治疗中风

中风亦称"卒中"，是一种常见于中老年人的急性脑血管病变，多与高血压和动脉硬化有关。主要表现为半身不遂，活动受限，肢体麻木，口角歪斜，言语障碍，气短少言或不语。它主要包括现代医学的脑出血、脑血栓形成、脑栓塞、脑血管痉挛等。本病发病急骤，变化迅速，病情多危重，故在急性期应及时到医院诊治，以防延误病精。当病情稳定进入恢复或后遗症期，可参考下列方法进行自疗。

🌿 中草药方

◆ 偏方1　黄芪赤小豆汤

【配方】生黄芪、赤小豆各30克，黄精、当归、山萸肉各15克。

【用法】上药加水煎2次，分次过滤去渣。分2～3次服，每日1剂。

【功效】本方益气养血、补肾填精，主治中风，症见声嘶气促、舌短面青、自汗淋漓等。

【来源】民间验方。

◆ 偏方2　芝麻蜜丸

【配方】黑芝麻500克，蜂蜜、黄酒各少许。

【用法】将芝麻洗净，上锅蒸3次，每次约20分钟，晒干后炒熟研成细末，加蜂蜜少许，做成约10克重的丸药，用温黄酒送下，每服1丸，日服3次。

【功效】养血祛风。主治中风后偏瘫，半身不遂。

【来源】民间验方。

◆ 偏方3　白花蛇泡酒

【配方】白花蛇1条，白酒500毫升。

【用法】白花蛇泡酒中，7日后服，每次1小杯，每日2次。

【功效】主治中风，肢节屈伸不利。

【来源】民间验方。

◆ 偏方4　豆豉酒

【配方】豆豉（炒香）500克，米酒500毫升。

【用法】将豆豉纳入袋内，渍于米酒中浸3宿，去渣即得。先服豆豉的水煮液1小碗（以豉15克，水1碗煎煮），后再饮此酒，温服1～2盅，微醉者佳。

【功效】主治中风，手足不遂。

【来源】民间验方。

◆ 偏方5　枳壳泡酒

【配方】鲜枳壳200克，白酒、米酒各500毫升。

【用法】将枳壳入净瓶中，加入白酒及米酒，浸渍5～10日即得。每日饮2次，每次饮1小杯。

【功效】主治中风项强，口眼歪斜。

【来源】民间验方。

【说明】孕妇及阳虚火旺者慎用。

◆ 偏方6　雁脂粉

【配方】雁脂250克，面粉500克。

【用法】雁脂置锅中熬炼为油，滤去渣子。面粉做成炒面，趁热加入雁脂油，炒至油、面均匀为度。每次取30克，开水冲化调服，每日1次，半个月为1疗程。

【功效】活血祛风，舒筋通络。适用于中风后遗症患者。

【来源】民间验方。

◆ 偏方7　橘皮银花饮

【配方】鲜橘皮30克，金银花25克，山楂10克，蜂蜜250克。

【用法】将橘皮、金银花、山楂放入锅内，加清水适量，用武火烧沸3分钟后，将药汁滗入盆内，再加清水煎熬3分钟，滗出药汁。将2次药汁一起放入锅内，烧沸后加蜂蜜，搅匀即可。可代茶饮。

【功效】清热化痰，活血通便。适用于中风，颜面潮红，呼吸气粗者。

【来源】民间验方。

◆ 偏方8　黄豆独活酒

【配方】黄豆500克，独活40克，黄酒1500毫升。

【用法】独活以黄酒煎取1000毫升，黄豆另炒，乘热放入药酒中，浸1～3日，去渣，适量温服。

【功效】主治中风，舌强不语。

【来源】民间验方。

◆ 偏方9　牛肉冻

【配方】嫩黄牛肉10千克。

【用法】牛肉洗净，水煮成肉糜，去渣取液，再熬成琥珀色收膏。冬天温服，每次1小杯，逐渐可加量，久服有效。

【功效】补肾填精，活血通络。主治肾虚中风，半身不遂，耳鸣目眩等。

【来源】民间验方。

食疗药方

◆ 偏方10　补髓汤

【配方】猪脊髓200克，甲鱼1只，葱、姜、胡椒粉、味精适量。

【用法】将甲鱼用沸水烫死，揭去甲壳，除去内脏、头、爪。猪脊髓洗净，放入碗内。将甲鱼肉、葱、姜放入锅内，用武火烧沸后，转用文火将甲鱼肉煮至将熟，再将猪脊髓放入锅内一起煮熟即成。

【功效】滋阴补肾，填精补髓。主治肾虚络阻型中风。

【来源】民间验方。

◆ 偏方11　竹沥粥

【配方】鲜竹沥50克，大米50克。

【用法】大米加水如常法煮粥，待粥熟后，加入竹沥。调匀后，少量多次温热食用。

【功效】本方清热化痰、醒脑开窍，主治中风，症见昏厥已苏、喉有痰鸣、言语塞涩等。

【来源】民间验方。

◆ 偏方12　萝卜粥

【配方】鲜白萝卜适量（或鲜萝卜汁100毫升），大米100克。

【用法】白萝卜洗净切成薄片，捣汁，与大米一起加水如常法煮成稀粥。早、晚温热服食。

【功效】本方理气祛痰、消食行滞，可用于痰热内结型中风的治疗。

【来源】民间验方。

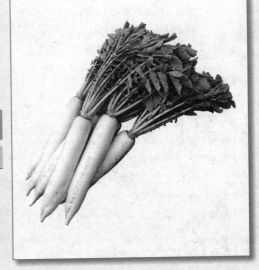

◆ 偏方13 冰糖蹄筋

【配方】猪蹄筋30克，冰糖10克。

【用法】将温油发过的猪蹄筋加水适量，文火慢煮至极烂，加冰糖调味。以上为1日量，代餐食用，隔日1次，1个月为1疗程。

【功效】补肝肾，强筋骨。适用于卒中后遗症及老年关节不利、腰膝疼痛等症。

【来源】民间验方。

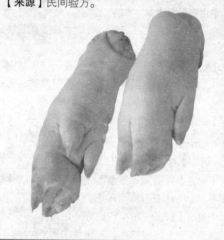

◆ 偏方14 淡菜皮蛋粥

【配方】淡菜10克，皮蛋1个，大米50克。

【用法】大米洗净，加淡菜和水如常法煮粥，粥将成时加入皮蛋（切成小块），加盐及味精少许，调匀后服食。

【功效】本方滋阴清火、清肝除烦，主治卒中、躁扰不宁、咽干口燥等。

【来源】民间验方。

◆ 偏方15 树根蛇肉汤

【配方】胡椒树根50～100克，蛇肉250克。

【用法】上2味洗净入砂锅中加水适量，水开后，改文火慢炖至肉烂。加入少量盐，食肉饮汤，分2次吃完。

【功效】活血通络。主治卒中引起的半身不遂。

【来源】民间验方。

◆ 偏方16 天麻炖猪脑

【配方】天麻15克，猪脑1具。

【用法】将天麻洗净，与猪脑同入瓷罐内，隔水炖1小时，熟透为止。隔日1次，食猪脑饮汁。

【功效】镇肝熄风。主治脑血管意外引起的半身不遂及血管硬化、高血压等症。

【来源】民间验方。

◆ 偏方17 酒煮乌鸡

【配方】雌乌鸡1只，酒5升。

【用法】将雌乌鸡去毛及内脏，洗净，以酒5升煮取2升，去渣，分3次服。睡卧取小汗，效果更佳。

【功效】温中益气，补虚活血。主治卒中舌强、目睛不转。

【来源】民间验方。

◆ 偏方18 鹿杞粥

【配方】鹿角胶、枸杞子各20克，大米60克。

【用法】先煮大米和枸杞子为粥后，加入鹿角胶，使其溶化，再煮二三沸即可。以上为1次量，每日1次，以粥代食，可加糖调味，半个月为1疗程。

【功效】本方补肝肾、益精血，主治肾虚络阻型卒中。

【来源】民间验方。

◆ 偏方19 芹菜粥

【配方】新鲜芹菜60克，大米100克。

【用法】芹菜洗净切碎，与大米同放砂锅内，加水（最好是井水）如常法煮粥。每日早、晚温热服食。

【功效】本方清热平肝降火，主治卒中属肝火炽盛者。

【来源】民间验方。

【注意】本品应现煮现吃，不宜久放。

外敷外用方

◆ 偏方20　芥末敷面方

【配方】老醋、芥末粉各适量。

【用法】将二者调匀为糊状，敷在歪斜的一侧脸，只留出眼睛，每日1次。

【功效】本方活血化瘀，主治卒中引起的口眼歪斜。

【来源】民间验方。

◆ 偏方21　头部穴位刮痧法

【配方】刮痧用的刮板一副。

【用法】患者取坐姿，医者在患者头发上面用刮板边缘或刮板角部刮拭全头，以百会穴为中心，呈放射状向发际处刮拭。每个部位刮30次左右，以头皮发热为度。手法宜采用平补平泻法。

【功效】改善头部血液循环，疏通全身经气，防治卒中及卒中后遗症。

【来源】中医验方。

◆ 偏方22　鲜苍耳熏洗方

【配方】鲜苍耳根60克。

【用法】加水2500毫升，煮沸，熏洗患肢，每日1次，7次为1疗程。

【功效】主治卒中肢肿。

【来源】民间验方。

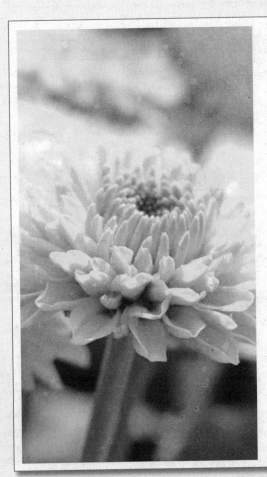

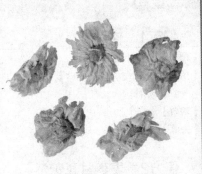

◆ 偏方23　菊花乌芩粉

【配方】菊花、川乌、草乌、羌活、黄芩各等份。

【用法】上方共研细末，用棉花包裹，塞在鼻孔内，向左歪塞右鼻孔，向右歪塞左鼻孔，48小时换1次。

【功效】卒中口眼歪斜。

【来源】民间验方。

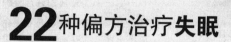

22种偏方治疗失眠

失眠症可分三种类型 第一类为入睡困难型——即指从上床到入睡的时间加长，患者多属过度紧张的人，极易陷于紧张、兴奋、担心、烦恼等状况，使脑部觉醒活动的程度增加；第二类是时睡时醒型——患者常在夜间醒来，要经过相当长时间才能再次入睡，在夜间，此类患者对外界的动静及身体上的不舒服特别敏感，常易惊醒；第三类为早醒型——此类患者大都有严重的忧郁症，患者在凌晨2～3点醒来后，想的都是一些难过、沮丧的事，情绪恶劣，无法再次入睡。

失眠患者应注意精神调摄，解除烦恼，避免情绪紧张、疑虑。睡前吃少量的高蛋白食物，忌喝浓茶、咖啡。建立有规律的睡眠习惯，按时就寝，日间不睡。睡前避免刺激性活动，不读易引起兴奋的书籍，不看令人激动的电视节目。每天进行适当的体育锻炼。睡前可洗温水浴，衬衣、短裤应单薄、柔软，睡姿一般以右侧卧位为好。

🌿 中草药方

◆ 偏方1 橘叶煎

【配方】鲜橘叶、白糖适量。

【用法】橘叶加水煮10分钟后加白糖，频服。

【功效】治疗失眠。

【来源】民间验方。

◆ 偏方2 麦枣甘草煎

【配方】小麦30克，红枣、甘草各15克。

【用法】将小麦去皮，三者入锅，加水3碗，煎至1碗，睡前顿服。

【功效】养血镇静安神。主治失眠。

【来源】民间验方。

◆ 偏方3 双夏安眠汤

【配方】夏枯草15克，半夏10克。

【用法】每日1剂，水煎服。

【功效】主治失眠。

【来源】《福建中医药》，1993（1）。

◆ 偏方4 莲心饮

【配方】莲心30个，盐少许。

【用法】将莲心水煎，食前加盐少许，每晚睡前服。

【功效】养心安神。主治失眠。

【来源】民间验方。

◆ 偏方5 石菖蒲茶

【配方】青茶10克，茉莉花、石菖蒲各6克。

【用法】共研粗末，沸水冲泡，随意饮用。

【功效】化痰开窍。适用于失眠、健忘，伴烦躁、胸闷者。

【来源】民间验方。

◆ 偏方6 生麦五味汤

【配方】生地10克，麦冬6克，五味子7粒。

【用法】上药煎煮20～30分钟，取汁代茶饮，每日2～3次，每日1剂。

【功效】滋阴降火。主治阴虚火旺型失眠。

【来源】民间验方。

◆ 偏方7　龙眼泡酒

【配方】龙眼肉200克，60度白酒400毫升。

【用法】装瓶内密封，每日晃动1次，半月后饮用。每日2次，每次10～20毫升。

【功效】主治体虚失眠、健忘。

【来源】民间验方。

【注意】内有痰火及湿滞者忌服。

◆ 偏方8　柿叶楂核汤

【配方】柿叶、山楂核各30克。

【用法】先将柿叶切成条状，晒干；再将山楂核炒焦，捣裂。每晚1剂，水煎服，7日为1疗程。

【功效】主治失眠。

【来源】《四川中医》，1983（2）。

◆ 偏方9　蚕蛹浸酒

【配方】蚕蛹100克，米酒500毫升。

【用法】浸泡1月后饮用，每次饮2匙，每日2次。

【功效】主治失眠。

【来源】民间验方。

◆ 偏方10　虫草酒

【配方】冬虫夏草15～30克，白酒500毫升。

【用法】用白酒将冬虫夏草泡7日后服，每次服10～20毫升，每日2～3次。

【功效】主治失眠。

【来源】民间验方。

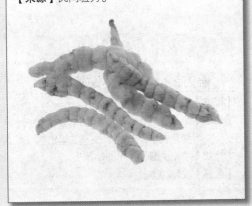

◆ 偏方11　白参酒

【配方】白参50克（捣碎），白酒500毫升。

【用法】将白参装入瓶中，加白酒，封口，每日振摇1次，半月后开始饮用。每日晚餐时饮用10～30毫升。

【功效】主治失眠。

【来源】民间验方。

◆ 偏方12　阿胶蛋黄酒

【配方】鸡蛋黄4个，阿胶40克，米酒（或黄酒）500毫升，盐适量。

【用法】酒置文火上煮沸，入阿胶，化开后加入蛋黄、盐搅匀，再煮沸，冷却后贮入净器中。每日早、晚各1次，每次随量饮用。

【功效】养心安神。主治失眠。

【来源】民间验方。

◆ 偏方13　郁李仁酒

【配方】郁李仁10克，甜酒250毫升，白酒50～100毫升，白糖适量。

【用法】将郁李仁研碎，入甜酒，文火煮沸，约15分钟后取下，加盖焖10分钟。加入白酒（视病人酒量大小而定），白糖少许，搅匀，趁微温饮下。

【功效】主治惊悸失眠。

【注意】孕妇忌服。

【来源】民间验方。

◆ 偏方14　百合枣仁冻

【配方】鲜百合60克，生熟枣仁各15克，洋粉5克，白糖适量。

【用法】将鲜百合在清水中浸泡24小时，加入枣仁煮至百合熟，过滤留汁300毫升，加入洋粉，再烧开至洋粉溶化并搅匀，倒入碗中，自然冷却，形成粉冻。切块加糖食用，每日1次。

【功效】本方滋阴养心，主治心肾不交型失眠。

【来源】民间验方。

◆ 偏方15　红枣红糖汤

【配方】红枣120克，红糖12克，黄芪10克。

【用法】红枣连核捣碎，煎汤饮之，煎时以红糖入汤；如有盗汗，则加黄芪，与糖同入汤煎饮。

【功效】益气补血。主治心脾两虚型失眠。

【来源】民间验方。

◆ 偏方16　五味子蜜丸

【配方】五味子250克，蜂蜜适量。

【用法】五味子水煎去渣浓缩，加蜂蜜适量做丸，贮入瓶中。每服20毫升，每日2～3次。

【功效】主治心肾不交型失眠。

【来源】民间验方。

【说明】本方亦适合急慢性肝炎谷丙转氨酶升高者服用。

◆ 偏方17　干姜粉

【配方】干姜30克。

【用法】干姜研为细末，贮罐备用。每晚服3克，米汤送下。服药后令患者盖被取微汗，以加强疗效。

【功效】主治脾胃不和型失眠。

【来源】民间验方。

食疗药方

◆ 偏方18　莲子薏仁粥

【配方】莲子50克，薏苡仁30克，冰糖、桂花各少许。

【用法】将薏苡仁淘洗干净，莲子去皮去心，冰糖捶成碎屑。先将薏苡仁放入锅内，加水适量，置武火上烧沸。再用文火熬至半熟，加入莲子肉、冰糖、桂花，继续煮熟即成。

【功效】健脾祛湿，清热益心。适用于食欲不振、心悸失眠者。

【来源】民间验方。

◆ 偏方19　小麦粥

【配方】小麦30～60克，大米60克，红枣5枚。

【用法】将小麦洗净后，加水煮熟，捞去小麦取汁，再入大米、红枣同煎。或先将小麦捣碎，同枣米煮粥食用。每日温服2～3次，3～5日为1疗程。

【功效】本方补脾胃、养心神、止虚汗，适用于失眠、自汗、盗汗等症。

【来源】民间验方。

【注意】小麦有淮小麦、浮小麦之分，多汗以浮小麦为宜（浮在水面的不饱满小麦），脾虚泄泻及其他病症以淮小麦为宜。

◆ 偏方20　酸枣仁粥

【配方】酸枣仁15克，大米50克。

【用法】将酸枣仁洗净与大米共熬成粥，每晚于临睡前食下。

【功效】养心安神，健脑镇静。主治失眠。

【来源】民间验方。

◆ 偏方21　柏子仁蒸猪心

【配方】柏子仁10克，猪心1具。

【用法】先将猪心用清水洗净血污，再把洗净的柏子仁放入猪心内，二者共放入瓷碗中加少量水上锅隔水蒸煮至肉熟，加盐调味，每日分2次食完。

【功效】安神养心。治疗失眠症。

【来源】民间验方。

外敷外用方

◆ 偏方22　吴茱萸贴方

【配方】吴茱萸9克，米醋适量。

【用法】吴茱萸研成细末，米醋调成糊，敷于涌泉穴上，盖以纱布，胶布固定。

【功效】主治失眠。

【来源】民间验方。

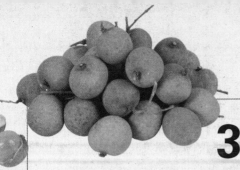

38种偏方治疗**神经衰弱**

　　神经衰弱是神经官能症中最常见的一种，是指精神容易兴奋和脑力容易疲乏，并常伴有一些心理上的障碍。病前可有持久的情绪紧张和精神压力史，多见于中青年人。

　　神经衰弱的表现异常复杂，常有多种精神和躯体症状，如疲劳、头痛、失眠、多梦、记忆力减退、头昏乏力、急躁易怒、焦虑不安等。治疗要注意培补元气，使患者元气充沛，精力旺盛，各种神经衰弱的症状才能灭于无形。加强预防可以有效减少或避免本病的发生，具体措施为　提高心理素质，增强机体的自我防御能力；培养兴趣爱好，增强大脑功能；保持积极、乐观的情绪；注意睡眠卫生，养成良好的睡眠习惯；加强体育锻炼，注意劳逸结合。

中草药方

◆ 偏方1　安睡茶

【配方】灯芯草10～20克。

【用法】上药加水适量，煎汤代茶。每日1剂，于睡前1～2小时温服。

【功效】本方具宁志安神之功，治神经衰弱诸症。

【来源】《集简方》。

◆ 偏方2　竹叶宁心茶

【配方】鲜竹叶60克。

【用法】加水浓煎，取汁代茶饮。每日1剂，分上、下午2次饮服。

【功效】主治神经衰弱属阴虚火旺者，症见心烦不寐、口舌生疮等。

【来源】《圣济总录》。

◆ 偏方3　鸡肝蜜汁

【配方】蜂蜜200毫升，新鲜鸡肝3具。

【用法】鸡肝洗净，白布包好，压出汁入蜜内。分3日服，每日3次，饭前服。

【功效】主治神经衰弱。

【来源】民间验方。

◆ 偏方4　五味子茶

【配方】茶叶3克，北五味子4克，蜂蜜25克。

【用法】将五味子炒焦，加开水400～500毫升，放入茶叶、蜂蜜即可。分3次温饮，每日服1剂。

【功效】主治神经衰弱，困倦嗜睡。

【来源】民间验方。

◆ 偏方5　龙眼枣仁芡实汤

【配方】龙眼肉、酸枣仁各9克，芡实15克。

【用法】上药共炖汤，睡前服。

【功效】本方补肾助阳，主治神经衰弱引起的头昏眼花、精神萎靡、记忆力减退等。

【来源】民间验方。

◆ 偏方6　芝麻红糖茶

【配方】黑芝麻5克，红糖25克，绿茶1克。

【用法】黑芝麻炒熟，与红糖、绿茶共研末，加开水400～500毫升，搅匀后，分3次温服，每日服1剂。

【功效】主治神经衰弱。

【来源】民间验方。

◆ 偏方7　芡实合欢皮茶

【配方】芡实25克，合欢皮15克，甘草3克，红茶1克，红糖25克。

【用法】合欢皮、芡实、甘草加水1000毫升，煮沸30分钟，去合欢皮和甘草渣，加入红糖，再煎至300毫升，后加红茶即可。分3次温服，日服1剂。

【功效】主治神经衰弱，症见目眩失眠、倦怠疲乏、胸闷不舒等。

【来源】民间验方。

◆ 偏方8　桂枸桑葚饮

【配方】龙眼肉30克，枸杞子15克，桑葚子15克。

【用法】上药共入砂锅中，加水500毫升，煮约40分钟，滤汁加水再煎20分钟。2次药汁混合，分早、晚2次服下，每日1剂。

【功效】主治阴虚型神经衰弱。

【来源】民间验方。

◆ 偏方9　浮小麦红枣汤

【配方】浮小麦30~60克，红枣15~20克，甘草、百合各9~12克。

【用法】水煎服，每日1次，连服数日。

【功效】主治神经衰弱属肝肾阴虚者，症见头晕头痛、心悸失眠等。

【来源】民间验方。

◆ 偏方10　核桃安神汤

【配方】丹参15克，核桃仁12克，佛手柑片6克，白糖50克。

【用法】将丹参、佛手柑煎汤，核桃仁、白糖捣烂成泥，加入丹参、佛手柑汤中，文火煎煮10分钟后服食。每日2次，连服数日。

【功效】主治神经衰弱，症见精神抑郁、头昏脑涨、目眩失眠等。

【来源】民间验方。

◆ 偏方11　女贞子酒

【配方】女贞子250克，米酒500毫升。

【用法】女贞子酒浸3~4周，每日饮1~2次，每次按个人酒量酌饮。

【功效】主治神经衰弱。

【来源】民间验方。

◆ 偏方12　桑葚蜂蜜膏

【配方】鲜桑葚1000克（干品500克），蜂蜜300克。

【用法】将桑葚洗净加水适量煎煮，每30分钟取煎液1次，加水再煮，共取煎液2次；合并煎液再以文火煎熬浓缩，至较黏稠时加蜂蜜，至沸停火，待冷装瓶备用。每次1汤匙，以沸水冲服，每日2次，连服6~7日。

【功效】滋阴清热。主治阴虚火旺型神经衰弱。

【来源】民间验方。

◆ 偏方13　枣仁黄花饮

【配方】酸枣仁20粒，黄花菜20根。

【用法】2物共炒至半熟，捣碎研成细末，温水冲服，睡前1次服完，连服10~15日。

【功效】疏肝解郁，健脾理气。主治神经衰弱引起的精神抑郁、倦怠疲乏等症。

【来源】民间验方。

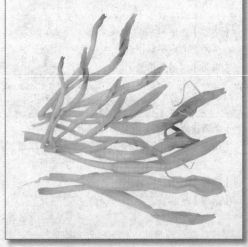

◆ 偏方14　核桃芝麻丹参方

【配方】核桃仁15克，丹参、黑芝麻各10克。

【用法】上药共研细末，分2次服，温开水送下。

【功效】主治神经衰弱。

【来源】民间验方。

◆ 偏方15　葱白红枣汤

【配方】红枣250克，葱白7根。

【用法】将红枣洗净，用水泡发，煮20分钟；再将葱白洗净加入，文火煮10分钟，吃枣喝汤。每日1次，连服数日。

【功效】主治神经衰弱。

【来源】民间验方。

◆ 偏方16　五味子酒

【配方】五味子200克，白酒400毫升。

【用法】五味子入酒中浸泡，7日后服用。每服10毫升，日服2次。

【功效】本方疏肝解郁、健脾理气，主治神经衰弱、精神抑郁等症。

【来源】《陕甘宁青中草药选》。

◆ 偏方17　白人参酒

【配方】白人参50克（切碎），60度白酒500毫升。

【用法】白人参浸酒中密封15日以上，每日振摇1次。每日晚餐饮用10～30毫升。

【功效】主治神经衰弱。

【来源】民间验方。

◆ 偏方18　虫草酒

【配方】冬虫夏草15～30克，白酒500毫升。

【用法】虫草入酒中泡7天后服，每次10～20毫升，每日2～3次。

【功效】本方滋下清上、宁志安神，主治神经衰弱。

【来源】民间验方。

◆ 偏方19　龙眼酒

【配方】龙眼肉250克，白酒400毫升。

【用法】将龙眼肉切碎，装入瓷瓶中，以酒浸泡15～20日即成。每日2次，每次10～20毫升。

【功效】本方补肾助阳，主治肾阳不足型神经衰弱。

【来源】《偏方大全》。

◆ 偏方20　核桃仁酒

【配方】核桃仁10克，白糖20克，黄酒50毫升。

【用法】前2味共捣为泥，加入黄酒，文火煮10分钟，每日食用2次。

【功效】主治神经衰弱。

【来源】民间验方。

◆ 偏方21　精乌枸杞酒

【配方】黄精50克，制首乌、枸杞子各30克，白酒1000毫升。

【用法】前3味浸入酒中，封盖，7日后即可饮用。每次1～2小杯，每日2～3次，空腹饮用。

【功效】主治神经衰弱。

【来源】民间验方。

◆ 偏方22　灵芝酒

【配方】灵芝100克，好米酒或好白酒1000毫升。

【用法】灵芝切块，浸泡于酒内密封，7日后饮用。每日早、晚各1次，每次1～2小杯。

【功效】主治神经衰弱。

【来源】民间验方。

◆ 偏方23　核桃芝麻桑叶丸

【配方】核桃仁、黑芝麻、桑叶各30克。

【用法】上方共捣泥为丸，每丸重9克。每日2次，每次1丸。

【功效】主治神经衰弱引起的头晕头痛、烦躁易怒。

【来源】民间验方。

◆ 偏方24 百合蜂蜜膏

【配方】生百合60～90克，蜂蜜1～2匙。

【用法】2物拌和蒸熟，临睡前适量食之（注意不要吃得太饱）。

【功效】本方补养心脾、宁志安神，主治神经衰弱引起的多梦易醒、心悸健忘、体倦神疲等。

【来源】民间验方。

食疗药方

◆ 偏方25 陈茶粥

【配方】陈茶叶5克，大米50～100克。

【用法】茶叶煮汁去渣，入大米同煮为粥，上、下午各食1次，睡前不宜服。

【功效】主治神经衰弱。

【来源】民间验方。

◆ 偏方26 百合糯米粥

【配方】糯米50克，百合、红糖适量。

【用法】糯米、百合共煮成粥，待要熟时加红糖调味。每日1～2次，可连服7～10日。

【功效】本方具有益气、健脾、安神之功效，主治神经衰弱。

【来源】民间验方。

◆ 偏方27 百合蛋黄汤

【配方】百合20克，鸡蛋1个。

【用法】百合水浸一夜，以泉水煮取1碗，去渣，冲入蛋黄1个，每次服半碗，每日2次。

【功效】适于病后神经衰弱、坐卧不安，以及妇女患有歇斯底里病症者。

【来源】《金匮要略》。

◆ 偏方28 清炖鳗鱼

【配方】鳗鱼1～2条（约50克），山药、百合各30克。

【用法】先将鳗鱼收拾干净，与山药、百合一起放瓦盅内，加清水适量，隔水炖熟，调味服食。

【功效】本方疏肝解郁、健脾理气，主治神经衰弱，精神抑郁，善疑多虑等。

【来源】民间验方。

◆ 偏方29 苁蓉羊肉粥

【配方】肉苁蓉10～15克，精羊肉100克，大米100克，盐、葱白、生姜各适量。

【用法】分别将羊肉、肉苁蓉洗净切细，先用砂锅煎肉苁蓉取汁，去渣入羊肉、大米同煮，待煮熟后加盐、葱、姜共煮为粥。5～7日为1疗程。

【功效】主治肾阳不足型神经衰弱。

【来源】《医食同源》。

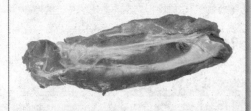

◆ 偏方30 龙眼肉粥

【配方】龙眼（桂圆）6个，红枣3～5枚，大米60克。

【用法】龙眼剥去果皮，去核取肉，同红枣、大米一并煮粥。如爱好食甜的病者，可加白糖少许。

【功效】本方养心安神、健脾补血，适用于心血不足型神经衰弱。

【来源】民间验方。

【注意】龙眼粥每次用量不宜过大，并须热服。凡外感风寒及内留湿滞者应忌用。

◆ 偏方31　酸枣仁粥

【配方】酸枣仁30克，大米50克。

【用法】先用水煮酸枣仁30分钟，去渣取汁，用汁加米做粥，每晚做夜宵食之。

【功效】主治阴虚火旺型神经衰弱，症见心烦不寐、口干津少等。

【来源】《饮膳正要》。

◆ 偏方32　杞枣煮鸡蛋

【配方】枸杞子15～30克，红枣8～10枚，鸡蛋2个。

【用法】上方放砂锅内加水适量同煮，蛋熟后去壳再共煮片刻，吃蛋喝汤，每日1次，连服数日。

【功效】主治神经衰弱，症见心悸失眠、烦躁易怒、腰膝酸软等。

【来源】民间验方。

◆ 偏方33　毛豆猪脑汤

【配方】毛豆、猪脑、天麻各适量。

【用法】用毛豆煮猪脑，加天麻做成羹汤，于临睡前进食。

【功效】最适合身形消瘦的神经衰弱患者，坚持服用，自见功效。

【来源】民间验方。

◆ 偏方34　莲子百合炖猪肉

【配方】莲子30克，百合30克，猪瘦肉250克。

【用法】3物共放砂锅内加水煮汤，调味服食。每日1次，连服数日。

【功效】补养心脾，宁志安神。主治心脾两虚型神经衰弱。

【来源】民间验方。

◆ 偏方35　酒煮猪脊髓

【配方】黄酒500毫升，猪脊髓1具。

【用法】将脊髓切碎，同黄酒入砂锅内煮烂，分2～3次食完。

【功效】主治神经衰弱。

【来源】民间验方。

◆ 偏方36　沙参玉竹粥

【配方】沙参、玉竹各15克，大米60克。

【用法】将沙参、玉竹用布包好，入大米中煮粥食。每日1次，连服数日。

【功效】本方具有滋阴清热之功效，主治神经衰弱。

【来源】《养生益寿百科辞典》。

◆ 偏方37　炸鸡蛋方

【配方】鸡蛋12个，枸杞子10克，核桃仁15克，干淀粉、番茄酱适量。

【用法】把核桃仁放入盐开水中浸泡，枸杞子清水泡后上笼蒸5分钟，鸡蛋用文火煮熟；去壳后撒上干淀粉，再将鸡蛋和核桃仁放入油锅中炸成金黄色，把枸杞子、番茄酱等调味品加入即可服食。每日1次，连服数日。

【功效】主治肾阳不足型神经衰弱，症见头昏眼花、精神萎靡、怕冷肢凉等。

【来源】民间验方。

外敷外用方

◆ 偏方38　茶叶枕头

【配方】泡饮后的茶叶（晒干），茉莉花茶（少量）。

【用法】2物拌匀装入枕头，睡时枕之。

【功效】主治神经衰弱。

【来源】民间验方。

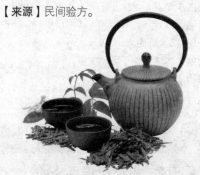

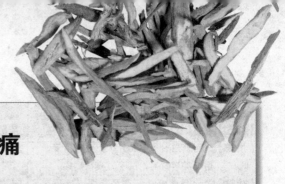

10种偏方治疗头痛

头痛是临床常见的症状之一，可由许多急慢性疾病引起。外感头痛多属实证，治疗以驱邪为主；内伤头痛多为虚证，治疗以扶正为主，或扶正与驱邪兼顾。对于一些有特殊证候的头痛，如伴有视力障碍，呕吐而不恶心，头痛剧烈难忍者，应及时请专科医生诊治，以免贻误病情。

🌿 中草药方

◆ 偏方1　蜂蜜水

【配方】蜂蜜50克。

【用法】饮酒前或饮酒后口服蜂蜜水1杯。

【功效】本方适用于预防及治疗酒醉头痛。

【来源】民间验方。

◆ 偏方2　柠檬蜜汁

【配方】蜂蜜20克，柠檬1个。

【用法】将柠檬榨汁，与蜂蜜混合，加入少量矿泉水，睡前服用。

【功效】本方适用于因喝酒过量引起的头晕、头痛。

【来源】《蜂产品治百病》。

◆ 偏方3　绿茶菊花蜜

【配方】蜂蜜25克，菊花15克，绿茶1克。

【用法】菊花加水600毫升，煮沸5分钟，加入绿茶、蜂蜜即可。每日服1剂，分3次服完。

【功效】本方适用于风热头痛。

【来源】《蜂产品治百病》。

☕ 食疗药方

◆ 偏方4　川芎白芷羊头汤

【配方】羊头（连脑）半个（约500克），川芎、白芷各30克，生姜60克。

【用法】羊头骨洗净、斩件，加姜及清水适量，小火煮1~2小时，去羊头骨，留汤备用。川芎、白芷洗净，与羊脑一齐放入锅内，加入羊头熬成的汤水，再煮1小时，调味供用，亦可加少量米酒调服。

【功效】本方适用于血虚寒凝之头晕眼花、头痛。

【来源】民间验方。

◆ 偏方5　稻豆首乌塘虱鱼汤

【配方】塘虱鱼肉200克，稻豆60克，首乌、龙眼肉各15克，珠兰少许。

【用法】稻豆洗净，清水浸3小时，将其与洗净的塘虱鱼、稻豆、首乌、龙眼肉、生姜一齐入锅，加稻豆水适量，大火煮沸后，小火煮3小时，加入珠兰再煮半小时，调味即可。

【功效】本方适用于偏头痛属于肝血不足者。

【来源】《煲汤治百病》。

【注意】珠兰为金粟兰科植物金粟兰的茎叶。味甘性温。《陆川本草》记载有"破积，止痛，止血"的作用。临床上不常用。

◆ 偏方6　乌鸦蜂蜜汤

【配方】蜂蜜200克，黑乌鸦1只。

【用法】将黑乌鸦宰杀去毛及内脏，加入蜂

蜜和清水适量，煎汤饮用，顿服。

【功效】本方养血安神，适用于头痛。

【来源】民间验方。

◆ 偏方7　鲜鱼片粥

【配方】粳米50克，草鱼肉100克，碎瑶柱15克，大油、酱油、沙拉油、香菜、盐、胡椒粉、姜丝各适量。

【用法】粳米洗净，沥干水分，用少许盐腌拌；碎瑶柱浸开，撕成细条；草鱼肉洗净切薄片，用酱油、盐、沙拉油、姜丝等拌匀；锅内加入约1500毫升冷水煮沸，下粳米与瑶柱，先用旺火烧沸，然后改用小火熬煮约40分钟后，加盐调味，下草鱼片，待粥再滚起、鱼肉熟透时，即可盛起。顿服。

【功效】补虚劳，防治血虚头痛。

【来源】民间验方。

◆ 偏方9　芹菜粥

【配方】粳米150克，芹菜（切段）100克，盐、味精各适量。

【用法】粳米放入锅中，加入冷水约1500毫升，用大火煮沸，将芹菜段加入锅中，改小火熬煮至粥浓，加盐、味精调匀即可。

【功效】本方有清肝火之功，适用于肝火头痛。

【来源】民间验方。

◆ 偏方10　枸杞菊花绿豆汤

【配方】枸杞子100克，菊花15克，绿豆30克。

【用法】把洗净泡好的绿豆放入锅内，加清水适量，大火煮沸后，小火煮至豆烂，然后加入洗净的菊花、枸杞子，再煮10～20分钟，调味即可。

【功效】疏散风邪，清热止痛。治疗感冒头痛属风热者。

【来源】民间验方。

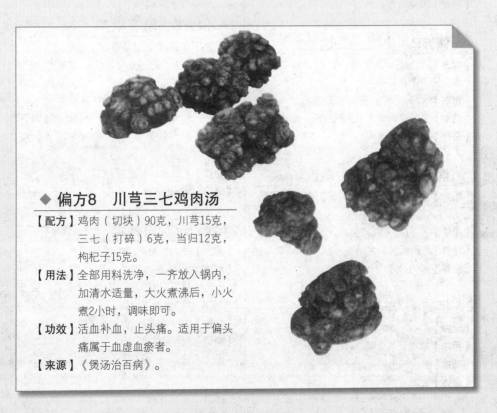

◆ 偏方8　川芎三七鸡肉汤

【配方】鸡肉（切块）90克，川芎15克，三七（打碎）6克，当归12克，枸杞子15克。

【用法】全部用料洗净，一齐放入锅内，加清水适量，大火煮沸后，小火煮2小时，调味即可。

【功效】活血补血，止头痛。适用于偏头痛属于血虚血瘀者。

【来源】《煲汤治百病》。

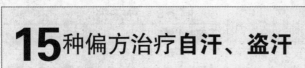

15种偏方治疗自汗、盗汗

自汗与盗汗是指人体在没有任何外来因素的情况下自行汗出的一种病理状态。凡不因劳动、穿衣、天气、药物等因素影响，白天时时汗出，动辄益甚者，为自汗；睡中汗出，醒来即止者，为盗汗。

自汗、盗汗是因为人体阴阳失调、腠理不固而引起，患者往往面黄肌瘦、疲惫不堪。现代医学中，以出汗为主要症状的疾病有甲亢、自主神经功能紊乱、结核病、低血糖等。

🌿 中草药方

◆ 偏方1　枣麦梅桑饮

【配方】红枣10枚，浮小麦15克，乌梅肉、桑叶各10克。

【用法】水煎服，每日1剂。

【功效】收敛止汗。主治自汗、盗汗。

【来源】民间验方。

◆ 偏方2　小麦赤豆饮

【配方】浮小麦、赤小豆、锦鸡儿根（土黄芪）各30克。

【用法】水煎，分2次服，每日1剂，

【功效】主治病后体虚引起的自汗、盗汗。

【来源】民间验方。

◆ 偏方3　浮小麦生地饮

【配方】浮小麦24克，生地黄15克，龙骨15克，地骨皮9克。

【用法】水煎服，每日1剂，分2次服。

【功效】收敛固涩。主治盗汗。

【来源】民间验方。

◆ 偏方4　羊脂酒

【配方】羊脂（或牛脂）、黄酒各适量。

【用法】羊脂温酒化服，频饮之。

【功效】主治汗出不止。

【来源】民间验方。

◆ 偏方5　枇杷叶红枣饮

【配方】炒枇杷叶25克，红枣5枚。

【用法】水煎，临睡前服之。

【功效】此方治无兼症之盗汗。

【来源】民间验方。

【说明】枇杷叶必炒才有效，红枣以体硕肉厚者为上选。

◆ 偏方6　麻黄根茶

【配方】绿茶1克，麻黄根2克。

【用法】茶叶预先放入茶杯。麻黄根洗净滤干，在小锅内用冷水半碗，中火烧开后立即将麻黄根及沸水一起冲入茶杯，加盖5分钟后可饮，头汁饮之将尽，可复泡续饮，至味淡为止。

【功效】主治自汗、盗汗。

【来源】民间验方。

◆ 偏方7　白参酒

【配方】白人参30克，白酒500毫升。

【用法】人参装纱布袋内与酒同煮，然后封固7日即可。每次饮1小盅，每日早、晚各饮1次。

【功效】主治自汗。

【来源】民间验方。

◆ 偏方8　豆豉酒

【配方】豆豉250克（炒香），米酒1000毫升。

【用法】豆豉在酒中浸3天，每次饮2匙，每日2次。

【功效】主治盗汗，心烦气躁。

【来源】民间验方。

◆ 偏方9　浮小麦汤

【配方】浮小麦适量。

【用法】将浮小麦用火炒为末，每服7.5克，米汤送下，每日3次，也可煎汤代茶。

【功效】主治自汗、盗汗。

【来源】民间验方。

◆ 偏方10　燕麦米糠饮

【配方】燕麦30克，米糠15克，饴糖适量。

【用法】前2物水煎去渣，分2次服，服食时可加饴糖。

【功效】主治自汗、盗汗。

【来源】民间验方。

◆ 偏方11　甲鱼血酒

【配方】甲鱼1只，黄酒适量。

【用法】取甲鱼鲜血，以热黄酒冲服，当日服完，持续服之。

【功效】主治盗汗。

【来源】民间验方。

食疗药方

◆ 偏方12　牡蛎蚬肉汤

【配方】干牡蛎、蚬肉各60克，韭菜根30克。

【用法】将上物全部入锅，加水煮，熟后食用。

【功效】主治盗汗。

【来源】民间验方。

【说明】牡蛎、蚬均有滋阴作用，是治疗盗汗的良药，韭菜根则能帮助恢复体力。

◆ 偏方13　米酒炖猪肉

【配方】猪肉250克，米酒500毫升，白糖、盐各适量。

【用法】猪肉与米酒同炖熟，加白糖适量，盐调味，1天内吃完，连食2天。

【功效】主治盗汗。

【来源】民间验方。

【注意】湿热痰饮者慎食。

◆ 偏方14　米酒炖泥鳅

【配方】泥鳅250克，米酒适量。

【用法】泥鳅洗净，加米酒炖服。

【功效】主治盗汗。

【来源】民间验方。

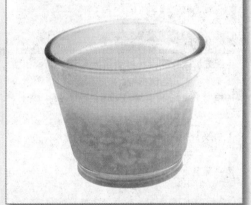

外敷外用方

◆ 偏方15　药膏敷贴方

【配方】五倍子、郁金各等份，蜂蜜适量。

【用法】前2味混合研为末，加入蜂蜜调和成膏，取适量药膏分别敷贴于涌泉、灵墟、神阙穴，盖以纱布，胶布固定，每日换药1次，7～10日为1疗程。

【功效】主治自汗。

【来源】民间验方。

【说明】涌泉位于足心稍前，神阙即肚脐，灵墟位于第三肋间隙中，前正中线旁开2寸处。

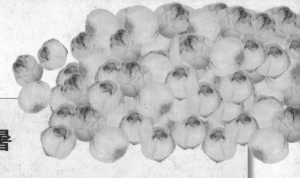

14种偏方治疗中暑

中暑是发生在夏季或高温作业下的一种急性病。正常人的体温由脑部的体温中枢来调节，借排尿、呼吸、流汗来维持体温的恒定。当环境温度过高，超过体温中枢的控制范围时，它就会丧失正常功能，体内产热大于散热或散热受阻，体内过量的热积蓄，则会出现体温急剧上升、皮肤发红、头晕头痛、恶心、全身无力、烦热思冷饮等现象。如果出现猝然昏厥、高热烦躁，这就是中暑。

发生中暑后，应迅速将患者放置在通风的环境下，并采取冷敷、酒精擦浴等措施。如出现循环衰竭、脱水、昏迷等严重病情时，应及时进行抢救。

中草药方

◆ 偏方1 藿香消暑茶

【配方】绿豆60克，鲜藿香叶30克，青蒿30克，白糖20克，茶叶10克。

【用法】将前3味药煎水冲茶叶、白糖，每次1碗，每日3次。

【功效】主治中暑烦闷不安、倦怠少食者，亦可用于预防暑热症。

【来源】《偏方妙用》。

◆ 偏方2 苦瓜茶

【配方】鲜苦瓜、茶叶各适量。

【用法】苦瓜截断去瓤，纳入茶叶，再拼合，悬于通风处阴干。水煎或开水冲泡，代茶饮，每次6~10克。

【功效】主治中暑发热。

【来源】民间验方。

◆ 偏方3 干姜陈皮方

【配方】干姜15克，陈皮10克，甘草6克。

【用法】水煎去渣，徐徐灌服。

【功效】主治中暑昏倒。

【来源】民间验方。

◆ 偏方4 丝瓜花绿豆汤

【配方】绿豆60克，鲜丝瓜花6~8朵。

【用法】绿豆煮熟，捞出绿豆，放入丝瓜花煮沸。一次服下。

【功效】清热解暑，主治中暑。

【来源】民间验方。

◆ 偏方5 葡萄酒大麦茶

【配方】红葡萄酒、大麦茶各适量。

【用法】红葡萄酒掺入水，制成冰块，放入大麦茶中饮用。

【功效】解暑降温，主治中暑。

【来源】民间验方。

◆ 偏方6 山楂决明茶

【配方】山楂50克，决明子30克（炒熟研碎），茶叶10克，白糖15克。

【用法】上药加水1000毫升，煎煮20分钟后加白糖，冷后饮用。

【功效】主治中暑头痛眩晕。

【来源】民间验方。

◆ 偏方7 黄瓜蜜条

【配方】黄瓜1500克，蜂蜜100克。

【用法】黄瓜洗净切条，放砂锅内加水少

许，煮沸后去掉多余的水，趁热加蜜调匀，煮沸，随意食用。

【功效】主治中暑。

【来源】民间验方。

◆ 偏方8　藿香佩兰茶

【配方】茶叶6克，藿香、佩兰各9克。

【用法】沸水冲泡，代茶饮。

【功效】芳香化浊，主治暑热吐泻。

【来源】民间验方。

◆ 偏方9　枇杷叶饮

【配方】枇杷叶若干。

【用法】取枇杷叶10克，加水煎汁，一日分3次饮服。

【功效】本方可作为中暑者就医前采取的急救措施。

【来源】民间验方。

◆ 偏方10　百合蜂蜜膏

【配方】干百合100克，蜂蜜150克。

【用法】2物同入大碗内蒸1小时，趁热调匀，待冷装瓶备用，可适量常服。

【功效】主治中暑。

【来源】民间验方。

◆ 偏方11　荷叶蜂蜜饮

【配方】鲜荷叶、蜂蜜各100克。

【用法】水煎服，每日1剂，连服数日。

【功效】主治中暑。

【来源】民间验方。

外敷外用方

◆ 偏方12　鼻嗅方

【配方】锈铁1块，醋适量。

【用法】将锈铁烧红，在患者鼻前淬醋熏之，以患者苏醒为度。

【功效】主治中暑神昏。

【来源】《中医内科急证诊治》。

◆ 偏方13　姜汁滴鼻方

【配方】生姜适量。

【用法】生姜捣烂取汁，滴入鼻内，每侧鼻孔滴入5~7滴，15分钟1次，至患者苏醒为止。

【功效】主治暑犯心包之中暑。

【来源】民间验方。

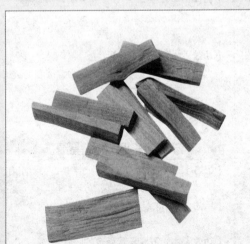

◆ 偏方14　烟熏法

【配方】沉香、檀香各适量。

【用法】将2药烧烟，令香气四溢。使患者窍透神醒。

【功效】主治中暑。

【来源】民间验方。

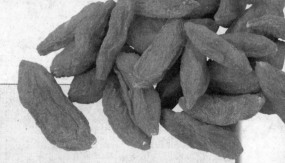

35种偏方治疗眩晕

眩晕是一种症状，病人可感觉头晕眼花，严重时就好像坐在船上或车中摇晃不已，站立不稳，有时感觉房屋在旋转，眼前物体模糊不清，有的甚至不能睁开眼睛，否则就觉天昏地暗、恶心呕吐、出冷汗。

眩晕一症可见于许多疾病，如耳源性眩晕多见于美尼尔氏综合征、中耳炎等；眼源性眩晕多见于屈光不正、眼肌瘫痪；颈源性眩晕多见于颈肌痉挛、颈椎病；神经源性眩晕可见于神经炎、癫痫、脑肿瘤等。脑动脉供血不足也能产生眩晕，其中以椎—基底动脉供血不足为多见，常见于50岁以上患有高血压、动脉硬化、糖尿病、高脂血症的人群。有些全身性疾病也可有眩晕症状，如心脏病、血管硬化、高血压、低血压、颈动脉窦过敏、更年期综合征、维生素缺乏、严重贫血等。

🌿 中草药方

◆ 偏方1　玉米须煎

【配方】玉米须30克。

【用法】玉米须加水两盅煎成1盅，空腹服下。连服3~6次。

【功效】本方主治头晕眼花、胸脘痞闷、少食多寐等。

【来源】民间验方。

◆ 偏方2　天麻绿茶饮

【配方】绿茶2克，天麻3~5克（切片）。

【用法】上2物放入茶杯中，用开水冲泡，立即加盖，5分钟后可趁热饮，再泡再饮。

【功效】主治眩晕。

【来源】民间验方。

◆ 偏方3　枸杞酒

【配方】枸杞子60克，白酒500毫升。

【用法】枸杞子密封浸泡在白酒中7天以上。每次1小杯，睡前服。

【功效】主治肝肾阴亏引起的眩晕。

【来源】民间验方。

◆ 偏方4　甘味茯苓汤

【配方】茯苓15克，五味子12克，甘草6克。

【用法】上药水煎服，或泡茶饮用，每日2次。

【功效】主治低血压眩晕。

【来源】《神州秘方》。

◆ 偏方5　牡蛎杞子饮

【配方】牡蛎18克，龙骨18克，枸杞子12克，制首乌12克。

【用法】先将牡蛎、龙骨加水先煎20分钟，再加枸杞子和制首乌煎水，取汁去渣。分顿饮服。

【功效】本方养肝明目，主治肝阳上亢型眩晕，症见头晕眼花、面颊潮红、心烦易怒、口渴口苦等。

【来源】民间验方。

◆ 偏方6　芝麻蜂蜜蛋清方

【配方】黑芝麻30克（炒黄研细），米醋30毫升，蜂蜜30克，鸡蛋清1个。

【用法】上4味混合调匀，分作6份。每次服1份，开水冲服，每日3次。

【功效】主治肝肾不足所致的眩晕。

【来源】民间验方。

◆ 偏方7　杭菊花茶

【配方】杭菊花30克。

【用法】杭菊花置于杯中，将煮沸的白开水冲入，搅匀，将杯盖盖好，泡10分钟，饮服。可再泡再饮。

【功效】本方具有清热明目、平肝潜阳之功效，适用于肝阳上亢头晕眼花、面颊潮红、心烦易怒、口渴口苦者。

【来源】民间验方。

◆ 偏方8　茭白芹菜饮

【配方】鲜茭白30克，鲜芹菜30克。

【用法】将新鲜茭白、芹菜，分别剥壳，洗净，切成小段，放于锅内。加水适量，煎煮10分钟后，取汁去渣，饮服。

【功效】本方主治肝阳上亢型眩晕，症见头晕眼花、心烦易怒、大便秘结、小便黄赤等。

【来源】民间验方。

◆ 偏方9　山药酒

【配方】山药150克，白酒500毫升。

【用法】将山药切碎，入酒中浸泡。每服30～40毫升，每日2次。

【功效】主治各型眩晕。

【来源】民间验方。

◆ 偏方10　菊槐茶

【配方】绿茶、菊花、槐花各3克。

【用法】上3味放入杯中，沸水冲泡，频频饮用，每日数次。

【功效】主治眩晕，头昏眼花。

【来源】民间验方。

◆ 偏方11　菊花汤

【配方】菊花、山楂、乌梅、白糖各15克。

【用法】前3味水煎，入白糖于药液中服用。

【功效】主治各型眩晕，一般服2～3剂即见效。

【来源】《四川中医》，1991（3）。

◆ 偏方12　香蕉绿茶饮

【配方】香蕉肉200克，绿茶1克，蜂蜜25克，盐适量。

【用法】上述诸物共置大碗中，搅拌后加开水300毫升，泡5分钟后服，每日服1剂。

【功效】主治眩晕。

【来源】民间验方。

◆ 偏方13　竹笋饮

【配方】鲜竹笋500克，白糖适量。

【用法】将鲜竹笋洗净，切碎，挤汁，加白糖浓缩成膏状。口服，每次1匙。

【功效】本方通脉补虚，适用于用脑过度、眩晕失眠之症，胖人以及冠心病、高血压、糖尿病患者常服特别有益。

【来源】民间验方。

◆ 偏方14　蛋壳末方

【配方】鸡蛋壳（孵生过小鸡的）、黄酒各适量。

【用法】将蛋壳焙黄研末，黄酒冲服。每日3次，每次9克。

【功效】主治眩晕。

【来源】民间验方。

◆ 偏方15　杨梅酒

【配方】熟透鲜杨梅、米酒各适量。

【用法】用干净纱布绞取鲜杨梅汁液，加入等量米酒，拌匀即成。成人每次服30～60毫升，早晚各1次。

【功效】主治劳累过度引起的眩晕。

【来源】民间验方。

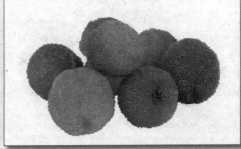

◆ 偏方16 五味子酒

【配方】五味子50克，白酒500毫升。

【用法】五味子洗净装入瓶中，加白酒密封，每日振摇1次。半月后开始饮用，每日3次，每次3毫升，饭后服用，也可佐餐。

【功效】主治眩晕。

【来源】民间验方。

食疗药方

◆ 偏方17 花生粥

【配方】花生45克，大米60克，冰糖适量。

【用法】将花生连衣捣碎，和洗净的大米一起放于锅内，加入适量水和冰糖，煮成粥即可。每日早晨空腹温热食之。

【功效】本方活血化瘀，主治眩晕。

【来源】民间验方。

◆ 偏方18 杏子粥

【配方】鲜杏5~10枚，大米100克，冰糖适量。

【用法】鲜杏洗净煮烂，去核备用。大米淘洗干净，和冰糖一起加水600~800毫升煮成粥。粥将熟时加入杏肉，微煮数沸即可。每日早、晚温热服食。

【功效】本方化痰降浊，主治痰浊上扰型眩晕。

【来源】民间验方。

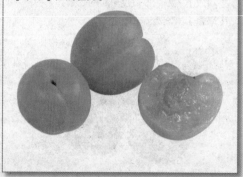

◆ 偏方19 山楂粥

【配方】山楂15克，大米50克。

【用法】山楂浸泡，加水适量，煎煮15分钟，取汁浓缩成150毫升。再加水400毫升，将洗净的大米放进汁水内，煮成粥。早晚各服1次。

【功效】本方祛瘀血、扩血管，用于治疗眩晕症。

【来源】民间验方。

◆ 偏方20 决明子粥

【配方】炒决明子10克，大米100克，冰糖少许。

【用法】先将决明子加水煎煮10~20分钟，取汁去渣。再加入洗净的大米和冰糖少许煮成粥，即可食用。

【功效】本方清热平肝明目，主治肝阳上亢型眩晕。

【来源】民间验方。

◆ 偏方21 黄芪猪肝汤

【配方】猪肝500克，黄芪60克，盐适量。

【用法】将猪肝洗净，切成薄片，黄芪切片后用纱布包好，一同放于锅内，加水煨汤。熟后去黄芪，稍加盐调味，吃肝饮汤。

【功效】本方益气养血，适用于妇女产后气虚血少之眩晕。

【来源】民间验方。

◆ 偏方22 桑参鱼翅羹

【配方】鱼翅100克，桑葚15克，西洋参6克，盐、味精、葱、姜各适量。

【用法】鱼翅水发，桑葚洗净，用水泡好，西洋参切成薄片。3物放于锅中加上原汁鲜汤适量及调料煮熟，用水淀粉勾芡成羹即可。

【功效】本方养阴柔肝，改善动脉硬化，疏通脉络，主治眩晕。

【来源】民间验方。

◆ 偏方23　甲鱼烩乌鸡

【配方】甲鱼1只（500克左右），乌鸡1只，料酒、盐、葱、姜各适量。

【用法】将甲鱼和乌鸡洗净（去毛及内脏），分别切成块，放于砂锅中，加入水和调料，烩熟至酥便成。连肉带汁服食。

【功效】本方滋阴补肾、养血补虚，适用于体虚所致的眩晕。

【来源】民间验方。

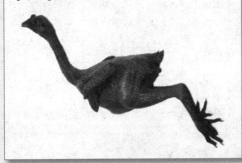

◆ 偏方24　银杞干贝羹

【配方】银耳10克，枸杞子10克，干贝15克，盐、味精各适量。

【用法】银耳洗净，用水发好，枸杞子洗净，干贝水发。3物放于锅中加入鲜汤及调料，烩煮成羹，即可食用。

【功效】本方养阴柔肝，治疗眩晕。

【来源】民间验方。

◆ 偏方25　牛肝杞子汤

【配方】牛肝1只，枸杞子15克。

【用法】牛肝洗净，切成片状，加料酒浸泡5分钟后，加酌量干淀粉拌和待用。再将枸杞子快速冲洗一下，放在锅内炖成汤。加入少量盐、葱、姜，放入牛肝略煮2分钟，再加味精即成。

【功效】本方养血补肝，适用于气血亏虚型眩晕。

【来源】民间验方。

◆ 偏方26　珍菊鲜贝羹

【配方】鲜贝250克，青豌豆50克，白菊花6克，珍珠粉0.15克，淀粉、糖、盐、味精、黄酒各适量。

【用法】将鲜贝洗净后在沸水中浸泡5分钟，捞出待用。珍珠粉加水、淀粉少许拌和待用。白菊花洗净拍碎。起油锅炒熟豌豆后，加入菊花和鲜贝，略加翻炒，加入调料，再加入珍珠淀粉勾芡即成。

【功效】本方具有柔肝平肝、降血压之功效，主治血压偏高导致的眩晕。

【来源】民间验方。

◆ 偏方27　鸽肉杞精煲

【配方】白鸽肉100克，枸杞子20克，黄精30克。

【用法】将白鸽肉洗净切块，放于砂锅内。加入枸杞子、黄精片，共炖成煲，适量放黄酒、盐、葱、姜、味精即可。分顿食用。

【功效】本方补益肝肾、养血明目，适用于肾精不足之眩晕。

【来源】民间验方。

◆ 偏方28　羊头烩

【配方】羊头1个，葱、姜、盐、鸡精、黄酒各适量。

【用法】羊头洗净，放入盆内，上笼用武火蒸至熟透，取出稍冷，切成2厘米长、1.2厘米厚的块。放入锅内，加清水和调料，用武火烧至入味即成。

【功效】祛风眩，补虚赢。治虚风内动之眩晕。

【来源】民间验方。

◆ 偏方29　清蒸天麻鲫鱼

【配方】鲫鱼1条（500克左右），天麻5克，葱、姜、盐、料酒、鸡精各适量。

【用法】将鲫鱼去鳞及内脏洗净，加入调

料，盛放于盘中。将天麻洗净，切成片，放于鱼上或两侧，加少量水于笼中隔水蒸熟，即可食用。

【功效】主治肝阳上亢型眩晕，症见头晕眼花、面颊潮红、口渴口苦、血压偏高等。

【来源】民间验方。

◆ 偏方30　当归猪蹄汤

【配方】猪蹄1对，当归30克。

【用法】将猪蹄去毛洗净，与当归同放于锅内，加水煮汤。熟后去当归，吃猪蹄饮汤，每日2～3次。

【功效】养血补虚，主治气血亏虚型眩晕。

【来源】民间验方。

◆ 偏方31　拌猪脑

【配方】猪脑100克，葱20克，生姜10克，黄酒10克，香油、酱油、蒜泥适量。

【用法】将猪脑洗净，葱姜洗净切片，放于盘中。加入黄酒，旺火蒸30分钟。取出晾凉后加入其余调料拌和即可。

【功效】本方益肾填精补脑，适用于肾精不足之眩晕。

【来源】民间验方。

◆ 偏方32　木耳烧豆腐

【配方】黑木耳10克，豆腐1块，盐、味精、辣油、胡椒粉、淀粉各适量。

【用法】先将黑木耳洗净放于水中发好，豆腐切成小块。黑木耳下油锅炒，再下豆腐，放入调味料，用水淀粉勾芡即可食用。

【功效】本方活血化瘀，主治头晕眼花、健忘失眠等。

【来源】民间验方。

◆ 偏方33　麦冬炒芹菜

【配方】麦冬10克，芹菜、嫩竹笋各150克，盐、味精各适量。

【用法】将麦冬洗净，蒸熟待用，芹菜洗净切断成寸许长，嫩竹笋剥壳洗净切片。上3物入油锅炒熟，加入少许盐、味精即成。

【功效】本方具有养阴清肝之功，主治头晕眼花、血压偏高等。

【来源】民间验方。

◆ 偏方34　当归煮羊肝

【配方】当归10克，羊肝60克。

【用法】当归和羊肝洗净切片。当归用纱布包好，与羊肝放入锅内同煮。熟后取出当归包，加调料后食用。

【功效】养血补虚，益肝明目。适用于眩晕、眼睛酸痛、视物模糊等。

【来源】民间验方。

【说明】当归入血分而补血，羊肝以肝补肝，二者同煮能治疗因肝血不足而引起的头目昏眩。

◆ 偏方35　香菇炒木耳

【配方】香菇30克，黑木耳10克，盐、味精各适量。

【用法】香菇洗净，黑木耳放于水中发好。二者放于油锅中炒熟，放适量盐、味精即成。

【功效】本方凉血止血，可降低血液黏稠度，治疗头晕眼花、少食多寐等症。

【来源】民间验方。

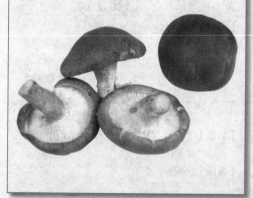

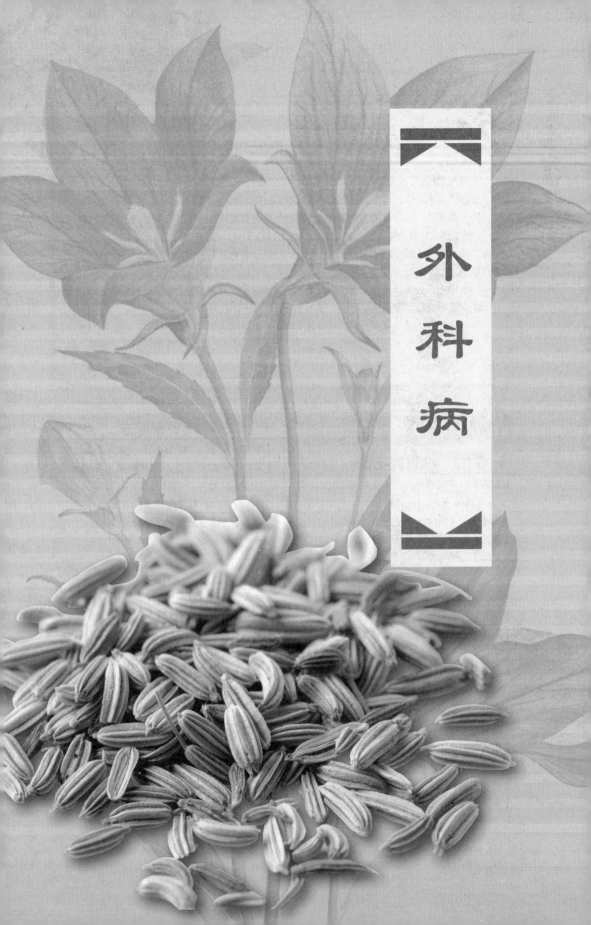

外科病

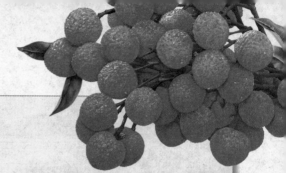

21种偏方治疗疗疮

疗疮发病迅速，初起如粟，坚硬根深，继则焮红发热，肿势渐增，疼痛剧烈，脓溃疗根出，则肿消痛止而愈。常见的疗疮有以下几种：

（1）蛇头疗，指疗毒发于手指末端，肿胀形如蛇头者。

（2）鱼脐疗，感染疫毒而发，又称疫疗，初起皮肤发痒，出现小红丘疹，后迅速增大，化脓，破溃，腐肉色黑或暗红，周围有灰绿色水疱，中间呈黑色凹陷，伴有发热，见于现代医学的皮肤炭疽。

（3）眼疗，长于眼珠中白黑边缘上，由于眼珠与眼皮时常摩擦，眼睛往往疼痛且泪流不止，尤其是睡醒后，眼屎结满眼圈，要用手将眼皮扳开才能睁眼。

（4）锁口疗，长于嘴角，初起时不痛不痒，只是肿胀，张口不便。

疗疮如治疗得当，三天内即可拔除脓头（疗脚）。疗疮初起切不可挤压，以免走黄，危及性命。疗疮忌食鸡、鸭、鱼、虾之类的鲜食。

中草药方

◆ 偏方1 核桃槐花饮

【配方】槐花（微炒）、核桃仁各60克，酒100毫升。

【用法】上3味加水适量煎服，每日2次。

【功效】主治疗疮肿毒及一切痈疽发背。

【来源】民间验方。

◆ 偏方2 荔枝海带饮

【配方】海带15克，荔枝干果5枚，黄酒适量。

【用法】上3味加水适量煎服，每日1剂。

【功效】主治疗毒。

【来源】民间验方。

◆ 偏方3 苦瓜叶酒

【配方】苦瓜叶、黄酒各适量。

【用法】苦瓜叶晒干研末，黄酒送服，每次10克。

【功效】主治疗毒痛不可忍。

【来源】民间验方。

◆ 偏方4 菊花童尿方

【配方】菊花叶（或菊花根）、童尿各适量。

【用法】菊花叶捣烂，取汁数滴，和童尿一起服下。病情较重时，用菊花根捣取汁，和童尿服下。

【功效】主治疗疮初起，肿痛未溃。

【来源】民间验方。

◆ 偏方5 冬菊酒

【配方】小朵菊花（又名冬菊，叶、根亦可），白酒适量。

【用法】酒入砂锅，煮菊花，饮至尽醉，渣敷患处。

【功效】主治一切恶疗初起。

【来源】民间验方。

◆ 偏方6 南瓜蒂散

【配方】南瓜蒂、黄酒适量。

【用法】南瓜蒂焙焦存性，研末，每次2.5克，以黄酒冲服，每日2次，另加醋调外敷。

【功效】主治疔疮、疖肿。

【来源】民间验方。

◆ 偏方7 葱白明矾方

【配方】葱白、明矾各适量。

【用法】明矾研为细末，葱白煨熟，捣和为丸，如梧桐子大，每服6克，温酒送下，每日2次。

【功效】主治疔疮肿毒。

【来源】民间验方。

【注意】久病者及孕妇不可服。

 外敷外用方

◆ 偏方8 大蒜敷贴方

【配方】独头蒜2个，香油适量。

【用法】独头蒜磨碎，以香油搅匀，厚厚贴在患处，干了再贴，至愈为度。

【功效】主治蛇头疔。

【来源】民间验方。

◆ 偏方9 荞麦面除疔方

【配方】荞麦面500克。

【用法】将面揉好，患者脱掉上衣坐好，以揉好的面在其前胸后背用力揉搓，面上掺有丝状的细线毛，细长如羊毛，这便是羊毛疔。此时再换1块荞麦面继续揉搓，约揉过10块后，让患者安睡，一觉而愈。

【功效】主治羊毛疔。

【来源】民间验方。

◆ 偏方10 葱白猪胆方

【配方】葱白、猪胆（风干）适量。

【用法】上2味共捣烂如膏状，敷于患处，盖以纱布，胶布固定，每日换药1次。

【功效】主治疔疮。

【来源】民间验方。

◆ 偏方11 黄朴外搽方

【配方】雄黄、朴硝等份，猪胆、香油适量。

【用法】雄黄、朴硝共为细末，调猪胆、香油搽于患部。

【功效】主治蛇头疔。

【来源】民间验方。

◆ 偏方12 葱蜜敷贴方

【配方】葱、蜜、醋各适量。

【用法】刺破疔疮挤去败血，葱、蜜共捣，敷于患处，2小时后用微温醋汤洗去。

【功效】主治疔疮恶肿。

【来源】民间验方。

【注意】颜面部禁用。

◆ 偏方13 葱头雄黄敷方

【配方】葱头60克，雄黄30克。

【用法】上药捣烂敷患处。

【功效】主治蛇头疔。

【来源】民间验方。

◆ 偏方14 芋艿外敷方

【配方】生芋艿头、盐各适量。

【用法】将生芋艿头加盐少许，捣烂敷于患处，1日2次。

【功效】主治蛇头疔。

【来源】民间验方。

【注意】如有皮肤过敏者，以生姜捣汁，轻轻擦拭可解。

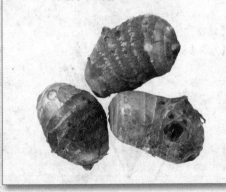

◆ 偏方15　艾灸方

【配方】生姜1块，石雄末、艾绒、枣肉适量。

【用法】生姜切片，中心挖一圆孔，敷于肿处，以石雄末和艾绒捻成艾炷，置姜孔处灸49壮，再取枣肉敷之。

【功效】主治疔疮初起。

【来源】民间验方。

【注意】若已成脓，用剪刀（消毒）剪去脓尖，再用此方。颜面部勿用。

◆ 偏方16　菊叶敷贴方

【配方】菊花叶、黑糖各适量。

【用法】菊花叶与等量黑糖同捣成泥状，贴于患部，至多3~5次。

【功效】主治膝盖毒疔。

【来源】民间验方。

◆ 偏方17　祛疔法

【配方】蜂巢1小片，乳香、没药、白芷、三黄（黄芩、黄柏、大黄）各3克。

【用法】蜂巢烧灰存性，后几味研末，将诸药混匀，调成药末调擦患处。每日2次。

【功效】本方用于治疗膝盖毒疔，有一定疗效。

【来源】民间验方。

◆ 偏方18　半边莲外敷方

【配方】半边莲根、白酒各适量。

【用法】半边莲根洗净，捣烂如泥，入酒和匀再捣，敷患处，每日2~3次，连用3~5日。

【功效】主治蛇头疔。

【来源】民间验方。

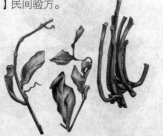

◆ 偏方19　葱韭丝瓜方

【配方】连须葱白、丝瓜叶、韭菜各适量。

【用法】上3味洗净共捣烂，以酒调和，病在左手贴左腋下，在右手贴右腋下，在左足贴左胯，在右足贴右胯，盖以纱布，胶布固定。

【功效】主治鱼脐疔初起。

【来源】民间验方。

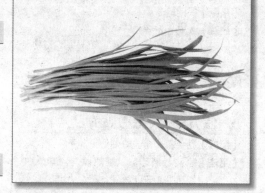

◆ 偏方20　蒜醋膏

【配方】新鲜大蒜、醋各适量。

【用法】将蒜捣成糊状，包入消毒纱布中拧汁，和等量醋放入锅内，用小火熬成膏状，敷患处。每日1次。

【功效】本方一般在疔疮未化脓时效果较佳，但也可治疗已化脓的疔疮。轻者3天，重者7天左右为1疗程。

【来源】《葱姜蒜治百病》。

◆ 偏方21　葱蜜蒲公英方

【配方】蒲公英、蜂蜜、葱白各30克。

【用法】将蒲公英、葱白洗净，共捣成泥状，加入蜂蜜调匀成膏。用时将其摊于纱布上，外敷患处以胶布固定，每日换药1次，连敷数日。

【功效】本方适用于疔疮。

【来源】《蜂产品治百病》。

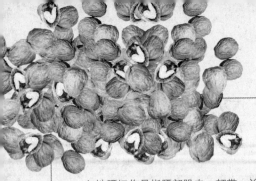

16种偏方治疗腰扭伤

急性腰扭伤是指腰部肌肉、韧带、关节囊、筋膜等部位的急性损伤，俗称"闪腰岔气"。常见表现是腰部强直疼痛，前后俯仰及转动受限，行走困难，咳嗽时疼痛加重，腰肌紧张，压痛点明显。

急性腰扭伤多为突然遭受间接外力所致，如搬运重物、用力过度或体位不正。扭伤急性期应卧床休息，压痛点明显者可做痛点封闭治疗，并辅以物理疗法。也可局部敷贴活血、散瘀、止痛药膏。症状减轻后，可逐渐开始腰背肌锻炼。

🌿 中草药方

◆ 偏方1 鳖甲酒

【配方】鳖甲、黄酒各适量。

【用法】鳖甲炒后研末，热黄酒送服，每服3克，每日2次。

【功效】主治闪腰疼痛。

【来源】民间验方。

◆ 偏方2 葡萄神曲方

【配方】葡萄、神曲各30克，黄酒适量。

【用法】葡萄、神曲烧灰，用黄酒送服，酌量服用。

【功效】主治急性腰扭伤。

【来源】民间验方。

◆ 偏方3 补骨脂桃仁饮

【配方】核桃仁30克，补骨脂15克。

【用法】上2味加水适量，煎汤饮服，将核桃仁细嚼吃下。每日1次，7~10日为1疗程。

【功效】本方壮腰补肾，主治急性腰扭伤。

【来源】民间验方。

◆ 偏方4 赤豆金针饮

【配方】赤小豆30克，金针菜鲜根10克，黄酒适量。

【用法】前2味水煎，去渣，冲入黄酒，适量温服。

【功效】主治腰扭伤，瘀肿疼痛。

【来源】民间验方。

◆ 偏方5 韭菜根饮

【配方】韭菜根30克，黄酒100毫升。

【用法】韭菜根切细，用黄酒煮熟，过滤取汁，趁热饮，每日1~2次。

【功效】主治急性腰扭伤。

【来源】民间验方。

◆ 偏方6 老丝瓜方

【配方】老丝瓜1个，白酒适量。

【用法】将老丝瓜切片晒干，于铁锅内用文火焙炒成棕黄色，研末，用白酒冲服。每服3克，每日2次，连用3日。

【功效】活血止痛，治疗腰扭伤。

【来源】民间验方。

◆ 偏方7 赤小豆酒

【配方】赤小豆50克，白酒适量。

【用法】赤小豆炒热，加酒拌匀，日服2次，每次1剂，服时把豆嚼碎连酒一起咽下。

【功效】主治急性腰扭伤。

【来源】民间验方。

◆ 偏方8　葡萄干汤

【配方】葡萄干、酒各适量。

【用法】葡萄干用酒煎成汤剂，饮服，每日
　　　　1剂，连用2~3剂。

【功效】主治急性腰扭伤。

【来源】民间验方。

◆ 偏方9　冬瓜皮酒

【配方】冬瓜皮30克，白酒适量。

【用法】将冬瓜皮煅炭存性，研末，白酒送
　　　　服，每日1次，3~5日为1疗程。

【功效】本方理气、活血、止痛，主治腰扭伤。

【来源】民间验方。

◆ 偏方10　西瓜皮方

【配方】西瓜皮100克，盐、白酒各适量。

【用法】将西瓜皮切片阴干，研末，以盐、
　　　　白酒饭后调服。每日3次，每次3克，
　　　　连用3日。

【功效】主治急性腰扭伤。

【来源】民间验方。

◆ 偏方11　土鳖黄酒方

【配方】土鳖虫4个，黄酒适量。

【用法】土鳖虫瓦上焙黄，研为细末，黄酒
　　　　送服。每日早晚各1次，2次服完。

【功效】主治腰扭伤。

【来源】民间验方。

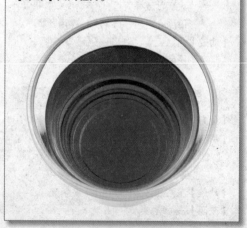

◆ 偏方12　菠菜汁酒

【配方】菠菜500克，黄酒适量。

【用法】菠菜去根洗净，捣烂，用纱布绞汁
　　　　100毫升，用黄酒冲服，每日2次。

【功效】主治急性腰扭伤。

【来源】民间验方。

◆ 偏方13　酒煮核桃仁

【配方】核桃仁60克，红糖30克，黄酒30毫升。

【用法】核桃仁与黄酒一起煮熟，加入红糖。
　　　　睡前服用。

【功效】主治急性腰扭伤。

【来源】民间验方。

◆ 偏方14　茶醋方

【配方】浓茶汁200毫升，米醋100毫升。

【用法】上2物共放锅内烧热，1次服完。

【功效】主治闪挫腰痛。

【来源】民间验方。

食疗药方

◆ 偏方15　红花炒鸡蛋

【配方】红花10克，鸡蛋2个。

【用法】将鸡蛋打在碗内，放入红花，搅拌
　　　　均匀，用油炒熟（不加盐），每日1次。

【功效】主治急慢性腰扭伤。

【来源】民间验方。

◆ 偏方16　韭菜炒虾米

【配方】韭菜60克，虾米30克，黄酒、植
　　　　物油各适量，盐少许。

【用法】按常法炒韭菜、虾米，用黄酒送服，
　　　　每日1次。

【功效】本方壮腰益肾、活血止痛，主治急
　　　　性腰扭伤。

【来源】民间验方。

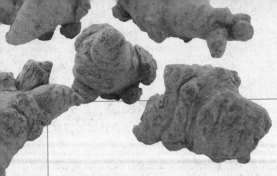

36种偏方治疗骨折

骨折是由于遭受外力的伤害，使骨骼的完整性或连续性遭到破坏。骨折的诊断除病史和症状外，应结合X线摄片检查确诊，以了解骨折的移位情况，为治疗提供参考。

一旦发生骨折，骨折部位会产生疼痛、肿胀、瘀斑和功能障碍，检查时还可听到骨断端相互摩擦的声音（即骨擦音）。若伴有血管和神经损伤，可使肢体远端产生缺血或麻木、运动障碍等现象。骨折后因剧烈疼痛，出血过多，或并发头、胸、腹部脏器损伤时可产生休克。

发生骨折后应注意休息与调养，不宜过早恢复工作。骨折病人由于出血及组织损伤带来的肿痛，体内组织蛋白质的分解加速，若不给患者补充营养，则会耗用自体的肌肉和脂肪，身体明显消瘦。因此，对于骨折病人来说，除积极采用中西医疗法进行必要的复位、固定与药物治疗外，必须给予适当的饮食、药膳调理，使骨折能顺利康复。

🌿 中草药方

◆ 偏方1　甜瓜子蟹末饮

【配方】甜瓜子100克，螃蟹1只，黄酒适量。

【用法】将甜瓜子、螃蟹共研为末。黄酒、温水各半冲服，每服9克，日服2次。

【功效】促进骨折愈合。

【来源】民间验方。

◆ 偏方2　骨碎补酒

【配方】骨碎补60克，白酒500毫升。

【用法】骨碎补泡酒，7日后服用，每日2次，每次1小杯。

【功效】促进骨折愈合。

【来源】民间验方。

◆ 偏方3　玫瑰花根饮

【配方】玫瑰花根25克，黄酒适量。

【用法】玫瑰花根洗净，用黄酒煮，每日早、晚服用。

【功效】主治骨折、跌打损伤。

【来源】民间验方。

◆ 偏方4　川断碎补酒

【配方】川断15克，骨碎补15克，枸杞子6克，杜仲10克，白酒500毫升。

【用法】上药放入白酒中，浸半月后开始服用。每日1～2次，每次适量。

【功效】补肝肾，壮筋骨。适用于老年骨折体质虚弱、肝肾不足者。

【来源】民间验方。

◆ 偏方5　川芎酒

【配方】川芎30克，白酒500毫升。

【用法】川芎泡酒，7天后服用，每次10～20毫升，每日2～3次。

【功效】主治骨折、跌打疼痛。

【来源】民间验方。

◆ 偏方6　三七酒

【配方】三七10～30克，白酒500毫升。

【用法】三七泡酒，7日后服用，每次5～10毫升，每日2～3次。

【功效】主治骨折。

【来源】民间验方。

◆ 偏方7　红花苏归饮

【配方】 红花、苏木、当归各10克，红糖、白酒各适量。

【用法】 先煎红花、苏木，后入当归、白酒再煎，去渣取汁，兑入红糖。食前温服，每日2～3次，连服3～4周。

【功效】 活血化瘀，通络止痛。适用于骨折血肿疼痛之症。

【来源】 民间验方。

◆ 偏方8　接骨草酒

【组成】 接骨草叶500克，白酒适量。

【用法】 将接骨草叶捣烂，加少许白酒炒至略带黄色，然后用文火煎6～8个小时，搓挤出药汁过滤，配成45%酒精浓度的药酒500毫升。用时将接骨草酒浸湿夹板下纱布即可，每日2～3次。

【功效】 消肿止痛，促进患部毛细血管扩张，改善局部血液循环，有助骨折愈合。

【来源】 民间验方。

◆ 偏方9　全蟹黄酒饮

【配方】 全蟹（焙干）、黄酒各适量。

【用法】 全蟹研末，黄酒送服，每次9～12克。

【功效】 主治骨折。

【来源】 民间验方。

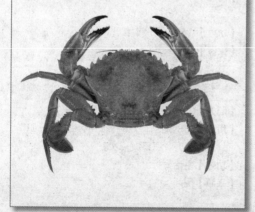

◆ 偏方10　杨梅根皮酒

【配方】 鲜杨梅根皮30～60克，糯米饭、黄酒各适量。

【用法】 杨梅根皮水煎去渣，冲黄酒。每日3次，适量温服。另用鲜杨梅根皮和糯米饭一同捣烂，敷于骨折处。

【功效】 本方散瘀止血，主治骨折肿痛，伴发热、倦怠、周身不适等症。

【来源】 民间验方。

◆ 偏方11　四味壮骨酒

【配方】 川芎50克，丹参50克，鱼骨20克，红花15克，白酒250克。

【用法】 先将鱼骨用菜油煎至色黄酥脆，与其余药物共为粗末，泡入白酒中，7日后即可服用。每服25毫升，连服10～15日。

【功效】 活血化瘀，消肿止痛。适用于骨折初期的治疗，症见伤处肿痛、瘀斑、周身不适、酸楚疼痛等。

【来源】 民间验方。

◆ 偏方12　牛蹄甲酒

【配方】 牛蹄甲50克，黄酒适量。

【用法】 牛蹄甲文火煮3～4小时，冲入黄酒少许。日服2次，每日1剂。

【功效】 止血，消瘀，接骨。主要用于骨折初期。

【来源】 民间验方。

◆ 偏方13　牛膝糯米醪

【配方】 牛膝500克，糯米1000克，甜酒曲适量。

【用法】 牛膝水煎，去渣取汁，部分药汁浸糯米，待糯米蒸熟后，将与另一部分药汁拌和的甜酒曲加入，于温暖处发酵为醪糟。每次取50克煮食，每日2次，连服3～4周。

【功效】 化瘀生新，补肝肾，壮筋骨。适用于骨折久不愈合者。

【来源】 民间验方。

◆ 偏方14　月季花汤

【配方】开败的月季花3~5朵，冰糖30克。

【用法】月季花洗净，加水2杯，文火煎至1杯。加冰糖，候温顿服。每日1~2次，连服3~4周。

【功效】本方活血化瘀，适用于骨折初期兼气血不调者。

【来源】民间验方。

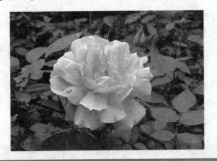

◆ 偏方15　土鳖虫酒

【配方】土鳖虫、黄酒各适量。

【用法】土鳖虫焙干研末，每日2次，每服5克，黄酒冲服。

【功效】主治骨折。

【来源】民间验方。

◆ 偏方16　茶叶枸杞叶方

【配方】茶叶、枸杞叶各500克，面粉适量。

【用法】上2味共晒干研末，加适量面粉糊黏合，压成小方块（约4克），烘干即得。每服1块，成人每日2~3次，沸水冲泡饮用。

【功效】主治骨折。

【来源】民间验方。

◆ 偏方17　壮骨散

【配方】麻皮、糯米、黑豆、栗子各等份，白酒适量。

【用法】前4味烧灰为末，白酒调服。

【功效】本方活血止痛，适用于骨折初期。

【来源】民间验方。

◆ 偏方18　鸭血黄酒方

【配方】鸭血、黄酒各适量。

【用法】鲜鸭血注入热黄酒，饮服。

【功效】主治骨折、跌打损伤。

【来源】民间验方。

◆ 偏方19　生地桃仁酒

【配方】桃仁（炒）、牡丹（去心）、桂枝（去粗皮）各25克，生地黄汁250毫升，黄酒500毫升。

【用法】前3味共研细末，与后2味同煎，去渣温饮1盏，不拘时，未愈再饮。

【功效】主治跌打损伤、瘀血在腹。

【来源】民间验方。

食疗药方

◆ 偏方20　羊脊羹

【配方】白羊脊骨1具，粟米500克，羊肾2个，红糖适量。

【用法】将白羊脊骨捣碎，同粟米加水适量，煮至骨熟，入羊肾，再煮候熟。将羊肾取出切片放入锅中，加调料适量，再煨作羹，待温食用。可分5~6次食，每日1~2次，连服3~4周。

【功效】补肾，强筋，壮骨。适用于骨折中、后期。

【来源】民间验方。

◆ 偏方21　蟹肉粥

【配方】新鲜河蟹2只，大米适量。

【用法】大米煮粥，粥成时入蟹肉，再配以适量姜、醋和酱油，即可食用。每日服1~2次，连服1~2周。

【功效】益气养血，接骨续筋。对不耐药苦，脾胃功能较弱的小儿骨折患者尤为合适。

【来源】民间验方。

◆ 偏方22　酒煮乌鸡

【配方】雌乌鸡1只，白酒2500毫升。

【用法】乌鸡去毛及内脏，洗净，置酒中共煮，至酒熬至一半即可。每日早、晚各饮服20～30毫升，连服10～15天。

【功效】补益肝肾，活血通络。适合骨折中、后期使用。

【来源】民间验方。

◆ 偏方23　归参羊肉羹

【配方】羊肉500克，当归、党参、黄芪各25克，调味料适量。

【用法】先将羊肉洗净放铁锅内，另将当归、黄芪、党参装入纱布袋中，扎口，放入锅中，再放葱、姜、盐、料酒，加适量水，武火煮沸，文火慢炖至羊肉烂熟即成。吃肉喝汤，可分2～3次用，每日服1～2次，连服2～3周。

【功效】补血益气，强筋壮骨。适用于骨折恢复期肝肾亏损者。

【来源】民间验方。

◆ 偏方24　三七蒸鸡

【配方】鸡肉250克，三七粉15克，冰糖（捣细）适量。

【用法】将三七粉、冰糖与鸡肉片拌匀，隔水密闭蒸熟。1日内分2次食用，连服3～4周。

【功效】活血化瘀，消肿止血。适用于老年体弱之骨折初期患者。

【来源】民间验方。

◆ 偏方25　黄芪粥

【配方】生黄芪30～60克，大米100克。

【用法】生黄芪浓煎取汁，加入大米煮粥。早、晚各服用1次。

【功效】本方益气养阴，促进骨折康复。

【来源】民间验方。

◆ 偏方26　归芪鸡汤

【配方】当归20克，黄芪100克，嫩母鸡1只。

【用法】当归、黄芪与嫩母鸡共煮成汤。每日2次，连服2～3周。

【功效】本方大补气血，适用于骨折后体质虚弱、气血两亏者。

【来源】民间验方。

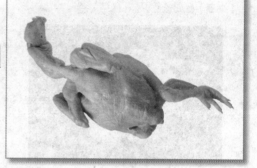

◆ 偏方27　益寿鸽蛋汤

【配方】枸杞子、龙眼肉、黄精各10克，鸽蛋4个，冰糖适量。

【用法】前3味同置锅中，加水750毫升煮沸，再把鸽蛋打入锅内，同时将冰糖放锅中同煮，至熟即成。每日1次，连服7日。

【功效】补肝肾，益气血。适用于骨折愈合较慢或久不愈合者。

【来源】民间验方。

◆ 偏方28　益母草煮鸡蛋

【配方】益母草15～30克，鸡蛋2个，红糖适量。

【用法】将益母草与鸡蛋放入水中同煮，待鸡蛋刚熟时去蛋壳，加入红糖，复煮片刻，吃蛋喝汤。每日1剂，连服10～15日。

【功效】本方益气血、强筋骨，适用于骨折中、后期患者。

【来源】民间验方。

◆ 偏方29 壮筋鸡

【配方】雄乌鸡1只（约500克），三七5克（切片），黄酒、酱油适量。

【用法】将乌鸡去毛及内脏，三七切片纳入鸡肚中，加入黄酒，隔水清炖，熟后用酱油蘸服。每日1～2次，连服1～2周。

【功效】本方益气血、补肝肾、强筋骨，可促进骨折愈合。

【来源】民间验方。

◆ 偏方30 猪骨消肿汤

【配方】新鲜猪长骨1000克，黄豆250克，丹参50克。

【用法】先将丹参洗净，加水煮汁，其汁与猪骨、黄豆同煮，待烂熟，加入少量桂皮、盐即成。每日服1～2次，连服1～2周。

【功效】补虚益胃，消肿止痛。适用于骨折肿痛明显、胃纳较差者。

【来源】民间验方。

外敷外用方

◆ 偏方31 葱糖敷贴方

【配方】葱白、白糖各适量。

【用法】上2味共捣烂如泥，敷于患处，盖以敷料，以纱布固定，每日更换1次。

【功效】主治跌打肿痛、骨折。

【来源】民间验方。

◆ 偏方32 绿豆土鳖方

【配方】土鳖3只，生绿豆、黄酒各适量。

【用法】绿豆捣成末，用锅炒成紫色，用黄酒调成稠糊，敷于伤处，再用纱布包扎，外用夹板固定。土鳖焙黄研成细末，用黄酒送服。

【功效】适用于骨折的辅助治疗。

【来源】民间验方。

◆ 偏方33 韭葱地龙方

【配方】韭菜60克，葱白30克，地龙20克。

【用法】上3味共捣烂，白酒调敷患处。

【功效】适用于骨折的辅助治疗。

【来源】民间验方。

◆ 偏方34 葱白蜈蚣方

【配方】葱白2根，蜈蚣1条，荸荠1个。

【用法】上3味共捣如膏状，敷于患处，盖以敷料，胶布固定，每日更换1次。

【功效】主治骨折、跌打损伤。

【来源】民间验方。

◆ 偏方35 茶叶敷贴方

【配方】茶水、硫黄各适量。

【用法】先以茶水洗净患处，茶叶嚼烂后吐在碗中，加入1小匙硫黄，搅拌后敷于患处，12小时换1次。

【功效】主治骨折。

【来源】民间验方。

◆ 偏方36 大黄生姜方

【配方】大黄、生姜汁各适量。

【用法】大黄研细末，以生姜汁调如糊状。敷患处，盖以纱布，胶布固定。

【功效】主治骨折。

【来源】民间验方。

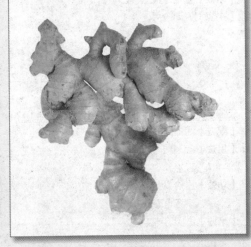

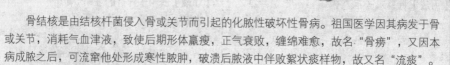

6种偏方治疗骨结核

　　骨结核是由结核杆菌侵入骨或关节而引起的化脓性破坏性骨病。祖国医学因其病发于骨或关节，消耗气血津液，致使后期形体羸瘦，正气衰败，缠绵难愈，故名"骨痨"，又因本病成脓之后，可流窜他处形成寒性脓肿，破溃后脓液中伴败絮状痰样物，故又名"流痰"。

　　本病患者的年龄一般在30岁以下，10岁以下特别是3～5岁的学龄儿童发病率最高。发病部位多在负重大、活动多、容易发生劳损的骨或关节，其中脊柱最多，其次是膝、髋、肘、踝等关节，四肢骨、胸骨、肋骨、颅骨等则很少发病。

🌿 中草药方

◆ 偏方1　乌梢蛇黄酒方

【配方】干燥乌梢蛇（去头、皮研细末）1条，黄酒适量。

【用法】每次取蛇末3克，黄酒冲服，每日3次，5周为1疗程。

【功效】主治骨结核。

【来源】民间验方。

◆ 偏方2　葡萄根方

【配方】葡萄根或藤60～90克，白酒适量。

【用法】葡萄根或藤加酒、水合煎服，并以鲜根皮捣烂敷患处。

【功效】主治寒性脓疡、风毒流痰。

【来源】民间验方。

🍵 食疗药方

◆ 偏方3　黄芪虾肉方

【配方】活虾肉7～10只，生黄芪10克。

【用法】上2味同煮为汤，吃虾喝汤，每日1次。

【功效】主治骨结核，对寒性脓疡、久不收口者也有效。

【来源】民间验方。

👐 外敷外用方

◆ 偏方4　鲜姜敷方

【配方】鲜姜适量。

【用法】姜洗净捣烂，加水煮沸1个小时，毛巾浸入后拧半干，敷患处，如此反复至局部发红为度，每日早、晚各1次。

【功效】本方用治骨结核未溃时，可散瘀止痛。

【来源】《葱姜蒜治百病》。

◆ 偏方5　乌赤肉桂方

【配方】草乌50克，赤芍20克，肉桂25克，白酒适量。

【用法】前3味共研细末，酒调敷患处。

【主治】适用于骨结核初期。

【来源】民间验方。

◆ 偏方6　温灸方

【配方】附子12克，艾绒30克，黄酒适量。

【用法】附子研细捣烂，黄酒调拌，外敷患处，然后温灸。

【功效】主治骨结核。

【来源】民间验方。

TIPS

附子能使神经中枢兴奋，有强心作用，使心脏收缩幅度增高。但生用或用量过大易中毒，导致心律不齐，甚至心跳停止。

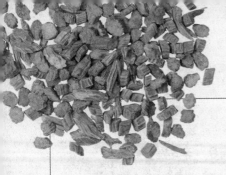

11种偏方治疗肠梗阻

肠梗阻是指肠内容物阻于肠道不能顺利通过而导致的急腹症。其临床表现是阵发性腹部绞痛，腹胀明显，叩之可闻及咚咚的声音，病人呕吐不止，可呕出胃的内容物和胆汁，有时呕出类臭样肠内容物，排气和排便停止等。由于剧烈呕吐和毒素吸收，病人可出现脱水和休克。绞榨性肠梗阻如不及时解除，可很快导致肠坏死和穿孔，发生严重的腹膜炎和全身中毒，因此必须积极救治。

中草药方

◆ 偏方1　大蒜饮

【配方】大蒜2～3头。

【用法】将大蒜捣烂，用开水冲入，在疼痛欲发或已发时服。

【功效】行气健胃，消炎杀虫。主治蛔虫性肠梗阻。

【来源】民间验方。

◆ 偏方2　萝卜芒硝饮

【配方】鲜萝卜片1000克，芒硝60克。

【用法】上2味加水500毫升，煎取200毫升，口服，1次1剂，每日2～3次。

【功效】主治肠梗阻。

【来源】民间验方。

◆ 偏方3　姜蜜豆油方

【配方】鲜生姜30克，蜂蜜60毫升，豆油50～100毫升。

【用法】生姜捣碎绞取汁，与蜂蜜、豆油（或花生油）调匀，此为1剂。其中的豆油，14岁以下用50毫升，14岁以上用100毫升。服用量为：15岁以下1/4～2/3剂，15岁以上1剂，每日3次。

【功效】主治蛔虫性肠梗阻。

【来源】民间验方。

◆ 偏方4　葱汁香油方

【配方】葱白60克，香油40毫升。

【用法】葱白用凉开水洗净，捣烂，置消毒纱布中挤汁，加入香油拌匀备用。成人每次服40毫升，15岁以下儿童每次服20毫升，每6小时服1次。

【功效】主治蛔虫性肠梗阻。

【来源】民间验方。

◆ 偏方5　五味通肠饮

【配方】当归15克，乌药9克，桃仁、青皮、陈皮各6克。

【用法】上5味加水500毫升，煎取200毫升，口服，每日1剂，分2次服。

【功效】主治肠梗阻。

【来源】民间验方。

◆ 偏方6　黄姜豆霜丸

【配方】大黄、干姜各60克，豆霜20克，蜂蜜适量。

【用法】上药为末，炼蜜为丸，如绿豆大。成人每服15～20丸，开水送下。

【功效】主治肠梗阻。

【来源】民间验方。

◆ 偏方7　牛膝木瓜酒

【配方】木瓜、牛膝各50克，白酒500毫升。

【用法】木瓜、牛膝浸于白酒中，7日后便可饮用。每晚睡前饮1次，每次饮量可根据个人酒量而定，以能耐受为度。上述药量可连续浸泡3次。

【功效】本方活血通络，主治粘连性肠梗阻。

【来源】民间验方。

◆ 偏方8　黄米粉合剂

【配方】生大黄粉15克，炒米粉9克，蜂蜜60克。

【用法】将大米炒香（勿焦）研成粉末，合大黄粉调入蜂蜜内，加适量的温开水搅匀备用。每日服1汤匙，分12次服完，服至排出蛔虫为止。若服完1剂未见排出，可以再服。

【功效】主治蛔虫性肠梗阻。

【来源】《中医杂志》，1965（8）。

外敷外用方

◆ 偏方9　辛皂药条

【配方】细辛、皂角各等份。

【用法】上药共研细末，炼蜜至滴水成珠，将两者按3∶7混合调匀，制成通便药条塞入肛门。一般30分钟可见排便、排虫。

【功效】主治蛔虫性肠梗阻。

【来源】《常见病中草药外治疗法》。

◆ 偏方10　牙皂熏肛法

【配方】猪牙皂角60克。

【用法】将牙皂入煤炉，燃炭令烧烟。患者肛门对准烟上，熏10～15分钟即有肠鸣声；如未见效，则依上法继续熏1～2次。

【功效】主治急性肠梗阻。

【来源】《常见病中草药外治疗法》。

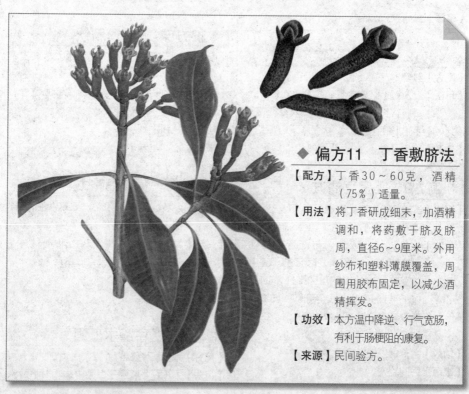

◆ 偏方11　丁香敷脐法

【配方】丁香30～60克，酒精（75％）适量。

【用法】将丁香研成细末，加酒精调和，将药敷于脐及脐周，直径6～9厘米。外用纱布和塑料薄膜覆盖，周围用胶布固定，以减少酒精挥发。

【功效】本方温中降逆、行气宽肠，有利于肠梗阻的康复。

【来源】民间验方。

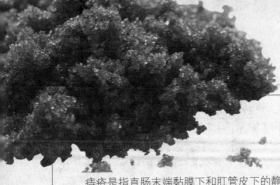

44种偏方治疗**痔疮**

痔疮是指直肠末端黏膜下和肛管皮下的静脉丛发生扩大曲张所形成的柔软静脉团，包括内痔、外痔及混合痔。症状为便血，直肠脱垂、肿痛，大便习惯改变，局部分泌物增多，甚则流脓流水。

造成痔疮的原因很多，如饮酒无度，过食辛辣刺激食物，或久坐久立，缺乏运动，房事过度，妊娠生产，泻痢过久或长期便秘等。

痔疮患者注意事项：久坐久站的人，要适当改变体位，积极锻炼身体；饮食要节制，多食蔬菜、水果，少吃刺激性食物；保持大便通畅，养成定时排便的习惯，不宜在排便时看书、读报或过分用力；便后用温水清洗肛门，除能使肛门清洁外，并可改善局部血液循环，患病时或手术后还可坐浴，以使肿胀消退，痛苦减轻，促进疮口愈合；如大便干燥，可使用缓泻剂。

🌿 中草药方

◆ 偏方1 白糖炖鱼胶

【配方】鱼胶 30 克，白糖 60 克。

【用法】鱼胶与白糖加清水放在瓦罐内，隔水炖。每日 1 次，连服数次。

【功效】主治痔疮。

【来源】民间验方。

◆ 偏方2 金针菜红糖水

【配方】金针菜、红糖各 120 克。

【用法】先将金针菜用水 2 碗煎成 1 碗，加入红糖调拌，待温服下。

【功效】适用于痔疮初起。

【来源】民间验方。

◆ 偏方3 丹皮饼

【配方】牡丹皮、糯米各500克。

【用法】上药共为细末，和匀。每日100克，以清水调和，捏成拇指大小饼，用菜油炸成微黄色，早晚2次分服，连用10日为1疗程。若嫌硬，可稍蒸软后再吃，一般连用1～2个疗程。

【功效】主治痔疮。

【来源】《四川中医》，1987（3）。

◆ 偏方4 蕹菜汁蜜膏

【配方】蕹菜 2000 克，蜂蜜 250 克。

【用法】蕹菜洗净，切碎捣汁。菜汁放入锅内，先以武火后以文火煎煮浓缩。较稠厚时加入蜂蜜，再煎至稠黏如蜜时，停火，待冷装瓶备用。每次服 1 汤匙，以沸水冲化饮用，每日 2 次。

【功效】本方清热止血，适用于外痔。

【来源】民间验方。

◆ 偏方5 薏仁菱角茶

【配方】菱角 60 克，薏苡仁 30 克，绿茶 1 克。

【用法】前 2 味加水 600 毫升，煮沸 30 分钟，加入绿茶。分 3 次服，可复煎续服，日服 1 剂。

【功效】适用于痔疮伴眩晕耳鸣、心悸乏力者。

【来源】民间验方。

◆ 偏方6　木耳芝麻茶

【配方】黑木耳、黑芝麻各60克。

【用法】上2味各分二份，一份炒熟，一份生用。然后生熟混合。每服15克，以沸水冲泡，闷15分钟，代茶频频饮之，每日1～2次。

【功效】主治内痔黏膜糜烂、下血不止。

【来源】《医学指南》。

◆ 偏方7　木槿花茶

【配方】木槿花适量（鲜品30～60克，干品6～9克）。

【用法】木槿花去杂质，加水适量，煎汤代茶。每日1剂，不拘时服。

【功效】本方活血祛瘀，主治痔核初发，症见黏膜瘀血、肛门不适等。

【来源】《本草纲目》。

◆ 偏方8　茄子酒

【配方】大茄子3个，酒1000克。

【用法】将茄子用湿纸裹，于灰火内煨熟取出，入瓷罐内，趁热用酒沃之，以蜡纸封口，经3宿去茄子。空腹温服，随量，上药为1疗程量。

【功效】适用于痔疮便血日久、眩晕耳鸣、心悸乏力者。

【来源】《圣济总录》。

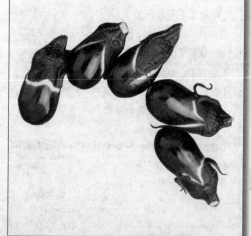

◆ 偏方9　糖酒方

【配方】白酒100毫升，红糖100克。

【用法】上2味放入铁锅内熬成褐色糖稀状。1剂分2日服，每日早、晚各1次，用温开水送服。

【功效】主治痔核初发。

【来源】民间验方。

◆ 偏方10　愈痔酒

【配方】血三七30克，白酒1000克。

【用法】三七入酒浸泡1周，每晚临睡前服15～20毫升。

【功效】活血止痛，适用于湿热下注型痔疮。

【来源】民间验方。

◆ 偏方11　健脾益气粉

【配方】山药、薏苡仁、莲子、红枣各100克，糯米500克，白糖适量。

【用法】前5味炒熟后，共为细末。每次取50克，加适量白开水和白糖调匀后服食，每日2次。

【功效】补益气血，适用于痔疮下血。

【来源】民间验方。

🫖 食疗药方

◆ 偏方12　金樱子粥

【配方】大米100克，金樱子30克。

【用法】将金樱子洗净，加水煮汁30分钟，去渣取汁。以汁煮大米成粥，粥熟，加白糖服食。

【功效】本方固精涩肠，适用于中气不足所致之痔疮、脱肛。

【来源】民间验方。

◆ 偏方13　黄芪粥

【配方】黄芪30克，大米200克。

【用法】黄芪切细，与大米一起加水1000克煮粥，煎成约750克去渣，空腹食之。

【功效】本方有补血止血之功效，主治痔疮下血不止。

【来源】民间验方。

◆ 偏方14　无花果粥

【配方】无花果6枚，大米100克，蜂蜜50克。

【用法】先将大米煮粥，加入无花果（去皮）、蜂蜜，再煮沸5分钟即可。温热服食，每日1次，10日为1疗程。

【功效】主治痔疮便血。

【来源】民间验方。

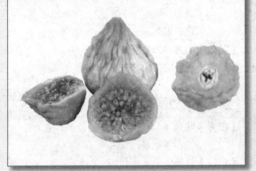

◆ 偏方15　参糖鸡蛋汤

【配方】鸡蛋2个，苦参、红糖各60克。

【用法】以苦参煎汁，取汁与鸡蛋、红糖同煮至蛋熟，去壳，汤蛋同服，每日1剂。

【功效】本方清热、利湿、止血，主治痔疮引起的肛门坠胀灼痛、便血、大便干结等。

【来源】《家用便方》。

◆ 偏方16　菠菜猪红汤

【配方】鲜菠菜500克，猪血250克。

【用法】将菠菜洗净切断，猪血切成块状，加清水适量，煮汤，调味后服食，亦可佐餐食用。每日或隔日1次，连服2~3次。

【功效】适用于湿热性痔疮、便秘。

【来源】民间验方。

◆ 偏方17　砂锅甲鱼

【配方】活甲鱼1只（重约400克），熟火腿肉、水发香菇各15克，清汤1000克，调料适量。

【用法】将甲鱼宰杀，去甲剁块，下入清汤锅中炖煮，纳入调料，至七八成熟时，加入火腿肉及香菇，炖至酥烂入味，即可上桌食用。

【功效】适用于痔疮便血兼中气不足者。

【来源】民间验方。

◆ 偏方18　黑木耳糯米粥

【配方】黑木耳、糯米各100克。

【用法】黑木耳煮后取汁，与糯米煮成粥，顿服。

【功效】适用于内痔炎症期的治疗，症见肛门坠胀灼痛、便血、口干、口苦等。

【来源】民间验方。

◆ 偏方19　荸荠汤

【配方】鲜荸荠500克，红糖90克。

【用法】荸荠加红糖及适量水，煮沸1小时，取荸荠汤分次服，可连服3天。亦可每日生吃鲜荸荠120克，分1~2次服。

【功效】主治湿热引发的痔疮出血。

【来源】民间验方。

◆ 偏方20　鸡冠花蛋汤

【配方】白鸡冠花15~30克，鸡蛋1~2个。

【用法】鸡冠花加水2碗，煎至1碗，去渣，将鸡蛋去壳加入，煮熟后服食。每日1次，连服3~4次。

【功效】本方有凉血止血之功效，主治痔疮出血。

【来源】民间验方。

◆ 偏方21　黄酒猪皮汤

【配方】猪皮150克，红糖50克，黄酒300毫升。

【用法】以黄酒加等量水煮猪皮，文火煮至
　　　　稀烂，加红糖，吃猪皮饮汤。分2次
　　　　1日服完，可连服数日。

【功效】养阴清热，适用于内痔下血。

【来源】民间验方。

◆ 偏方22　槐花煮猪肠

【配方】猪大肠1条，槐花少许，米醋适量。

【用法】猪大肠洗净阴干，槐花炒为末，填
　　　　入肠内，扎紧两头，用米醋将其煮
　　　　烂，去槐花食大肠。分2～3次1日之
　　　　内食完。

【功效】适用于湿热下注型痔疮。

【来源】民间验方。

◆ 偏方23　炒蚌肉

【配方】鲜蚌肉250克，生姜10克，花生油
　　　　少许。

【用法】蚌肉先用花生油炒，入切碎的生姜，
　　　　加水适量，煮烂，盐调味，空腹1
　　　　次食完。隔天1次，7次为1疗程。

【功效】主治痔疮。

【来源】民间验方。

◆ 偏方24　僵蚕藕汤

【配方】鲜藕500克，白僵蚕7个，红糖120克。

【用法】将藕洗净切片，与僵蚕、红糖放在
　　　　锅中加水煎煮，吃藕喝汤。每日1次，
　　　　连服7日。

【功效】主治痔疮出血。

【来源】民间验方。

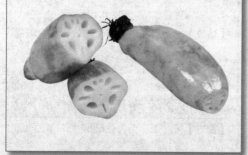

◆ 偏方25　红枣乌鱼汤

【配方】乌鱼500克，红枣50克，盐、姜少许。

【用法】红枣去核，同乌鱼用砂锅炖至烂熟，
　　　　放盐、姜调味即可。

【功效】本方补益气血，适用于痔疮体虚者。

【来源】民间验方。

◆ 偏方26　韭菜蒸鲫鱼

【配方】鲫鱼1条，韭菜适量，酱油、盐少许。

【用法】将鱼开膛去杂物留鳞，鱼腹内纳入
　　　　韭菜，放入盘内，加酱油、盐，盖
　　　　上盖，蒸半小时即成。食鱼肉喝汤，
　　　　每日1剂。

【功效】本方凉血利肠，主治内外痔。

【来源】民间验方。

◆ 偏方27　烩鳝鱼丝

【配方】鲜鳝鱼400克，酱油、醋、红糖、
　　　　淀粉各适量。

【用法】将鳝鱼的头骨、内脏去掉，洗净切丝，
　　　　先以油煸炒，烹酱油、醋、红糖少许，
　　　　加水稍煮，加淀粉汁，待汤透明后
　　　　即可食之。

【功效】主治湿热下注型痔疮出血。

【来源】民间验方。

◆ 偏方28　万年青根猪肉汤

【配方】瘦猪肉25个，万年青根150克。

【用法】2物共煎煮至极烂，滤去渣，吃肉饮
　　　　汤。每日1次，连续服用。

【功效】本方养阴清热，适用于内痔下血。

【来源】民间验方。

◆ 偏方29　清蒸茄子

【配方】茄子1～2个，调料适量。

【用法】茄子洗净后置盘中，加油、盐少
　　　　许，放入锅中隔水蒸熟后服食。

【功效】消肿止痛，治内痔初期便血肿痛。

【来源】民间验方。

外敷外用方

◆ 偏方30　芫荽熏洗方

【配方】芫荽、芫荽子、醋各适量。

【用法】用芫荽煮汤熏洗，同时醋煮芫荽子，
　　　　布浸后趁热敷患部。

【功效】本方活血祛瘀，主治痔核初发，症
　　　　见肛门轻微出血、瘀阻作痛等。

【来源】民间验方。

◆ 偏方31　乌梅枇杷方

【配方】乌梅、枇杷叶（蜜炙）各适量。

【用法】乌梅煎汤外洗。再将2物焙干，共
　　　　为细末，外敷患处。

【功效】主治痔疮肿痛。

【来源】民间验方。

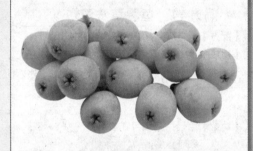

◆ 偏方32　南瓜子熏剂

【配方】南瓜子1000克。

【用法】加水煎煮，趁热熏肛门。每日最少2
　　　　次，连熏数日。

【功效】主治内痔。

【来源】民间验方。

◆ 偏方33　茶叶蜈蚣散

【配方】茶叶、蜈蚣各适量。

【用法】上2味炙香，捣细过筛，用甘草水
　　　　洗疮口，将药末敷上。

【功效】主治痔疮属气血瘀滞者。

【来源】民间验方。

◆ 偏方34　丝瓜敷贴方

【配方】老丝瓜1根（约250克），石灰、雄
　　　　黄各15克。

【用法】老丝瓜烧成灰，石灰、雄黄研为细
　　　　末，加猪胆汁、鸡蛋清及香油各适量，
　　　　调敷患处，每日2次。

【功效】主治痔漏脱肛。

【来源】民间验方。

◆ 偏方35　无花果叶方

【配方】无花果叶40克。

【用法】上药水煎取1000毫升，趁热熏肛
　　　　门，待水温降至约38℃时，淋洗患
　　　　处，每日1次，5～10次为1疗程。

【功效】主治痔疮下血、便血。

【来源】民间验方。

◆ 偏方36　木鳖葱青熏洗汤

【配方】木鳖子30克，葱青、蜂蜜各适量。

【用法】刮取葱青内涎，加入蜂蜜少许，调
　　　　匀成药。先用木鳖子煎汤熏洗患部，
　　　　然后敷药，每日1次。

【功效】主治外痔。

【来源】民间验方。

◆ 偏方37　颠肛疗法

【用法】睡前醒后，可在床上练习本法。姿
　　　　势取侧卧位。全身放松入静，意守肛
　　　　门。双足微屈，大腿与小腿约成45
　　　　度角。手掌及指紧靠臀部上侧，离肛
　　　　门寸许。手指贴肉，轻轻上下拍打颠
　　　　动，由慢到快，逐步增加到每分钟30
　　　　次。约15分钟后，翻身换手，继续进行。
　　　　此外，每天便后或睡前，应用纱布蘸
　　　　温开水洗净肛门。坐垫应松软，以减
　　　　少臀部的压迫。在瘘管发炎时，则暂
　　　　停颠肛。

【功效】本法对痔疮的康复颇有助益。

【来源】民间验方。

◆ 偏方38 鱼腥草敷贴方

【配方】鱼腥草60克，马齿苋、败酱草各30克，明矾10克。

【用法】上药加水2000毫升，煮沸后滤去药渣。待药水凉温熏洗患处，先熏后洗。每日2次，每次约20分钟。

【功效】主治血栓性外痔。一般使用3～4天后，血肿即可消散。

【来源】民间验方。

◆ 偏方39 蒲公英熏洗方

【配方】鲜蒲公英全草100～200克（干品50～100克）。

【用法】每日1剂，水煎服。止血则炒至微黄用，对内痔嵌顿及炎性外痔配合水煎熏洗。

【功效】主治痔疮有良效。

【来源】《陕西中医》，1987（8）。

◆ 偏方40 坐浴法

【配方】生杉树根500克。

【用法】上药加水3000毫升，煎至2000毫升，将药水倒入盆内，待水温降至40℃左右时坐浴。1日2～3次，每次10分钟。

【功效】主治外痔、混合痔。

【来源】民间验方。

◆ 偏方41 菖蒲根洗剂

【配方】水菖蒲根200克（鲜者加倍）。

【用法】上药加水2000毫升，煎沸10分钟去渣（药渣可保留作第2次用，1剂药可连用2次），取药液先熏后坐浴10～20分钟。坐浴时取1小块药棉，来回擦洗肛门，洗完后药液可保留，下次煮开消毒后可重复使用。每日2次，连洗1～3日。

【功效】主治各型痔疮。

【来源】《四川中医》，1984（1）。

◆ 偏方42 外痔坐浴方

【配方】鲜案板草2000克（干品500克）。

【用法】上药为1次药量，加水煎开10分钟后倒入盆中，待温时，坐浴30分钟，再将药渣敷于患处30分钟，每日3次，4日为1疗程。

【功效】主治外痔。

【来源】《四川中医》，1987（3）。

◆ 偏方43 药气熏蒸方

【配方】枯矾、牙硝、大黄、五倍子各等份。

【用法】4味药放入瓦罐，与清水合煎，瓦罐要盖密，以免药气外泄。以此药气熏患处，数次即愈。

【功效】此法治内、外痔，脱肛效果均佳。

【来源】民间验方。

◆ 偏方44 鱼腥草洗液

【配方】干鱼腥草100克（鲜者250克）。

【用法】上药水煎后倒入盆内，患者坐于上，先用蒸气熏，待水蒸气少、水温接近体温时，再用纱布洗患处，每日2～3次。

【功效】主治痔疮及肛门瘙痒，一般2～3日即可止痛消肿。

【来源】《浙江中医杂志》，1991（4）。

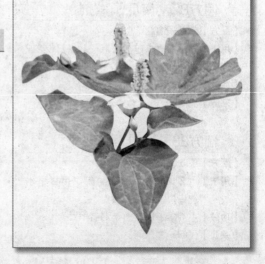

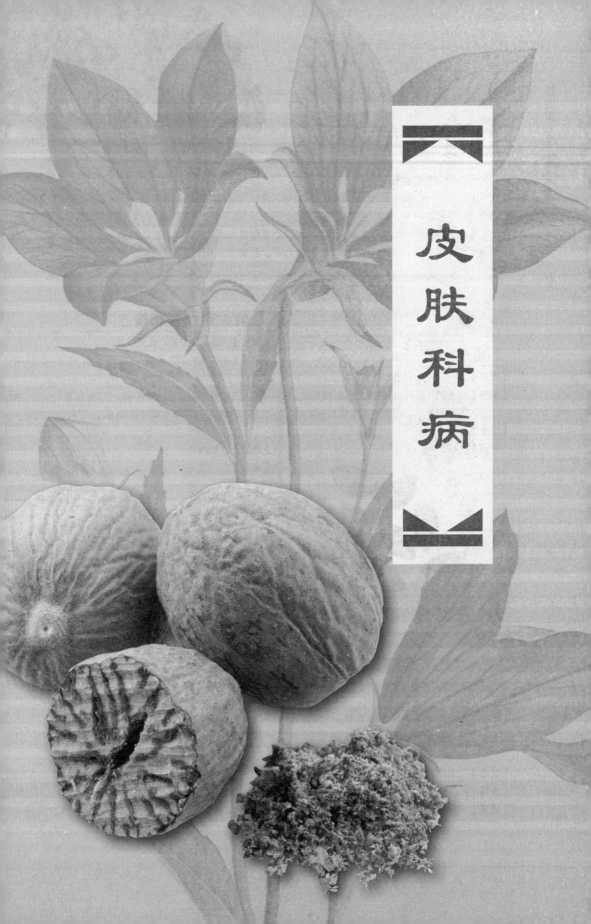

皮肤科病

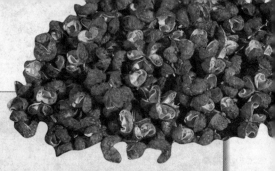

5种偏方治疗**斑秃**

斑秃是指突然发生的局限性斑片状脱发。现代医学认为可能与自身免疫或内分泌功能障碍有关。本病可归属于祖国医学的"油风"等范畴，其病因病机为肝肾阴虚、情志不畅、肝气郁结、气滞血瘀等。

本病患者一般都是突然发病，因无自觉症状常被他人无意中发现。患处皮损特点为脱发处呈圆形或椭圆形，界线清楚，表面无炎症现象。脱发区数目不定，大小不一。

中草药方

◆ 偏方1 归子丸

【配方】当归、柏子仁各500克。

【用法】将上药共研细末，炼蜜为丸如黄豆大，每日服3次，每次9克，饭后服。

【功效】主治斑秃。

【来源】《陕西中医》，1987（9）。

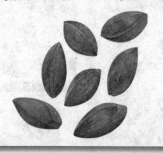

食疗药方

◆ 偏方2 酥蜜粥

【配方】酥油20～30克，蜂蜜15克，大米100克。

【用法】先将大米洗净，加水煮粥，烧沸后加入酥油和蜂蜜，至熟即可食用。宜温服。

【功效】主治斑秃。

【来源】民间验方。

【注意】大便溏薄、身体肥胖者不宜多服。

◆ 偏方3 龙眼蜜糖方

【配方】龙眼肉400克，蜜糖适量。

【用法】将龙眼肉放入锅内干蒸30分钟后取出，置阳光下晒2个小时，第二天按上法再蒸再晒，如此重复5次，然后加适量水和蜂蜜，用文火炖熟后服用。

【功效】主治斑秃。

【来源】民间验方。

外敷外用方

◆ 偏方4 姜片搽头皮

【配方】新鲜老姜1块。

【用法】老姜切片搽头皮，每日2～3次。

【功效】主治斑秃，症见头发局部脱落、短时间内出现脱发斑等。

【来源】民间验方。

◆ 偏方5 花椒酒涂搽方

【配方】花椒120克，酒精500毫升。

【用法】花椒浸酒中7日后搽患处，每日3次。

【功效】主治斑秃。

【来源】民间验方。

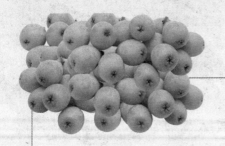

5种偏方治疗酒糟鼻

酒糟鼻又称酒渣鼻、玫瑰痤疮和赤鼻，是发于鼻部的一种慢性炎症性皮肤病，多发生在中年人。通常表现为外鼻皮肤发红，以鼻尖最为明显，这是由于血管明显扩张的结果，有时透过皮肤可看到扩张的小血管呈树枝状。由于局部皮脂腺分泌旺盛，鼻子显得又红又亮。病情进一步发展，皮肤可增厚，甚至长出皮疹或小脓疮，外观粗糙不平，像酒糟样，故名酒糟鼻。有的人鼻尖皮肤增厚特别显著，犹如长了肿瘤。

造成酒糟鼻的原因与毛囊虫螨感染有关，此外精神紧张、情绪激动、胃肠功能紊乱（胃酸减少，便秘）、病灶感染、酗酒、嗜食辛辣食物、冷风及高温刺激也是酒糟鼻产生的原因。

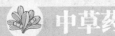 **中草药方**

◆ 偏方1　七花煎

【配方】月季花、鸡冠花、凌霄花、红花、金银花、野菊花、生槐花各10克。

【用法】每日1剂，水煎分早、中、晚3次服。

【功效】主治酒糟鼻。

【来源】《浙江中医杂志》，1990（10）。

◆ 偏方2　枇杷叶蜜

【配方】鲜枇杷叶5千克，蜂蜜适量。

【用法】鲜枇杷叶洗净去毛，加水40升，煎煮3小时后过滤去渣，再浓缩成膏1.5千克，兑入蜂蜜，混匀，贮存备用。每服10～15克，每日2次。常用有效。

【功效】主治酒糟鼻。

【来源】民间验方。

外敷外用方

◆ 偏方3　硫黄酒

【配方】硫黄120克，白酒1500毫升。

【用法】上2味同煮干，取出，每用少许，将水放手上，化开敷涂外用。

【功效】主治酒糟鼻。

【来源】民间验方。

◆ 偏方4　百部酒

【配方】百部、白酒各适量。

【用法】以百部1克、白酒2毫升为比例，浸泡5～7日后搽用，每日2～3次，1个月为1疗程。

【功效】主治酒糟鼻，症见鼻部皮肤潮红、红斑、油腻光滑等。

【来源】民间验方。

◆ 偏方5　大黄搽剂

【配方】大黄粉、硫黄各15克，蒸馏水100毫升。

【用法】将大黄粉、硫黄加蒸馏水拌匀密封1周后使用。每日早、中、晚各搽1次。

【功效】主治酒糟鼻。

【来源】《湖北中医》，1985（5）。

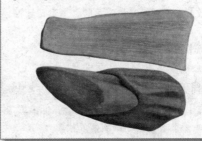

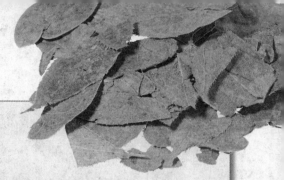

18种偏方治疗皮炎

皮炎是一种常见而顽固的疾病，反复性大，有的患者十余年甚至更长时间不愈，在治疗上颇为棘手。皮炎最为常见的特征是瘙痒、流水、脱屑等。常见的皮炎有神经性皮炎、脂溢性皮炎、接触性皮炎等。

神经性皮炎是一种神经官能性皮肤病，它以皮肤苔藓样变和阵发性剧痒为特征。临床表现为局部瘙痒，因不断搔抓使局部出现扁平丘疹。有少数患者，因局部搔抓出现糜烂渗液，急性期后形成局限性肥厚斑块。

脂溢性皮炎是在皮脂溢出过多的基础上发生的一种慢性渗出性皮肤炎症。可分为湿性脂溢性皮炎和干性脂溢性皮炎两种。其病因多与体质、内分泌失调或细菌感染、气候变化、刺激性食物及外伤等有关。主要发于皮脂腺较多处，皮损处有干燥或油腻的鳞屑，大小不等的略带黄色结痂的斑片，有不同程度的瘙痒。严重者可泛发全身，有糜烂、渗出。

接触性皮炎是因接触某一特定致病物质引起的皮肤炎症，炎症局限于某一特定部位并常有清晰、明确的边界。

🌿 中草药方

◆ 偏方1　银花甘草煎

【配方】金银花、生甘草各10克。

【用法】上药水煎后冷却，含漱口腔。

【功效】主治剥脱性皮炎伴口腔糜烂者。

【来源】《中医外科学》。

◆ 偏方2　蒲公英银花饮

【配方】蒲公英90克，金银花60克，甘草30克。

【用法】上药加水2000毫升，煎至1200毫升，去渣备用。每次服200毫升。初期每2小时服1次，待浮肿等症状减轻后改为4小时服1次。

【功效】清热解毒，利湿消肿。主治日光性皮炎（接触性皮炎的一种）。

【来源】民间验方。

◆ 偏方3　生地白茅根汤

【配方】生地黄30克，白茅根90克，仙鹤草、藕节炭各10克，红枣4枚。

【用法】上药水煎服，每日1剂，20日为1疗程。

【功效】主治紫癜性苔藓样皮炎。

【来源】《陕西中医》，1986（7）。

◆ 偏方4　猪蹄甲酒

【配方】新鲜猪蹄甲、黄酒各适量。

【用法】蹄甲焙干，研细末，每次15～30克，以黄酒60～90毫升冲服，服后盖被取汗。每周1～2次，10次为1疗程。

【功效】主治神经性皮炎。

【来源】民间验方。

◆ 偏方5　菖蒲酒方

【配方】菖蒲（切细）500克，大米200克。

【用法】上药加水1.5升，煮取0.3升，去渣，然后加大米，如常法酿酒。每于食前温饮20毫升。

【功效】本方养血祛风，主治血虚风燥型皮炎，症见患处剧痒、皮损渐呈苔藓样等。

【来源】《圣济总录》。

外敷外用方

◆ 偏方8　醋蒜擦洗方

【配方】鲜蒜瓣、米醋各适量。

【用法】将蒜瓣捣烂，用纱布包扎浸于醋内，2～3小时后取出，擦洗患处，每日2～3次，每次10～20分钟。

【功效】清热祛风。主治风热交阻型皮炎，症见肤表丘疹或红斑、局部瘙痒阵发等。

【来源】民间验方。

◆ 偏方7　艾叶茶姜蒜方

【配方】陈茶叶（1年以上）、陈艾叶各25克，老姜（捣碎）50克，紫皮大蒜2头（捣碎）盐适量。

【用法】上药水煎，加盐少许，分2次外洗。

【功效】主治神经性皮炎。

【来源】民间验方。

◆ 偏方8　醋疗方

【配方】醋500毫升（瓶装陈醋为佳）。

【用法】将醋入锅中熬至50毫升。患部用温开水洗净，以醋搽之，每日早、晚各1次。

【功效】主治皮炎。

【来源】民间验方。

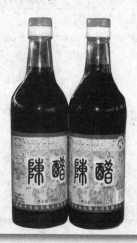

◆ 偏方9　红皮蒜敷贴方

【配方】红皮蒜适量。

【用法】红皮蒜去皮捣烂如泥状，敷患处，约5毫米厚，盖以纱布，胶布固定，每日换药1次，连用7日。

【功效】主治神经性皮炎。

【来源】民间验方。

◆ 偏方10　韭菜糯米浆

【配方】韭菜、糯米各等份。

【用法】上药混合捣碎，局部外敷，以敷料包扎，每日1次。

【功效】主治接触性皮炎。

【来源】《四川中医》，1990（3）。

◆ 偏方11　醋巴豆方

【配方】醋、巴豆各适量。

【用法】醋倒入粗土碗内，用去壳的巴豆仁磨浆。患处先用1%的盐水或冷开水洗净揩干，再擦药。每周1次。

【功效】适用于皮炎早期，皮肤上见丘疹红斑，局部瘙痒阵发。

【来源】民间验方。

◆ 偏方12　小苏打浴

【配方】小苏打适量。

【用法】用小苏打溶于热水中洗浴，全身浴用小苏打250～500克，局部浴用50～100克。

【功效】主治神经性皮炎。

【来源】民间验方。

◆ 偏方13　松树皮方

【配方】水浸松树皮、醋适量。

【用法】采集水浸松树皮（去粗皮，最好用浸在水中的年久的松树桩皮），研极细末，调醋搽患处。

【功效】清营凉血，消风止痒。主治血热风盛所致的顽固皮炎。

【来源】民间验方。

◆ 偏方14 鲜姜搽剂

【配方】鲜姜250克，10%盐水1000毫升。

【用法】将鲜姜捣碎，用布包拧取全汁盛杯内，再用盐水洗净患处，擦干，用棉签蘸姜汁反复涂搽，至姜汁用完为止。每周1次。头部有感染时可用复方新诺明1克，每日2次，连服5日，待炎症消失后再用上方。

【功效】本方治疗头部脂溢性皮炎。

【来源】《四川中医》，1987（5）。

【注意】涂姜汁后患处有时剧痛，一般不用服止痛药物，3日后疼痛即可消失。

◆ 偏方15 陈醋木鳖酊

【配方】木鳖子（去外壳）30克，陈醋250毫升。

【用法】将木鳖子研成细末，放陈醋内浸泡7日，每日摇动1次。用小棉签或毛刷浸蘸药液涂擦患处，每日2次，7日为1疗程。

【功效】主治皮炎。

【来源】《陕西中医》，1988（7）。

◆ 偏方16 醋蛋外用方

【配方】新鲜鸡蛋3~5个，醋适量。

【用法】鸡蛋醋浸10~14天后，取出蛋打开，将蛋清、蛋黄搅和，涂患处，经3~5分钟，稍干再涂1次，每日2次。

【功效】主治皮炎、皮肤瘙痒等。

【来源】民间验方。

【注意】如涂药期间皮肤发生过敏现象，应减少涂药次数。

◆ 偏方17 食醋糊剂

【配方】食醋500毫升，苦参20克，花椒15克。

【用法】食醋（山西瓶装老陈醋最佳）放入铁锅内煮沸，浓缩成50毫升，装入干净大口瓶内。将上药洗净放入瓶内，浸泡1周后可用（浸泡时间越长越好）。用温开水清洗患部，用消毒棉签蘸食醋糊剂涂擦病变部位，每日早、晚各1次。

【功效】主治皮炎。

【来源】《陕西中医》，1991（11）。

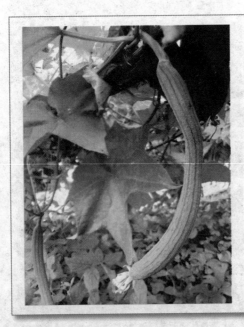

◆ 偏方18 丝瓜叶方

【配方】鲜丝瓜叶适量。

【用法】将丝瓜叶搓碎，在患处涂擦，以患处发红为止。每日1次，2次为1疗程。

【功效】主治血热风盛型皮炎。

【来源】民间验方。

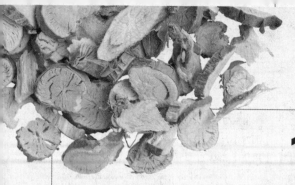

12种偏方治疗疥疮

疥疮是一种由疥虫引起的慢性接触性皮肤病，多发于皮肤细嫩、皱褶处，奇痒难忍，传染性极强。疥疮的发生，大多是因个人卫生不良，或接触疥疮之人而被传，也有的是因风、湿、热、虫郁于肌肤而引起。一般都是由手指发生，渐渐蔓延到全身，只有头面不易波及，若瘙痒过度，会使皮肤破裂，流出血水，结成干痂。日久化脓，又痛又痒，难过至极。内服可吃清热、凉血、散风、解毒的食物，外治也应同时实行。

疥疮患者注意事项：

（1）注意个人与家庭每个人的身体卫生，以免疥虫蔓延。

（2）疥疮传染力极强，患者的衣服要和家人衣服分开洗。

（3）疥疮治好后，要将换洗衣服用热水消毒洗过，棉被也要晒晒太阳，以免再传染。

中草药方

◆ 偏方1　百部根浸酒方

【配方】百部根10厘米左右，米酒适量。

【用法】百部根火炙，切碎，以米酒适量浸5～7日即成。空腹饮之，每日2～3次，每次1杯。

【功效】主治疥癣。

【来源】《普济方》。

◆ 偏方2　龟板酒

【配方】炙龟板50克，酒500毫升。

【用法】龟板锉末，酒浸10～15日。每饮1～2杯，每日1～2次，酒尽可再添酒浸之。

【功效】本方有补肾健骨之功，主治疥癣死肌。

【来源】民间验方。

◆ 偏方3　苦参酒

【配方】苦参50克，酒250毫升。

【用法】苦参浸酒中5～7日，每饮25毫升，每日1次，空腹大口咽下，果蔬过口。

【功效】主治疥疮。

【来源】民间验方。

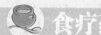 食疗药方

◆ 偏方4　绿豆炖白鸽

【配方】幼白鸽1只，绿豆150克，调料适量。

【用法】将白鸽去内脏后纳入绿豆，炖熟调味食用，每日1次。

【功效】主治干湿疥癣，发痒异常。

【来源】民间验方。

外敷外用方

◆ 偏方5　鱼藤醋洗方

【配方】鱼藤15克，食醋100毫升。

【用法】鱼藤以水500毫升浸2小时后捶烂，洗出乳白色液体，边捶边洗，反复多次，用纱布过滤去渣，再加入食醋100毫升，装瓶备用。嘱患者洗澡后，在患部皮肤外擦鱼藤水，每日2～3次，连用3～4日为1疗程。

【功效】主治干疥。

【来源】民间验方。

【注意】糜烂渗液较多、脓液结痂较严重者应禁用。

◆ 偏方6　治疥油

【配方】硫黄末50克,花椒末20克,桐油90克。

【用法】先将桐油煎沸,再加硫黄末、花椒末入油内,再煎10分钟,待温贮瓶备用。用时先将药油煎热,用鸡毛擦涂患处,待疮愈更换内衣。衣用开水烫洗杀虫。1剂可用10人次。

【功效】此方治疗疥疮,一般擦1次即见效。

【来源】《四川中医》,1983(3)。

◆ 偏方7　花椒大蒜方

【配方】花椒、去皮大蒜各15克,熟猪油75克。

【用法】上3味混合均匀,制成油膏状,每日涂患处2次。

【功效】主治疥疮。

【来源】民间验方。

◆ 偏方8　青蒿参矾洗剂

【配方】青蒿、苦参各30克,明矾20克。

【用法】上药水煎2次,用第2次煎液洗擦身体后,再用棉签蘸第1次煎液擦疥疮局部,每日3~4次。

【功效】主治疥疮。

【来源】《浙江中医杂志》,1988(2)。

◆ 偏方9　海带水洗浴方

【配方】海带50~100克。

【用法】先洗去海带上的盐和杂质,用温开水泡3小时,捞去海带,加温水洗浴。

【功效】主治疥疮。

【来源】民间验方。

◆ 偏方10　蜈蚣外敷方

【配方】老黑醋2500毫升,五倍子粉600克,蜈蚣10条,蜂蜜3000克,冰片5克。

【用法】醋入砂锅加蜜煮沸,入五倍子粉,搅匀,改文火熬成糊状,待冷加入蜈蚣、冰片(均研末),调匀备用,外敷患处,3~5日换药1次。

【功效】主治疥疮。

【来源】民间验方。

◆ 偏方11　吴茱萸泥膏

【配方】吴茱萸适量。

【用法】将吴茱萸风干粉碎过筛,配成10%~15%的泥膏备用。用时洗净患部皮肤,搽以药膏。

【功效】主治疥疮。

【来源】《四川中医》,1987(5)。

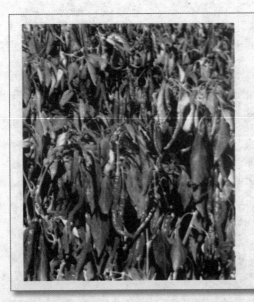

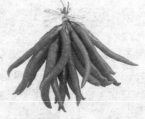

◆ 偏方12　红椒外涂方

【配方】鲜红椒10克,白酒(或75%的酒精)100毫升。

【用法】鲜红椒洗净去子切碎,泡在白酒或酒精中,1周后取出涂擦患处。

【功效】主治疥疮。

【来源】民间验方。

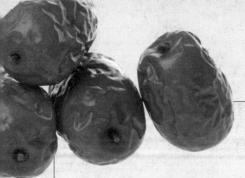

10种偏方治疗皮肤瘙痒

　　皮肤瘙痒症是指无原发皮疹、自觉瘙痒的一种皮肤病。本病临床可分为全身性瘙痒和局限性瘙痒症，好发于老年及青壮年，冬季多发。全身性瘙痒症最初瘙痒仅限于一处，进而逐渐扩展至身体大部或全身，瘙痒时发时止，以夜间为甚，局限性瘙痒症多局限在肛门和外阴部，中医学有"绣球风""肾囊风""谷道痒""肛门痒""阴痒"等不同病名。

　　瘙痒症患者应注意减少洗澡次数，洗澡时不过度搓洗，不用碱性肥皂。内衣以棉织品为宜，应宽松舒适，避免摩擦。戒烟酒、浓茶、咖啡及一切辛辣刺激性食物，适度补充脂肪。

中草药方

◆ 偏方1　黄精酒

【配方】黄精20克，白酒500毫升。

【用法】黄精洗净切片，装入纱布袋内，扎紧袋口，浸入白酒中，盖好封口，10日即成。随饮，每次1小盅。

【功效】主治血虚肝旺型皮肤瘙痒，此症多见于老年人。

【来源】民间验方。

◆ 偏方2　红枣姜桂饮

【配方】红枣10枚，干姜9克，桂枝6克。

【用法】将3味共煎汤服，每日1剂，1周为1疗程。

【功效】本方疏风散寒，主治风寒袭表型皮肤瘙痒，此症以冬季发病为多，部位多见于大腿内侧、小腿屈侧及关节周围等。

【来源】《常见病饮食疗法》。

食疗药方

◆ 偏方3　苦菜煮大肠

【配方】猪大肠、绿豆、苦菜干（即败酱草干）、盐各适量。

【用法】绿豆先煮20分钟，然后装入洗净的猪大肠内，两端用线扎牢，同苦菜干一起煮熟，盐调味，分顿食用，隔1～2日服1剂。

【功效】主治风热所致的皮肤瘙痒。

【来源】民间验方。

◆ 偏方4　红枣泥鳅汤

【配方】红枣15克，泥鳅30克，盐适量。

【用法】将红枣与泥鳅煎汤，加盐少许调味服食。每日1剂，连用10日。

【功效】本方养血润燥，主治血虚肝旺型皮肤瘙痒，伴头晕眼花、心慌失眠等症。

【来源】《饮食疗法》。

◆ 偏方5　绿豆炖白鸽

【配方】幼白鸽1只，绿豆150克。

【用法】将白鸽除去毛及内脏，加绿豆和酒少许炖熟吃。

【功效】清热利湿。主治湿热所致皮肤瘙痒，此症多发生在女阴、阴囊、肛门等处。

【来源】民间验方。

◆ 偏方6　海带绿豆汤

【配方】海带、绿豆、白糖各适量。

【用法】将海带洗净切碎，与绿豆、白糖一起煮汤服食。每日1剂，连服6～10剂。

【功效】清热利湿。主治湿热下注型皮肤瘙痒症，症见局部瘙痒不止、白带增多、口苦胸闷等。

【来源】民间验方。

外敷外用方

偏方7　醋水外洗方

【配方】醋150毫升，水200毫升。

【用法】醋加水烧热洗头，每日1次。

【功效】本方清热祛风，主治头部皮肤瘙痒。

【来源】民间验方。

◆ 偏方8　密陀僧粉末

【配方】密陀僧、醋各适量。

【用法】将密陀僧放炉火中烧红后，立即投入醋中，俟冷后将药捞取。如此反复7次后，将药研为细末。同时加茶油调匀，涂患处。

【功效】主治皮肤瘙痒兼有血虚证者。

【来源】民间验方。

◆ 偏方9　油醋涂擦方

【配方】酱油、醋各等量。

【用法】将上2味混合，涂擦患处。

【功效】清热祛风。主治风热外袭所致皮肤瘙痒，症见瘙痒剧烈、热后更甚、抓后呈条状血痂等。

【来源】民间验方。

TIPS

此方用于皮肤剧烈瘙痒者。用药棉擦拭的时候不要用力过大，但要反复擦拭，直至皮肤有热感，擦拭结束后，用清水洗净。

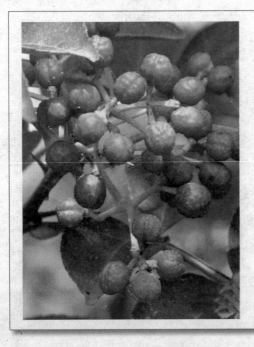

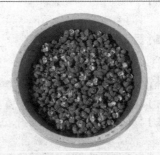

◆ 偏方10　花椒明矾汤

【配方】花椒30克，明矾15克。

【用法】将2味同煎汤，待稍凉后，洗患部，每日1～2次。

【功效】本方疏风散寒，主治风寒袭表型皮肤瘙痒。

【来源】民间验方。

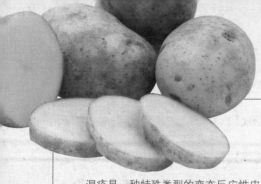

28种偏方治疗湿疹

湿疹是一种特殊类型的变态反应性皮肤疾患，临床表现为集簇性的丘疱疹，且皮损处糜烂流水。古代称之为"浸淫疮"。这种病很常见，发病率约占皮肤科各类疾病的10％。湿疹可以发生在身体的任何部位，但在头面、耳郭、乳房、会阴、四肢的屈侧更为常见。一般分为急性、慢性、亚急性三种情况。急性湿疹经过治疗，一般在1～2周可以痊愈，若治疗不当，就转为亚急性或慢性，也有些一开始就是慢性的。

急性湿疹发病突然，皮损形态多样，有弥漫性的红斑、集簇的丘疹或丘疱疹、水疱、脓疱、渗水、糜烂、结痂等，边界不清，范围有大有小，分布有一定的对称性，瘙痒剧烈，反复发作。慢性湿疹的皮肤损害比较局限，病情发展缓慢，皮损处皮肤肥厚，有时有皲裂及色素沉着，边界清楚。亚急性湿疹介于急性湿疹和慢性湿疹之间。

得了湿疹，对患病部位要加以保护，不要抓挠，忌用肥皂洗、热水烫。忌食葱、韭菜、茴香、无鳞鱼、羊肉、鸡蛋、螃蟹等发物。要注意寻找各种可能引起湿疹的原因，对各种慢性病灶如慢性扁桃体炎、鼻窦炎、龋齿、下肢静脉曲张等要及时治疗，分析食物、药物、用具以及接触的动植物、化学品中可能的致敏物质，并加以清除。避免精神过度紧张。

🌿 中草药方

◆ 偏方1　绿豆鱼腥草汤

【配方】绿豆30克，海带20克，鱼腥草15克，白糖适量。

【用法】将海带、鱼腥草洗净，同绿豆一起煮熟。喝汤，吃海带和绿豆，每日1剂，连服6～7日。

【功效】适用于急性湿疹，症见皮损潮红，瘙痒剧烈，伴胸闷食欲缺乏。

【来源】民间验方。

◆ 偏方2　双汁饮

【配方】冬瓜、西瓜各500克。

【用法】冬瓜去皮、瓤，切条，以水3碗煮至1碗，去渣待凉。再将西瓜去皮、子，将瓜肉包裹绞汁，加入冬瓜汁内冷饮之。每日1剂，连服1周。

【功效】本方清热除湿，主治湿疹。

【来源】民间验方。

◆ 偏方3　土豆汁

【配方】鲜土豆1000克。

【用法】将鲜土豆洗净榨汁，饭前服2汤匙。

【功效】本方健脾和胃，适用于湿阻型皮肤湿疹。

【来源】民间验方。

◆ 偏方4　马齿苋汁

【配方】鲜马齿苋250～500克。

【用法】洗净切碎，煎汤服食。每日1剂，连服5～7剂。

【功效】适用于急性湿疹。

【来源】民间验方。

◆ 偏方5　木棉花饮

【配方】木棉花50克，白糖适量。

【用法】木棉花加清水2碗半，加白糖，煎至1碗，去渣饮用。

【功效】清热利湿。适用于湿疹。

【来源】民间验方。

◆ 偏方6 桑葚百合枣果汤

【配方】桑葚 30 克，百合 30 克，红枣 10 枚，青果 9 克。

【用法】水煎服，每日 1 剂，连服 10 ~ 15 剂。

【功效】本方养血祛风，主治慢性湿疹。

【来源】民间验方。

◆ 偏方7 蜜酒

【配方】蜂蜜 120 克，糯米饭 120 克，干曲 150 克，开水 1.5 升。

【用法】将蜂蜜同糯米饭、干曲、开水共入瓶内，封 7 日成酒，去渣即可饮用。每次食前温服 1 盅，每日 3 次。

【功效】本方健脾除湿，主治脾虚湿盛型湿疹。

【来源】《本草纲目》。

◆ 偏方8 松叶酒

【配方】松叶 500 克，酒 1500 毫升。

【用法】松叶切细，以酒 1500 毫升煮取 500 毫升。日夜服尽，处温室中，汗出即愈。

【功效】养血祛风。主治血虚风燥型湿疹。

【来源】《圣济总录》。

◆ 偏方9 地龙荸荠酒

【配方】地龙 5 条，荸荠 20 个，黄酒适量。

【用法】将地龙洗净，与荸荠同绞取汁，加适量黄酒同煎数沸，候温，去渣顿服。

【功效】本方清热利湿，主治急性湿疹。

【来源】民间验方。

食疗药方

◆ 偏方10 玉米须莲子羹

【配方】去心莲子 50 克，玉米须 10 克，冰糖 15 克。

【用法】先煮玉米须 20 分钟后捞出，纳入莲子、

冰糖后，微火炖成羹即可。

【功效】本方清热除湿健脾,适用于皮损色暗、滋水浸淫之湿疹。

【来源】民间验方。

◆ 偏方11 蛇肉汤

【配方】大乌梢蛇 1 ~ 2 条。

【用法】将蛇去头宰杀，做菜煮汤，吃肉喝汤。连食 3 ~ 4 次。

【功效】适用于血热型湿疹反复发作者。

【来源】民间验方。

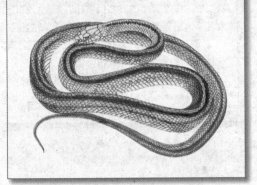

◆ 偏方12 茅根薏仁粥

【配方】薏苡仁 300 克，鲜白茅根 30 克。

【用法】先煮白茅根，20 分钟后，去渣留汁，纳入薏苡仁煮成粥。

【功效】本方清热凉血、除湿利尿，适用于湿热型湿疹。

【来源】民间验方。

◆ 偏方13 鲤鱼赤豆汤

【配方】鲤鱼 1 条（约 500 克），赤小豆 30 克，调料适量。

【用法】先煮赤小豆 20 分钟，加入洗净的鲤鱼同煮。待鱼熟豆烂后，纳调料即可。

【功效】健脾除湿，滋阴润燥。适用于湿疹。

【来源】民间验方。

◆ 偏方14　山药茯苓糕

【配方】生山药200克（去皮），茯苓100克，红枣100克，蜂蜜30克。

【用法】山药蒸熟，捣烂。红枣煮熟，去皮核留肉。茯苓研细粉，与枣肉、山药拌匀，上锅同蒸成糕，熟后淋上蜂蜜即可。

【功效】主治皮损色暗，水疱不多但滋水浸淫之湿疹。

【来源】民间验方。

◆ 偏方15　陈皮蒸鲫鱼

【配方】鲫鱼1条（约重300克），陈皮、生姜各10克，调料适量。

【用法】鲫鱼去肠杂，收拾干净；陈皮、生姜切丝，放入鲫鱼肚内，加调料、清汤，同蒸至熟烂即可。

【功效】健脾除湿。适用于湿疹。

【来源】民间验方。

◆ 偏方16　甘蔗粥

【配方】甘蔗500克，大米适量。

【用法】甘蔗切成小段，劈开，加大米及清水煮粥食用。

【功效】主治湿疹。

【来源】民间验方。

◆ 偏方17　冬瓜莲子羹

【配方】冬瓜300克(去皮、瓤)，莲子200克(去皮、心)，调料适量。

【用法】先将莲子泡软，与冬瓜同煮成羹。待熟后加调料。每日1剂，连服1周。

【功效】本方清热利尿，主治湿疹。

【来源】民间验方。

TIPS

本方可将莲子煮至八成熟时，再放入冬瓜熬煮，以免冬瓜太过熟烂而营养流失。但冬瓜一定要熟透，这样功效能更好发挥。

◆ 偏方18　薏仁山药饼

【配方】小麦粉150克，薏苡仁粉、山药粉各100克，发酵粉适量。

【用法】将前3者调匀，入发酵粉后，加水调匀，烙饼，每重50～60克。每日2个，连服5日。

【功效】本方健脾除湿、清热利尿，主治湿疹。

【来源】民间验方。

◆ 偏方19　牡蛎烧慈姑

【配方】牡蛎肉100克（切片），鲜慈姑200克（切片），调料适量。

【用法】将牡蛎肉煸炒至半熟，加入鲜慈姑后同煸，纳调料，加清汤，武火烧开，文火焖透，烧至汤汁稠浓即可。

【功效】清热凉血，除湿解毒。适用于湿热型湿疹。

【来源】民间验方。

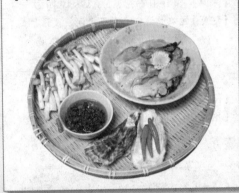

◆ 偏方20　三仁饼

【配方】小麦粉200克，核桃仁15克（研碎），花生20克（去皮、研碎），茯苓粉100克，发酵粉适量。

【用法】先将小麦粉、茯苓粉和匀，加水调成糊状。再入发酵粉，拌匀后将核桃仁、松子仁、花生仁撒于面团内，制成饼。

【功效】本方养血润燥、滋阴除湿，适用于血燥型湿疹。

【来源】民间验方。

外敷外用方

◆ 偏方21　黄连蛋清方

【配方】黄连12克，鸡蛋清适量。

【用法】黄连研细末，调鸡蛋清，敷患处。

【功效】本方清热利湿，主治急性湿疹，症见红斑水疱、瘙痒难忍，伴口苦、便结等。

【来源】民间验方。

◆ 偏方22　仙鹤草洗剂

【配方】鲜仙鹤草250克（干品50～100克）。

【用法】上药加水适量，用砂锅煎煮（勿用金属器皿），用毛巾或软布条浸药液烫洗患处，每日早、晚各1次，每次20分钟。每剂药可用2～3日。

【功效】主治渗出型湿疹。

【来源】《山东中医杂志》，1988（4）。

【注意】每次烫洗必须重新煮沸，烫洗后应保持患处干燥，勿接触碱性水液。

◆ 偏方23　明矾茶外用方

【配方】茶叶、明矾各60克。

【用法】上2味入500毫升水中浸泡30分钟，然后煎煮30分钟即可。外用，每次用此茶水浸泡10分钟，不用布擦，使其自然干燥。

【功效】清热利湿。主治急性湿疹，痒痛兼作，伴口苦、尿短、便结等。

【来源】《宁波市科技简报》。

◆ 偏方24　绿豆香油膏

【配方】绿豆粉、香油各适量。

【用法】将绿豆粉炒至色黄，晾凉，用香油调匀涂患处，每日1次。

【功效】本方健脾除湿，主治脾虚湿盛引起的急性湿疹，症见皮损暗红不鲜，表面水疱渗液，面、足浮肿等。

【来源】民间验方。

◆ 偏方25　胆汁黄柏敷贴方

【配方】猪胆汁、黄柏各适量。

【用法】上药晒干，研末，外敷患处。

【功效】适用于湿疹，症见皮损潮红、水疱、糜烂等。

【来源】民间验方。

◆ 偏方26　甘蔗皮汤

【配方】甘蔗皮、甘草各适量。

【用法】煎汤洗患处，每日2次。

【功效】主治慢性湿疹。

【来源】《饮食疗法》。

◆ 偏方27　醋洗方

【配方】醋100克。

【用法】醋盛盆内，将患手浸入1～2小时，浸后不要立即用清水洗，每日1次。

【功效】主治手部湿疹。

【来源】民间验方。

◆ 偏方28　野菊花洗剂

【配方】野菊花全草250克，陈石灰粉适量。

【用法】野菊花全草切碎置铝锅中，加水2000毫升，文火煎至800毫升，过滤，趁热熏洗患处15分钟后，立即用洁净的陈石灰粉扑之，每日2次。

【功效】主治湿疹。

【来源】《四川中医》，1987（4）。

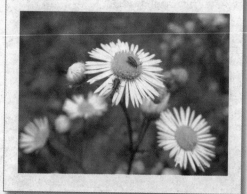

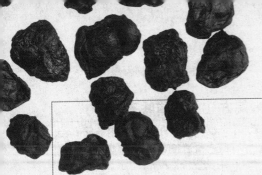

38种偏方治疗荨麻疹

荨麻疹俗称"风疹块""风疙瘩"，是一种常见的过敏性皮肤病，在接触过敏源的时候，会在身体不特定的部位冒出一块块形状、大小不一的红色斑块，这些产生斑块的部位，会出现发痒的情形。荨麻疹可以分为急性和慢性两种。急性荨麻疹为暂时性的过敏反应，只要遵照医师指示治疗，大多可在数日内痊愈。而慢性荨麻疹则可持续反复发作数月至数年。

本病可因外界冷热刺激，或因食物、药物、生物制品、病灶感染、肠寄生虫或精神刺激等因素而诱发。中医学认为，本病是由于风寒、风热、风湿之邪侵犯人体肌肤而成。

荨麻疹患者应留意引起疾病的过敏源，避免基础致敏源，忌食辛辣等刺激性食物，注意保持大便通畅。

🌿 中草药方

◆ 偏方1　三黑汁

【配方】黑芝麻9克，黑枣9克，黑豆30克。

【用法】水煎服，每日1剂。

【功效】补益肝肾。适用于妇女冲任不调型风疹块。

【来源】民间验方。

◆ 偏方2　姜醋红糖饮

【配方】醋50毫升，红糖50克，生姜10克。

【用法】水煎，分2次服，每日1剂。

【功效】健脾胃，脱敏。适用于荨麻疹。

【来源】民间验方。

◆ 偏方3　菊花冬瓜茶

【配方】冬瓜皮（经霜）20克，黄菊花15克，赤芍12克，蜜蜂少许。

【用法】水煎代茶饮，每日1剂，连服7～8剂。

【功效】主治风疹。

【来源】民间验方。

◆ 偏方4　玉米须酒酿

【配方】玉米须15克，发酵好的酒酿100克。

【用法】玉米须放入锅内，加水适量，煮20分钟后捞出玉米须，再加酒酿，煮沸食用。

【功效】适用于风湿型风疹块。

【来源】民间验方。

◆ 偏方5　参枣五味汤

【配方】红枣15克，党参9克，五味子6克。

【用法】水煎，饮汤吃枣，每日1剂。

【功效】主治脾胃虚弱型风疹，症见形寒怕冷、胸脘胀闷、神疲乏力等。

【来源】民间验方。

◆ 偏方6　糯米汤

【配方】连壳糯米60克。

【用法】将糯米放铁锅中，文火烤至开花，然后加清水适量，放瓦盅内隔水炖服（可加盐少许）。每日1次，连服3～5日。

【功效】补脾暖胃。适用于慢性荨麻疹。

【来源】民间验方。

◆ 偏方7　槐叶酒

【配方】槐叶60克，白酒适量。

【用法】槐叶入白酒中浸泡15～30日。成人每次10毫升，小孩每次1～2毫升，日服3次，饭后服。也可在患处擦抹，每日数次。

【功效】清热利湿，活血消疹。适用于湿热型荨麻疹。

【来源】民间验方。

◆ 偏方8　牛蒡蝉蜕酒

【配方】牛蒡根（或子）500克，蝉蜕30克，黄酒1500克。

【用法】将牛蒡根切片（若为子则打碎），同蝉蜕一起置干净容器中，以酒浸泡，经3～5日后开封，去渣即可。食后饮1～2盅。

【功效】本方疏风、清热、解表，主治风热引起的荨麻疹。

【来源】民间验方。

◆ 偏方9　蝉蜕糯米酒

【配方】蝉蜕3克，糯米酒50毫升。

【用法】蝉蜕研细末，糯米酒加清水250毫升煮沸，再加蝉蜕粉搅匀温服，每日2次。

【功效】主治荨麻疹。

【来源】民间验方。

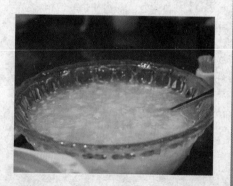

◆ 偏方10　石楠肤子酒

【配方】石楠叶（去粗茎）、地肤子、当归、独活各50克，酒1杯（约15毫升）。

【用法】前4味捣碎，每次取5～6克，用酒1杯煎数沸，候温，连末空腹饮服，每日3次。

【功效】本方疏风、解表、止痒，适用于风寒引起的荨麻疹。

【来源】民间验方。

◆ 偏方11　姜醋木瓜方

【配方】鲜木瓜60克，生姜12克，米醋100毫升。

【用法】上药共入砂锅煎煮，醋干时，取出木瓜、生姜，早、晚2次服完，每日1剂，以愈为度。

【功效】疏风，解表，止痒。主治荨麻疹遇冷加剧者。

【来源】民间验方。

◆ 偏方12　荸荠清凉饮

【配方】荸荠200克，鲜薄荷叶10克，白糖10克。

【用法】荸荠洗净去皮，切碎捣汁。鲜薄荷叶加白糖捣烂，放入荸荠汁中，加水500毫升煎至200毫升，频饮。

【功效】祛风清热。适用于风热型风疹，症见风疹色红，遇热则剧，得冷则减。

【来源】民间验方。

◆ 偏方13　松叶酒

【配方】松叶90克，黄酒600毫升。

【用法】松叶切细，入黄酒中，文火煮沸，候温去渣，分3次温服，饮后处温室中注意避风，覆被取汗，未愈再服。

【功效】主治风疹经年不愈。

【来源】民间验方。

◆ 偏方14 黑芝麻糖酒方

【配方】黑芝麻、黄酒、白糖各适量。

【用法】黑芝麻微炒，研末备用。每次用黑芝麻与黄酒各3汤匙，调匀，放入碗中隔水炖，水开15分钟后，加白糖适量即可。晨起空腹或饭后2小时服下，每日2次。

【功效】本方补益肝肾，适用于妇女冲任不调型风疹块，该型风疹块常在月经前2~3日发作，月经后逐渐减轻或消失。

【来源】民间验方。

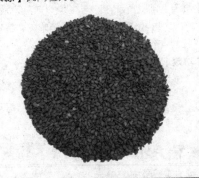

◆ 偏方15 艾叶酒

【配方】生艾叶10克，白酒100毫升。

【用法】上2味共煎至剩50毫升左右，顿服，每日1次，连服3日。

【功效】主治荨麻疹。

【来源】《浙江中医杂志》，1990（6）。

◆ 偏方16 椒盐桃仁

【配方】桃仁300克，花椒盐少许。

【用法】桃仁洗净，晾干，去皮尖，油炸后，放入花椒盐拌匀。适量服食。

【功效】活血化瘀。适用于风疹。

【来源】民间验方。

◆ 偏方17 全蝎蛋

【配方】全蝎1只，鸡蛋1个。

【用法】在鸡蛋顶部开1小孔，将全蝎洗净塞入，小孔向上，放容器内蒸熟，弃蝎食蛋，每日2次，5日为1疗程。

【功效】主治荨麻疹。

【来源】《浙江中医杂志》，1987（8）。

◆ 偏方18 枸橘酒

【配方】枸橘60克，麦麸适量，酒500毫升。

【用法】枸橘细切，麦麸炒黄为末，每取6克，酒浸少时，饮酒，每次50毫升，每日1次。

【功效】主治风疹遍身瘙痒。

【来源】民间验方。

◆ 偏方19 珍珠粉莲子汤

【配方】莲子18克，珍珠粉2克，红糖适量。

【用法】莲子去心，加红糖适量煮熟，食莲子，汤冲珍珠粉2克服。每日1剂，连服7~8剂。

【功效】适用于风疹，伴恶心呕吐、腹胀腹痛、神疲乏力等。

食疗药方

◆ 偏方20 芫荽鸡汤

【配方】鸡骨架1具，胡椒粉2克，芫荽15克。

【用法】鸡骨架煮汤，熟后放入芫荽末、胡椒粉即可。

【功效】散风寒，补气血。主治荨麻疹。

【来源】民间验方。

◆ 偏方21 黄芪狗肉粥

【配方】狗肉300克，黄芪50克，大米500克。

【用法】狗肉剁烂成泥，黄芪煮水去渣，入大米煮成粥，待半熟时入狗肉泥及调料，煮熟即可。

【功效】本方益气固卫，适用于脾气不足型荨麻疹。

【来源】民间验方。

◆ 偏方22　胡萝卜炒笋丝

【配方】胡萝卜、竹笋各50克，黄花菜15克，鲜金银花10克。

【用法】竹笋、胡萝卜洗净切丝，与黄花菜同炒。待起锅后，拌入鲜金银花即可。佐餐食用。

【功效】本方有清热凉血之功，适用于荨麻疹，症见风疹色红，遇热则剧，得冷则减，或兼咽喉肿痛等。

【来源】民间验方。

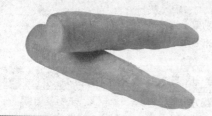

◆ 偏方23　韭菜粥

【配方】韭菜80克，大米100克。

【用法】大米煮粥，加入韭菜（切碎），加入油、盐、姜丝再煮片刻。趁热服食，每日服1次，3日为1疗程。

【功效】本方温中活血，适用于风寒型荨麻疹。

【来源】民间验方。

◆ 偏方24　黄芪栗子鸡

【配方】栗子100克，黄芪50克，老母鸡1只，葱白20克，姜10克。

【用法】母鸡开膛洗净去内脏，栗子去皮洗净，葱白切段，与黄芪同炖。

【功效】祛风固表。适用于风寒型荨麻疹。

【来源】民间验方。

◆ 偏方25　糖醋拌银耳

【配方】银耳12克，白糖、食醋适量。

【用法】银耳泡发，再用开水冲洗，掰成小块，放在盘内，加白糖和醋拌匀后食用。

【功效】本方凉血消炎，适用于荨麻疹。

【来源】民间验方。

◆ 偏方26　芋头猪排汤

【配方】芋头茎（干茎）30～60克，猪排骨适量。

【用法】将芋头茎洗净，加适量猪排骨炖熟食。每日服1次。

【功效】本方疏风、清热、解表，主治风热型荨麻疹，伴发热、恶寒、咽喉肿痛等症。

【来源】民间验方。

◆ 偏方27　生地甲鱼汤

【配方】生地黄18克，甲鱼1只，苏叶适量。

【用法】将甲鱼洗净，与生地黄炖熟，放苏叶稍煮片刻即成。喝汤吃肉，每日1剂，连服8～10剂。

【功效】适用于血虚型荨麻疹。常见于老年人或久病之后，风疹色淡红，日轻夜重，或疲劳时加重。

【来源】民间验方。

◆ 偏方28　野兔肉

【配方】野兔肉250克，茶油、调味品适量。

【用法】将野兔肉切成块，加茶油炒熟，加调味品后食用。每隔15日食1次，共食3次。

【功效】主治慢性荨麻疹。

【来源】《浙江中医杂志》，1988（8）。

◆ 偏方29　南瓜炒牛肉

【配方】牛肉300克，南瓜500克。

【用法】牛肉炖至七成熟，捞出切条。南瓜去皮、瓤，洗净切条，与牛肉同炒至熟。

【功效】本方具有补益脾胃之功效，适用于荨麻疹伴恶心呕吐、腹胀腹痛者。

【来源】民间验方。

◆ 偏方30　清炒蕹菜

【配方】蕹菜400克，鲜黄菊花10克。

【用法】先煎菊花，取汁15～20毫升。蕹菜炒熟后，将菊花汁淋其上，加调料即可。佐餐食用。

【功效】本方清热凉血，适用于荨麻疹伴咽喉肿痛者。

【来源】民间验方。

◆ 偏方31 鲜藕方

【配方】鲜藕300克，红糖10克。

【用法】鲜藕洗净切片，开水焯过后，入调料及红糖，拌匀即可。当点心吃。

【功效】本方活血通络，适用于荨麻疹，症见风疹黯红、面色晦暗、口唇色紫等。

【来源】民间验方。

◆ 偏方32 山楂炒肉丁

【配方】山楂30克，猪瘦肉300克，红花10克。

【用法】山楂洗净，猪瘦肉切丁，红花油炸后去渣，加入肉丁煸炒，加作料后入山楂，炒熟即可。适量服食。

【功效】本方活血通络，适用于荨麻疹，症见风疹黯红、面色晦暗、口唇色紫等。

【来源】民间验方。

◆ 偏方33 桂花鲜桃

【配方】鲜桃300克，红糖、桂花酱各20克。

【用法】鲜桃洗净，去皮、核，切条，加入桂花酱、红糖，当点心吃。

【功效】本方活血散瘀，适用于荨麻疹。

【来源】民间验方。

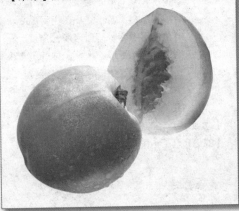

外敷外用方

◆ 偏方34 芫荽酒

【配方】芫荽120克，酒2杯。

【用法】将芫荽细切，酒煮1~2沸，入芫荽再煎数沸，候温，收瓶备用。每次含1大口，从项至足微喷之，勿喷头面。

【功效】主治荨麻疹，伴发热、恶寒、胸闷气短、口干口苦等。

【来源】《证治准绳》。

◆ 偏方35 大蒜煎洗液

【配方】大蒜（打碎）15克，盐15克，明矾12克。

【用法】上药水煎，趁热洗患处。

【功效】主治荨麻疹。

【来源】民间验方。

◆ 偏方36 麦麸醋外擦方

【配方】麦麸250克，醋500毫升。

【用法】上药混合搅匀，入铁锅炒热，装入布袋，搓擦患处。

【功效】主治风寒型荨麻疹。

【来源】民间验方。

◆ 偏方37 韭菜外擦方

【配方】鲜韭菜1把。

【用法】将韭菜放火上烤热，涂擦患部，每日数次。

【功效】疏风，清热，解表。主治荨麻疹，伴发热恶寒、咽喉肿痛等。

【来源】民间验方。

◆ 偏方38 芝麻根水

【配方】芝麻根1把。

【用法】洗净后加水煎，趁热烫洗。

【功效】祛风止痒，适用于荨麻疹。

【来源】民间验方。

6种偏方治疗鸡眼

鸡眼就是局部皮肤角质层增生，常常发生在脚心前5趾下方或脚趾间，初生时往往会误认为是鞋底摩擦所长的老皮，稍久会有不平的感觉，且渐粗硬，行走时如垫脚般很不方便，甚而疼痛不已。其形状透明浑圆，中有绿豆般大小的颗粒，左右脚常对称发生。

鸡眼是由于鞋袜过紧，脚趾间或脚底长期受压摩擦所致。预防本病最好的方法是穿合适的鞋子，或垫软质鞋垫。

外敷外用方

◆ 偏方1　大蒜葱白方

【配方】葱白1根，紫皮大蒜1个。

【用法】上2物共捣烂，敷鸡眼，绷带固定，每2天换药1次，连用3~5次。

【功效】主治鸡眼。

【来源】民间验方。

◆ 偏方2　银杏叶方

【配方】银杏叶20~30片，米饭少量。

【用法】银杏叶放入平底锅中用文火烧，然后把烧焦的叶子研成粉，加入饭粒使之带黏性，将其敷于患处，以纱布扎牢，几天后换去。

【功效】主治鸡眼，连用几次即可见效。

【来源】民间验方。

◆ 偏方3　花茶敷贴方

【配方】一级茉莉花茶1~2克。

【用法】花茶嚼成糊状，敷鸡眼，胶布固定，每5天换1次，3~5次为1疗程。

【功效】主治鸡眼。

【来源】民间验方。

◆ 偏方4　乌桕叶柄汁

【配方】乌桕嫩叶（春季采）适量。

【用法】折断乌桕叶柄，取断叶柄渗出之乳白色汁液直接搽鸡眼，每只鸡眼搽5分钟，每日上午搽2次（因上午其汁最多），晚上用热水泡脚，并刮去软化之角质，连用10~15日。

【功效】主治鸡眼。

【来源】《湖南中医杂志》，1989（3）。

◆ 偏方5　韭菜汁涂擦方

【配方】韭菜（连茎带根者）适量。

【用法】韭菜切碎，用研钵磨过，再以纱布过滤，绞出黏液，涂擦患部，每日1次。

【功效】主治鸡眼，10日左右即可见效。

【来源】民间验方。

◆ 偏方6　乌梅方

【配方】乌梅4~6克，食醋20~30毫升。

【用法】将乌梅放在小玻璃瓶内，加醋浸泡7日。用时取乌梅外层皮肉，研碎成糊状。用热水浸洗患处后，用刀削平表层角化组织，以有血丝渗血为度。视病灶大小，取胶布1块，中间剪1小孔，贴在皮肤上，暴露病变部位；取乌梅肉糊敷在患处，外盖一层胶布封闭。3日换1次。

【功效】主治鸡眼。

【来源】《陕西中医》，1984（1）。

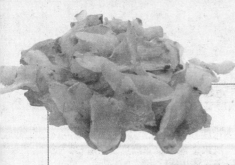

12种偏方治疗牛皮癣

牛皮癣是一种常见的慢性皮肤病。通常表现为红色或棕红色斑丘疹或斑块，表面覆盖着银白色鳞屑，边界清楚，故又称"银屑病"。牛皮癣多发生于头皮、四肢。鳞屑刮去后可见透明薄膜，除掉此膜，有点状出血现象，并有不同程度的瘙痒。皮疹数目、大小不定。患者指（趾）甲可以变厚，失去光泽，表面有点状小凹陷。发于头部者，毛发可呈束状，且不断脱落。

牛皮癣病程较长，反复发作，而且冬季重于夏季。但是，久病之后则无明显季节性。其病因与病毒或链球菌感染、创伤、遗传、代谢或免疫功能障碍、内分泌失调等因素有关，环境寒冷潮湿、季节变换、情绪变化亦可诱发本病。

中草药方

◆ 偏方1　土茯苓煎

【配方】土茯苓60克。

【用法】土茯苓研粗末，包煎，每日1剂，分早、晚2次服，15日为1疗程。

【功效】清热利湿，解毒消炎。主治牛皮癣。

【来源】民间验方。

◆ 偏方2　蝮蛇酒

【配方】蝮蛇1条，人参15克，白酒1000毫升。

【用法】将蛇置于净器中，用酒醉死，加入人参，经7日后取饮。不拘时频饮，随量。

【功效】本方活血通络，主治血燥型牛皮癣。

【来源】《中医临证备要》。

◆ 偏方3　老茶树根方

【配方】老茶树根30~60克。

【用法】茶树根切片，加水浓煎。每日2~3次，空腹服。

【功效】本方清热凉血，适用于牛皮癣进行期。

【来源】民间验方。

食疗药方

◆ 偏方4　玉竹百合粥

【配方】生石膏18克，玉竹、百合各15克，大米60克，盐适量。

【用法】先将生石膏、玉竹加水3碗煎至2碗，再加百合、大米煮成粥，盐调味服食，每日1剂，连服8~10剂。

【功效】本方养血润肤、活血通络，适用于牛皮癣静止期，皮疹日久。

【来源】民间验方。

◆ 偏方5　车前蚕沙粥

【配方】薏苡仁30克，车前子15克（布包），蚕沙9克（布包），白糖适量。

【用法】把车前子与蚕沙加水5碗煎成3碗，再加入薏苡仁煮成稀粥，用白糖调服。每日1剂，连服8~10剂。

【功效】本方清热凉血，主治血热型牛皮癣。

【来源】民间验方。

TIPS

蚕沙是蚕幼虫的粪便。收集后晒干，拣净杂质即成。生用具有祛风除湿、和胃化浊的功效，可用于湿疹瘙痒等症。

外敷外用方

◆ 偏方6 木鳖子蛋黄油

【配方】木鳖子5枚，蛋黄油适量，陈醋少许。

【用法】将木鳖子去皮，兑入陈醋研磨成汁。用时洗净患处，先擦上蛋黄油，再敷木鳖子汁。

【功效】本方清热凉血，主治血热引发的牛皮癣。

【来源】《中医验方集锦》。

◆ 偏方7 葱蒜敷涂方

【配方】葱白7根，紫皮蒜（略焙）20克，蓖麻子仁15克，白糖15克，冰片1.5克。

【用法】卜药共捣如泥，涂患处，每日早、晚各1次。

【功效】主治牛皮癣。

【来源】民间验方。

◆ 偏方8 鸡蛋黄去癣方

【配方】鸡蛋5个，硫黄、花椒各50克，香油适量。

【用法】将鸡蛋去清留黄，硫黄、花椒混放鸡蛋内，焙干后同蛋一同研末，加香油调成糊状，外贴患处。

【功效】主治牛皮癣。

【来源】民间验方。

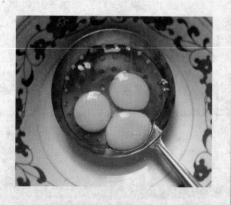

◆ 偏方9 大蒜韭菜泥

【配方】大蒜、韭菜各50克。

【用法】将韭菜与去皮的大蒜共捣如泥，放火上烘热，涂擦患处，每日1~2次，连用数日。

【功效】本方具有清热凉血之功效，适用于牛皮癣进行期。

【来源】民间验方。

◆ 偏方10 荸荠醋泥

【配方】鲜荸荠10枚，陈醋75毫升。

【用法】荸荠去皮，切片浸醋中，与醋一起放锅内文火煎10余分钟，待醋干后，将荸荠捣成泥状。取少许涂患处，再用纱布摩擦，当局部发红时，再敷药泥，贴以净纸，包扎好。每日1次，至愈为止。

【功效】主治牛皮癣。

【来源】民间验方。

◆ 偏方11 醋蛋涂搽方

【配方】鸡蛋2个，米醋适量。

【用法】将鸡蛋浸泡于米醋中7日，密封勿漏气。取出后用鸡蛋搽涂患处，1~3分钟后再涂1次。每日涂2~3次，不可间断，以愈为度。

【功效】本方养血润肤、活血通络，适用于牛皮癣静止期，癣呈暗红色斑块、有明显浸润者。

【来源】民间验方。

◆ 偏方12 白及五倍子方

【配方】五倍子60克，白及30克，老陈醋适量。

【用法】将白及、五倍子分别捣细末，先将五倍子粉与陈醋混匀，呈稀汤状，置锅内文火煎熬，待稍稠后入白及粉，熬成糊状即可。用时将药糊涂敷患处。

【功效】主治牛皮癣，有皮损者禁用。

【来源】民间验方。

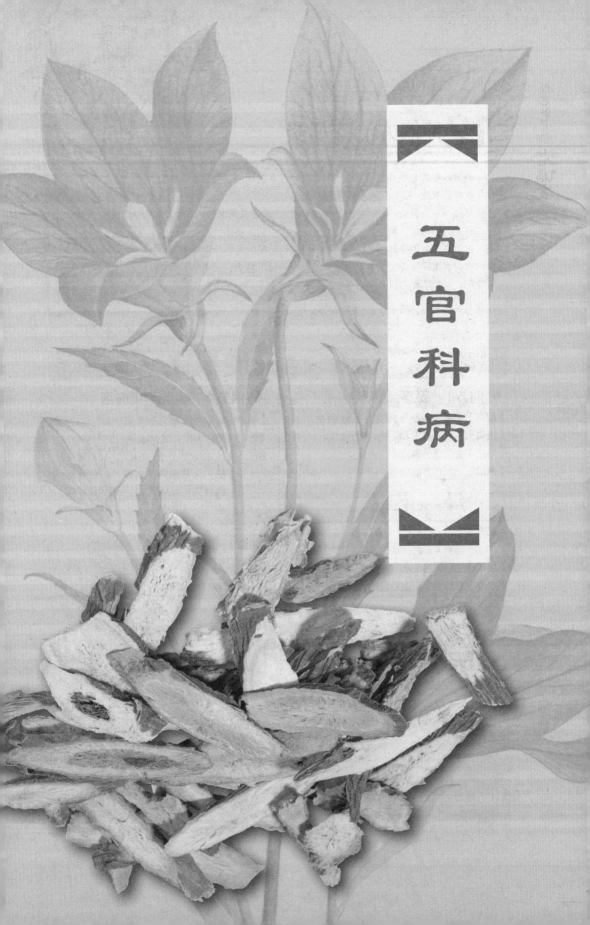

五官科病

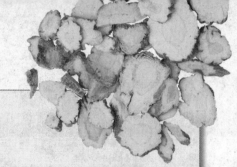

12种偏方治疗鼻炎

鼻炎是鼻腔黏膜和黏膜下层的急慢性炎症。主要表现为鼻塞，鼻流浊涕，嗅觉减退，并伴有发热、喷嚏、头痛、头胀、咽部不适等症。

鼻炎有急性鼻炎、慢性鼻炎、萎缩性鼻炎、过敏性鼻炎之分。急性鼻炎即通常讲的"伤风"。慢性鼻炎大多由急性鼻炎反复发作、迁延不愈引起。萎缩性鼻炎是鼻腔黏膜、鼻甲萎缩的疾病。过敏性鼻炎是身体对花粉、药物等过敏而引起的鼻部异常反应。

鼻炎患者平素应加强身体锻炼，以提高机体抵抗力，改善心、肺功能，促进鼻黏膜的血液循环，对预防和治疗鼻炎都有帮助。

🍃 中草药方

◆ 偏方1　姜枣红糖茶

【配方】生姜、红枣各10克，红糖60克。

【用法】前2味煮沸加红糖，当茶饮。

【功效】主治急性鼻炎，流清涕。

【来源】民间验方。

◆ 偏方2　苍耳子茶

【配方】苍耳子12克，辛夷、白芷各9克，薄荷4.5克，葱白2根，茶叶2克。

【用法】上药共为粗末。每日1剂，当茶频饮。

【功效】宣肺通窍。主治慢性鼻炎。

【来源】民间验方。

◆ 偏方3　刀豆酒

【配方】老刀豆（带壳）约30克，黄酒1盅。

【用法】老刀豆焙焦，研细末，用黄酒调服。每日1~2次。

【功效】活血通窍。主治慢性鼻炎。

【来源】民间验方。

 TIPS

刀豆，又称挟剑豆、大弋豆、大刀豆，为豆科植物刀豆的种子。刀豆甘、温，无毒，有温中下气、益肾补元之功效。

☕ 食疗药方

◆ 偏方4　丝瓜藤猪肉汤

【配方】丝瓜藤（取近根部者）2~3节，瘦猪肉60克，盐少许。

【用法】将丝瓜藤洗净，切成数段，猪肉切块，同放锅内加水煮汤，临吃时加盐调味。饮汤吃肉，5次为1疗程，连用1~3疗程。

【功效】主治萎缩性鼻炎。

【来源】民间验方。

◆ 偏方5　芥菜粥

【配方】芥菜头适量，大米50克。

【用法】将芥菜头洗净，切成小片，同大米煮粥。做早餐食。

【功效】本方健脾开胃、通鼻利窍，主治急、慢性鼻炎。

【来源】民间验方。

◆ 偏方6　辛夷花乌鱼汤

【配方】辛夷花3朵，鲜乌鱼1尾(约500克)，豌豆苗50克，鸡汤适量，盐、味精、葱、姜、酒等调味品各适量。

【用法】将辛夷花切成丝。洗净的乌鱼两侧各剁直刀，放入沸水中煮沸，去皮，再入油锅略煸，加入鸡汤，入调味品煮熟，再撒上辛夷花，淋上鸡油即可。吃鱼喝汤。

【功效】健脾补虚，通鼻窍，主治慢性鼻炎。

【来源】民间验方。

外敷外用方

◆ 偏方7　玉米须烟

【配方】玉米须（干品）6克，当归尾3克。

【用法】2物共焙干切碎，混合装入烟斗，点燃吸烟，让烟从鼻腔出。每日5～7次，每次1～2烟斗。

【功效】本方活血通窍，主治慢性鼻炎，鼻塞流涕，语言带鼻音，咳嗽多痰。

【来源】民间验方。

◆ 偏方8　葱白汁

【配方】葱白10根。

【用法】葱白捣烂绞汁，涂鼻唇间；或用开水冲后，乘温熏口鼻。

【功效】本方通鼻利窍，主治气滞血瘀型慢性鼻炎，症见鼻塞、涕黄稠或黏白、嗅觉迟钝、咳嗽多痰等。

【来源】民间验方。

◆ 偏方9　蜂蜜涂鼻腔

【配方】蜂蜜适量。

【用法】先用温水洗去鼻腔内的结痂和分泌物，充分暴露鼻黏膜后，再用棉签蘸蜂蜜涂患处，每日早晚各涂1次。至鼻腔无痛痒、无分泌物、无结痂、嗅觉恢复为止。

【功效】本方养血润燥消炎，主治萎缩性鼻炎。

【来源】民间验方。

◆ 偏方10　香油滴鼻腔

【配方】香油适量。

【用法】将油置锅内以文火煮沸15分钟，待冷后迅速装入消毒瓶中。初次每侧鼻内滴2～3滴，习惯后渐增至5～6滴，每日3次。滴药后宜稍等几分钟让药液流遍鼻腔。一般治疗2周后显效。

【功效】本方清热、润燥、消肿，主治鼻炎。

【来源】民间验方。

◆ 偏方11　桃树叶塞鼻法

【配方】嫩桃树叶1～2片。

【用法】将桃叶片揉成棉球状，塞入患鼻10～20分钟，待鼻内分泌大量清涕不能忍受时取出，每日4次，连用1周。

【功效】主治萎缩性鼻炎。

【来源】民间验方。

◆ 偏方12　辛夷花吹鼻法

【配方】辛夷花30克。

【用法】将辛夷花研末，瓶贮备用。用时取药适量吹鼻，每日3～5次，3日为1疗程。

【功效】主治急性鼻炎。

【来源】民间验方。

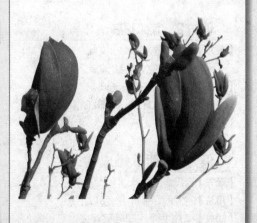

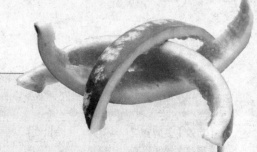

23种偏方治疗牙痛

牙痛是多种口腔疾病常见的症状之一，轻者不影响正常生活，严重者可导致不能咀嚼，更有甚者可见局部面颊肿胀，影响说话，其疼痛连及目、耳及脑，使人感到痛苦万状，故在民间中有"牙痛小毛病，痛起来要人命"之说。

牙痛可由多种原因引起，其中龋齿是牙痛的主要病因，其他如牙龈炎、牙龈脓肿、牙外伤等牙周病变也可引起牙痛；部分脏腑病变，亦可通过经络的络属关系而导致牙痛。临床上治疗牙痛的方法很多，食疗是其中不可忽视的一个重要方面。饮食疗法应遵循"热者寒之，寒者热之"的原则，首先应控制饮食的温度，不宜太烫或过冷，以免诱发或加重疼痛；其次饮食宜松软而易消化，必要时可服流质饮食，伴有牙龈红肿及颜面肿胀者，不宜食用鱼、虾等发散动风的食品，以免加重病情。每次吃饭后均应立即漱口、刷牙，以保持口腔清洁卫生，这样有助于控制病情。

🌿 中草药方

◆ 偏方1　升麻饮

【配方】升麻10克，薄荷6克。

【用法】将升麻、薄荷洗净切碎，加水煎煮。滤去渣后，代茶频频饮服。

【功效】疏风清热，消肿止痛。用于风热上攻之牙痛。

【来源】民间验方。

◆ 偏方2　漱口茶

【配方】生姜、连须葱白、艾叶、盐各18克，花椒15克，黑豆30克。

【用法】上药水煎去渣，漱口。

【功效】主治虚火牙痛，牙龈红肿。

【来源】民间验方。

◆ 偏方3　西瓜嫩皮饮

【配方】西瓜嫩皮适量。

【用法】水煎服，每日1～3次。

【功效】清热生津。适用于胃火内炽引起的牙痛。

【来源】民间验方。

◆ 偏方4　枸杞麦冬饮

【配方】枸杞子15克，麦冬10克。

【用法】将枸杞子和麦冬用水煮沸15分钟，取汁频频饮用。

【功效】滋补肾阴，清热生津。适用于肾阴虚损之牙根宣露、咀嚼无力、牙齿疼痛等症。

【来源】民间验方。

◆ 偏方5　醋茶方

【配方】陈醋1杯，茶叶3克。

【用法】茶叶开水冲泡5分钟后滤出，以茶汁加醋服，每日饮3次。

【功效】主治牙痛。

【来源】民间验方。

◆ 偏方6　双花茶

【配方】金银花、野菊花各30克。

【用法】将金银花、野菊花混合，加水煮沸5分钟后饮用，或用沸水冲泡，代茶饮。

【功效】清热解毒。适用于热毒炽盛之牙龈红肿疼痛、溢脓。

【来源】民间验方。

很老很老的老偏方：大病小病一扫光

◆ 偏方7 蚌粥

【配方】蚌 120 克，大米 50 克。

【用法】先用水 2000 毫升煮蚌或珍珠母取汁，再用汁煮米做粥。可作早餐食之。食时亦可加少许盐。

【功效】本方清热解毒、止渴除烦，主治牙疼剧烈，牙龈红肿，伴头痛、口臭、胃痛等症。

【来源】民间验方。

◆ 偏方8 皮蛋叉烧粥

【配方】皮蛋 2 个，叉烧 100 克，大米 100 克。

【用法】将上述 3 物共同放在锅内，加水煮粥吃。

【功效】本方有滋阴补虚之功效，用于睡眠不足、过于劳累等引起的虚火牙痛。

【来源】民间验方。

◆ 偏方9 无患子根猪骨汤

【配方】无患子根 30 克，猪骨（以猪脊骨为佳）200 克，盐适量。

【用法】用无患子根、猪骨加水 3 碗煎至 1 碗，加盐少许调味饮用。

【功效】本方清热泻火解毒，用于风火牙痛、牙龈肿痛等症。

【来源】民间验方。

◆ 偏方10 天香炉煲猪肉

【配方】天香炉 30 克，猪瘦肉 100 克，盐适量。

【用法】用天香炉、猪瘦肉加清水适量煲汤，用盐少许调味。饮汤食肉。

【功效】本方祛风除湿、活血止痛。适用于风火牙痛等症。

【来源】民间验方。

◆ 偏方11 山栀根煲猪肉

【配方】山栀根 15～20 克，猪瘦肉 60 克。

【用法】用山栀根、猪瘦肉加清水适量煲汤，调味后饮汤吃肉。每日1次，连服3～4次。

【功效】清热泻火，活血止痛。适用于牙痛、牙痛。

【来源】民间验方。

◆ 偏方12 白芷粥

【配方】白芷 10 克，大米 50 克。

【用法】将白芷研成极细末。大米煮熟后调入白芷末，再煮至粥稠。趁热服用。

【功效】本方散风、解表、止痛，适用于寒凝牙痛、恶风怕冷、牙痛牵连半侧头痛等症。

【来源】民间验方。

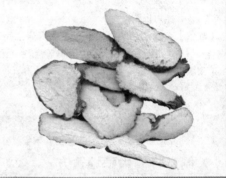

◆ 偏方13 柳根煲猪肉

【配方】柳根 30 克，猪瘦肉 100 克。

【用法】用柳根、猪瘦肉加清水适量煲汤，以盐少许调味。饮汤食肉。

【功效】祛风清热，消肿止痛。适用于胃热风火牙痛、虚火牙痛等疾患。

【来源】民间验方。

◆ 偏方14 沙参煲鸡蛋

【配方】沙参 30 克，鸡蛋 2 个。

【用法】沙参、鸡蛋加清水 2 碗同煮，蛋熟后去壳再煮半小时，加冰糖或白糖调味。饮汤食鸡蛋。

【功效】养阴清肺，降火清热。适用于虚火牙痛、咽痛等症。

【来源】民间验方。

◆ 偏方15　生地煲鸭蛋

【配方】生地黄30～50克，鸭蛋2个。

【用法】生地黄、鸭蛋加清水1碗半同煲，蛋熟后去壳再煎片刻。饮汤食蛋（也可加少许冰糖调味）。

【功效】本方清热生津，滋阴养血。适用于虚火牙痛等。

【来源】民间验方。

◆ 偏方16　炒马齿苋

【配方】马齿苋（鲜品）250克。

【用法】马齿苋切段，武火炒，加入调料后作为佐餐菜肴。

【功效】本方清热解毒消痈，主治胃火上炎之牙龈宣肿、牙痛、牙痛等症。

【来源】民间验方。

外敷外用方

◆ 偏方17　大蒜地黄方

【配方】大蒜1头，生地黄6克。

【用法】大蒜煨熟与生地黄共捣烂，布裹置于痛处，咬之，勿咽汁，汁出吐之。

【功效】主治虚火牙痛，症见牙龈红肿、牙齿浮动，伴头晕眼花、腰酸腿痛等。

【来源】民间验方。

◆ 偏方18　芦根滴耳液

【配方】鲜芦根40克。

【用法】将鲜芦根洗净，捣如泥，取汁滴患侧耳中。

【功效】主治风火牙痛。

【来源】《当代中药外治临床大全》。

◆ 偏方19　大蒜揩牙方

【配方】大蒜适量。

【用法】大蒜烧热揩牙，每日2次。

【功效】主治胃火及虫牙肿痛。

【来源】民间验方。

◆ 偏方20　竹叶生姜涂搽方

【配方】竹叶300克，生姜120克，盐180克。

【用法】先将竹叶煎出浓汁，再将生姜捣烂取汁同熬滤渣，入盐再熬干，贮瓶备用，同时取药末搽于痛处。

【功效】主治胃火牙痛、牙龈红肿。

【来源】民间验方。

◆ 偏方21　巴豆大蒜膏

【配方】巴豆1粒，大蒜1头。

【用法】上药同捣为膏。取少许，以适量棉花裹塞于耳中，左牙痛塞右耳，右牙痛塞左耳，8小时换1次。

【功效】主治牙痛。

【来源】《浙江中医杂志》，1987（8）。

◆ 偏方22　牙痛漱口剂

【配方】露蜂房20克。

【用法】上药煎浓汁含漱，每日数次。

【功效】主治风火牙痛。

【来源】《四川中医》，1985（6）。

◆ 偏方23　黑豆酒漱口方

【配方】黑豆、黄酒各适量。

【用法】黄酒煮黑豆至稍烂，取汁漱口。

【功效】主治牙痛。

【来源】民间验方。

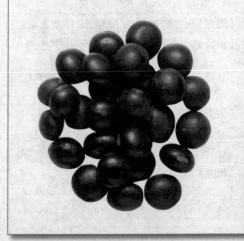

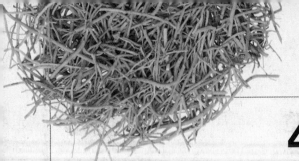

4种偏方治疗牙周炎

　　牙周炎是指发生在牙龈、牙周韧带、牙骨质和牙槽骨部位的慢性炎症，多数病例由长期存在的牙龈炎发展而来。由于病程缓慢，早期症状不造成明显痛苦，患者常不及时就医，使支持组织的破坏逐渐加重，最终导致牙齿的丧失。

　　牙周炎常表现为牙龈出血、口臭、溢脓、严重者牙齿松动、咬合无力和持续性钝痛。保持良好的口腔卫生，掌握正确的刷牙方法，有利于预防牙周炎的发生。

中草药方

◆ 偏方1　辛甘绿茶方

【配方】绿茶1克，细辛4克，炙甘草10克。

【用法】后2味加水400毫升，煮沸5分钟，加入茶叶即可，分3次饭后服，每日1剂。

【功效】主治牙周炎、龋齿。

【来源】民间验方。

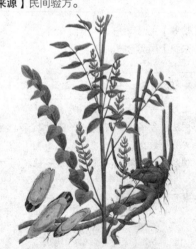

食疗药方

◆ 偏方2　酒煮鸡蛋

【配方】白酒100毫升，鸡蛋1个。

【用法】白酒倒入瓷碗中，用火点燃，将鸡蛋打入，不搅动，不加调料，待火熄蛋熟，冷后顿服，每日2次。

【功效】主治牙周炎。

【来源】民间验方。

外敷外用方

◆ 偏方3　牙疳散

【配方】五谷虫20个，冰片0.3克。

【用法】将五谷虫以油炙脆，与冰片共研细末，装瓶备用。温水漱口，药棉拭干，将药末撒于齿龈腐烂处，每日5～6次。

【功效】主治牙周炎。

【来源】《四川中医》，1983（4）。

◆ 偏方4　月黄散

【配方】老月黄10克，雄黄5克。

【用法】上药共研细末，装瓶备用。在患处搽少许即可，勿口服。

【功效】主治牙周炎。

【来源】《浙江中医杂志》，1991（1）。

【说明】月黄即藤黄，据《中国医学大辞典》记载，月黄"味酸、涩、寒，有毒，功用止血化毒、杀虫，治虫牙齿黄"。

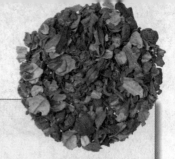

19种偏方治疗口疮

口疮又称口疡，其特点是口舌浅表溃烂，形如黄豆，多见于唇、舌、颊黏膜、齿龈、硬腭等部位，有明显的痛感。相当于现代医学的复发性口腔溃疡。

本病以冬春季为好发季节，其发病不受年龄限制，但以青壮年为多，女性略多于男性。本病有随着病史的延长，复发周期逐渐缩短，症状逐渐加重的趋势。

中草药方

◆ 偏方1　佛手茶

【配方】佛手柑200克。

【用法】佛手柑轧碎成粗末，每次10克，泡水代茶饮。

【功效】疏肝理气解郁。适用于肝郁气滞之口疮。

【来源】民间验方。

◆ 偏方2　西瓜翠衣汤

【配方】西瓜1个，赤芍10克，炒栀子6克，黄连、甘草各1.5克。

【用法】将西瓜切开去瓤，取其皮切碎与上药共煎，分2次服完，每日1剂。

【功效】主治口疮。

【来源】《偏方大全》。

◆ 偏方3　橘叶薄荷茶

【配方】橘叶30克，薄荷30克。

【用法】将2药洗净切碎，开水冲泡代茶饮。宜凉凉后饮用，避免热饮刺激口疮疼痛。

【功效】疏肝解郁，辛散止痛。适用于肝气不疏而致的口舌糜烂生疮。

【来源】民间验方。

◆ 偏方4　牛膝石斛饮

【配方】怀牛膝15克，石斛15克，白糖适量。

【用法】怀牛膝、石斛加水同煮10分钟，去渣取汁，加糖频频饮用。

【功效】养阴清热，滋补肝肾。主治肝肾阴虚引起的口疮。

【来源】民间验方。

◆ 偏方5　五倍子茶饮

【配方】绿茶1克，五倍子10克，蜂蜜25克。

【用法】五倍子加水400毫升，煮沸10分钟，加入绿茶、蜂蜜，再煮5分钟，分2次徐徐饮之。

【功效】主治口疮。

【来源】民间验方。

◆ 偏方6　金橘饼

【配方】金橘若干，糖适量。

【用法】金橘用糖腌制后，口含咽津，每日数次。

【功效】疏肝解郁生津。用于肝郁气滞之口疮，久用有效。

【来源】民间验方。

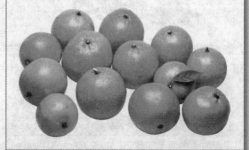

食疗药方

◆ 偏方7 竹叶粥

【配方】鲜竹叶30克（干品15克），生石膏45克，大米50克，白糖适量。

【用法】生石膏先煎20分钟，再放入竹叶同煎7~8分钟，取汁加入大米煮成粥。加糖搅匀，放凉后食用。

【功效】本方清热泻火，主治心胃火盛型口疮。

【来源】民间验方。

◆ 偏方8 枣泥红糖包

【配方】红枣500克，红糖150克，面粉适量。

【用法】红枣煮熟去皮、核，加入红糖调匀。用放好碱的发面包，蒸熟后食用。

【功效】温中和胃。用于脾胃虚寒型口疮。

【来源】民间验方。

◆ 偏方9 菱粉粥

【配方】菱粉100克，白糖50克。

【用法】用少量水调匀菱粉，倒入沸水中，煮为稠粥，加入白糖即可。可作早晚餐服，每日服1次，常食有益。

【功效】清热解毒，健脾益胃。主治口腔溃疡。

【来源】民间验方。

◆ 偏方10 甘草粥

【配方】炙甘草10克，糯米50克。

【用法】将炙甘草水煎沸10分钟，取汁加糯米煮粥。

【功效】本方健脾和中，适合于脾胃虚寒、口疮经久不愈者。

【来源】民间验方。

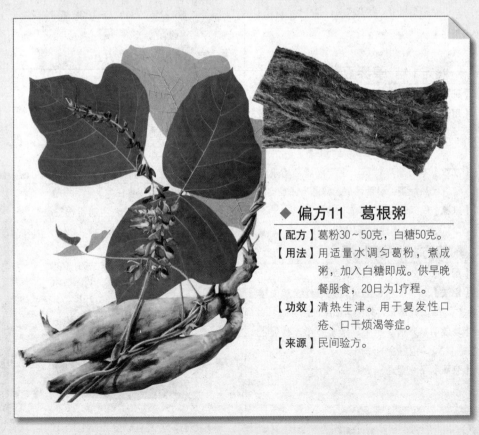

◆ 偏方11 葛根粥

【配方】葛粉30~50克，白糖50克。

【用法】用适量水调匀葛粉，煮成粥，加入白糖即成。供早晚餐服食，20日为1疗程。

【功效】清热生津。用于复发性口疮、口干烦渴等症。

【来源】民间验方。

◆ 偏方12　雪梨蜂蜜羹

【配方】核桃仁50克，雪梨2只，蜂蜜50克。

【用法】将雪梨去皮，切片，和核桃仁共煮数沸。至梨熟，调入蜂蜜即成。趁热服，每日服1次，3日为1疗程。

【功效】清热润肺，止咳化痰，发汗解表。用于复发性口疮、咽痛咳嗽、食欲不振等症。

【来源】民间验方。

◆ 偏方13　绿豆橄榄粥

【配方】绿豆100克，橄榄5只，白糖50克。

【用法】将绿豆、橄榄同煮为粥，加入白糖拌匀即可。吃绿豆喝汤，日服1次，5次为1疗程。

【功效】清肺利咽，消暑止渴。用于胃热口疮、咽喉肿痛、暑热烦渴、酒醉不适等症。

【来源】民间验方。

◆ 偏方14　荸荠豆浆

【配方】豆浆1000克，荸荠150克，白糖60克。

【用法】先将荸荠去皮，压取汁与豆浆混合，加入白糖，煮数沸即成，趁温热服用，分2次服，7日为1疗程。

【功效】本方清热解毒、生津润燥，用于暑热烦渴、口舌生疮、醉酒不适等症。

【来源】民间验方。

◆ 偏方15　萝卜汁

【配方】白萝卜1个，白糖适量。

【用法】萝卜洗净，切碎，捣取汁，加白糖少许调味，频频含漱或饮用。

【功效】本方清热止渴、消食宽中，有促进口疮愈合的作用。

【来源】民间验方。

◆ 偏方16　川椒拌面

【配方】川椒5克，挂面100克，植物油、酱油各适量。

【用法】将川椒用温火煸干，研成细末。将油烧热，加入川椒末和少许酱油，拌面食用。

【功效】温中健脾。适用于脾胃虚寒型口疮。

【来源】民间验方。

◆ 偏方17　葫芦汤

【配方】葫芦500克，冰糖适量。

【用法】葫芦洗净，连皮切块，加水适量煲汤，用冰糖调味。饮汤，葫芦可吃可不吃。

【功效】清热利尿，除烦止渴。对口疮有良好的辅助治疗作用。

【来源】民间验方。

外敷外用方

◆ 偏方18　生姜方

【配方】新鲜生姜若干。

【用法】生姜捣汁，频频漱口，或为末擦之。

【功效】温中散寒。适用于虚寒口疮。

【来源】民间验方。

◆ 偏方19　乌梅桔梗汤

【配方】乌梅、桔梗各15克。

【用法】上药加水浓煎，用消毒棉签蘸药液轻轻擦拭患处，每日1~2次。

【功效】主治鹅口疮。

【来源】《湖南中医杂志》，1991（2）。

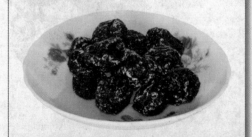

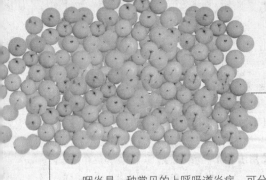

19种偏方治疗咽炎

咽炎是一种常见的上呼吸道炎症，可分为急性和慢性两种，多与过度使用声带，吸入烟尘及有害气体、过度吸烟、饮酒等因素有关。主要表现为咽干、发痒、灼热，甚者有咽痛、声音嘶哑、咳嗽、发热等症状。

急性咽炎常因感染病毒、细菌或受烟尘、气体刺激所致。起病急，初起咽部干燥、灼热，继而疼痛、可伴发热、头痛、声音嘶哑、咳嗽等表现。慢性咽炎常常因急性咽炎未彻底治愈而成。慢性咽炎虽然是一种局限于咽部的慢性疾病，不伴有明显的全身症状，但是患者长期咽部干痛、不适、有异物感，重者还容易引起恶心呕吐，对生活、工作带来诸多不利。加之病程很长，不容易痊愈，是一种颇令人烦恼的疾病。

中草药方

◆ 偏方1　胖大海饮

【配方】胖大海3个，蜂蜜15克。

【用法】将胖大海洗净，放入茶杯内，加入蜂蜜，以开水冲之，加盖，3～4分钟后，开盖，用勺拌匀即成。以之代茶饮。

【功效】主治肺热所致慢性咽炎，症见咽喉干燥、疼痛，有明显异物感，痰多且稠。

【来源】民间验方。

◆ 偏方2　罗汉果速溶饮

【配方】罗汉果250克，白糖100克。

【用法】罗汉果洗净，打碎，加水适量，煎煮。每30分钟取煎液1次，加水再煎，共煎3次，最后去渣，合并煎液，再继续以文火煎煮浓缩到稍稠将要干锅时，停火，待冷后，拌入白糖把药液吸净，混匀，晒干，压碎，装瓶备用。每次10克，以沸水冲化饮用，次数不限。

【功效】疏风清热。主治急性咽炎。

【来源】《广西中药志》。

◆ 偏方3　清咽茶

【配方】乌梅肉、生甘草、沙参、麦冬、桔梗、玄参各等份。

【用法】将上药捣碎混匀。每用15克，放入保温杯中，以沸水冲泡，盖严浸1小时。代茶频饮，每日3次。

【功效】主治肺热伤阴型慢性咽炎。

【来源】民间验方。

◆ 偏方4　咸橄榄芦根茶

【配方】干芦根30克（鲜品90克），咸橄榄4枚。

【用法】将芦根切碎，橄榄去核，加清水2碗半，煮至1碗，去渣代茶饮，每日1剂。

【功效】本方疏风清热，主治风热型急性咽炎。

【来源】《饮食疗法》。

◆ 偏方5　榄海蜜茶

【配方】绿茶、橄榄各3克，胖大海3枚，蜂蜜1匙。

【用法】先将橄榄放入清水中煎沸片刻，然后冲泡绿茶及胖大海，闷盖片刻、入蜂蜜调匀，徐徐饮汁。

【功效】主治慢性咽炎。

【来源】《饮食疗法100例》。

◆ 偏方6　牛蒡蝉蜕酒

【配方】牛蒡根500克，蝉蜕30克，黄酒1500毫升。

【用法】将牛蒡根切片（小者打碎），同蝉蜕一起浸于酒瓶中，经3~5日开封，去渣。每次饮1~2盅。

【功效】本方疏风清热，主治风热型咽炎，伴恶寒发热、头痛脑涨等症。

【来源】《药酒验方选》。

◆ 偏方7　半夏蛋清方

【配方】半夏14枚，鸡蛋1个，米醋适量。

【用法】将半夏洗净，破如枣核大，鸡蛋打一小孔，去黄留白，放入半夏，注入米醋，以壳满为度。再把鸡蛋放置在铁丝架上，在火上烤，3沸后，去渣，取汁少许含咽之。

【功效】主治风热外袭引起的急性咽炎。

【来源】《伤寒论》。

◆ 偏方8　苏子酒

【配方】苏子1000克，清酒3000毫升。

【用法】苏子捣碎，用纱布包，放入酒中，浸2宿即得。少量饮服。

【功效】主治风热型急性咽炎。

【来源】《太平圣惠方》。

◆ 偏方9　牙皂蛋清方

【配方】鸡蛋清1个，猪牙皂角1.5克。

【用法】将皂角研为细末，与鸡蛋清调匀，噙口内使口水流出为度。

【功效】本方疏风清热，主治风热引起的急性咽炎。

【来源】《山西中医验方秘方汇集》。

【说明】猪牙皂角又名小皂荚，为植物皂荚树因受外伤等影响而结出的畸形小荚果，呈圆柱形而略扁曲，个体较小，多作药用。

◆ 偏方10　青果酒

【配方】白酒1000毫升，干青果50克，青黛5克。

【用法】将干青果洗净，晾干水汽，逐个拍破，同青黛入白酒，浸泡15日，每隔5日摇动1次。适量饮服。

【功效】清肺养阴，化痰散结。主治肺热伤阴型慢性咽炎。

【来源】《中国药膳》。

◆ 偏方11　甘桔饮

【配方】桔梗6克，生甘草3克。

【用法】桔梗、甘草碾为粗末，共置杯中，以沸水浸泡，温浸片刻。代茶频饮，每日2次。

【功效】清肺生津，利咽。主治慢性咽炎。

【来源】民间验方。

◆ 偏方12　母乳酒

【配方】酒50毫升，母乳汁500毫升。

【用法】上药和合，分2次服。

【功效】本方清肺养阴、化痰散结，主治慢性咽炎。

【来源】《普济方》。

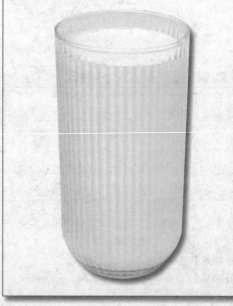

◆ 偏方13 芝麻叶方

【配方】鲜芝麻叶6片。

【用法】上药洗净，嚼烂慢慢吞咽。每日3次，连服3日有效。

【功效】滋阴生津，润咽消炎。主治急慢性咽炎。

【来源】民间验方。

◆ 偏方14 消炎茶

【配方】蒲公英400克，金银花400克，薄荷200克，甘草100克，胖大海50克，淀粉30克。

【用法】先取薄荷、金银花、蒲公英各200克，与甘草、胖大海共研为细末，过筛，再将剩下的蒲公英、金银花加水煎2次，合并药液过滤，浓缩成糖浆状，与淀粉浆（淀粉加适量水制成）混合在一起，煮成糊状。再与上述备用药粉和匀，使之成块，过筛制成粒，烘干。每次10克，每日3次，开水泡饮。

【功效】主治风热所致急性咽炎。

【来源】《吉林省中草药栽培与制剂》。

食疗药方

◆ 偏方15 生地螃蟹汤

【配方】生地黄50克，鲜蟹1只。

【用法】上2味加清水适量，煎成1碗，去药渣，除蟹壳，饮汤，顿服，连用3日。

【功效】疏风清热。主治急性咽喉炎，症见恶寒发热、咽部红肿、口干灼热等。

【来源】《家用鱼肉禽蛋治病小窍门》。

◆ 偏方16 蜂蜜蛋花饮

【配方】鸡蛋1个，生蜂蜜20克，香油数滴。

【用法】将鸡蛋打入碗内，搅匀，以极沸水冲熟，滴入香油及蜂蜜，调匀，顿服。每日2次，早晚空腹服食。

【功效】清肺养阴，化痰散结。主治肺热伤阴型慢性咽炎。

【来源】《鸡蛋食疗法》。

【注意】忌烟酒及辛辣。

◆ 偏方17 荸荠汁

【配方】生荸荠适量。

【用法】荸荠洗净切碎，用纱布绞取汁。不定量服用。

【功效】养阴生津，利咽。主治咽喉炎。

【来源】民间验方。

◆ 偏方18 蜂蜜茶

【配方】茶叶、蜂蜜各适量。

【用法】取茶叶（龙井尤佳），用小纱布袋装好，置于杯中，用沸水冲泡，稍凉后加适量蜂蜜，搅匀后缓慢服下，每日5~7次，每次1杯。

【功效】主治咽喉炎。

【来源】民间验方。

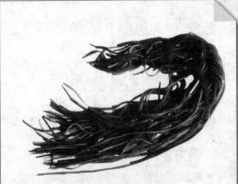

◆ 偏方19 海带白糖方

【配方】水发海带500克，白糖250克。

【用法】将海带洗净、切丝，放锅内加水煮熟后捞出，拌入白糖腌渍1日后食用，每服50克，每日2次。

【功效】软坚散结，利咽。主治慢性咽炎。

【来源】民间验方。

18种偏方治疗耳鸣、耳聋

耳鸣、耳聋是耳部疾病的常见症状。耳鸣是指病人自觉耳内鸣响，如闻蝉声，或如潮声。耳聋是指不同程度的听觉减退，甚至丧失。耳鸣可伴有耳聋，耳聋亦可由耳鸣发展而来。

根据病变发生部位的不同，耳聋分成神经性耳聋、传导性耳聋和混合性耳聋。比如外耳道、中耳畸形，严重的中耳炎、鼓膜穿孔等引起传导性耳聋；内耳发育不良引起神经性耳聋；化脓性中耳炎导致内耳炎症破坏感音细胞，则可能引起混合性耳聋。

婴幼儿时期就发生的全聋或严重的重听，因为不能学习语言，会导致聋哑。内耳病变有时可以侵犯前庭，使平衡功能失常，所以在耳鸣耳聋的同时，可伴有较严重的眩晕。

耳鸣、耳聋患者平日应注意精神调养，少思虑静养神，可收听柔和音乐。居处、工作环境要肃静，噪声不宜过大。如环境中噪声强度超过 80 ～ 90 分贝时，可采取塞耳塞、戴耳罩等措施，以预防噪声对耳的损害。注意休息，减少房事，忌浓茶、咖啡、烈酒等刺激性物品。

中草药方

◆ 偏方1　菖蒲甘草汤

【配方】石菖蒲60克，生甘草10克。

【用法】每日1剂，水煎分2次服。病久者同时服六味地黄丸或汤剂。

【功效】主治耳鸣。

【来源】《陕西中医》，1992（6）。

◆ 偏方2　葱枣龙眼方

【配方】葱白150克，红枣150克，龙眼120克。

【用法】先煮后2味，后下葱白，煮熟服之。

【功效】主治病后耳鸣、耳聋，兼见头晕目暗、腰膝酸软。

【来源】民间验方。

> **TIPS**
>
> 葱白气味辛辣，性温，有发汗解表、散寒通阳的功效。还可健胃、祛痰，对痢疾杆菌及皮肤真菌有一定的抑制作用。

◆ 偏方3　五味蜂蜜茶

【配方】绿茶1克，北五味子4克，蜂蜜25克。

【用法】先以五味子250克，文火炒至微焦，备用。用时按上述剂量加开水400～500毫升分3次温饮，每日1剂。

【功效】主治耳鸣、腿软乏力。

【来源】民间验方。

食疗药方

◆ 偏方4　枸杞羊肾粥

【配方】枸杞叶250克，羊肾1对，羊肉60克，大米60～100克，葱白2茎，盐适量。

【用法】先煮枸杞叶，取汁去渣，与羊肾、羊肉、大米、葱白同煮成粥，加盐适量。每日服1～2次。

【功效】本方益肾填精，适用于肾虚引起的耳鸣、耳聋。

【来源】民间验方。

◆ 偏方5 磁石猪肾粥

【配方】磁石60克,猪肾1具,大米60克。

【用法】磁石打碎,入砂锅中水煎1小时,去渣。入猪腰、大米,煮粥。每晚温热服。

【功效】养肾益阴,填髓海。治肾虚引起的耳鸣、耳聋。

【来源】民间验方。

◆ 偏方6 猪肉煮黑豆

【配方】猪肉500克,黑豆50克。

【用法】2味同煮,至烂熟。随意服之,可常服。

【功效】健脾益肾。主治脾肾虚弱导致的耳聋。

【来源】民间验方。

◆ 偏方7 甜酒煮乌鸡

【配方】白毛乌骨雄鸡1个,甜酒120毫升。

【用法】同煮熟食,连服5~6只。

【功效】主治肾虚所致的耳鸣、耳聋,腰膝酸软,阳痿遗精。

【来源】民间验方。

◆ 偏方8 苁蓉炖羊肾

【配方】肉苁蓉30克,羊肾1对,胡椒、味精、盐等调味品适量。

【用法】将肉苁蓉及羊肾(剖洗切细后)放入砂锅内,加水适量,文火炖熟,加入调味即可。当菜食用。

【功效】补肾益精。主治肾虚耳鸣、耳聋。

【来源】民间验方。

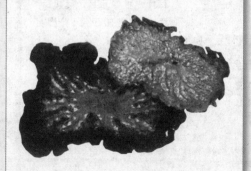

◆ 偏方9 柚子肉炖鸡

【配方】柚子1个(最好隔年越冬者),雄鸡1只(约500克)。

【用法】雄鸡去毛及内脏,洗净。柚子去皮留肉。柚肉放鸡肚内,加清水适量,隔水炖熟。饮汤吃鸡,每2周1次。

【功效】本方补肾填精,主治肾虚所致耳鸣、耳聋。

【来源】民间验方。

◆ 偏方10 天麻炖猪脑

【配方】天麻10克,猪脑1个。

【用法】将猪脑洗净,切成小块,与天麻同置碗内;加适量凉开水,放入锅内隔水炖熟。每日或隔日服1次,3~4次为1疗程。

【功效】适用于肝阳上亢型耳鸣、耳聋。

【来源】民间验方。

◆ 偏方11 石菖蒲猪肾粥

【配方】石菖蒲30克,猪肾1具,葱白30克,大米60克。

【用法】猪肾整理好,洗净。先煎石菖蒲,取汁去渣,加入其他3味煮粥。空腹食。

【功效】祛痰浊,通耳窍。适用于痰湿阻滞、清阳不升的耳鸣。

【来源】民间验方。

外敷外用方

◆ 偏方12 鸣天鼓功法

【用法】两手掌心紧按耳孔,五指置于脑后,然后两手示、中、无名三指叩击后脑,或将两手示指各压在中指上,示指向下滑弹后脑部。每次弹24下,每日3次。

【功效】主治耳鸣、耳聋。

◆ 偏方13　矾连油

【配方】枯矾 3 克，黄连 3 克，香油 25 克。

【用法】上药为末调膏，装入药棉球里，每晚睡前塞耳内，次晨换之。

【功效】主治耳聋伴有分泌物。

【来源】《中医简易外治法》。

◆ 偏方14　葱白塞耳方

【配方】葱白数茎。

【用法】葱白放入炭火中煨热，纳入耳中，每日更换 3 次。

【功效】主治耳鸣、耳聋。

【来源】民间验方。

◆ 偏方15　芥菜子粉

【配方】芥菜子 30 克。

【用法】上药研细末，分别装在药棉球里，分塞耳朵内，每晚睡前使用，次日更换。

【功效】开郁通窍。主治实证暴鸣、暴聋。

【来源】《中医简易外治法》。

【注意】药棉大小要适度，用力勿过重，以免损伤内耳。小儿慎用此法。

◆ 偏方16　葱汁滴耳方

【配方】葱汁适量。

【用法】每次滴入耳内 2 滴。

【功效】主治因外伤瘀血结聚所致耳鸣、耳聋。

【来源】民间验方。

◆ 偏方17　鲩石冰片粉

【配方】鱼鲩石 10 块，冰片 1 克。

【用法】将上药共研极细粉，过筛，贮瓶密封。用时取药粉少许，放在细竹管一端，或放在细纸卷的一头，将有药的一端，对准耳孔，轻轻吹进耳内。

【功效】主治实证耳聋。

【来源】《中医简易外治法》。

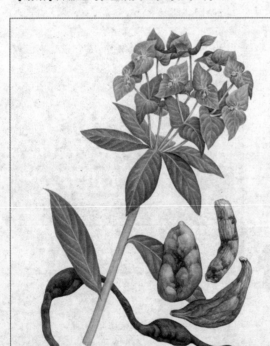

◆ 偏方18　甘遂塞耳方

【配方】甘遂 1 克，棉球 1 枚。

【用法】于每晚睡觉时将甘遂放入耳内，棉球塞耳，晨起时取出，连用 10 日为 1 疗程。

【功效】主治耳聋。

【来源】民间验方。

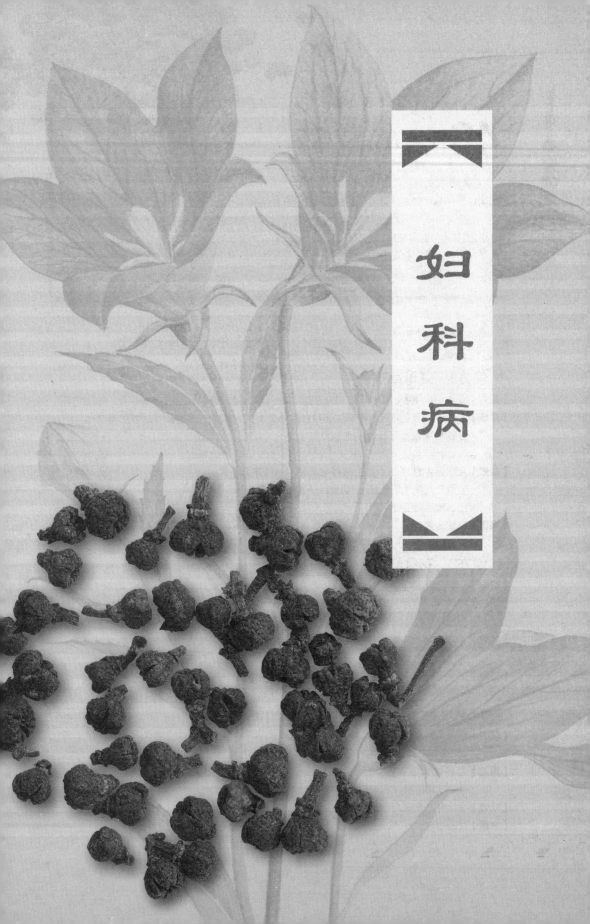

妇科病

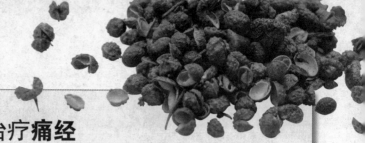

40种偏方治疗痛经

痛经是指妇女经期或经行前后出现周期性的小腹疼痛，并可引及全腹或腰骶部，甚至出现剧痛。中医学称痛经为"经来腹痛"或"行经腹痛"。

痛经可由精神因素、天气变化、感受寒凉，或平素体质虚弱，气血不足引起。主要临床表现为：每逢月经来潮就发生下腹部阵发性疼痛，有时会放射到腰部，常伴有恶心、呕吐、尿频、便秘或腹泻；严重者腹痛剧烈，面色苍白，手足冰冷，甚至昏厥。痛经常持续数小时或1～2天，一般经血畅流后，腹痛缓解。

🌿 中草药方

◆ 偏方1　益母草茶

【配方】绿茶1克，益母草（干品）20克。

【用法】上2味用沸水冲泡大半杯，加盖，5分钟后可饮，可反复冲泡饮至味淡为止。

【功效】主治原发性痛经（指生殖器官无明显器质性病变的痛经），功能性子宫出血兼高血压者亦宜。

【来源】民间验方。

◆ 偏方2　花盘红糖饮

【配方】干葵花盘30～60克，红糖30克。

【用法】将干葵花盘水煎取汁，加红糖稍煮片刻即成。每日分2次服用。

【功效】本方清热止痛，适用于湿热引起的痛经。

【来源】民间验方。

◆ 偏方3　玫瑰花蜜茶

【配方】绿茶1克，玫瑰花（或用益母草花代替）5克，蜂蜜25克。

【用法】上药加水300毫升，煮沸5分钟，分3次饭后服。

【功效】主治经前腹痛，月经失调，赤白带下。

【来源】民间验方。

◆ 偏方4　韭季红糖饮

【配方】鲜韭菜30克，月季花3～5朵，红糖10克，黄酒10毫升。

【用法】将韭菜和月季花洗净压汁，加入红糖，兑入黄酒冲服。服后俯卧半小时。

【功效】本方理气活血止痛，适用于气滞血瘀之痛经。

【来源】民间验方。

◆ 偏方5　姜枣花椒汤

【配方】红枣、干姜各30克，花椒9克。

【用法】将姜、枣洗净、干姜切片，红枣去核，加水400毫升，煮沸，然后投入花椒，改用文火煎汤，每日1料，分2次温服。5剂为1疗程。临经前3天始服。

【功效】主治痛经属气滞血瘀者。

【来源】民间验方。

◆ 偏方6　樱桃叶止痛汤

【配方】樱桃叶（鲜、干品均可）20～30克，红糖20～30克。

【用法】上药水煎取液300～500毫升，加入红糖熔化，顿服。经前服2次，经后服1次。

【功效】主治痛经。

【来源】《浙江中医杂志》，1992（6）。

◆ 偏方7　芝麻生地饮

【配方】黑芝麻 20 克，生地黄 15 克，枸杞子 10 克，冰糖适量。

【用法】将芝麻、生地黄、枸杞子煎沸 20 分钟，去渣留汁。加入适量冰糖，稍煎，待溶即成。

【功效】补肝肾，清虚热。用于肝肾亏损兼虚热所致的痛经，效果较好。

【来源】民间验方。

◆ 偏方8　红花酒

【配方】红花 100 克，60 度白酒 400 毫升。

【用法】把红花放入细口瓶内，加白酒浸泡 1 周，每日振摇 1 次。每次服用 10 毫升，也可兑凉开水 10 毫升或加红糖适量饮用。

【功效】温经散寒，活血调气。主治寒凝血瘀型痛经。

【来源】民间验方。

◆ 偏方9　三花调经茶

【配方】玫瑰花、月季花各 9 克（鲜品均用 18 克），红花 3 克。

【用法】上 3 味制粗末，以沸水冲泡，闷 10 分钟即可。每日 1 剂，不拘时温服，连服数日，在经行前几天服为宜。

【功效】主治气滞血瘀型痛经。

【来源】民间验方。

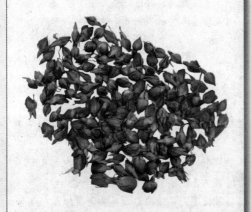

◆ 偏方10　姜枣红糖饮

【配方】红枣 10 枚，生姜 6 克，红糖 60 克。

【用法】水煎服，每日 1 次，连服 3～5 日，经前服。

【功效】适用于气血不足型痛经，伴面色苍白、头晕耳鸣、腰腿酸软等症。

【来源】民间验方。

◆ 偏方11　当归酒

【配方】当归 250 克，白酒 1000 毫升。

【用法】当归浸酒中 3～5 日，每次温服 10～20 毫升，每日 3 次。

【功效】主治气血不足型痛经，伴头晕耳鸣、腰腿酸软、精神疲乏等症。

【来源】《本草纲目》。

◆ 偏方12　南瓜蒂红花饮

【配方】南瓜蒂 1 枚，红花 5 克，红糖 30 克。

【用法】前 2 味煎煮 2 次，去渣，加入红糖溶化，于经前分 2 天服用。

【功效】治痛经有显效。

【来源】《浙江中医》，1989（6）。

◆ 偏方13　山楂葵花子汤

【配方】山楂 50 克，葵花子 50 克，红糖 100 克。

【用法】上 3 味加水适量炖汤。每剂分 2 次饮，行经前 3 天饮效果好。

【功效】益气补血，活血调气。主治气血不足型痛经，症见经期、经量紊乱，经净前后小腹隐痛，月经色淡伴头晕耳鸣等。

【来源】民间验方。

◆ 偏方14　核桃仁糖酒方

【配方】青核桃仁 3000 克，黄酒 5000 毫升，红糖 1000 克。

【用法】上药混合浸泡 24 小时后晒干备用，可常服食。

【功效】适用于寒凝血瘀所致的痛经。

【来源】民间验方。

◆ 偏方15　川芎调经茶

【配方】川芎3克，茶叶6克。

【用法】上2味加水400毫升，煎取150～200毫升。每日1～2剂，饭前热服。

【功效】主治痛经，伴头晕目眩、恶心呕吐等症。

【来源】《简便单方》。

◆ 偏方16　首乌生地酒

【配方】制首乌150克，生地黄50克，白酒5000毫升。

【用法】将首乌洗净闷软，切片。生地黄淘洗后切成薄片，晾干水汽。同入酒坛中，封闭浸泡，每隔3日搅拌1次。10～15日后，即可开坛，滤去药渣饮用。

【功效】补肝肾，益气血。适用于肝肾不足之痛经。

【来源】民间验方。

◆ 偏方17　黄芪膏

【配方】生黄芪、鲜茅根各12克，山药10克，粉甘草6克，蜂蜜20克。

【用法】将黄芪、茅根煎10余沸，去渣橙汁2杯。甘草、山药研末同煎，并用筷子搅动，勿令药末沉锅底。煮沸后调入蜂蜜，分3次服下。

【功效】健脾益肾，补气养血。主治气血虚弱型痛经。

【来源】民间验方。

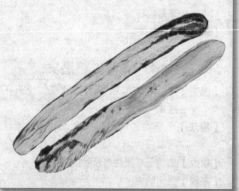

◆ 偏方18　玫瑰膏

【配方】玫瑰花（初开者）300朵，红糖500克。

【用法】将玫瑰花去净心蒂，以花瓣放入砂锅内煎取浓汁。滤去渣，文火浓缩后加入红糖，再炼为稠膏。早、晚各用开水冲服20～30毫升。

【功效】行气解郁，活血调经。主治肝胃不和型月经不调，症见经前腹痛或胁肋乳房胀痛等。

【来源】民间验方。

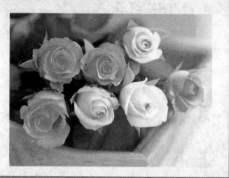

◆ 偏方19　复方桑葚膏

【配方】桑葚（新鲜熟透者佳）2500克，玉竹、黄精各50克，天花粉、淀粉各100克，熟地50克。

【用法】将熟地、玉竹、黄精先用水浸泡，文火煎取浓汁500毫升。入桑葚汁，再入天花粉，慢火收膏。每次服30毫升，每日3次。

【功效】本方补益肝肾，主治肝肾虚损之痛经。长期服用，有改善阴虚体质的治本作用。

【来源】民间验方。

🫖 食疗药方

◆ 偏方20　山楂粥

【配方】山楂15克，大米50克，白糖适量。

【用法】先将山楂炒至棕黄色，加温水浸泡

片刻，煎取浓汁小半碗，约150毫升。再加大半碗水约400毫升，入大米、白糖，煮成稀粥。分早晚2次，温热服用。

【功效】本方具有祛瘀生新之功效，适用于瘀血性痛经，伴心烦易怒、胸闷不畅、乳房作胀等症。

【来源】民间验方。

◆ 偏方21　养血止痛粥

【配方】黄芪、当归各20克，白芍15克，泽兰10克，大米100克，红糖适量。

【用法】将前4味加水同煎15分钟，去渣留汁。再放入大米煮粥。将熟时，加入适量红糖即可。经期服用。

【功效】增气血，补脾胃。主治气血虚弱型痛经，兼见面色少华、神疲乏力等症。

【来源】民间验方。

◆ 偏方22　苁蓉桂枝粥

【配方】肉苁蓉20克，桂枝10克，鹿角胶5克，大米5克。

【用法】将肉苁蓉、桂枝煎沸20分钟，去渣留汁，放入大米煮粥。待粥熟时加入鹿角胶烊化，搅匀即可。分2次食用。

【功效】补肾益精，温经止痛。主治寒湿凝滞型痛经。

【来源】民间验方。

◆ 偏方23　桃仁粥

【配方】桃仁10～15克，大米50克。

【用法】将桃仁捣烂，加水浸泡研汁去渣。加入大米、红糖适量，同入砂锅，加水1碗，用文火煮成稀粥。

【功效】适用于血瘀性痛经，伴心烦易怒、胸闷不畅、乳房作胀等症。

【来源】民间验方。

【注意】桃仁破血力强，孕妇禁服。平素大便稀薄者不宜服用。

◆ 偏方24　艾叶粥

【配方】干艾叶15克（鲜品30克），大米50克，红糖适量。

【用法】将艾叶煎浓汁，去渣，入大米、红糖、水同煮为稠粥。月经过后3天服用，月经来前3天停服。每日早晚2次，温热服用。

【功效】本方温经散寒止痛，适用于妇女虚寒性痛经，伴怕冷、腹胀、便溏等症。

【来源】民间验方。

【注意】阴虚血热者不宜服用。

◆ 偏方25　归姜羊肉汤

【配方】羊肉500克，当归、生姜各25克，桂皮、调料各适量。

【用法】羊肉洗净切块，当归用纱布包好，加生姜、调料、桂皮后，文火焖煮至烂熟，去药渣，食肉喝汤。月经前，每日1次，连服3～5日。

【功效】疏肝调气，活血化瘀。主治气滞血瘀型痛经。

【来源】民间验方。

◆ 偏方26　河蟹红藤汤

【配方】河蟹2只（约250克），红藤30克，米酒适量。

【用法】前2味洗净后用瓷罐文火炖熟，加米酒适量，再炖片刻，趁热吃河蟹喝汤。

【功效】主治气滞血瘀型痛经。

【来源】民间验方。

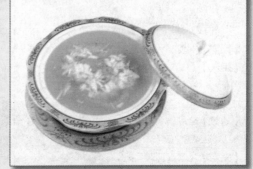

◆ 偏方27 川芎煮鸡蛋

【配方】鸡蛋2个，川芎9克，黄酒适量。

【用法】前2味加水300毫升同煮，鸡蛋煮熟后取出去壳，复置汤药内，再用文火煮5分钟，酌加黄酒适量，吃蛋饮汤，每日服1剂，5剂为1疗程，每于行经前3天温服。

【功效】本方疏肝调气、活血化瘀，治气滞血瘀型痛经，症见月经多、小腹绞痛上连两胁、头晕目眩等。

【来源】民间验方。

◆ 偏方28 青壳鸭蛋方

【配方】青壳鸭蛋3个（去壳），酒半碗，生姜25克。

【用法】鸭蛋与姜、酒共煮熟，以白糖调服。

【功效】主治经行腹痛，不思饮食。

【来源】民间验方。

◆ 偏方29 黄芪煮乌鸡

【配方】乌鸡1只（约1500克），黄芪100克，调料适量。

【用法】乌鸡去皮及肠杂，洗净，黄芪洗净切段，置鸡腹中。将鸡放入砂锅内，加水1000毫升，煮沸后，改用文火，待鸡烂熟后，调味服食。每料为3～5日量。月经前3天即可服用。

【功效】益气补血，活血调气。主治气血虚弱型痛经。

【来源】民间验方。

◆ 偏方30 玄胡益母蛋

【配方】鸡蛋2个，玄胡20克，益母草50克。

【用法】上3味加水同煮，蛋熟后去壳再煮片刻即可。吃蛋饮汤，月经前每日1次，连服5～7日。

【功效】疏肝调气，活血化瘀。主治气滞血瘀型痛经。

【来源】《家庭药膳手册》。

◆ 偏方31 杜仲炖猪肾

【配方】杜仲20克，猪肾200克，葱、姜、盐各适量。

【用法】将猪肾洗净，切块备用。杜仲煎沸15分钟，去渣留汁，放入猪肾及适量葱姜，炖2～3小时，再加入适量盐，熬至汁稠即成。

【功效】滋补肝肾。用于肝肾亏损型痛经。

【来源】民间验方。

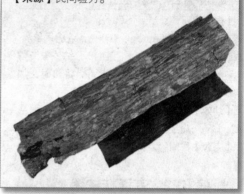

◆ 偏方32 蔻胡烧鲫鱼

【配方】鲫鱼2条（约500克），白豆蔻、玄胡、陈皮各6克，姜、葱等调料各适量。

【用法】将鲫鱼去鳞、鳃洗净，入沸水中略焯，捞出待用。白豆蔻、玄胡、陈皮入鱼腹，加入葱、姜，煮15分钟后食用。

【功效】本方行气化瘀止痛，适用于气滞血瘀之痛经。

【来源】民间验方。

◆ 偏方33 枸杞炖兔肉

【配方】枸杞子15克，兔肉250克，调料适量。

【用法】将枸杞子和兔肉入适量水中，用文火炖熟。加盐调味，饮汤食肉，每日1次。

【功效】滋补肝肾，补气养血。主治肝肾亏虚型痛经。

【来源】民间验方。

◆ 偏方34　椒附炖猪肚

【配方】川椒2克，附子2克，猪肚150克，大米30克，葱若干。

【用法】川椒、附子研末备用。猪肚洗净，装入约木、大米、葱，扎口入锅内。加水适量，微火煮至猪肚烂熟即成。吃肚饮汤。

【功效】本方温经散寒止痛，适用于胞宫虚寒性痛经。

【来源】民间验方。

◆ 偏方35　羊肾馄饨

【配方】羊肾50克，川芎5克，肉桂3克，川椒2克，面粉250克，酱油、盐各适量。

【用法】将肉桂、川椒、川芎研末备用。羊肾洗净，剁成肉茸。加入药末及适量酱油、盐拌匀成馅，以常法和面并做成馄饨。汤料不限。

【功效】本方温阳散寒、活血止痛，适用于痛经兼感寒湿之证。

【来源】民间验方。

◆ 偏方36　黑豆蛋酒方

【配方】黑豆60克，鸡蛋2个，米酒120毫升。

【用法】将黑豆与鸡蛋同煮，至蛋熟，去蛋壳后再煮至豆熟，加入米酒。豆、蛋、汤同服食。

【功效】益气补血，活血调气。主治气血不足型痛经。

【来源】《开卷有益》。

◆ 偏方37　益母草粥

【配方】益母草120克，大米50克。

【用法】将益母草去根洗净，切碎，煎取浓汁约半碗，加大米、红糖适量，再加水大半碗，煮为稀粥。每日2次，温热服用。

【功效】本方活血化瘀，主治气滞血瘀型痛经。

【来源】民间验方。

外敷外用方

◆ 偏方38　敷贴止痛方

【配方】肉桂10克，吴茱萸、茴香各20克，白酒适量。

【用法】前4味共研细末，用白酒炒热敷于脐部，用胶布固定，冷后再炒敷，经前连敷3日。

【功效】主治痛经。

【来源】民间验方。

◆ 偏方39　耳窍塞药方

【配方】75%酒精50毫升，大蒜适量。

【用法】消毒棉球蘸酒精后塞耳孔，5~30分钟内见效。若疼痛难忍者，可将大蒜捣汁，用消毒棉球蘸汁后塞耳孔中。

【功效】主治痛经。

【来源】《中医外治方药手册》。

◆ 偏方40　乳香没药方

【配方】乳香、没药各15克，黄酒适量。

【用法】将前2味混合碾为细末，备用。于经前取5克，调黄酒制成药饼如五分硬币大，贴在脐孔上，外用胶布固定。每日换药1次，连用3~5日。

【功效】主治妇女痛经。无论经前、经后或经期疼痛均可。

【来源】民间验方。

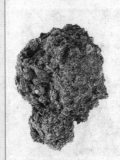
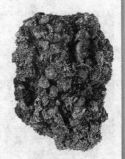

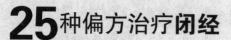

25种偏方治疗闭经

凡女性年满18周岁未行经，或月经周期已建立，但又发生3个月以上无月经者为闭经。前者为原发性闭经，后者为继发性闭经。病人除了月经闭止之外，尚有面色苍白或萎黄，心悸气短，神疲乏力，失眠多梦，心烦易怒等症。

中医认为，闭经的产生，有虚有实，虚者多，实者少。虚者由于先天不足或后天久病、大病，饮食劳倦，忧思多虑等因素致肾气虚弱或气血虚弱，或阴虚血亏，无经可下，而导致血枯经闭。实者由于七情内伤或感受寒热湿邪，致气滞血瘀，或痰湿阻滞，脉道不通，经血不得下行而导致血隔经闭。

🌿 中草药方

◆ 偏方1　丝瓜络酒

【配方】丝瓜络30克，黄酒适量。

【用法】丝瓜络烧灰，黄酒送服，每次9克。或用黄酒、开水各半煎成汤剂，日服2次。

【功效】主治闭经。

【来源】民间验方。

【注意】忌食生冷，忌洗凉水。

◆ 偏方2　大蒜橘皮饮

【配方】大蒜、鲜橘皮、红糖各适量。

【用法】上药水煎分服，每日1剂，连服3～5剂。

【功效】主治气滞血瘀型闭经。

【来源】民间验方。

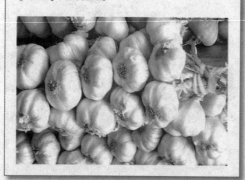

◆ 偏方3　核桃仁红曲酒

【配方】油炒核桃仁9克，油炒红曲12克，黄酒60毫升。

【用法】水煎服，每日1剂，3～5日为1疗程。

【功效】主治气滞血瘀型闭经。

【来源】民间验方。

◆ 偏方4　蚕沙酒

【配方】蚕沙120克，黄酒1000克。

【用法】上2物密封隔水炖沸，每服30～60克。

【功效】主治闭经。

【来源】民间验方。

◆ 偏方5　益母草糖酒方

【配方】益母草50克，红糖100克，黄酒100毫升。

【用法】上药水煎前2味，加入黄酒，每日1剂，每晚睡前服。

【功效】主治气滞血瘀型闭经。

【来源】民间验方。

◆ 偏方6　促经汤

【配方】当归尾9克，没药6克，红花3克。

【用法】上3味水煎服，每日1剂。

【功效】破血祛瘀。主治血瘀闭经。

【来源】《中医秘单偏验方妙用大典》。

◆ 偏方7　丹参糖茶

【配方】丹参60克，红糖60克。

【用法】水煎，每日早、晚各服1次。

【功效】本方具有滋补肝肾之功效，适用于肝肾阴虚型闭经。

【来源】《家庭巧用茶酒治百病》。

◆ 偏方8　红枣姜糖茶

【配方】红枣60克，老姜15克，绿茶1克，红糖60克。

【用法】水煎代茶饮，连服至经来为止。

【功效】主治血虚型闭经，症见面色萎黄、神疲肢倦、小腹冷痛等。

【来源】民间验方。

◆ 偏方9　金樱当归汤

【配方】金樱根15～30克，当归5克，猪瘦肉适量。

【用法】水煎，临睡前顿服。经未潮，次日晚再服1次。

【功效】主治闭经。

【来源】《福建中医药》，1986（5）。

◆ 偏方10　月季益母酒

【配方】月季花、益母草各25克，黄酒适量。

【用法】前2味水煎，加黄酒温服。

【功效】活血祛瘀，主治闭经。

【来源】民间验方。

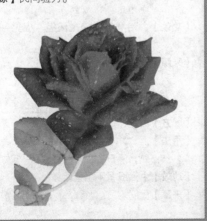

◆ 偏方11　常春酒

【配方】常春果、枸杞子各200克，酒1500毫升。

【用法】前2味捣破，盛于瓶中，注酒浸泡7日后即可饮用。每次空腹饮1～2杯，每日3次。

【功效】填精益髓，滋补肝肾。主治月经闭止日久，伴消瘦、头晕、眼干涩等症。

【来源】《百病中医药酒疗法》。

◆ 偏方12　鲤鱼头酒

【配方】鲤鱼头1个，陈酒适量。

【用法】鱼头晒干，煅炭存性，研成细末，用陈酒送服，每次15克，日服3次，每月连服5～6日。

【功效】主治湿滞型闭经，伴形体肥胖、胸胁满闷、面浮足肿等症。

【来源】民间验方。

食疗药方

◆ 偏方13　益母草蛋汤

【配方】鸡蛋2个，鲜益母草30克。

【用法】益母草切碎，与鸡蛋同煎，待蛋熟后，去渣取汁，加红糖50克即可食用。食蛋饮汤，连服3～4天。

【功效】适用于精神刺激引起的闭经。

【来源】《草药手册》。

◆ 偏方14　鸡血藤煮鸡蛋

【配方】鸡蛋2个，鸡血藤30克，白糖20克。

【用法】将鸡血藤与鸡蛋同煮，至蛋熟，去渣及蛋壳，加入白糖溶化即成。每次1剂，日服1次。

【功效】本方气血兼补、活血通经，主治气血不足型闭经，常见于产后出血、哺乳过多、营养不良等患者。

【来源】《饮食疗法》。

◆ 偏方15　姜黄鸡蛋方

【配方】鸡蛋2个，鲜姜黄20克，黄酒50毫升。

【用法】将鸡蛋煮熟去皮壳，加入姜黄同煮20分钟即成。不食药汤，以黄酒送服鸡蛋。每日1次，服食4～5日。

【功效】主治气血不足型闭经，症见月经渐减以至全停，伴面色苍白、精神疲倦、头晕目眩等。

【来源】《常见病验方研究参考资料》。

◆ 偏方16　归姜羊肉汤

【配方】羊肉250克，当归30克，生姜15克，调料适量。

【用法】上3味放瓦罐内共煮汤，熟烂后调味服食。每日1次，每月连服4～5日。

【功效】本方疏肝理气、活血化瘀，主治闭经，症见胸胁隐痛、乳房胀痛、烦躁易怒等。

【来源】民间验方。

◆ 偏方17　木槿花蛋汤

【配方】木槿花30克，鸡蛋2个。

【用法】以花煮汤，汤沸打入鸡蛋。吃蛋饮汤。

【功效】疏肝理气，活血化瘀。主治气滞血瘀型闭经，此症常由精神刺激所引起。

【来源】《偏方大全》。

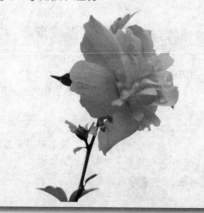

◆ 偏方18　乌鸡乌贼汤

【配方】雌乌鸡1000克，水发乌贼500克，当归30克，黄精60克，鸡血藤120克，葱白、生姜、料酒、盐各适量。

【用法】将雌乌鸡宰杀后，去毛和内脏，再将当归、黄精、鸡血藤放鸡腹内，置砂锅中，加清水适量，用武火烧沸，撇去浮沫，然后将水发乌贼肉、生姜、料酒、葱白、盐加入；改用文火煨炖，鸡肉熟烂为度。分餐食用，吃肉喝汤，隔3日1次。

【功效】本方具有益气补血通经之功效，主治气血不足型痛经。

【来源】《家用鱼肉禽蛋治病小窍门》。

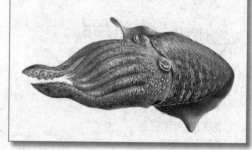

◆ 偏方19　姜艾鸡蛋方

【配方】生姜15克，艾叶9克，鸡蛋2个。

【用法】上物加水适量，放入砂锅内同煮，鸡蛋熟后去壳取蛋，放入再煮片刻，调味后饮汤食蛋，每月服至月经来潮为止。

【功效】主治寒凝血瘀型闭经，症见月经数月不行、小腹冷痛等。

【来源】民间验方。

◆ 偏方20　酒煮白鸽

【配方】白鸽1只，白酒适量。

【用法】酒、水各半将洗净去内脏之白鸽煮熟，隔日1次，每月连服4～5次。

【功效】主治肝肾不足型闭经。

【来源】民间验方。

◆ 偏方21　调经茶

【配方】绿茶 25 克，白糖 100 克。

【用法】用沸水将上 2 味浸泡 1 夜，次日饮服。每日 1 剂，温热顿服。

【功效】疏肝理气，活血化瘀，主治气滞血瘀型闭经。

【来源】《偏方大全》。

◆ 偏方22　甲鱼炖白鸽

【配方】甲鱼 50 克，白鸽 1 只，葱、姜、黄酒、盐、味精各适量。

【用法】将白鸽用水憋死，除去羽毛、内脏；甲鱼洗净捶成碎块，放入白鸽腹内。将白鸽放入碗内，加姜、葱、盐、黄酒、清水适量，隔水炖熟。空腹食用，每日 1 次。

【功效】主治肝肾亏虚型闭经，伴头晕、眼干、四肢麻木，腰酸腿软等症。

【来源】民间验方。

外敷外用方

◆ 偏方24　盐酒熨脐方

【配方】生盐250克，白酒适量。

【用法】生盐炒热，入适量白酒和匀，再炒片刻，布包趁热熨肚脐、小腹，每日3次，每次20～30分钟，连续熨数日，以愈为度。

【功效】主治气滞血瘀型闭经。

【来源】民间验方。

◆ 偏方25　通经热敷剂

【配方】益母草 120 克，月季花 60 克。

【用法】上药放陶瓷容器中，加水煎浓汁，捞去药渣，以文火保持温热。用 2 条厚毛巾浸泡，轮流取出，拧去药汁，热敷脐下少腹部，以少腹部有温暖舒适感为佳。

【功效】主治闭经。

【来源】《中草药外治验方选》。

◆ 偏方23　丹参鸡蛋汤

【配方】丹参 30 克，鸡蛋 2 个。

【用法】丹参与鸡蛋加适量水共煮，2 小时后，饮汤吃蛋。

【功效】主治精神刺激引起的闭经。

【来源】《家庭厨房百科知识》。

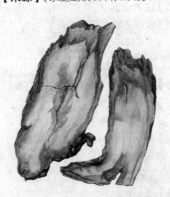
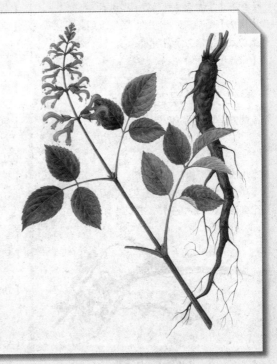

21种偏方治疗崩漏（子宫出血）

崩漏是指妇女非周期性子宫出血。其来势汹汹如山崩者称"崩"，其来势缓慢而淋漓不断者称"漏"，崩与漏在发病过程中，可互为转换，如久崩不愈，病势日轻，可转为漏，如漏而不止，病势日进，也可转为崩。崩漏相当于现代医学的功能性子宫出血等病。

🌿 中草药方

◆ 偏方1　党参汤

【配方】党参30～60克。

【用法】水煎服，每日1剂，早、晚各服1次。月经期或行经第1天开始连服5日。

【功效】主治阳虚型崩漏。

【来源】《浙江中医杂志》，1986（5）。

◆ 偏方2　干姜炭酒

【配方】干姜炭9克，黄酒适量。

【用法】姜炭末黄酒冲服，每日1剂。

【功效】主治血瘀型崩漏。

【来源】民间验方。

◆ 偏方3　旱莲牡蛎汤

【配方】旱莲草30克，牡蛎20克，阿胶、大黄炭各15克，卷柏炭12克，川芎、甘草各6克。

【用法】水煎服，每日1剂。

【功效】适用于功能性子宫出血偏阴虚者。

【来源】《河北中医》，1987（4）。

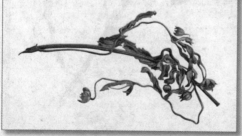

◆ 偏方4　干姜乌梅棕炭方

【配方】干姜（烧灰存性）45克，乌梅肉30克，棕榈炭30克，米汤适量。

【用法】上药共研末，贮瓶备用。每服9克，米汤送下，每日2次。

【功效】主治崩漏不止。

【来源】民间验方。

◆ 偏方5　炒荆芥穗方

【配方】炒荆芥穗15克。

【用法】水煎服，每日1剂。

【功效】主治子宫出血。

【来源】民间验方。

◆ 偏方6　荸荠酒

【配方】鲜荸荠（按年龄计算每岁1枚），黄酒适量。

【用法】将荸荠烧干后研末，用黄酒送服，1次服完。

【功效】主治崩漏。

【来源】民间验方。

◆ 偏方7　棉籽酒

【配方】棉籽60克，红糖、黄酒各适量。

【用法】棉籽用红糖水炒香，加入黄酒，水煎服，每日1剂。

【功效】主治阳虚崩漏，症见出血量多或淋漓不尽，伴畏寒肢冷、面色晦暗、腰腿酸软等。

【来源】民间验方。

◆ 偏方8　葱姜鸡蛋酒

【配方】鸡蛋3个，葱白60克，生姜30克，香油、酒各适量。

【用法】后2味切碎，入蛋黄搅匀，用香油炒焦，冲酒去渣温服。

【功效】主治血瘀型崩漏，症见经血时下时止或淋漓不净，伴小腹胀痛等症。

【来源】民间验方。

【说明】喜蛋即孵小鸡未出壳的蛋。

◆ 偏方9　槐耳酒

【配方】槐耳100克，黄酒1000毫升。

【用法】槐耳晒脆为末，每取18克，入酒100毫升，浓煎饮服。或以槐耳煅烧存性为末，每取约1克，温酒调服，日服2次。

【功效】主治妇人崩中下血、产后血瘀。

【来源】民间验方。

◆ 偏方10　猪皮酒

【配方】猪皮1000克，黄酒250毫升，白糖250克。

【用法】猪皮洗净切碎，加水适量，文火炖至汁液稠黏，加黄酒、白糖调匀，冷却。每服20克，开水冲化温服。

【功效】主治子宫出血。

【注意】虚寒滑泻者不宜用。

◆ 偏方11　莲壳棉籽方

【配方】陈莲蓬壳15克，棉花籽10克，米酒适量。

【用法】莲蓬壳、棉花籽烧炭存性，共研末，以米酒冲服。

【功效】主治妇女子宫出血。

【来源】民间验方。

◆ 偏方12　鲤鱼鳞方

【配方】鲤鱼鳞甲200克，黄酒适量。

【用法】加水适量，文火煎熬成胶冻状，每次用60克，黄酒冲化，温服，每日2次。

【功效】主治子宫出血。

【来源】民间验方。

◆ 偏方13　川芎煎剂

【配方】川芎25克，白酒30毫升。

【用法】川芎、白酒置容器内，再加水250毫升浸泡1小时后，用文火炖煮，分2次服。不饮酒者可单加水炖服。

【功效】活血化瘀。主治功能性子宫出血。

【来源】《陕西中医》，1990（4）。

【说明】川芎含挥发性生物碱和阿魏酸，少量服用能刺激子宫收缩，以压迫宫内血管而止血。

食疗药方

◆ 偏方14　艾叶酒炖母鸡

【配方】老母鸡1只，艾叶15克，米酒60毫升。

【用法】鸡去毛及内脏后，用艾叶、米酒共炖汤服，隔日1剂，连服5～6剂。

【功效】主治功能性子宫出血属气血虚弱者。

【来源】民间验方。

◆ 偏方15　黑豆煮鸡蛋

【配方】黑豆60克，鸡蛋2个，米酒120毫升。

【用法】黑豆与鸡蛋（带壳）用文火同煮，蛋熟后去壳再煮，服时加米酒，吃蛋喝汤。

【功效】主治崩漏。

【来源】民间验方。

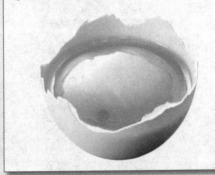

◆ 偏方16　黑木耳汤

【配方】黑木耳、红糖各60克。

【用法】黑木耳加水煮烂，放入红糖，每日分2次服用。

【功效】主治子宫出血。

【来源】民间验方。

◆ 偏方17　醋酒煮鸡蛋

【配方】米醋、黄酒各100毫升，鸡蛋3个。

【用法】上物搅匀，煮成100毫升，早、晚分2次空腹服下。

【功效】主治子宫出血。

【来源】民间验方。

◆ 偏方18　泥烧鲫鱼

【配方】活鲫鱼1尾，当归9克，血竭、乳香各3克，黄酒适量。

【用法】鲫鱼去肠脏杂物，腹内塞入当归、血竭、乳香，泥裹烧存性，研成细末，用温黄酒送服，每服3克，每日2次。

【功效】主治子宫出血。

【来源】民间验方。

◆ 偏方20　鲤鱼黄酒方

【配方】活鲤鱼1条（约500克），黄酒适量。

【用法】酒煮鱼熟后食，另将鱼刺焙干，研细末，每早用黄酒送服。

【功效】主治子宫出血。

【来源】民间验方。

外敷外用方

◆ 偏方21　止崩灸法

【配方】生姜、艾炷。

【用法】生姜切薄片，艾绒做成绒炷，每炷如黄豆大，共做10~15粒，备用。用时嘱患者仰卧，取生姜片1块置于脐孔上，艾炷放姜片上点燃，连续灸10壮，每日灸1~2次，灸至血止为度。

【功效】主治功能性子宫出血（崩漏）。

【来源】民间验方。

◆ 偏方19　艾叶炖乌鸡

【配方】乌鸡1只，艾叶20克，黄酒30毫升。

【用法】将乌鸡放血去毛及内脏，加艾叶、黄酒、水1杯，隔水蒸烂熟，吃肉喝汤。

【功效】主治子宫出血。

【来源】民间验方。

【注意】口渴烦热或有发热、小便黄、大便干结者不宜用。

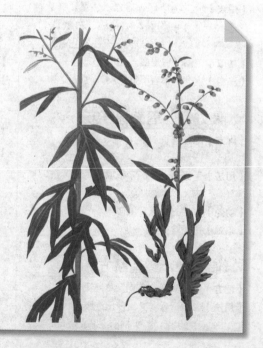

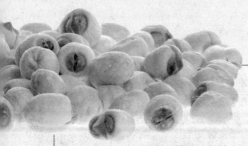

20种偏方治疗带下病

　　带下是成年妇女从阴道流出的少量带有黏性的液体，多半是白色的，无气味，能拖长如带状，故称"白带"。这是成年妇女的生理现象，无须治疗。若生殖道因感染了滴虫、霉菌及各种细菌引起炎症，或因生殖器肿瘤、药物影响等引起白带增多，中医称之为带下症。病人除了白带增多外，尚有外阴瘙痒、口苦、精神疲倦、食欲不振、大便溏泄，或者腰痛如折、腿软无力、小腹冷痛等不适。

　　现代医学中阴道炎、宫颈糜烂、盆腔炎等急、慢性炎症及宫颈癌等均可见此症状。

🌿 中草药方

◆ 偏方1　扁豆山药茶

【配方】山药、白扁豆各20克，白糖适量。

【用法】先将白扁豆炒至色黄，捣碎；山药切片，煎汤取汁，加糖令溶。代茶频饮。

【功效】本方健脾益气，主治脾虚型带下病。

【来源】《常见病验方选编》。

◆ 偏方2　芍药芪地酒

【配方】芍药、黄芪、生地黄各90克，艾叶30克，酒5000毫升。

【用法】上4味混合碾如麻豆大，以绢袋盛，酒浸经宿后用之。食前随量温饮。

【功效】主治妇女脾虚所致带下病。

【来源】《圣济总录》。

◆ 偏方3　向日葵茎茶

【配方】向日葵茎30克，白糖适量。

【用法】向日葵茎去皮切片，水煎，加白糖。代茶饮用。

【功效】本方健脾益气，主治脾虚型带下病，伴面色萎黄、四肢不温、面浮足肿等症。

【来源】《全国中草药汇编》。

◆ 偏方4　冬瓜子饮

【配方】冬瓜子30克，冰糖适量。

【用法】将冬瓜子洗净捣碎，加冰糖，冲开水1碗放在陶瓷罐里，用文火隔水炖，每日2次，连服1～5日。

【功效】本方清利湿热，主治湿热引起的带下病，症见带下量多色黄、阴中瘙痒、口苦咽干等。

【来源】《家庭巧用茶酒治百病》。

◆ 偏方5　红枣马兰茶

【配方】马兰根20克，红枣10克。

【用法】将马兰根洗净，切碎，与红枣煎水取汁。代茶饮。

【功效】清利湿热。主治湿热所致带下病。

【来源】《常见病验方研究参考资料》。

◆ 偏方6　带愈饮

【配方】鸡冠花30克，金樱子15克，白果10个。

【用法】上药水煎服，每日1剂。

【功效】主治带下病。

【来源】《中医秘单偏验方妙用大典》。

◆ 偏方7　肉苁蓉饮

【配方】肉苁蓉 20 克。

【用法】水煎服，每日早、晚各服 1 次。

【功效】主治肾气虚弱型下病。

【来源】民间验方。

◆ 偏方8　石榴茶

【配方】石榴皮 30 克。

【用法】上药水煎，代茶饮。

【功效】本方温肾益气，主治带下病，伴腰
　　　　酸腹冷、大便溏泄等。

【来源】民间验方。

◆ 偏方9　鳖甲酒

【配方】鳖甲 9 克，黄酒适量。

【用法】将鳖甲焙黄后研末，以黄酒送服。

【功效】主治肾虚所致的带下病。

【来源】民间验方。

◆ 偏方10　芹菜子酒

【配方】芹菜子 30 克，黄酒适量。

【用法】芹菜子水煎，黄酒为引送服，分 2
　　　　次服完。

【功效】清利湿热。主治湿热引起的带下病。

【来源】民间验方。

食疗药方

◆ 偏方11　山药糊

【配方】生山药 120 克，面粉、葱、姜适量，
　　　　红糖少许。

【用法】先将山药洗净，刮去外皮，捣烂，
　　　　同面粉调入冷水中煮作粥糊，将熟
　　　　时加入葱、姜、红糖，稍煮一二沸
　　　　即成。

【功效】本方健脾益气燥湿，主治脾虚所致
　　　　的带下病，症见带下色白质黏、四
　　　　肢不温等。

【来源】《神巧万金方》。

◆ 偏方12　茯苓车前粥

【配方】茯苓粉、车前子各 30 克（纱布包），
　　　　大米 60 克，白糖适量。

【用法】先将车前子加水 300 毫升，煎半小
　　　　时取出。加大米和茯苓共煮粥，粥
　　　　成加白糖，每日服 2 次。

【功效】本方清利湿热，主治湿热引起的带
　　　　下病，伴阴中瘙痒、小腹疼痛、口
　　　　苦咽干等症。

【来源】民间验方。

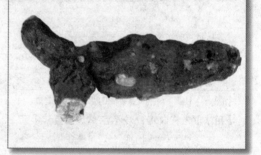

◆ 偏方13　白扁豆粥

【配方】白扁豆 60 克（鲜品加倍），大米 100 克。

【用法】上 2 味同煮为粥，随意食之。

【功效】本方健脾益气燥湿，主治带下病，
　　　　伴面色苍白、四肢不温、精神疲惫
　　　　等症。

【来源】《延年秘旨》。

◆ 偏方14　莲枸酿猪肠

【配方】莲子、枸杞子各 30 克，猪小肠 2 小段，
　　　　鸡蛋 2 个。

【用法】先将猪小肠洗净，然后将浸过的莲
　　　　子、枸杞子和鸡蛋混合后放入猪肠
　　　　内，两端用线扎紧，加水 500 毫升煮，
　　　　待猪小肠煮熟后切片服用，每日 2 次。

【功效】本方益气温肾固涩，主治肾虚引起
　　　　的妇女带下病，症见白带清冷、腰
　　　　酸腹冷等。

【来源】《家用鱼肉禽蛋治病小窍门》。

◆ 偏方15　芹菜汤

【配方】芹菜250克，调料适量。

【用法】将芹菜洗净切断，放锅中加水700毫升烧煮，沸后即可，不宜久煎，酌加少量调料。每日1料，分2～3次服食，10日为1疗程。

【功效】主治湿热引起的带下病。

【来源】民间验方。

◆ 偏方16　胡椒鸡蛋方

【配方】鸡蛋1个，胡椒10粒。

【用法】胡椒研末，先把鸡蛋开一小孔，将胡椒粉装鸡蛋内，以纸封固煨熟食之。

【功效】主治肾虚所致的带下病。

【来源】《饮食疗法》。

◆ 偏方17　白果乌鸡

【配方】乌鸡1只，白果肉、莲子肉、糯米各15克，胡椒适量。

【用法】将乌鸡宰杀后，去毛和内脏，洗净。将白果、莲子、糯米、胡椒装入鸡腹内，加水适量，武火煎沸，文火炖至熟烂，空腹食之，隔日1次。

【功效】本方益气温肾，主治肾虚所致的带下病，症见白带清冷量多、腰酸腹冷、小便频数等。

【来源】《家用鱼肉禽蛋治病小窍门》。

◆ 偏方18　金樱炖猪脬

【配方】金樱子30克，猪脬（猪膀胱）1具。

【用法】金樱子去净外刺和内瓤，与猪膀胱一同加水适量炖服，每日1次。

【功效】收敛固涩。适用于妇女带下、子宫脱垂等症。

【来源】民间验方。

◆ 偏方19　山药薏仁粥

【配方】山药60克，薏苡仁30克。

【用法】上2味共煮粥食，日服2次。

【功效】主治脾虚型带下病，伴四肢不温、精神疲惫、纳少便溏等症。

【来源】民间验方。

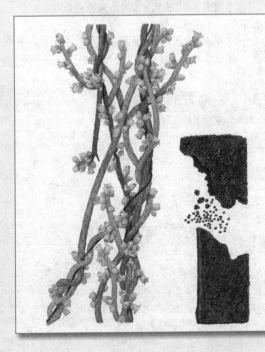

◆ 偏方20　菟丝子粥

【配方】菟丝子30克，大米60克，白糖适量。

【用法】将菟丝子洗净后捣碎，加水煎煮，取汁去渣，入米煮粥。粥将熟时加入白糖，稍煮即可。日分2次空腹服。

【功效】补肾固精，养肝明目。治疗妇女带下、习惯性流产等。

【来源】民间验方。

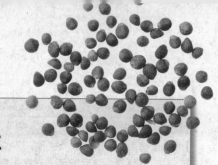

31种偏方治疗妊娠呕吐

妊娠呕吐,中医称之为"妊娠恶阻",是指妊娠早期(3个月之内)出现厌食、流涎、恶心、呕吐,甚至汤水不进等现象。轻者不必治疗,可自行缓解。呕吐较严重的,进食即吐,严重影响孕妇健康及胎儿的发育,应及时进行治疗。

妊娠呕吐的主要原因是孕妇平时身体比较差,脾胃消化功能弱,或者肝郁气逆,胃失和降。食疗以疏肝理气、和胃降逆为原则,平时多食用清淡爽口、容易消化的食物,并摄入足够的糖分和丰富的维生素,忌食辛辣刺激食物,并注意精神调摄。

🌿 中草药方

◆ 偏方1　洋参西瓜汁

【配方】西瓜汁50毫升,西洋参3克。

【用法】将西洋参切片,加水适量,隔水蒸炖。去渣,加入西瓜汁,即可服用。

【功效】益气养阴,清热生津。主治气阴两虚型妊娠呕吐,伴口渴舌丁,尿少便秘、精神萎靡等症。

【来源】民间验方。

◆ 偏方2　橘皮竹茹茶

【配方】橘皮5克,竹茹10克。

【用法】将橘皮撕碎,竹茹切碎,用沸水冲泡,代茶频饮。

【功效】本方健脾和胃、理气止呕,适用于恶心呕吐、不思饮食之孕妇。

【来源】《常见病验方研究参考资料》。

◆ 偏方3　核桃茶

【配方】核桃10只。

【用法】将核桃打碎,连壳加水适量煎汤,去渣即可。每日1~2剂,不拘时代茶饮。

【功效】主治妊娠早期呕吐频作、吐酸水或苦水、头胀眩晕、烦渴口苦等。

【来源】《家用药膳手册》。

◆ 偏方4　桑菊茶

【配方】冬桑叶、菊花、老茶叶各3克。

【用法】将上药洗净,开水泡浸15分钟后即可饮用。不拘时,当茶饮。

【功效】适用于肝胃不和型妊娠呕吐。

【来源】民间验方。

◆ 偏方5　萝卜子姜柚饮

【配方】萝卜子、鲜姜、柚子皮各15克。

【用法】上3味用水500毫升煮成250毫升后服,每日1剂。

【功效】温中行气,和胃止呕。主治妊娠呕吐。

【来源】民间验方。

◆ 偏方6　柚皮汤

【配方】柚子皮适量。

【用法】水煎服,每日1剂。

【功效】理气宽中,降逆止呕。主治肝胃不和型妊娠呕吐。

【来源】民间验方。

◆ 偏方7　紫苏陈皮茶

【配方】紫苏9克,生姜6克,红枣10枚,陈皮6克,红糖15克。

【用法】水煎,代茶饮。

【功效】主治肝胃不和型妊娠呕吐。

【来源】《百病饮食自疗》。

◆ 偏方8　野葡萄根汤

【配方】野葡萄根 30 克。

【用法】水煎服，每日 1 次。

【功效】适用于妊娠呕吐。

【来源】民间验方。

◆ 偏方9　梅辛川椒方

【配方】乌梅 10 克，细辛、川椒各 1.5 克。

【用法】沏水代茶饮。

【功效】和中止呕。主治妊娠呕吐。

【来源】民间验方。

◆ 偏方10　苏叶生姜茶

【配方】苏叶 5 克，生姜汁数滴。

【用法】苏叶揉碎，与姜汁一起用沸水冲泡。代茶频饮。

【功效】主治脾胃虚弱引起的妊娠呕吐。

【来源】《常见病验方研究参考资料》。

◆ 偏方11　陈皮藕粉饮

【配方】藕粉 25 克，陈皮 3 克，砂仁 1.5 克，木香 1 克，白糖适量。

【用法】将砂仁、陈皮、木香共研细末，同藕粉、白糖一起冲服。

【功效】健脾和胃，理气止呕。适用于肝胃不和型妊娠呕吐者。

【来源】民间验方。

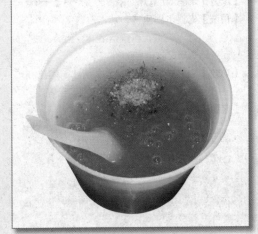

◆ 偏方12　白扁豆汤

【配方】白扁豆若干。

【用法】将扁豆晒干研细末。每次 9 克，米汤送服。

【功效】主治脾胃虚弱所致妊娠呕吐。

【来源】民间验方。

◆ 偏方13　甘蔗生姜汁

【配方】甘蔗汁、鲜生姜汁各 10 毫升。

【用法】二者冲和，每隔片刻呷服少许。

【功效】主治脾胃虚弱所致妊娠呕吐。

【来源】民间验方。

🍵 食疗药方

◆ 偏方14　姜汁砂仁粥

【配方】砂仁 10 克，大米 30 克，鲜生姜 10 毫升。

【用法】砂仁、大米加水煮成粥后，每小碗加生姜汁 10 毫升，顿服。

【功效】本方具有益气健脾之功效，主治妊娠呕吐属脾胃虚弱者。

【来源】《老老恒言》。

◆ 偏方15　芹甘蛋汤

【配方】芹菜根 10 克，甘草 15 克，鸡蛋 1 个。

【用法】先煎芹菜根、甘草，水沸后打入鸡蛋即可。

【功效】养阴和中止呕。主治妊娠呕吐。

【来源】民间验方。

◆ 偏方16　绿豆大米粥

【配方】绿豆10克，大米100克。

【用法】绿豆先以温水浸泡2小时，大米加水后和绿豆同煮，豆烂汤稠时即可服食。每日2~3次。

【功效】主治肝胃不和引起的妊娠呕吐。

【来源】《普济方》。

◆ 偏方17　苹果皮米汤

【配方】新鲜苹果皮60克，大米30克。

【用法】将大米炒黄，和苹果皮加水同煎。代茶饮用。

【功效】健胃止呕。适用于妊娠呕吐。

【来源】民间验方。

【说明】苹果可调节水钠平衡，防止妊娠呕吐后出现酸中毒症状。

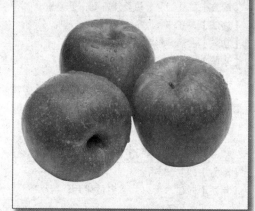

◆ 偏方18　山药半夏粥

【配方】山药细末50克，清半夏30克，白糖适量。

【用法】用温水淘去清半夏的矾味，以砂锅煎取清汤200毫升，去渣入山药细末，煎两三沸，粥成后加白糖，每日早、晚作点心服。

【功效】主治脾胃虚弱引起的妊娠呕吐。

【来源】民间验方。

◆ 偏方19　姜汁米汤

【配方】鲜生姜6克，大米500克。

【用法】将大米洗净，入砂锅内，加水1000毫升，用文火煮。待米熟粥稠时，取米汤100～200毫升，加入生姜汁5滴即可。频频服用。

【功效】健脾和胃，降逆止呕。适用于脾胃虚弱之妊娠呕吐。

【来源】民间验方。

◆ 偏方20　糯米汤

【配方】糯米30克（1次量）。

【用法】糯米按常法熬汤饮，每日4次。

【功效】益气健脾，和胃降逆。主治脾胃虚弱型妊娠呕吐。

【来源】《巧治百病》。

◆ 偏方21　笋芪瘦肉汤

【配方】鲜芦笋150克，黄芪15克，瘦猪肉100克，调料适量。

【用法】将芦笋、黄芪、瘦肉放入锅中，加水适量，煎至肉熟，拌入调料即可服用。食肉饮汤。

【功效】本方养阴清热、益气和中，主治气阴两虚型妊娠呕吐。

【来源】民间验方。

◆ 偏方22　苏连羊肉汤

【配方】羊肉250克，苏叶5克，黄连1.5克。

【用法】先将苏叶、黄连煎汤去渣，再将羊肉下入药汤，用文火炖。待羊肉烂熟后，用汤泡素饼食用。

【功效】养肝和胃，理气止呕。主治肝气犯胃引起的妊娠呕吐。

【来源】民间验方。

◆ 偏方23　醋蛋白糖饮

【配方】米醋60毫升，白糖30克，鸡蛋1个。

【用法】先将米醋煮沸，加入白糖使之溶解，打入鸡蛋，待蛋半熟后，全部食之，每日2次。

【功效】主治肝胃不和型妊娠呕吐，症见胸胁胀痛、头胀眩晕、烦渴口苦等。

【来源】民间验方。

TIPS

方中的鸡蛋虽半熟，但用醋烹调后，里面的沙门菌、寄生虫卵均被杀死，而其他营养素则完整无损，并且蛋白质变得疏松，易被消化吸收，可达到充分利用鸡蛋中各种营养素的目的。

◆ 偏方24　姜奶止呕汁

【配方】鲜牛奶 200 毫升，生姜汁 10 毫升，白糖 20 克。

【用法】将上 3 味煮沸后温服，每日 2 次。

【功效】主治脾胃虚弱型妊娠呕吐。

【来源】民间验方。

◆ 偏方25　韭菜奶汁

【配方】牛奶 250 毫升，韭菜末 10 克。

【用法】牛奶煮开，调入韭菜末，温服。

【功效】和胃温阳，调中止呕。主治妊娠呕吐。

【来源】民间验方。

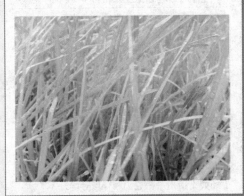

◆ 偏方26　鲜桃姜汁

【配方】鲜猕猴桃 90 克，生姜 9 克。

【用法】将猕猴桃果肉和生姜同捣烂挤汁。每日早、晚各饮 1 次。

【功效】本方具有益气养阴止呕之功效，主治气阴两虚引起的妊娠呕吐，伴口干舌燥、尿少便秘、精神萎靡等。

【来源】民间验方。

◆ 偏方27　韭菜姜汁汤

【配方】韭菜 200 克，鲜姜 150 克，白糖适量。

【用法】将韭菜、生姜切碎，捣烂取汁，用白糖调匀饮汁。

【功效】主治妊娠早期呕吐频作，伴胸胁胀痛、烦渴口苦等症。

【来源】民间验方。

◆ 偏方28　泥烧鲫鱼

【配方】鲫鱼 1 条（约 500 克）。

【用法】鲫鱼用黄胶泥包裹烧熟食之。

【功效】本方健脾和中，主治妊娠呕吐。

【来源】民间验方。

◆ 偏方29　山药炒肉片

【配方】鲜山药（切片）100 克，生姜丝 5 克，瘦肉（切片）50 克。

【用法】山药片和肉片一起炒至将熟，然后加入姜丝，熟后即可食用。

【功效】健脾和胃，温中止呕。适用于妊娠呕吐。

【来源】民间验方。

◆ 偏方30　丁香梨

【配方】梨 1 只，丁香少许。

【用法】将梨去核，放入少许丁香，密闭蒸熟。去丁香食梨。

【功效】养阴降逆止呕。适用于气阴两虚型妊娠呕吐。

【来源】民间验方。

外敷外用方

◆ 偏方31　生姜敷贴方

【配方】姜 6 克。

【用法】将生姜烘干，研为细末，过筛，以水调为糊状，敷脐，外用伤湿止痛膏固定。每日 1 次，连用 3 日。

【功效】主治各型妊娠呕吐。

【来源】民间验方。

TIPS

姜有新姜、黄姜、老姜等。新姜皮薄肉嫩，味淡薄；黄姜香辣，气味由淡转浓，肉质由松软变结实，是姜中上品；老姜，俗称姜母，即姜种，皮厚肉坚，味道辛辣，但香气不如黄姜。本方所用之姜是老姜。

13 种偏方治疗胎漏、胎动不安（先兆流产）

妊娠期胎动，有下坠感，或轻度腰酸腹痛，以及阴道内有少许血液流出时，称胎动不安。若阴道经常有血漏出，淋漓不止，则称为胎漏，这些都是小产、堕胎的先兆。

🌿 中草药方

◆ 偏方1　南瓜蒂煎

【配方】南瓜蒂 3 ~ 5 个。

【用法】水煎，每日 2 次分服。

【功效】主治胎动不安。

【来源】民间验方。

◆ 偏方2　艾叶阿胶煎

【配方】阿胶、艾叶各 12 克，葱白 24 克。

【用法】阿胶炒过，与诸药同煎分服。

【功效】主治胎漏、胎动不安。

【来源】民间验方。

◆ 偏方3　油蜜饮

【配方】新鲜蜂蜜 200 毫升，香油 100 毫升。

【用法】上 2 味文火加温调匀。每服 10 毫升，每日 3 次。

【功效】主治脾肾气虚所致先兆流产，症见胎漏下血、腰骶酸楚、头晕耳鸣等。

【来源】民间验方。

◆ 偏方4　蛋黄酒

【配方】鸡蛋黄 5 个，黄酒 50 毫升，盐少许。

【用法】前 2 味加水少许调匀，酌加盐，入锅蒸 30 分钟即成。每日食 1 ~ 2 次。

【功效】主治脾肾气虚所致先兆流产。

【来源】民间验方。

◆ 偏方5　黑豆酒

【配方】黑豆 150 克，米酒 200 毫升。

【用法】上 2 味入锅煮成 1 碗，空腹服。

【功效】主治胎动不安，腹痛、腰痛。

【来源】民间验方。

◆ 偏方6　砂仁酒

【配方】砂仁、黄酒各适量。

【用法】砂仁去皮，炒后研细末，以热黄酒送下，每服 3 ~ 6 克。

【功效】适用于孕妇因跌仆所致胎动不安。

【来源】民间验方。

◆ 偏方7　白术酒

【配方】白术 60 克（研末），黄酒适量。

【用法】每次取白术 6 克，与黄酒 50 毫升同煎数沸，候温顿服，早、中、晚各 1 次。

【功效】主治妊娠脾虚气弱，胎动不安。

【来源】民间验方。

◆ 偏方8　蜜蜡酒

【配方】蜜蜡 30 克，黄酒 600 毫升。

【用法】每取蜜蜡 3 克、酒 50 ~ 60 毫升，饭锅上蒸，令蜡融化即可，顿服，以愈为度。

【功效】主治妊娠胎动、腹痛下血。

【来源】民间验方。

◆ 偏方9 赤小豆芽酒

【配方】赤小豆芽1把，黄酒30克。

【用法】赤小豆芽水煎，取汁1茶杯，兑黄酒温服。

【功效】主治先兆流产。

【来源】民间验方。

◆ 偏方10 当归葱白酒

【配方】葱白3～4根，当归（切焙）9克，黄酒适量。

【用法】上2味细切，拌黄酒1盏煎煮，去渣即得，趁热温服之，每日1～2次。

【功效】主治胎动不安。

【来源】民间验方。

◆ 偏方11 地黄酒

【配方】生地黄120克，米酒500～1000毫升。

【用法】生地黄入米酒中浸渍3～5日即可。每次温饮30～50毫升。

【功效】主治胎动不安。

【来源】民间验方。

◆ 偏方12 阿胶鸡蛋

【配方】阿胶珠30克，鸡蛋3个，米酒60毫升。

【用法】用米酒煮阿胶至溶化，再打入鸡蛋稍煮片刻，入盐少许调匀，分作3份，每日分3次服完，饭前空腹服。

【功效】主治胎动不安，滑胎坠产。

【来源】民间验方。

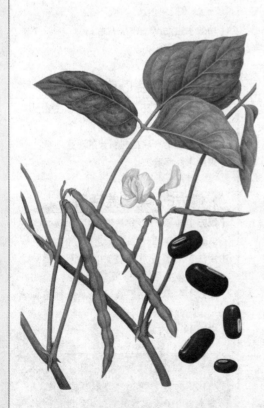

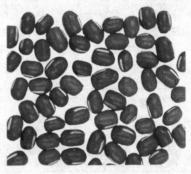

食疗药方

◆ 偏方13 赤小豆鲤鱼汤

【配方】鲤鱼1尾，赤小豆60克，姜、醋各适量。

【用法】鲤鱼去肠杂，不去鳞，加入赤小豆、姜、醋，清炖或煮汤，吃鱼喝汤。

【功效】主治胎动不安、妊娠水肿。

【来源】民间验方。

14种偏方治疗恶露不绝

　　妇女分娩或流产后，由于子宫肌肉收缩和细胞自体分解，阴道内可陆续排出少量暗红色的液体，即恶露。恶露为宫腔内积血、坏死的胎膜组织和宫颈黏液等。正常恶露有血腥味，产后3～4天内为红色，量多，含有较多的血液、血块及坏死的胎膜等；以后逐渐变为淡红色，产后2周左右变为黄色。一般产后3周恶露应净，如果超过3周仍淋漓不止者，叫作恶露不绝。恶露不绝者多伴有腰痛、小腹下坠胀急等症状，有时可引起产后感染、晕厥等严重后果。

中草药方

◆ 偏方1　地黄酒

【配方】生地黄汁1000毫升，生姜汁100毫升，清酒2000毫升。

【用法】上药先煎地黄汁3～5沸，次入生姜汁，并酒再煎一二沸。每次温服一小盏，每日3次。

【功效】本方养阴清热止血，主治产后血热引起的恶露不绝。

【来源】《普济方》。

◆ 偏方2　归芍姜桂酒

【配方】生姜、桂心各90克，当归、芍药各60克，酒3.5升。

【用法】上4味细切，以水酒各3.5升，煮取2升。每次服30毫升，每日2次。

【功效】本方具有活血化瘀之功效，主治产后恶露不绝。

【来源】《外台秘要》。

◆ 偏方3　赤小豆茶

【配方】赤小豆50～100克，红糖适量。

【用法】上药煮汤，入红糖令溶。代茶饮。

【功效】本方养阴、清热、止血，治疗恶露不绝有良效。

【来源】《常见病验方研究参考资料》。

◆ 偏方4　红糖茶酒

【配方】红糖100克，茶叶3克，黄酒适量。

【用法】前2味煎汤，去渣后用黄酒冲服，每日1～2次，连服3～5日。

【功效】主治产后恶露不绝。

【来源】民间验方。

◆ 偏方5　益母草木耳煎

【配方】益母草50克，黑木耳10克，白糖50克。

【用法】上3味水煎服，每日1剂。

【功效】主治产后血热引起的恶露不绝。

【来源】民间验方。

◆ 偏方6　黑豆羌活酒

【配方】净黑豆(炒令甚热)1000克，羌活30克，无灰酒5000毫升。

【用法】用黑豆炒令甚热，以无灰酒淋之，入羌活同浸。适量饮服。

【功效】主治产后恶露不绝，伴神倦懒言、面色苍白等症。

【来源】《普济方》。

TIPS

黑豆能够明目镇心，久服可驻颜不老。明代李时珍所著的《本草纲目》记载："李守愚每晨水吞黑豆二十七枚，到老不衰。"但是，黑豆不宜消化，消化不良者应慎食。

◆ 偏方7　益母草红糖茶

【配方】绿茶2克，益母草200克（鲜品可用400克），红糖25克，甘草3克。

【用法】上物加水600毫升，煮沸5分钟，分3次温饮，每日1剂。

【功效】主治产后出血、恶露不绝。

【来源】民间验方。

◆ 偏方8　牛膝酒

【配方】牛膝（去苗）45克。

【用法】以酒一大盏半，煎至一盏，去滓。不计时候，分3次温服。

【功效】活血化瘀。主治产后血瘀引起的恶露不绝。

【来源】《普济方》。

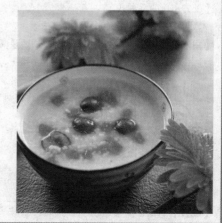

食疗药方

◆ 偏方9　参术黄芪粥

【配方】党参9克，白术18克，黄芪15克，大米100克。

【用法】先把前3味布包煎汤，再入大米煮粥吃。每日1剂，连服6～7日。

【功效】本方补气摄血，主治产后恶露不绝。

【来源】民间验方。

◆ 偏方10　人参姜汁粥

【配方】人参末6克，姜汁10毫升，大米适量。

【用法】大米煮粥，熟时加入人参、姜汁搅拌均匀。早、晚服用。

【功效】主治气虚型恶露不绝。

【来源】民间验方。

◆ 偏方11　鸭蛋苏木藕汤

【配方】鸭蛋1个，苏木6克，藕节30克。

【用法】后2味煎汤去渣，入去壳熟鸡蛋再煮片刻。吃蛋喝汤，每日1剂，连服3～5剂。

【功效】本方具有补气摄血之功效，主治产后气虚引起的恶露不绝。

【来源】民间验方。

◆ 偏方12　煨猪肾

【配方】牵牛30克，猪肾1具，黄酒适量。

【用法】牵牛碾细去皮，取末入猪肾中，以线扎青竹叶包，文火煨热。空腹温酒嚼服。

【功效】主治产后气虚所致恶露不止。

【来源】《普济方》。

◆ 偏方13　黄酒蒸蟹

【配方】活蟹200克，黄酒100毫升。

【用法】共放锅内蒸熟，喝汁食蟹，1次吃完，每日1剂。

【功效】主治产后恶露不下，血气刺痛。

【来源】民间验方。

◆ 偏方14　山楂粥

【配方】鲜山楂60克，大米60克，白糖10克。

【用法】山楂入砂锅煎取浓汁，去渣，然后入大米、白糖煮粥。可做上、下午点心服用，7～10日为1疗程。

【功效】本方健脾胃、消食积、散瘀血，治疗妇女产后恶露不尽有良效。

【来源】民间验方。

【注意】慢性脾胃虚弱病人不宜选用。不宜空腹食。

185

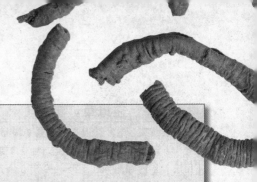

5种偏方治疗不孕症

不孕症指育龄妇女婚后同居 2 年以上，未避孕，配偶健康，性生活正常而未孕，或曾孕而又间隔 2 年以上不孕者。不孕症的原因有子宫发育不全、子宫内膜炎、子宫后屈症，以及卵巢机能不全等，如果是子宫炎症导致，治疗就比较容易，至于子宫发育不全，则治疗起来效果不显。

🌿 中草药方

◆ 偏方1　狗头散

【配方】全狗头骨1个，黄酒、红糖各适量。

【用法】将狗头骨砸成碎块，焙干或用沙炒干焦，研成细末备用。月经过去后3~7日开始服药。每晚睡时服狗头散10克，黄酒、红糖为引，连服4日为1个疗程。服1个疗程未受孕者，下次月经过后再服。连用3个疗程而无效者，改用其他方法治疗。

【功效】此方适用于宫寒、子宫发育欠佳而不能受孕者。

【来源】《浙江中医杂志》，1992（9）。

【注意】忌食生冷食物。

◆ 偏方2　花根茴香方

【配方】凌霄花根30克，茶树根、小茴香各15克，黄酒、米酒、盐各适量。

【用法】月经来时，将后2味药用黄酒适量隔水炖2~3小时，去渣加红糖和服，月经净后的第2天，用前一味药炖老母鸡，加少许米酒和盐服食，每月1次，连服3个月。

【功效】主治痛经、不孕。

【来源】民间验方。

◆ 偏方3　参乌汤

【配方】乌梅、党参各30克，远志、五味子各9克。

【用法】水煎服，每日1剂。

【功效】主治不孕症。

【来源】《福建中医药》，1985（1）。

◆ 偏方4　鹿茸山药酒

【配方】鹿茸（切片）10克，山药30克，酒500毫升。

【用法】前2味浸酒中密封7日后开取，每日3次，每次空腹饮1~2盅。

【功效】主治宫寒不孕。

【来源】民间验方。

☕ 食疗药方

◆ 偏方5　苁蓉羊肉粥

【配方】肉苁蓉15克，精羊肉60克，大米60克，调料适量。

【用法】分别将肉苁蓉、羊肉洗净后切细。先用砂锅煎肉苁蓉，取汁去渣，入羊肉、大米同煮。待煮沸后，再加入调料煮为稀粥。适宜于冬季服食，5~7日为1疗程。

【功效】本方补肾助阳，健脾养胃，适用于肾阳虚衰所致女子不孕、腰膝冷痛、小便频数等。

【来源】民间验方。

【注意】本粥性热，夏季不宜服食。凡大便溏薄、性机能亢进的人也不宜选用。

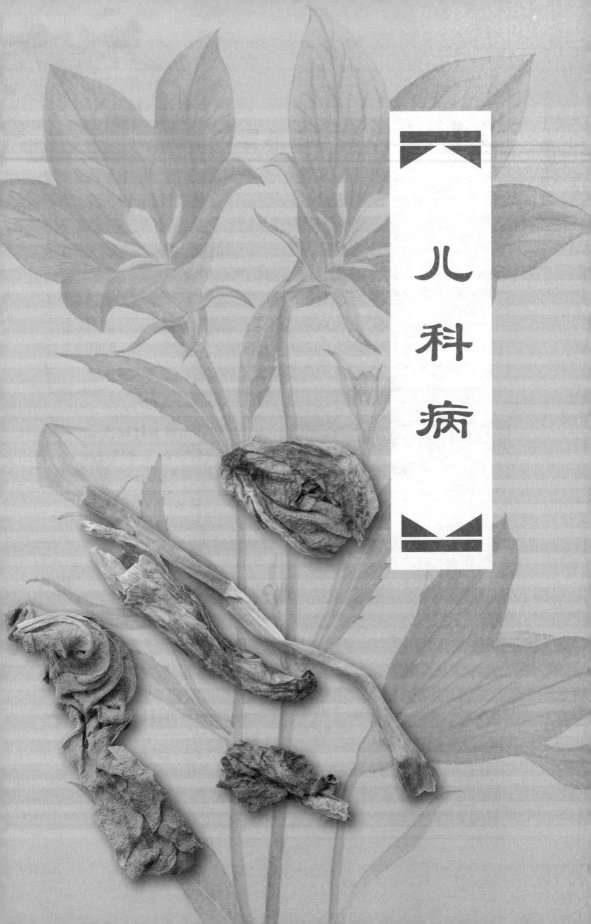

儿科病

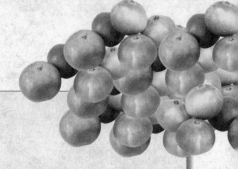

21种偏方治疗小儿感冒

小儿感冒是风邪侵袭引起的外感疾病，通常又称为"伤风"。西医所称的上呼吸道感染属于本病范围。感冒一年四季均有发生，以气候变化时及冬、春两季发病率较高。临床以发热、恶寒、头痛、鼻塞、流涕、喷嚏、咳嗽为主要症状。一般症状较轻，病程3～7天，有的可以自愈，预后较好。

如果以上症状较重，且在一个时期内广泛流行的，称为时行感冒。西医所称的流行性感冒属于这一范围。本病虽然无论男女老幼均可发病，但小儿年幼体弱，抵御外来病邪的能力较弱，所以较成年人更易发病，且常见其他兼证，病情易转复杂。这也是小儿与成人感冒有所不同的地方。

得了感冒的孩子，特别在发热期间要注意休息，多喝开水。饮食宜清淡，给易于消化的食物。忌食油腻、荤腥及辛辣燥热之物。如果患儿感冒挟惊（俗称"抽筋"），则说明已发高热，易生意外，还是以到医疗单位治疗为宜。

🌸 中草药方

◆ 偏方1 香糖米汤

【配方】芫荽30克,麦芽糖(红糖亦可)15克,米汤半碗。

【用法】先将米汤炖沸，放入切碎的芫荽及麦芽糖，不断搅拌，以免麦芽糖沉入杯底焦而不溶。待糖溶化后服下。

【功效】本方疏风散寒，主治小儿风寒感冒。

【来源】民间验方。

◆ 偏方2 橘葱汤

【配方】橘皮30克，葱白5棵。

【用法】加水3杯，煎成2杯，加入适量白糖。趁热喝1杯，半小时后加热再喝1杯。

【功效】本方疏风、清热、止咳，主治小儿风热感冒，症见发热、头痛、鼻塞等。

【来源】民间验方。

TIPS

橘皮别名陈皮、贵老、黄橘皮、红皮。橘皮辛苦温，能助热，故舌红少津、内有实热者慎用。

◆ 偏方3 白萝卜红糖饮

【配方】白萝卜250克，红糖适量。

【用法】将萝卜洗净切片，加3茶杯水，煎成2茶杯，去渣，加入红糖搅匀。趁热喝1杯，半小时后再温服1杯。

【功效】本方疏风散寒，主治小儿风寒感冒。

【来源】民间验方。

◆ 偏方4 姜杏苏叶饮

【配方】生姜9克，杏仁6克，苏叶6克。

【用法】上药水煎分服，每日1剂。

【功效】适用于小儿风寒感冒兼见眼睑浮肿者。

【来源】民间验方。

◆ 偏方5 姜苏红糖饮

【配方】生姜3克，苏叶3克，红糖15克。

【用法】先把姜洗净切成丝，苏叶洗净，共入茶杯内，加开水冲泡，5～10分钟后，放入红糖，趁热服下。

【功效】主治小儿伤风感冒，鼻塞不通。

【来源】民间验方。

◆ 偏方6　绿豆麻黄汤

【配方】绿豆 30 克，麻黄 3 克，红糖适量。

【用法】绿豆打碎，与麻黄加水适量同煎，绿豆熟后捞去麻黄，加入红糖，趁热服下。

【功效】疏风散寒。主治小儿风寒感冒，症见发热恶寒、无汗、头痛、咳嗽等。

【来源】民间验方。

◆ 偏方7　葱乳饮

【配方】带根葱白5棵，母乳50毫升。

【用法】将葱白洗净剖开，放入杯内，加入母乳，加盖隔水蒸至葱白变黄，去掉葱白，倒入奶瓶中喂服，每日2~3次，连服2~3日。

【功效】主治乳儿风寒感冒。

【来源】民间验方。

🍵 食疗药方

◆ 偏方8　西瓜番茄汁

【配方】番茄数个，去子西瓜瓤适量。

【用法】将番茄用开水泡一下，去皮。将2物分别用干净纱布包起来，绞挤汁液（或放入榨汁机内榨取汁液），将等量的两种汁液混合，当水喝。

【功效】清热利湿。治疗小儿夏季风热感冒。

【来源】民间验方。

◆ 偏方9　花生红枣汤

【配方】花生仁、红枣、蜜糖各30克。

【用法】上3味加入水适量，炖1~2小时，吃花生、枣，喝汤。

【功效】主治小儿感冒，久咳不止。

【来源】民间验方。

◆ 偏方10　姜梨饮

【配方】生姜5片，秋梨1只。

【用法】秋梨切片，同煎，服梨及汤。

【功效】疏风散寒。主治小儿风寒感冒。

【来源】民间验方。

◆ 偏方11　白菜绿豆芽饮

【配方】白菜根茎头1个，绿豆芽30克。

【用法】将白菜根茎洗净切片，与绿豆芽加水同煎，去渣饮服。

【功效】清热解毒，利湿消暑。主治小儿夏季中暑、感冒。

【来源】民间验方。

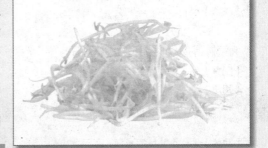

◆ 偏方12　梨苹橘皮汤

【配方】梨、苹果各1只，橘皮6克，白糖适量。

【用法】梨、苹果分别去皮切块。再放入适量水、橘皮和白糖，煮熟后，凉凉去橘皮食用。

【功效】本方疏风清热，主治小儿风热感冒。

【来源】民间验方。

👤 外敷外用方

◆ 偏方13　地龙膏敷贴方

【配方】鲜地龙10条，白糖、面粉各适量。

【用法】地龙入碗内，撒上白糖，片刻地龙体液外渗而死，入面粉和成膏，制成直径为3厘米的药饼2个，分贴囟门和神阙穴处。每次贴4~6小时，每日2次，连贴2~3日。

【功效】主治风热型感冒，小儿尤宜。

【来源】民间验方。

◆ 偏方14 青葱方

【配方】青葱1根。

【用法】将葱管划破，贴患儿鼻梁上。

【功效】主治乳儿感冒，鼻塞不通。

【来源】民间验方。

◆ 偏方15 芥子蛋清方

【配方】白芥子末9克，鸡蛋清适量。

【用法】用蛋清将白芥子末调成糊状，敷足
心涌泉穴。

【功效】清热解表。主治小儿感冒，高热不退。

【来源】民间验方。

◆ 偏方16 姜油涂擦方

【配方】生姜、香油各适量。

【用法】将生姜煨热捣烂取汁，入香油调匀，
以手指蘸姜油涂于患儿手足，往下搓
拭。

【功效】主治小儿风寒感冒，手足冰凉。

【来源】民间验方。

◆ 偏方17 绿豆蛋敷方

【配方】绿豆粉100克，鸡蛋1个。

【用法】将绿豆粉炒热，取鸡蛋清，2味调合
做饼，敷胸部。3～4岁小儿敷30分
钟取下，不满周岁小儿敷15分钟取
下。

【功效】解毒退热。主治小儿感冒，高热不退。

【来源】民间验方。

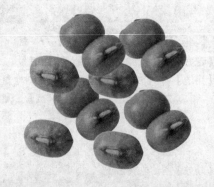

◆ 偏方18 感冒香袋

【配方】荆芥适量。

【用法】用清洁的棉布制成长方形小袋，放
入荆芥，封口，挂在患儿胸前6小
时，必要时隔6小时再用1次。1岁以
内5～10克，1岁以上酌增。

【功效】防治小儿感冒。

【来源】《浙江中医杂志》，1990（5）。

◆ 偏方19 萝卜姜葱方

【配方】白萝卜1个，生姜1块，大葱1握，
酒适量。

【用法】前3物共捣烂，炒热后用酒调匀，
白布包裹，熨前胸后背，冷则
更换。

【功效】主治小儿流感，症见咳嗽、气喘、
胸闷等。

【来源】民间验方。

◆ 偏方20 葱姜熏蒸方

【配方】葱白4根，生姜、苏叶各7片，胡椒、
淡豆豉各7粒。

【用法】上药装入罐内加水煮沸12分钟，揭
开罐盖，熏蒸患儿头面部，上用毛
巾覆盖，面部与罐口要保持约30厘
米距离，并保护好眼睛。

【功效】主治小儿风寒感冒。重症患儿，熏
后药液加糖内服。

【来源】民间验方。

◆ 偏方21 明矾饼敷贴方

【配方】明矾12克，白酒适量，面粉少许。

【用法】明矾用白酒浸化后，与面粉拌匀，
制成饼状，敷于患儿脚心处，每日
换药1～2次，连用2～3日。

【功效】主治小儿感冒，呼吸困难。

【来源】民间验方。

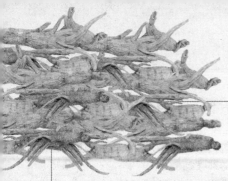

20种偏方治疗小儿哮喘

小儿哮喘以春秋两季的发病率较高，往往因气候骤变而诱发，表现为每当天气剧变时，喉咙发痒，初起咳嗽，接着气喘，上气不接下气，天气好时又恢复正常。

哮喘在典型发作前，往往有些先兆症状，如鼻塞流涕、打喷嚏，或咳嗽、胸闷等。若不及时治疗，病情可迅速发展。除了气急、喉中有小鸡叫样的哮鸣外，往往伴有咳嗽多痰。发作以夜间和清晨居多。病程越长，对患儿机体的影响就越大。发作经数小时或数日才逐渐缓解。在间歇期则上述症状可完全消失。

由于本病诱因很多，所以预防工作甚为重要。应注意在平时让孩子适当进行体育锻炼和户外活动，多接触新鲜空气和阳光，以增强体质。避免接触引起过敏的物质如花粉、尘螨等，避免受凉，防止呼吸道感染。在气候转冷时，及时增加衣服，尤须注意颈项部的保暖。在饮食方面，若乳食停滞不化，则易生痰而诱发哮喘，所以患儿的饮食，宜清淡，不宜进食肥腻生冷之物。

🌿 中草药方

◆ 偏方1　姜汁芝麻糖

【配方】芝麻250克，生姜125克，冰糖、蜂蜜各125克。

【用法】生姜捣烂绞汁去渣，芝麻炒熟后和姜汁浸拌，再炒一下。冰糖、蜂蜜溶后混匀，倒入芝麻装瓶备用。每日早晚各服1匙。

【功效】主治小儿哮喘。

【来源】民间验方。

【注意】有外感时勿服。

◆ 偏方2　平喘茶

【配方】白果仁15个（打碎），黄柏4.5克，麻黄3克，茶叶6克，白糖30克。

【用法】前4味加水适量，共煎取汁，加白糖。每日1剂，分2次饮用。病发时饮用。

【功效】本方平喘止咳，适用于小儿过敏性支气管哮喘。

【来源】民间验方。

◆ 偏方3　桑叶茶

【配方】霜桑叶30克。

【用法】将桑叶洗净，加水500～1000毫升，煎沸10～15分钟，取汁，代茶饮。每日1剂，不拘时温服。

【功效】祛风平喘，止咳化痰。适用于风热痰喘之症。

【来源】民间验方。

【注意】使用本方期间忌食腥腻之物。

◆ 偏方4　刀豆子蜜饮

【配方】刀豆子15克，蜂蜜适量。

【用法】将刀豆水煎后，加蜂蜜调服。

【功效】主治小儿寒性哮喘。

【来源】民间验方。

◆ 偏方5　人参核桃汤

【配方】连皮核桃仁、人参各等份。

【用法】上2物切细，每用15克，水煎取汁，频频呷服。

【功效】益气温肺，定喘止咳。主治小儿哮喘。

【来源】民间验方。

◆ 偏方6 紫苏杏仁糖

【配方】紫苏 1 份, 杏仁 2 份, 冰糖 3 份。

【用法】将杏仁去皮尖, 紫苏去梗, 研碎与冰糖混合, 制成紫苏杏仁糖。早晚各服 10 克。

【功效】本方辛温散邪、祛痰止咳, 适用于小儿哮喘。

【来源】民间验方。

◆ 偏方7 蒜糖膏

【配方】紫皮蒜60克, 红糖90克。

【用法】把蒜捣烂如泥, 用砂锅加水适量, 加入红糖, 熬成膏, 每日早、晚各服1次, 每次1汤匙。

【功效】主治寒性哮喘发作。

【来源】民间验方。

◆ 偏方8 核桃蜜糊

【配方】核桃仁 1000 克, 蜂蜜 1000 克。

【用法】将核桃仁捣烂, 入蜂蜜和匀, 用瓶装好, 每次 1 匙, 每日 2 次, 开水送下。

【功效】适用于小儿哮喘缓解期。

【来源】民间验方。

◆ 偏方9 乌贼骨粉

【配方】乌贼骨500克, 红糖100克。

【用法】将乌贼骨放砂锅内焙干, 研细末, 加入红糖调匀。每服3～6克, 温开水送下, 早、中、晚各1次, 连服半个月。

【功效】本方化痰、定喘、敛气, 可辅助治疗小儿哮喘。

【来源】民间验方。

【注意】用本方期间禁吃萝卜。

TIPS

乌贼骨即墨鱼骨, 又名海螵蛸, 是一味收敛固涩中药。其味咸性微温, 具有收敛止血、止带固精等功效。

◆ 偏方10 煮白果

【配方】白果仁 10 克, 蜂蜜适量。

【用法】将白果仁去壳, 加水煮熟, 加入蜂蜜, 连续服食。

【功效】适用于小儿哮喘缓解期。

【来源】民间验方。

食疗药方

◆ 偏方11 枇杷蜜汁

【配方】新鲜枇杷10枚, 蜂蜜50克, 凉开水适量。

【用法】将枇杷洗净, 去蒂、核, 切成小块, 放入搅拌机中搅成泥状。然后冲入凉开水调匀倒出, 用清洁纱布过滤, 去渣取汁, 冲入蜂蜜调匀。每次50～100毫升, 每日3～4次饮服。

【功效】本方润肺、化痰、止咳, 可用于小儿肺肾阴虚所致咳喘的辅助治疗。

【来源】民间验方。

◆ 偏方12 姜醋糯米粥

【配方】糯米 60 克, 生姜 5 片, 米醋 5 毫升。

【用法】将生姜捣烂, 加入糯米、米醋一起煮粥, 趁热服用, 温覆取汗。

【功效】适用于小儿寒性哮喘发作期。

【来源】民间验方。

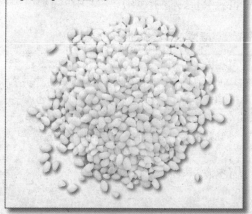

◆ 偏方13　干姜茯苓粥

【配方】干姜3~5克，茯苓10克，甘草3克，大米100克。

【用法】先煎干姜、茯苓、甘草，去渣取汁，入大米煮成粥。分2次服，每日1剂，连服数日，以喘平痰净为度。

【功效】主治发作期寒性哮喘。

【来源】民间验方。

◆ 偏方14　蛤蚧炖冰糖

【配方】蛤蚧10只，冰糖适量。

【用法】蛤蚧焙干研细末，每次取5克，加冰糖15克，炖服。每日1次，连服20日。

【功效】主治体质虚弱之哮喘迁延不愈者。

【来源】民间验方。

◆ 偏方15　黑豆煨梨

【配方】梨1只，黑豆适量。

【用法】将梨剜空，纳入水浸透的小黑豆令满，留盖合住。糠火煨熟，捣作饼，每日食之。

【功效】主治小儿痰喘气急。

【来源】民间验方。

◆ 偏方16　麻雀虫草汤

【配方】麻雀3只，冬虫夏草3~6克，冰糖20克。

【用法】麻雀去毛及内脏，把虫草放于雀腹中，加冰糖、水适量，置碗中，放蒸锅内隔水蒸熟，食虫草、雀肉，饮汤。每日1剂，连服数日。

【功效】主治发作期寒性哮喘。

【来源】民间验方。

◆ 偏方17　猪肺萝杏汤

【配方】猪肺100克，白萝卜50克，杏仁9克。

【用法】将猪肺洗净切成小块，白萝卜切块，杏仁去皮尖，加水炖至烂熟，食肺饮汤。

【功效】温肺宽中，止咳平喘。适用于小儿寒性哮喘。

【来源】民间验方。

◆ 偏方18　蜜糖蒸南瓜

【配方】南瓜1个（500克左右），蜂蜜60克，冰糖30克。

【用法】先在瓜顶上开口，挖去部分瓜瓤，纳入蜂蜜、冰糖盖好，放在盘中蒸1小时即可。每日早、晚各服适量，连服5~7日。

【功效】主治小儿寒性哮喘。

【来源】民间验方。

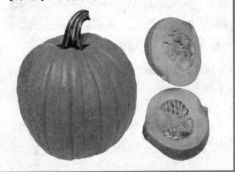

◆ 偏方19　柠檬叶猪肠汤

【配方】鲜柠檬叶30克，猪大肠5寸，盐适量。

【用法】猪大肠洗净，柠檬叶切碎放入猪大肠内，两头扎紧。加水适量炖2小时，除去柠檬叶，加盐调味。每天分2次，食猪肠饮汤。

【功效】主治小儿哮喘。

【来源】民间验方。

◆ 偏方20　冰糖冬瓜盅

【配方】小冬瓜(未脱花蒂的)1个，冰糖适量。

【用法】将冬瓜洗净，刷去毛刺，切去冬瓜的上端当盖，挖出瓜瓤不用。在瓜中填入适量冰糖，盖上瓜盖，放锅内蒸。取水饮服，每日2次。

【功效】本方利水平喘，治小儿哮喘。

【来源】民间验方。

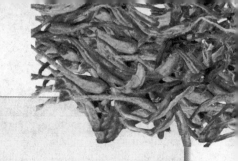

6种偏方治疗小儿肺炎

　　肺炎是以发热、咳嗽、气促、鼻翼翕动为主要症状的小儿呼吸道常见病，一年四季皆可发生，尤以冬春季节为多见，婴幼儿发病率高，较大儿童次之。

　　小儿肺炎多发生于先天不足或后天失调之患儿，如软骨病、营养不良者；或继发于其他疾病的过程中，如在感冒、麻疹等病治疗不及时或处置不当时。临床表现视病情轻重而有所不同，轻者只有轻度发热、咳嗽、气促、痰稀薄、轻微鼻煽；重者烦躁不宁、喘憋、呼吸浅快、鼻煽、三凹征、口唇及指甲青紫，或嗜睡萎靡、面色发灰、惊厥等。

🌿 中草药方

◆ 偏方1　银花蜂蜜饮

【配方】金银花30克，蜂蜜30克。

【用法】金银花加水500毫升，煎汁去渣，冷却后加蜂蜜，调匀即可。

【功效】适用于风邪犯肺之肺炎早期。

【来源】民间验方。

◆ 偏方2　鲜藕茅根饮

【配方】鲜藕200克，鲜茅根150克。

【用法】将鲜茅根切碎，鲜藕切片，煮汁常饮，每日4～5次。

【功效】主治小儿肺炎，痰中带血。

【来源】民间验方。

【注意】忌食辣椒、姜、葱、温热之品。

🍯 食疗药方

◆ 偏方3　葱姜糯米粥

【配方】生姜5克，连须葱白2根，糯米50克，米醋适量。

【用法】将生姜捣烂，连须葱白切碎，与糯米一起煮粥，熟时加入米醋，趁热服之。

【功效】主治风寒引起的肺炎喘嗽，症见发热

无汗、呛咳气急、不渴、痰白而稀等。

【来源】民间验方。

◆ 偏方4　鸭梨粥

【配方】鸭梨3只，大米50克。

【用法】将鸭梨洗净，加水煎煮半小时，捞去梨渣不用，再加米煮粥，趁热食用。

【功效】主治小儿肺炎，咳嗽痰喘。

【来源】民间验方。

◆ 偏方5　橄榄萝卜粥

【配方】白萝卜100克，青橄榄30克，糯米50克。

【用法】将橄榄用水洗净去核，再将萝卜洗净切成片状，与糯米一同入水熬粥，粥成后候凉食之。

【功效】清热降火，止咳化痰。适用于小儿肺炎，发热、咳嗽、痰黄稠黏等。

【来源】民间验方。

◆ 偏方6　姜汁竹沥粥

【配方】生姜自然汁1杯，鲜竹沥2杯，大米50克。

【用法】先用水如常法煮大米成粥，粥成入生姜与竹沥汁，和匀后略煮片刻，不拘时食之。

【功效】本方清热、豁痰、降火，可作为小儿肺炎早期的辅助治疗。

【来源】民间验方。

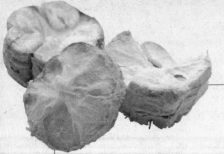

29种偏方治疗百日咳

　　百日咳又名"顿咳"，是由百日咳杆菌引起的一种呼吸道传染病。本病多发于儿童，尤以5岁以下小儿为多见，年龄愈小则病情愈重。临床以阵发性痉挛性咳嗽，咳后有鸡鸣样吸气性吼声，至倾吐痰沫而止为特征。病程可长达2～3个月，故名百日咳。本病四季都可发生，但冬春季尤多，主要通过空气飞沫传播。

　　百日咳在发病初期的传染性最强，因此早期诊断、早期隔离尤为重要。出生3个月后幼儿就要按时接种百日咳疫苗。在患病期间，忌辛辣刺激性食物及海产鱼虾等发物，生冷及煎炸之品也不宜吃，应多食一些清淡富有营养的食物。应少量多餐，并以固体食物为宜，流质食物易引起呕吐。

🌿 中草药方

◆ 偏方1　马齿苋煎剂

【配方】马齿苋200～300克。

【用法】上药水煎2次，浓缩至100～150毫升，分早、晚2次口服，5日为1疗程，1疗程不愈可再服1疗程。

【功效】主治小儿百日咳。

【来源】《黑龙江中医药》，1988（5）。

◆ 偏方2　竹叶橄榄茶

【配方】绿茶1克，淡竹叶25克，橄榄15克，红糖25克。

【用法】用水500毫升先煮后3味至沸，3分钟后加入绿茶即可，分4～5次服，每日1剂。

【功效】主治百日咳。

【来源】民间验方。

◆ 偏方3　罗汉果茶饮

【配方】绿茶1克，罗汉果20克。

【用法】罗汉果加水至300毫升，煮沸5分钟后加入绿茶，分3~5次服，每日1剂。

【功效】主治百日咳。

【来源】民间验方。

◆ 偏方4　苏杷合剂

【配方】苏叶、枇杷叶各10克，龙胆草6克，花椒1克，红糖15克。

【用法】前4味用清水煮沸10～15分钟，加入红糖微火溶化后，少量频服，2日1剂。

【功效】治疗小儿百日咳有良效，尤其适用于恢复期。

【来源】《四川中医》，1984（6）。

◆ 偏方5　枇杷桃仁茶

【配方】枇杷叶9克，桃仁5粒。

【用法】将枇杷叶去毛后，上2味共以水煎，代茶饮。

【功效】本方清热泻肺、止咳化痰，主治小儿百日咳。

【来源】民间验方。

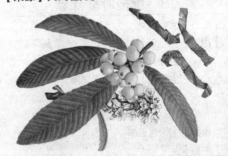

◆ 偏方6　花生茶

【配方】花生 20 克,西瓜子 15 克,红花 1.5 克,冰糖 30 克。

【用法】将西瓜子捣碎，连同红花、花生、冰糖一起放入锅内，加水烧开煮半小时，取汁代茶饮，另取花生食之。

【功效】主治小儿百日咳,症见咳嗽反复不已,入夜尤甚。

【来源】《食物疗法》。

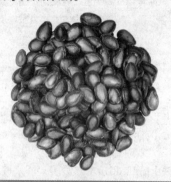

◆ 偏方7　胆汁绿豆粉

【配方】鲜猪胆汁250克,绿豆粉50克。

【用法】取鲜猪胆汁加热浓缩成膏状，入绿豆粉搅匀，烘干，粉碎成末，口服，每次3克，每日2次。

【功效】本方清热泻肺、止咳化痰，适用于小儿百日咳痉咳期（4～6周），症见咳嗽频作，咳后有吸气性吼声，反复不已等。

【来源】民间验方。

◆ 偏方8　枇杷叶蒜汁饮

【配方】大蒜60克,枇杷叶30克,蜂蜜适量。

【用法】枇杷叶洗净去毛，煎汤。大蒜切片后加开水浸半小时，滤取蒜汁，加上枇杷叶汤和蜂蜜调服。未满1岁患儿4小时服1匙，5～10岁患儿4小时服3匙，连服1周。

【功效】主治百日咳。

【来源】民间验方。

◆ 偏方9　蒜糖饮

【配方】大蒜 15 克,冰糖 15 克。

【用法】大蒜用冷开水浸泡 10 小时，纱布过滤取汁，加入冰糖后饮服。

【功效】清热，解毒，润肺。用于小儿百日咳初期的治疗。

【来源】民间验方。

◆ 偏方10　紫皮蒜饮

【配方】紫皮蒜 5 头,白糖适量。

【用法】紫皮蒜去皮捣烂，加白糖、凉开水浸 2 昼夜，过滤取汁去渣，日服 3 次，每次半汤匙至 1 汤匙，温开水送服。

【功效】主治小儿百日咳。

【来源】民间验方。

◆ 偏方11　核桃粉散

【配方】干核桃 1 枚,黄酒 5 ～ 10 毫升。

【用法】干核桃微焙后研末，黄酒送服，每日 2 次。

【功效】清热泻肺，化痰止咳。适用于小儿百日咳痉咳期。

【来源】民间验方。

◆ 偏方12　地龙鹌鹑蛋汤

【配方】白颈地龙 3 ～ 4 条,鹌鹑蛋 3 个。

【用法】将地龙水养洗净，放入打散的鹌鹑蛋中，隔水蒸熟，稍加调料后服食。每周 2 次，1 月为 1 疗程。

【功效】本方泻肺镇咳，适用于小儿百日咳。

【来源】民间验方。

◆ 偏方13　橘蒜饮

【配方】橘饼1个,紫皮蒜1头。

【用法】紫皮蒜、橘饼切碎，入砂锅，加水适量，文火煎煮10分钟，去渣取汁，加白糖适量。每日分2～3次服用。

【功效】主治小儿百日咳。

【来源】民间验方。

◆ 偏方14　鸡胆汁饮

【配方】鸡胆1具，白糖适量。

【用法】将鸡胆里的汁挤出，加入白糖，再以开水送服。1岁以下小儿3日服1剂，2岁以下2日服1剂，2岁以上每日1剂。

【功效】清热止咳。适用于小儿百日咳痉咳期，症见咳嗽频作、痰多而黏等。

【来源】民间验方。

◆ 偏方15　鸡胆百合散

【配方】鸡胆1具，百合10克。

【用法】将鸡胆焙干，与百合共研细末。1岁以内分3日服，1～2岁分2日服，3～6岁1日服，7～10岁以上药量加倍，1日服完。

【功效】治疗百日咳。

【来源】《浙江中医杂志》，1989（6）。

◆ 偏方16　白菜冰糖饮

【配方】大白菜根2个，冰糖30克。

【用法】水煎服，每日3次。

【功效】本方宣肺化痰，适用于小儿百日咳初期（1～2周）。

【来源】民间验方。

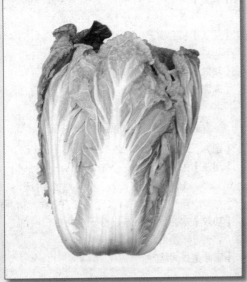

◆ 偏方17　童便蛋清方

【配方】鸡蛋清1个，童便60毫升。

【用法】将鸡蛋清与童便搅匀，以极沸清水冲熟，顿服，每日早、晚各1次。

【功效】适用于小儿百日咳痉咳期。

【来源】《福建中医药》，1961（5）。

◆ 偏方18　全蝎末方

【配方】全蝎1只，鸡蛋1个。

【用法】将全蝎炒焦研末，再将去壳熟鸡蛋蘸全蝎末食之，每日2次。3岁以下酌减，5岁以上酌增。

【功效】主治百日咳。

【来源】《浙江中医杂志》，1990（3）。

食疗药方

◆ 偏方19　川贝米汤

【配方】米汤500克，川贝母15克，冰糖50克。

【用法】上3味隔水炖15分钟即成，每早、晚各服1次。5岁以下小儿量酌减。

【功效】宣肺化痰。用于小儿百日咳初期。

【来源】民间验方。

◆ 偏方20　花生芝麻汤

【配方】花生30克，白芝麻50克，蜂蜜50克。

【用法】3物同放锅中加水煮汤服。每日1次，连服3～5日。

【功效】适用于百日咳恢复期。

【来源】民间验方。

◆ 偏方21　芹菜汁

【配方】芹菜全株500克，盐少许。

【用法】芹菜洗净捣烂取汁，加盐，隔水温热，早晚各服1小杯，连服3～5日。

【功效】主治小儿百日咳。

【来源】民间验方。

◆ 偏方22 冰糖鸭蛋

【配方】冰糖50克，鸭蛋2个。

【用法】用热水把冰糖搅拌溶化，待冷，打入鸭蛋，调匀，放蒸锅内蒸熟食用，每日1次。

【功效】益肺健脾。主治恢复期百日咳，症见阵发咳嗽渐减，回吼声亦渐消失，呕吐减少。

【来源】民间验方。

◆ 偏方23 人参百合粥

【配方】人参（西洋参或白参）3克，百合15克，大米50克。

【用法】人参、百合加水先煎，然后放入大米同煮为粥。每日2次。

【功效】本方润肺健脾，适用于小儿百日咳恢复期。

【来源】民间验方。

◆ 偏方24 雪里蕻煮猪肚

【配方】猪肚1具，姜3片，洋葱半个，雪里蕻30克。

【用法】加水同煮至猪肚烂熟，加盐少许即可。每日1次，连汤吃1/3个猪肚，连吃15日。

【功效】适用于体质虚弱之百日咳患儿。

【来源】民间验方。

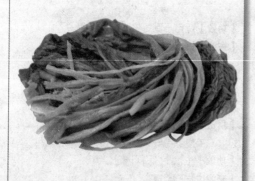

◆ 偏方25 鱼腥草绿豆羹

【配方】绿豆60克，鲜鱼腥草30克，冰糖15克。

【用法】将鱼腥草、绿豆、冰糖放在锅中加水煮成羹。每日2次。

【功效】清热、润肺、止咳，适用于小儿百日咳初咳期。

【来源】民间验方。

◆ 偏方26 金钱草蛋方

【配方】鸡蛋1枚，金钱草30克，蜂蜜60克。

【用法】水煎金钱草取浓汁，趁沸时冲鸡蛋，调入蜂蜜，搅匀顿服。每日3次。

【功效】主治小儿百日咳。

【来源】民间验方。

◆ 偏方27 核桃仁炖梨

【配方】核桃仁30克，冰糖30克，梨100克。

【用法】3物共捣烂，入砂锅，加水适量，文火煎煮取汁。每次服1汤匙，日服3次。

【功效】主治小儿百日咳。

【来源】民间验方。

◆ 偏方28 金橘炖鸭喉

【配方】金橘干5个，鸭喉（杀鸭时取下气管，洗干净备用）1条，生姜5片。

【用法】将金橘干与鸭喉一同放锅内，加水煎，煮沸后喝汤吃果，每日3次。

【功效】适用于小儿百日咳初咳期。

【来源】民间验方。

◆ 偏方29 川贝鸡蛋

【配方】川贝母6克，鸡蛋1个。

【用法】先将鸡蛋打一小孔，再将川贝母研粉后倒入小孔内，外用湿纸封闭，蒸熟食用。每次1个，每日2次。

【功效】本方润肺止咳，用于小儿百日咳的辅助治疗。

【来源】民间验方。

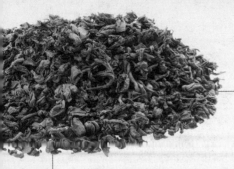

21种偏方治疗小儿泄泻

泄泻是以大便次数增多、粪质稀薄或如水样为主症的一种肠道疾病，为小儿最常见的疾病之一，年龄越小，发病率越高。小儿脏腑娇嫩，脾胃虚弱，无论是感受外邪、内伤乳食或是脾肾虚寒，均可能导致脾胃功能失常而发生泄泻。发病后，如不及时治疗，易耗伤气液。如治疗失当，可出现伤阴、伤阳或阴阳两伤的危象，甚至因气脱液竭而死亡。迁延不愈者，易导致营养不良，影响生长发育。本病虽然一年四季均可发生，但以夏秋季节较多，且往往易引起流行。

小儿得此病后，应注意控制饮食。轻症患儿，宜适当减少乳食，缩短喂奶时间和延长喂奶间隔。重症患儿，初起须禁食8～12小时，随着病情的好转，才逐渐恢复成母乳或米汤等易于消化的食物，特别要注意少吃油腻食品。初愈后仍应注意饮食调养。如患者是婴幼儿，应勤换尿布，保持皮肤干燥清洁。每次大便后，宜用温水清洗臀部，并扑上滑石粉，以免发生红臀。

🌿 中草药方

◆ 偏方1　萝卜叶茶

【配方】干萝卜叶30～60克。

【用法】水煎，入保温瓶中，代茶频饮。

【功效】本方理气消积，适用于伤食泄泻。

【来源】民间验方。

◆ 偏方2　车前子茶

【配方】车前子10克，红茶3克。

【用法】上2味以沸水冲泡，加盖闷10分钟即可饮用。

【功效】清热利水，化湿止泻。尤适于小儿泄泻。

【来源】民间验方。

◆ 偏方3　龙眼姜汤

【配方】龙眼15粒，生姜3片。

【用法】上药水煎，服龙眼喝汤。

【功效】温中健脾，适用于小儿脾虚泄泻。

【来源】民间验方。

◆ 偏方4　苦瓜根饮

【配方】鲜苦瓜根30克。

【用法】将上药切为粗末，水煎取汁，代茶饮。亦可加冰糖调饮。

【功效】清热止泻。适用于小儿夏季泄泻。

【来源】民间验方。

◆ 偏方5　醋茶方

【配方】红茶（绿茶也可）10克，米醋少许。

【用法】用沸水冲泡浓茶1杯，或茶叶煎浓汁，加入米醋少许即可。

【功效】本方清热利湿止泻，适用于小儿泄泻、口干口渴等。

【来源】民间验方。

◆ 偏方6　蜂蜜石榴皮汤

【配方】番石榴2～3只，蜂蜜少许。

【用法】取番石榴果皮，加水800毫升，煎至400毫升，去渣，冲入蜂蜜调味。每日分2～3次服用。

【功效】调理脾胃，收敛止泻。

【来源】民间验方。

◆ 偏方7　红枣生姜茶

【配方】红枣（炒焦）10 枚，生姜（炒）30 克。

【用法】水煎，代茶饮。

【功效】温中健脾，可止小儿泄泻。

【来源】民间验方。

◆ 偏方8　山药粉饮

【配方】山药粉 15 克。

【用法】山药粉加水 200 毫升，煮成 100 毫升。每日分 3 次服。

【功效】益气健脾。适用于消化不良之腹泻。

【来源】民间验方。

◆ 偏方9　山药糯米散

【配方】糯米 500 克，山药 50 克。

【用法】分别炒熟后，研末和匀。每日早晨取半碗，加白糖 2 匙，开水调服。

【功效】和中健脾。适用于脾胃虚寒，久泻食减。

【来源】民间验方。

◆ 偏方10　炒黄面

【配方】白面 500 克。

【用法】炒令焦黄，每日空腹温水调服 1 匙。

【功效】和中健脾。适用于小儿泄泻。

【来源】民间验方。

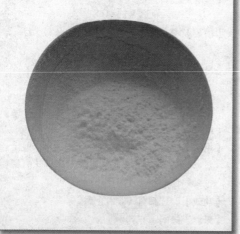

◆ 偏方11　焦米粉

【配方】陈仓米适量。

【用法】陈仓米磨粉后炒焦，每服 3～6 克，每日服 3 次。

【功效】和中健脾。用于小儿风寒泄泻，症见泄泻清稀、肠鸣腹痛、恶寒发热等。

【来源】民间验方。

食疗药方

◆ 偏方12　萝卜粥

【配方】白萝卜 100 克，大米 50 克。

【用法】将萝卜洗净，切碎，捣汁去渣。与大米同入铝锅内，加水适量，置武火上烧沸，用文火熬成粥即可。

【功效】消食利嗝，化痰止咳。适用于咳喘多痰、伤食腹泻等症。

【来源】民间验方。

◆ 偏方13　羊骨粥

【配方】羊骨 1000 克左右，大米 60 克，细盐少许，葱白 2 茎，生姜 3～5 片。

【用法】取新鲜羊骨，洗净捣碎，加水煎汤。然后取汤代水，加米煮粥。待粥将成时，加入细盐、生姜、葱白，稍煮两三沸。供秋、冬季早晚餐温热空腹食用为宜，10～15 日为 1 疗程。

【功效】强筋骨，健脾胃。适用于小儿久泻。

【来源】民间验方。

【注意】感冒发热期间宜停服。

◆ 偏方14　扁豆山药粥

【配方】山药 30 克，炒白扁豆 30 克，大米 50 克。

【用法】3 味煮粥服食，每日 1 次。

【功效】健脾益胃。适用于小儿脾虚胃弱、食少久泻。

【来源】民间验方。

◆ 偏方15 猪肚粥

【配方】猪肚1具（约500克），大米500克。

【用法】先将猪肚洗净，煮熟后切成细丁备用。将大米淘洗干净，煮开后投入猪肚丁，搅匀同煮。煮至烂熟，即可食用。

【功效】补益脾胃。适宜于小儿病后虚弱、脾虚泄泻等症。

【来源】民间验方。

◆ 偏方16 赤小豆山药粥

【配方】赤小豆、山药各20克，白糖少许。

【用法】鲜山药去皮切片。赤小豆洗净放锅内，加水适量，置武火上烧沸，再用文火熬煮至半熟，加入山药、白糖，继续煮熟即可。

【功效】清热利湿，止泻。可用于小儿泄泻的辅助治疗。

【来源】民间验方。

◆ 偏方17 白茯苓粥

【配方】白茯苓粉5克，大米50克，胡椒、盐、味精各少许。

【用法】将大米淘洗干净，连同白茯苓粉放入铝锅内，将锅置炉上。先用武火烧沸，后用文火煎至米烂成粥，放入调料即成。

【功效】健脾利湿。适用于小儿泄泻、浮肿、肥胖等症。

【来源】民间验方。

◆ 偏方18 红枣粥

【配方】红枣10～15枚，大米30～60克。

【用法】红枣洗净，与米同置锅内，加水400毫升，煮至大米开花，表面有粥油即成。每日早、晚温热服。

【功效】主治小儿脾虚泄泻。

【来源】民间验方。

【注意】痰湿、中满、疳疾、齿病及实热证忌食。

◆ 偏方19 栗子粥

【配方】栗子粉15克，糯米30克，红糖少许。

【用法】先煮糯米至将熟，加入栗子粉，用文火煮至粥面上有粥油为度。加入红糖和匀，温热服食。早、晚各1次。

【功效】适用于小儿脾虚泄泻。

【来源】民间验方。

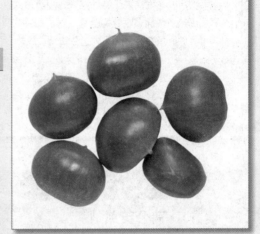

◆ 偏方20 荔枝粥

【配方】干荔枝肉50克，山药、莲子各10克，大米50克。

【用法】将前3味加水煮至软烂时，再加淘净的大米，煮成粥。每晚食用。

【功效】温肾健脾，固肠止泻。适用于小儿五更泻。

【来源】民间验方。

◆ 偏方21 健脾莲桃糊

【配方】莲子、核桃仁各30克，黑豆、山药各15克。

【用法】分别研成粉末，每次按食量取粉煮成糊状食用，可加盐或糖调味。煮时也可加适量大米粉或面粉，使糊更黏稠。

【功效】本方补肾健脾敛汗，适用于小儿脾虚泄泻、盗汗。

【来源】民间验方。

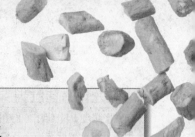

36种偏方治疗流行性腮腺炎

　　腮腺炎是由腮腺炎病毒所引起的一种急性传染病，古称"痄腮"，西医称"流行性腮腺炎"。本病发病急骤，以发热、腮部肿胀疼痛为特征，通过飞沫传播，一年四季均可发生，冬春两季易于流行。学龄儿童发病率高，2岁以下少见，一般预后良好。患本病后，可获终身免疫。

　　多数患儿在发病前无特殊感觉，少数患儿有发热、食欲减退、咽痛等先兆症状，重者有恶寒、高热、头痛、呕吐等全身不适。腮肿先见于一侧，1～2天波及对侧，也有两侧同时发病者。肿胀多在2～3天内达到高峰，发热、头痛随腮部肿大而明显，肿胀部位酸痛拒按，妨碍张口和咀嚼，病程可持续10天左右。

　　患儿在发热、腮腺肿胀期间，饮食以流质、半流质为主，如藕粉、米汤、梨汁、蔗汁、牛奶、豆浆、蛋花、绿豆粥、赤豆粥等。多吃新鲜蔬菜、水果，禁食辛、辣、酸、肥腻及不易消化的食物。热退肿消后可给滋补食物，以补充营养。

🌿 中草药方

◆ 偏方1　蒲公英煎剂

【配方】鲜蒲公英30～60克，白糖30克。

【用法】将鲜蒲公英洗净和白糖同放药罐内，加水300～400毫升，文火煎煮15分钟左右，用干净纱布过滤，取药液分早、晚2次服。

【功效】主治小儿流行性腮腺炎。

【来源】《河北中医》，1985（3）。

◆ 偏方2　板蓝根柴胡煎

【配方】板蓝根30克，柴胡6克，甘草3克。

【用法】上药水煎服，每日1剂。

【功效】清热解表，消肿解毒。主治流行性腮腺炎。

【来源】民间验方。

◆ 偏方3　黄花菜饮

【配方】鲜黄花菜根60克，冰糖适量。

【用法】上药水煎分2次服下，每日1剂。

【功效】主治流行性腮腺炎。

【来源】民间验方。

◆ 偏方4　荸荠鲜藕煎

【配方】荸荠、鲜藕各100克，茅根30克。

【用法】上药水煎服，每日1剂。

【功效】凉血消肿，清热生津。主治流行性腮腺炎。

【来源】民间验方。

◆ 偏方5　苦瓜茶

【配方】鲜苦瓜1只，茶叶适量。

【用法】苦瓜截断去瓤，纳入茶叶，再接合，阴干。每用6克，沸水冲泡，当茶饮。

【功效】疏风清热，散结消肿。主治流行性腮腺炎属瘟毒在表者。

【来源】民间验方。

◆ 偏方6　绿豆甘草茶

【配方】绿豆粉50克，甘草15克，绿茶2克。

【用法】前2味加水500毫升，煮沸4分钟，加入绿茶即可，分3次温服。急需时用连皮生绿豆粉，开水冲泡，每日服1剂。

【功效】主治流行性腮腺炎。

【来源】民间验方。

◆ 偏方7 银花薄黄饮

【配方】金银花15克，薄荷6克，黄芩3克，冰糖15克。

【用法】前3味共煎取汁，入冰糖。每日1剂。

【功效】辛凉解表，清热散结。主治流行性腮腺炎。

【来源】民间验方。

◆ 偏方8 板蓝根饮

【配方】板蓝根15～30克，白糖适量。

【用法】板蓝根水煎服，调入白糖，每日1剂，至腮腺消肿为止。

【功效】清热解毒，软坚消肿。主治流行性腮腺炎。

【来源】民间验方。

◆ 偏方9 绿豆银花饮

【配方】绿豆、金银花各100克。

【用法】上物水煎服，4小时后服第2次。

【功效】本方清热解毒，主治流行性腮腺炎。

【来源】民间验方。

◆ 偏方10 茅根竹叶饮

【配方】苦竹叶、白茅根各30克，桑叶、菊花各5克，薄荷3克，白糖20克。

【用法】将药物放在杯内，开水浸泡10分钟，或在火上煎煮5分钟，入糖即成。频频服饮。

【功效】主治病情较轻之流行性腮腺炎，症见腮部发酸肿胀、咀嚼不便等。

【来源】民间验方。

◆ 偏方11 板蓝根夏枯草饮

【配方】板蓝根30克，夏枯草20克，白糖适量。

【用法】将板蓝根、夏枯草水煎加糖。每次10～20毫升，每日3次。

【功效】清热解毒，凉血散结。主治流行性腮腺炎，症见高热头痛、口渴欲饮、腮部漫肿、咽红肿痛等。

【来源】民间验方。

◆ 偏方12 蒲公英茶

【配方】野菊花、山豆根、蒲公英各90克（9岁以下，三药各为30克。）

【用法】上3味加水煎汁，代茶饮。每日1剂，不拘时服。

【功效】清热解毒，软坚消肿。主治流行性腮腺炎引发的高热、头痛、烦躁口渴等症。

【来源】《河南省秘验单方集锦》。

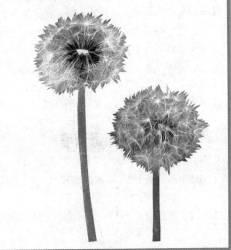

◆ 偏方13 全蝎方

【配方】全蝎30克，香油60克。

【用法】用清水洗去全蝎杂质与咸味，晾干备用。香油烧热，将全蝎放入，炸至焦黄，取出。每日服15克，分早晚2次服。

【功效】主治流行性腮腺炎。

【来源】《山东中医杂志》，1988（2）。

◆ 偏方14 马齿苋方

【配方】鲜马齿苋、白糖、醋各适量。

【用法】马齿苋水煎，白糖调味后内服（或将马齿苋捣烂成泥，用醋调敷腮部）。

【功效】清热解毒消肿，主治流行性腮腺炎。

【来源】民间验方。

◆ 偏方15　蒲公英薄荷方

【配方】蒲公英、紫花地丁各30克，薄荷6克。

【用法】上药水煎服，每日1剂。

【功效】清热解毒，消肿散结。主治流行性腮腺炎。

【来源】民间验方。

◆ 偏方16　姜蒜浸醋饮

【配方】生姜、大蒜各100克，醋500毫升。

【用法】将生姜洗净、切片，和大蒜（整瓣）一起浸泡在醋中，密封贮存1个月以上。在此病流行期间经常在菜肴中酌量加用，服醋浸液10毫升。

【功效】防治流行性腮腺炎。

【来源】民间验方。

◆ 偏方17　青黛蛋清酒

【配方】鸡蛋2个，青黛9克，黄酒30毫升。

【用法】将青黛研为细末，与鸡蛋清调匀，加入黄酒，一次服下。

【功效】本方疏风清热、散结消肿，主治流行性腮腺炎。

【来源】《食物疗法》。

◆ 偏方18　丝瓜末酒

【配方】老丝瓜1条，黄酒适量。

【用法】老丝瓜切碎，入锅内炒至微黄，研为细末。黄酒送服，每日3次，每次9克，连服3日。

【功效】主治流行性腮腺炎，症见发热、头痛、腮部酸痛等。

【来源】民间验方。

TIPS

爱美的人士都知道黄瓜可美容，其实丝瓜也可以。做法是将新鲜丝瓜洗净切碎，用纱布包好挤出汁，加入等量75%酒精和蜂蜜，混合均匀，使用时用棉球蘸汁涂抹面部和手臂，20分钟后用清水洗净。每天晚上搽1次，连续1个月，即可减轻皱纹，使皮肤光润、有弹性。

◆ 偏方19　花椒柏叶酒

【配方】花椒50粒，侧柏叶15克。

【用法】上2味捣碎，加白酒500毫升密封于瓶中，浸15日即可。在呼吸道传染病流行的季节，每日早晨空腹温饮5～10毫升。

【功效】防治流行性腮腺炎。

【来源】民间验方。

🍵 食疗药方

◆ 偏方20　双豆粥

【配方】绿豆120克，黄豆60克，白糖30克。

【用法】前2物淘净加水，煎至豆烂熟，加入白糖搅匀食用。可分2～3次食用，连服数剂。

【功效】清热解毒，软坚消肿。主治流行性腮腺炎，症见头痛、腮部漫肿、灼热疼痛、咽部红肿等。

【来源】民间验方。

◆ 偏方21　枸杞菜鲫鱼汤

【配方】鲫鱼1条，枸杞菜连梗500克，陈皮5克，姜2片。

【用法】将鲫鱼收拾干净，与后3味同下锅，用水煮汤饮。

【功效】清热解毒，凉血散结。主治流行性腮腺炎。

【来源】民间验方。

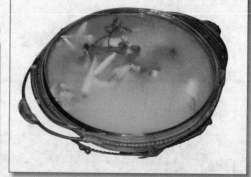

◆ 偏方22　银花赤豆羹

【配方】金银花 10 克，赤小豆 30 克。

【用法】金银花用纱布包裹，与赤小豆共煮至熟烂，吃豆羹。

【功效】辛凉解表，清热散结。主治流行性腮腺炎病情较轻者，症见腮部一侧或两侧发酸肿胀、纳食稍减、咀嚼不便等。

【来源】民间验方。

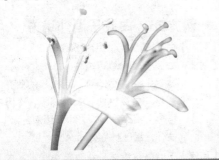

◆ 偏方23　牛蒡粥

【配方】牛蒡根 30 克（或牛蒡子打碎 20 克），大米 100 克。

【用法】牛蒡根（或牛蒡子）煎汁去渣，取 100 毫升，大米煮粥，入牛蒡汁，调匀，加白糖适量调味。日服 2 次，温服。

【功效】疏风散热，解毒消肿。主治流行性腮腺炎轻症。

【来源】民间验方。

【注意】小儿气虚、腹泻者慎用。

◆ 偏方24　白头翁煮蛋

【配方】鲜白头翁果 20 枚，鸡蛋 3 个。

【用法】先将白头翁果煮沸后，再将鸡蛋打入药中，勿搅动，以免蛋散。蛋熟后捞出，撇出药渣，吃蛋喝汤，微微出汗更佳。

【功效】本方清热、解毒、消肿，主治流行性腮腺炎。

【来源】民间验方。

◆ 偏方25　绿豆菜心饮

【配方】生绿豆 60 克，白菜心 2～3 个。

【用法】将生绿豆置小锅内煮至将熟时，入白菜心，再煮约 20 分钟，取汁顿服。1 日 1～2 次。

【功效】清热解毒，散结消肿。主治流行性腮腺炎。

【来源】民间验方。

◆ 偏方26　木耳鸡蛋饮

【配方】鸡蛋 1 个，木耳 15 克。

【用法】将鸡蛋打破，木耳晒干研末，共调拌匀，1 日分 2～4 次服。

【功效】本方疏风清热、消肿散结，主治流行性腮腺炎，症见畏寒、发热、头痛、耳下腮部酸痛、咀嚼不便等。

【来源】《偏方大全》。

外敷外用方

◆ 偏方27　侧柏蛋清外敷方

【配方】鲜侧柏叶、鸡蛋清各适量。

【用法】鲜侧柏叶洗净捣烂，加鸡蛋清调成泥状外敷患处，每日换药 2 次。

【功效】主治流行性腮腺炎，症见发热、头痛、轻咳、一侧或两腮肿胀疼痛等。

【来源】《中医草药简便验方汇编》。

◆ 偏方28　地龙糖浆

【配方】地龙 20～30 条，白糖 30 克。

【用法】将地龙洗净肚内泥土，置玻璃杯内，加入白糖腌渍，约 50 分钟后逐渐分泌出白黄色黏液，然后以玻璃棒用力搅拌，即成糊状棕灰色的地龙糖浆。将之直接涂于肿胀处，再用湿纱布覆盖固定，每日涂药 3～4 次。

【功效】主治流行性腮腺炎。

【来源】《乡村医学》，1985（4）。

◆ 偏方29 牙膏外涂方

【配方】田七药物牙膏、食醋各适量。

【用法】醋调牙膏外涂患部，每日1～2次。

【功效】主治流行性腮腺炎。

【来源】民间验方。

◆ 偏方30 蛋清二叶方

【配方】鸡蛋2个，鲜松叶25克，大青叶20克。

【用法】先将2叶加水煎至45毫升，再加入鸡蛋清，搅匀装瓶，涂患处，每日3次。

【功效】本方具有疏风清热、消肿散结之功效，主治流行性腮腺炎。

【来源】《家用鱼肉禽蛋治病小窍门》。

◆ 偏方31 梧桐花外敷方

【配方】鲜梧桐花20朵。

【用法】上药捣烂外敷患处，药干后再换，每日数次。

【功效】主治小儿腮腺炎，症见头痛、恶寒、两耳下红肿疼痛、咀嚼困难等。

【来源】《浙江中医杂志》，1990（11）。

◆ 偏方32 蒲公英蛋清方

【配方】鸡蛋清、鲜蒲公英各适量。

【用法】将蒲公英捣烂，调鸡蛋清，敷患处。

【功效】本方清热解毒、软坚消肿，主治流行性腮腺炎属热毒蕴结者，症见高热、头痛、烦躁口渴、腮部漫肿疼痛等。

【来源】民间验方。

◆ 偏方33 小豆糊剂

【配方】赤小豆100克，鸭蛋清适量。

【用法】将赤小豆研粉过筛，与鸭蛋清调成糊状，放纱布上敷患处，5小时换药1次。若双侧发病者赤小豆量加倍。若发热者，以此方外敷的同时，可用解热药控制热势。

【功效】主治流行性腮腺炎。

【来源】《湖北中医杂志》，1989（1）。

◆ 偏方34 豆根酒外用方

【配方】山豆根15克，白酒适量。

【用法】山豆根洗净，捣烂，加水、酒各半炖取浓汁，外敷于患处，每日换药2～3次，连敷数日，以愈为度。

【功效】本方清热解毒、软坚消肿，主治流行性腮腺炎，症见腮部肿痛、高热、头痛、烦躁口渴等。

【来源】民间验方。

◆ 偏方35 白芥子酒外用方

【配方】白芥子150克，白酒250毫升。

【用法】白芥子装入纱布袋中，加白酒，在砂锅中煮沸后即可。用煮熟的白芥子包，热熨患部及颈项周围，冷时再热，每日2～4次，内服酒液每次5毫升，每日2～3次。

【功效】主治热毒蕴结型流行性腮腺炎，症见头痛、腮部灼热疼痛、咽部红肿、咀嚼不便等。

【来源】民间验方。

◆ 偏方36 仙人掌外敷方

【配方】仙人掌250克，生石膏100克。

【用法】上2味混合捣成糊状，外敷局部，药干即换。药外可放一塑料薄膜或菜叶，以防因药物水分蒸发过快变干。

【功效】清热解毒，消肿散结。主治流行性腮腺炎。

【来源】民间验方。

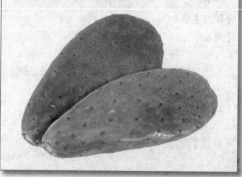

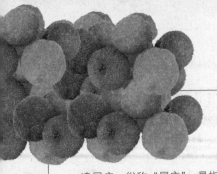

31种偏方治疗小儿遗尿

遗尿症，俗称"尿床"，是指3周岁以上的小儿，睡眠中小便自遗或白天不自主排尿的一种病症。3岁以下的婴幼儿，由于智力发育不完善，排尿的正常习惯尚未养成或贪玩少睡，精神过度疲劳，可引起暂时遗尿，但不属于病态。

遗尿的特点是不自主地排尿，常发生在夜间熟睡时，有时在梦中排尿。轻者数夜1次，重者1夜数次。遗尿可时消时现，若长期不愈，患儿易产生自卑感，进一步影响智力、体格发育。本症常见于现代医学神经性膀胱功能障碍、先天性大脑发育不全、泌尿系炎症等疾病。

对于遗尿的预防，在明确诊断、排除其他器质性病变以后，首先应耐心教育，鼓励患儿消除怕羞、紧张不安、自卑、恐惧等精神因素，帮助患儿建立战胜疾病的信心。教育患儿白天不宜过度玩耍，以免疲劳贪睡而致尿床。在晚餐时尽量少吃稀饭、菜汤等，每日晚饭后注意控制饮水量，并在临睡前提醒患儿排尿，睡后按时唤醒排尿1～2次，从而逐渐养成能自行排尿的习惯。

中草药方

◆ 偏方1　玉竹茶

【配方】玉竹50克。

【用法】水煎代茶饮，每日1剂。

【功效】主治小儿遗尿。

【来源】民间验方。

◆ 偏方2　柿蒂茶

【配方】柿蒂12克。

【用法】水煎代茶饮，每日1剂。

【功效】主治小儿脾肺气虚所致遗尿。

【来源】民间验方。

◆ 偏方3　缩尿茶

【配方】乌药叶不拘量。

【用法】水煎绞浓汁，代茶饮。每日1剂，不拘时。

【功效】主治小儿睡中遗尿，兼见腰膝酸软、小便频数、肢冷恶寒等症。

【来源】《本草纲目》。

【注意】晚饭后不能饮服。

◆ 偏方4　韭菜根饮

【配方】韭菜根25克。

【用法】将韭菜根洗净后，放入干净纱布中绞取汁液，煮开温服。每日2次，连服10日。

【功效】主治小儿肺脾气虚所致遗尿。

【来源】民间验方。

◆ 偏方5　葡萄糯米酒

【配方】葡萄干末250克，红曲1250克，糯米1250克。

【用法】将糯米煮熟，候冷，入红曲与葡萄末、水，搅令匀，入瓮盖覆，候熟。随量温饮，不拘时候。

【功效】主治睡中遗尿、小便黄臊等症。

【来源】《古今图书集成》。

◆ 偏方6　甘草茶

【配方】甘草1克。

【用法】水煎代茶饮，每日1剂。

【功效】本方培元益气，主治小儿脾虚遗尿。

【来源】民间验方。

◆ 偏方7 益智缩尿茶

【配方】益智仁 6 克,金樱子 6 克,乌药 5 克。

【用法】上 3 味加水 1 碗,煎成半碗。每日 1
剂,代茶徐徐服完。

【功效】本方温补肾阳,主治小儿肾虚遗尿。

【来源】民间验方。

◆ 偏方8 核桃碎拌蜂蜜

【配方】蜂蜜 40 克,核桃肉 100 克。

【用法】将核桃肉放锅内干炒至焦,取出凉凉、
研碎,调入蜂蜜,温开水冲服。

【功效】本方适用于小儿久咳引起的遗尿、
气喘。

【来源】《蜂产品治百病》。

◆ 偏方9 桂末鸡肝丸

【配方】肉桂适量,雄鸡肝1具。

【用法】2味等量,捣烂后制丸如绿豆大,温
汤送下。每服2~4克,每日3次。

【功效】温补脾肾。适用于小儿遗尿。

【来源】民间验方。

◆ 偏方10 蚕茧梅枣方

【配方】蚕茧 20 个,红枣 10 枚,乌梅(青梅)
6 克,白糖 50 克。

【用法】上药水煎服。每日下午 4 时前服完,
连服 10 日。

【功效】主治小儿湿热所致遗尿。

【来源】民间验方。

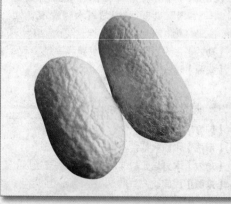

◆ 偏方11 鸡肝散

【配方】公鸡肝脏 1 具。

【用法】将肝脏洗净,烧成灰,小米汤送服,
每日 1 剂。

【功效】主治小儿遗尿。

【来源】民间验方。

◆ 偏方12 焦核桃蜜

【配方】核桃仁 100 克,蜂蜜 15 克。

【用法】将核桃仁放在锅内干炒至焦,取出
晾干调蜂蜜吃。

【功效】主治小儿久咳引起的遗尿。

【来源】民间验方。

◆ 偏方13 内金猪脬散

【配方】鸡内金1个,猪脬1具。

【用法】将鸡内金与猪脬分别洗净,晒干,
用文火焙至干黄,捣碎研末。每晚
临睡前用白开水冲服10~15克。

【功效】涩精缩尿。可辅助治疗小儿遗尿。

【来源】民间验方。

◆ 偏方14 山药散

【配方】炒山药适量。

【用法】山药研末备用。每日服 3 次,每次 6
克,用温开水冲服。

【功效】主治小儿遗尿症。

【来源】《四川中医》,1983(2)。

◆ 偏方15 炒白果方

【配方】白果 5 ~ 7 粒。

【用法】白果去掉外壳及芽心,用文火炒香
炒熟。直接将炒过的白果放嘴里细
细嚼碎,慢慢咽下。每日 2 次,以
愈为度。

【功效】治疗小儿遗尿。

【来源】民间验方。

◆ 偏方16　醋炒益智仁

【配方】益智仁9克，醋适量。

【用法】醋炒益智仁，研细末，分3次开水冲服。连用6～7日。

【功效】主治小儿睡中遗尿，小便黄臊。

【来源】民间验方。

◆ 偏方17　蟋蟀面

【配方】公蟋蟀数只，黄酒适量。

【用法】将蟋蟀焙干研细末，黄酒送服，每日1剂，分3次服。

【功效】主治小儿遗尿。

【来源】民间验方。

食疗药方

◆ 偏方18　麻雀糯米粥

【配方】麻雀5只（最好在11月至次年2月间捉取），糯米100克，葱白3段。

【用法】麻雀去毛及内脏洗净，炒熟，入白酒20毫升稍煮，加水适量，入糯米100克，粥成加入葱白，再煮1～2沸即可，每日食2次。

【功效】主治小儿肾气不足所致遗尿，兼见神疲乏力、肢凉怕冷、腰腿酸软等症。

【来源】民间验方。

◆ 偏方19　枸杞羊肾粥

【配方】枸杞子250克，羊肾1具，羊肉60克，葱白2茎，盐少许，大米50～100克。

【用法】先将羊肾剖开后洗净，去内膜，切细，再把羊肉洗净后切碎，用枸杞子煎汤后去渣，入羊肾、羊肉、葱白、大米一同熬粥，粥成后加盐少许，当早餐食之。

【功效】温补肾阳，固摄下元。主治小儿睡中遗尿，兼面色苍白、智力迟钝、腰膝酸软等症。

【来源】《饮膳正要》。

◆ 偏方20　山茱萸粥

【配方】山茱萸15～20克，大米30～60克，白糖适量。

【用法】先将山茱萸洗净，去核，与大米同煮粥。将成时，加入白糖稍煮即可。

【功效】补益肝肾。适用于小儿遗尿、小便频数、虚汗不止等。

【来源】民间验方。

◆ 偏方21　狗肉粥

【配方】狗肉100克，大米150克。

【用法】将狗肉洗净，切成碎末备用。将大米淘洗干净，放入锅中，加水煮之。待半熟时，加入狗肉末搅匀，煮烂，即可食用。

【功效】健脾补肾。适用于小儿遗尿。

【来源】民间验方。

◆ 偏方22　雀儿药粥

【配方】麻雀5只，菟丝子40克，覆盆子、枸杞子各20克，大米60克，盐、葱、姜各适量。

【用法】先将菟丝子、覆盆子、枸杞子一同放入砂锅中，加水煎煮取汁，另将麻雀去毛与内脏，洗净后用酒炒之，然后连同大米一起入以上药汁之中熬粥，使粥将成时入葱、姜、盐，继续熬至粥成，即可食之。

【功效】主治小儿肾虚所致遗尿，肢冷恶寒。

【来源】《太平圣惠方》。

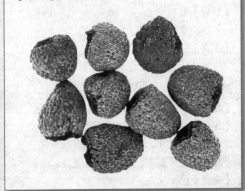

◆ 偏方23 核桃芡实粉粥

【配方】芡实粉30克，核桃仁15克（打碎），红枣5~7枚（去核）。

【用法】芡实粉先加凉开水打糊，再加滚开水搅拌。然后加入核桃仁、红枣肉，煮成糊粥，加糖。不拘时服用。

【功效】主治小儿遗尿。

【来源】民间验方。

◆ 偏方24 附子牛肉汤

【配方】牛肉100克，附子9克，黄酒、盐各适量。

【用法】牛肉切小块，与附子同入锅内。加入黄酒，不必放水，用文火煮8~10个小时。然后滤取牛肉汁，加盐，临睡前温服。牛肉在第2天早晨可以当菜吃。此法宜在冬季服用，可以连服3个月。

【功效】主治脾肾虚弱所致的遗尿，症见精神疲乏、面色苍白、肢凉怕冷。

【来源】民间验方。

【说明】附子是一味常用中药，中药店有售，购买时以黄厚者为佳。

◆ 偏方25 荔枝枣泥羹

【配方】红枣、荔枝各10枚。

【用法】红枣加水煮熟后，去皮去核，捣成泥。荔枝去壳及核后，将荔枝肉与枣肉入锅，加水煮汤汁半碗，加热熬至汤浓稠即可食用。

【功效】补脾生血。可辅助治疗小儿遗尿、食欲不振等。

【来源】民间验方。

◆ 偏方26 乌梅蚕蛹汤

【配方】蚕蛹20粒，乌梅3克，白糖适量。

【用法】前2味加水适量煮汤，入白糖调味。每日分2次饮汤食蚕蛹。

【功效】补肾止遗。适用于小儿遗尿。

【来源】民间验方。

◆ 偏方27 乌龟肉汤

【配方】乌龟肉250克。

【用法】加适量水煮烂，盐调味。佐餐食用。

【功效】本方滋阴补血，可辅助治疗小儿遗尿和身体虚弱。

【来源】民间验方。

◆ 偏方28 白果覆盆猪脬汤

【配方】白果5枚，覆盆子10克，猪脬100克。

【用法】白果炒熟去壳，猪脬洗净，切成小块。上物共放锅内，加清水适量煮至熟透。调味后吃肉饮汤。

【功效】本方固摄小便，适用于小儿遗尿。

【来源】民间验方。

◆ 偏方29 龙骨蛋汤

【配方】龙骨50克，鸡蛋1个。

【用法】先煎龙骨，去渣，打入鸡蛋煎熟。吃蛋喝汤，睡前服。每日1剂，10日为1疗程。

【功效】主治小儿遗尿症。

【来源】《广西中医药》，1987（2）。

◆ 偏方30 荔枝炖猪脬

【配方】猪脬1具，荔枝肉50克，糯米适量。

【用法】将荔枝肉、糯米装入洗净的猪脬内，煮熟食，连用3剂，每日1次。

【功效】本方泻肝清热，主治小儿睡中遗尿，兼见性情急躁、面赤唇红等症。

【来源】民间验方。

◆ 偏方31 韭菜子面饼

【配方】韭菜子、白面各适量。

【用法】将韭菜子研成细粉，和入白面少许，蒸饼食。

【功效】温补肾阳，固摄下元。主治小儿遗尿，兼见腰膝酸软、肢冷恶寒等症。

【来源】《巧吃治百病》。

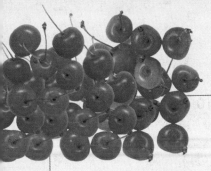

13种偏方治疗小儿麻疹

麻疹是婴幼儿常见的急性出疹性传染病，临床以急起高热、热退疹出为特征。因多见于婴幼儿，形态与麻疹相似，故中医称"奶麻""假麻"，西医称"婴儿玫瑰疹"。

本病多见于2岁以下婴幼儿，急起高热，持续2～3天后，热退，皮肤出现红色小疹点，躯干多，疹退后无脱屑，无色素沉着，全过程精神均良好。白细胞总数减少，淋巴细胞增高。患病后可获得终身免疫。

孩子得了麻疹要注意避免吹风和过强的阳光照射，室内空气要流通。保持皮肤的清洁卫生，经常给孩子擦去身上的汗渍，以免着凉。多喝水，多吃清淡而易消化的食物，吃流质或半流质饮食，忌食油腻、辛辣、厚味的食物。

中草药方

◆ 偏方1　金针芜荽饮

【配方】金针菜15克，芜荽10克，瘦肉15克，调料适量。

【用法】瘦肉切片，沸水下肉片，金针菜略炖，后下芜荽、香油、盐佐味。食菜饮汁，每日3次。

【功效】适用于小儿麻疹初期，发热伴呕吐、泄泻、咽痛等症。

【来源】民间验方。

◆ 偏方2　樱桃核葱白饮

【配方】樱桃核30个，葱白连根1个，白糖适量。

【用法】将樱桃核捣烂，与葱白同煎水，加白糖调味，每日2次，连服3～4日。

【功效】用作小儿麻疹初期的辅助治疗。

【来源】民间验方。

TIPS

樱桃，又称含桃，古时叫莺桃。有朱樱、紫樱、蜡樱、樱珠等4种。色深红、核细小、肉厚味甜者为上品。樱桃核性温，有发汗、透疹功效。凡麻疹初起或出而未透者都可用。

◆ 偏方3　金银花白糖饮

【配方】金银花35克，白糖35克。

【用法】金银花研末与白糖混匀，早、晚服，每服5克，连服7日。

【功效】本方清热解表透疹，用于小儿麻疹出疹期的治疗。

【来源】民间验方。

◆ 偏方4　葛根荷浮饮

【配方】葛根60克，浮萍15克，薄荷（鲜品）9克。

【用法】以葛根煎取汁约100毫升，后放薄荷、浮萍，煎5分钟。取汁温服。

【功效】本方具有辛凉透表之功效，适用于小儿麻疹初期。

【来源】民间验方。

◆ 偏方5　香萝荸荠饮

【配方】白萝卜250克，荸荠150克，芜荽50克，冰糖适量。

【用法】将萝卜、荸荠洗净切片，加4茶杯水，煎成2茶杯，去渣。加入切碎的芜荽，趁热喝1杯，半小时后再温服1杯。

【功效】清热解毒透疹。适用于小儿麻疹出疹期。

【来源】民间验方。

◆ 偏方6　糯米酒方

【配方】糯米酒50毫升。

【用法】糯米酒煮开后服食，服后需卧床盖被发汗。

【功效】治小儿麻疹透发不畅。

【来源】民间验方。

◆ 偏方7　地龙酒

【配方】地龙5条，荸荠20克，酒适量。

【用法】将上药拌绞取汁，煎数沸，候温，顿服。

【功效】清热解毒透疹。用于小儿麻疹出疹期的辅助治疗。

【来源】民间验方。

◆ 偏方8　丝瓜方

【配方】老丝瓜1个。

【用法】悬挂通风处阴干，研为细末备用。每次服6克，开水送服，每日3次。

【功效】主治小儿麻疹。

【来源】民间验方。

【注意】不宜食酸涩之品。

◆ 偏方9　猪肝菠菜汤

【配方】猪肝20克，菠菜15克，米汤半碗。

【用法】先将米汤炖沸，后放入切碎的猪肝、菠菜，煮熟即可。

【功效】用于小儿麻疹恢复期的辅助治疗。

【来源】民间验方。

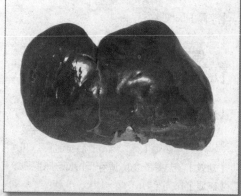

◆ 偏方10　芫荽发疹饮

【配方】胡萝卜100克，芫荽、荸荠各40克，白糖少许。

【用法】锅内加水1000毫升，将荸荠、胡萝卜切片放入，煎煮至约剩一半水时，加入切碎的芫荽，再煮3～5分钟，加少量白糖，分次温服。

【功效】疏风清热透疹。适用于风热感冒及小儿风疹、麻疹初起。

【来源】民间验方。

◆ 偏方11　荠菜茶

【配方】鲜荠菜30～60克(干品24～36克)。

【用法】将鲜荠菜洗净，放入锅内加水烧开，取汤代茶饮。每日1剂，不拘时服。

【功效】养阴益气，清解余邪。适用于小儿麻疹恢复期。

【来源】《福建民间草药》。

🍵 食疗药方

◆ 偏方12　甜菜粥

【配方】新鲜甜菜200克，大米100克。

【用法】甜菜洗净切碎，或捣汁，与大米同入砂锅，煮成菜粥。

【功效】适用于麻疹初期，症见咳嗽流涕，目赤怕光，眼胞水肿，泪水汪汪等。

【来源】《唐本草》。

◆ 偏方13　牛蒡粥

【配方】牛蒡根30克，大米30～50克。

【用法】先将牛蒡根入水中煎煮取汁，再将大米入此汁中熬粥，粥成后不拘时温食，俟粥凉后再食也可。

【功效】适用于小儿麻疹初期，伴有发热、咳嗽、流涕等。

【来源】《食医心鉴》。

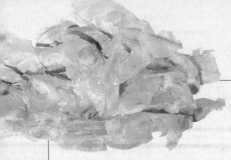

17种偏方治疗小儿夜啼

小儿夜啼指婴儿白天嬉笑如常，入夜则啼哭不安，或每夜定时啼哭，甚则通宵达旦啼哭不止。中医认为本病多为脾虚、伤食、心热或惊恐所致。夜啼有习惯性和病态的不同，临床应细致辨别。至于婴儿因饭前饥饿或尿布湿渍而啼哭，以及因其他疾病所致的突发夜啼不属本证范围。

中草药方

◆ 偏方1　大黄甘草散

【配方】大黄、甘草以 4:1 配制。

【用法】上药研末备用。每日服 3 次，每次 0.6 克，以适量蜂蜜调服。

【功效】主治小儿夜啼属胃肠积滞者。

【来源】《浙江中医杂志》，1987（11）。

◆ 偏方2　酸枣仁方

【配方】酸枣仁 10 ~ 20 克，白糖 6 克。

【用法】酸枣仁水煎服。或将酸枣仁研末，每次 1.5 ~ 3 克，睡前吞服。

【功效】宁心养血安神。主治小儿夜啼。

【来源】民间验方。

◆ 偏方3　五倍子止啼汤

【配方】五倍子 1.5 克。

【用法】上药加水浓煎 80 毫升，睡前顿服，每日 1 剂。

【功效】主治小儿夜啼。

【来源】《浙江中医杂志》，1989（10）。

◆ 偏方4　蝉蜕茯神剂

【配方】蝉蜕 5 克，茯神 10 克。

【用法】上药水煎服，每日 1 剂。

【功效】清肝疏风，宁心安神。主治小儿夜啼。

【来源】民间验方。

◆ 偏方5　灯芯草竹叶煎

【配方】灯芯草 1 克，竹叶 6 克。

【用法】上药水煎服，每日 1 剂。

【功效】清心除烦。主治小儿夜啼。

【来源】民间验方。

◆ 偏方6　浮小麦饮

【配方】浮小麦 15 ~ 30 克。

【用法】水煎代茶饮。

【功效】本方宁心安神，主治小儿夜啼。

【来源】民间验方。

◆ 偏方7　山药茯苓方

【配方】山药 15 克，茯苓 10 克。

【用法】煎汤加糖调服，连服半月。

【功效】健脾和中。主治小儿夜啼。

【来源】民间验方。

食疗药方

◆ 偏方8　桂心粥

【配方】桂心末 3 克，大米 30 克，红糖适量。

【用法】将大米煮粥，待半熟时加入桂心末，以红糖拌食，每日 1 ~ 2 次。

【功效】温中散寒。主治小儿夜啼。

【来源】民间验方。

◆ 偏方9　莲子百合糊

【配方】去皮莲子20克，百合20克，白糖适量。

【用法】莲子、百合共炖成糊状，白糖拌食，每日1~2次。

【功效】健脾养阴，清热除烦。主治小儿夜啼。

【来源】民间验方。

外敷外用方

◆ 偏方10　茶叶敷脐方

【配方】陈茶叶适量。

【用法】将陈茶叶放入口中嚼烂，在患儿临睡前敷其脐，外以绷带包扎。

【功效】主治小儿夜啼。

【来源】民间验方。

◆ 偏方11　地龙外敷方

【配方】活地龙3条。

【用法】把地龙洗净，捣烂如泥状，在患儿临睡时敷于其脐中穴，外用纱布固定。

【功效】主治小儿夜啼。

【来源】民间验方。

◆ 偏方12　灯芯草搽剂

【配方】灯芯草、香油适量。

【用法】将灯芯草蘸香油烧成灰，每晚睡前将灰搽于小儿两眉毛上。

【功效】主治小儿夜啼。

【来源】《广西中医药》，1988（5）。

◆ 偏方13　五倍子外敷方

【配方】五倍子30克。

【用法】五倍子烧成黑炭后，研成细末。用母亲口津或患儿口津调和成糊，在患儿睡前敷脐，用胶布固定。

【功效】主治小儿夜啼。

【来源】民间验方。

◆ 偏方14　吴茱萸敷贴方

【配方】吴茱萸20克。

【用法】把吴茱萸研成细末，用米醋调和成糊，摊在伤湿止痛膏上，贴于脐上和两足心。

【功效】主治小儿脏热心烦之夜啼。

【来源】民间验方。

◆ 偏方15　牵牛子敷贴方

【配方】牵牛子7粒。

【用法】把牵牛子捣碎，研细，用温开水调成糊状，在患儿睡前敷于肚脐上，外用纱布固定。每日1次。

【功效】主治小儿夜啼。

【来源】民间验方。

◆ 偏方16　韭菜子敷贴方

【配方】韭菜子30克。

【用法】把韭菜子烘干，研成极细末，用水调成膏，纳入脐中。外用纱布固定。12~24小时换1次药，连续用药3~4日。

【功效】适用于小儿脾虚寒湿之夜啼者。

【来源】民间验方。

◆ 偏方17　朱砂外敷方

【配方】朱砂适量。

【用法】把朱砂研成极细末。用时，以水调湿朱砂，在小儿临睡前，用少许敷于小儿神阙及劳宫、风池等穴。每晚1次。

【功效】主治小儿夜啼。

【来源】民间验方。

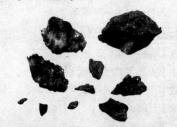

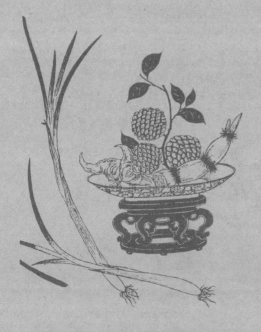

下篇 偏方治大病

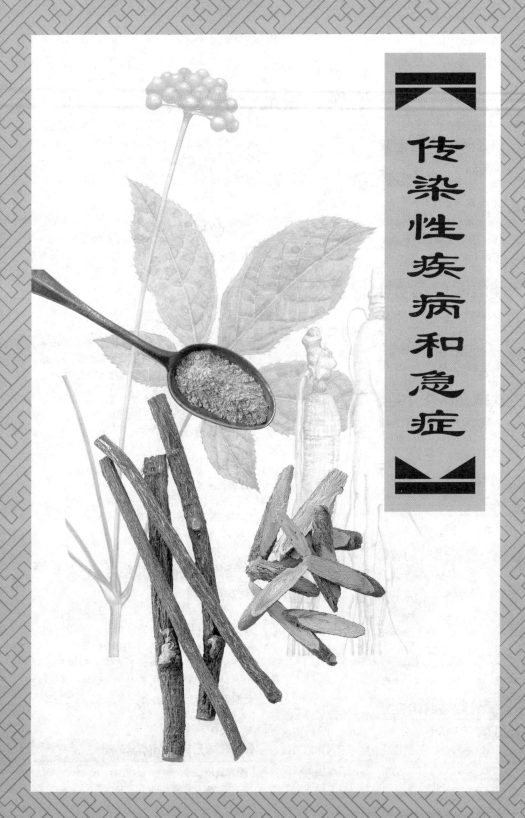

传染性疾病和急症

疟疾、霍乱、狂犬病

鸡蛋辣椒花治疟疾

【方法】

取鸡蛋1个，新鲜辣椒花数朵，洗净。在发病当天早晨一同煮熟，空腹时食之，一般1次即有效。如病顽固，可连食几日，定能奏效，无毒副作用。患者不妨一试。

【荐方人】安徽　石月娥

用红枣斑蝥塞鼻可治疟疾

【方法】

在疟疾发作前2小时，将红枣去核，裹一小斑蝥于内，塞在左鼻中即可。

【荐方人】湖北　张远

指天椒帖敷治疟疾

【配方及用法】

指天椒适量，将其捣烂如泥，摊于棉垫上如铜钱大，贮存备用。于疟疾发作前4～6小时，取药丸贴在神阙（肚脐）、大椎两穴，以胶布固定。每次贴4～6小时后除去。每日1次，3～4次为1疗程。

【荐方人】何文昌

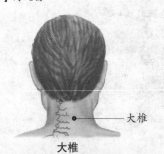

大椎

大椎

二甘散贴脐治疟疾

【配方及用法】

甘草、甘遂各等份。共研细末，贮瓶备用。每次取本散0.5～1克，用药棉裹之如球状，于疟疾发作前2小时放置肚脐内，外盖纱布，以胶布固定，贴紧，勿泄气。每次贴1～2天。当时即可抑制症状，个别亦显著减轻症状。

【荐方人】山东　张英兰

大蒜敷脉口治疟疾

【荐方由来】

抗战时，逃难到山区，我患上疟疾，可到处都买不到"唐拾义"丸药治病。于是，母亲便取几瓣新鲜、个大的蒜头捣烂，用手帕包上，在疟疾发作前约1小时，把手帕系在脉口上（中医切脉处），男左女右。在疟疾发作期过了之后，我告诉母亲脉口处疼，她连忙解开一看，已经皮破淌黄水了。至今在我左手脉口处还留有疤痕，可几十年来疟疾未犯过。

【荐方人】安徽　王应贵

丁香末治疟疾

【配方及用法】

丁香研为细末，小儿一小撮，大人两小撮，发病前将细末填入肚脐中，用膏药盖上，即愈。

【荐方人】姜吉昌

巴豆雄黄贴耳郭可治疟疾

【配方及用法】

巴豆、雄黄等份。将巴豆去壳、去油制成巴豆霜，研末，雄黄亦研末，均匀拌和，贮瓶中备用。取绿豆大小的药粉放在1～5平方厘米的胶布中心，于疟疾发作前5～6小时贴于耳郭处上方乳突部位，7～8小时后撕下，可见小水疱，是正常反应，不用处理。

【荐方人】李华

辣椒、大茴香可治疟疾

【配方及用法】

辣椒、大茴香等份研末，于疟疾发作前

218

2 小时用膏药贴大椎穴。

【荐方人】陈德馨

鳖甲连服可治顽固性疟疾

【方法】

鳖甲研末，每次服 9 克，每日 3 次，白水送下。

【荐方人】湖南　马伟军

中药常山可治疟疾

【方法】

常山 24 克，煎汤一大碗，徐徐温饮之。

【荐方人】辽宁　陆真

木瓜、扁豆等可治霍乱

【配方及用法】

木瓜、扁豆各 31 克，广皮 9 克。清水煎，分 2 次服，每隔 5 小时 1 次。病重的可 1 次服，甚至 1 日 2 剂，其中木瓜可用至 62 克。

【备注】

痢症勿用。

【荐方人】广西　黎克忠

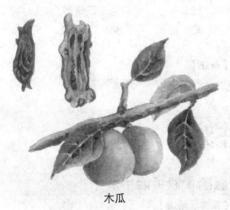

木瓜

生大黄、斑蝥等可治狂犬病

【配方及用法】

生大黄 10 克，斑蝥 3 克，糯米 200 克。先把糯米铺在锅上，把两种药放在糯米上，微火烘干，等糯米呈金黄色，连同两种药共研成细末。用药末冲温糯米酒，在被疯狗咬伤后第 13 天左右一次服下，千万不要过早或过迟，否则无效。

【备注】

服药后在家休息，2 小时左右解小便开始疼痛，便发尿淋症一样经常要解小便，但每次不多，很痛。当解小便不再痛时，证明恶毒泄尽。如还感觉痛，应再服 1 次才可万无一失。

【荐方人】江西　谢纲洪

西党参、云茯苓等可治狂犬病

【配方及用法】

西党参 9 克，云茯苓 9 克，粉甘草 9 克，正川芎 6 克，羌活 9 克，川独活 9 克，香柴胡 9 克，信前胡 9 克，西枳壳 6 克，桐桔梗 9 克，生姜 9 克，生地榆 30 克，紫竹根 250 克。上药水煎服。小儿减半，孕妇不忌。

【荐方人】余兵

青风藤、线麻黑炭可治狂犬病

【配方及用法】

取 12 克青风藤研末。将 60 克线麻弄成麻团，放在盆内，由二人合作烧制，一人点燃麻团，另一人立刻弄灭，如此反复进行。二人须连续协调一致，不可间隔时间过长，以防烧成无用白色麻灰。最后取出 12 克黑炭入药。藤末、麻炭混合后，用温开水调好，一次内服，再喝上几口酒以作引药，随即盖严被子出透汗即可，不必再服药。

【备注】

凡被犬科动物致伤者，均需服药。服药后，以百天为限，此期间不发病为治愈的标志。中药店可买到草药青风藤；线麻，即北方农村妇女做布鞋用的普通麻，也叫苎麻、芋麻。

【荐方人】吉林　季杰

万年青可治疯狗咬伤

【配方及用法】

取盆栽万年青连根叶捣碎绞汁灌入腹内，其后有血块自大便排出，伤口用茶洗净，以杏仁泥敷之，有神效。

【荐方人】湖南　龙津洪

地榆可治复发性狂犬病

【配方及用法】

地榆 155 克，用砂锅 1 个，盛水一瓢半，熬 40 分钟，每隔 3 小时服 1 次，每次半汤碗或一汤碗，当茶饮。小儿酌减。服药二三日后，用生黄豆六七粒，让病者咀嚼（不吞食），如觉有黄豆腥味，是毒已尽，即停药。如觉生黄豆有甜味，为余毒未尽，加服 1 剂。此方有彻底扫清病毒的效力，即使疯狂已发，牙关紧闭，只要设法将药灌下，也能彻底救治。

【荐方人】广东　罗文虎

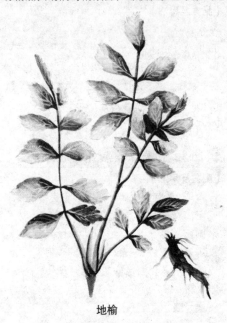

地榆

枳壳、羌活等可治狂犬咬伤

【配方及用法】

枳壳、羌活、沙参、茯苓、桔梗、丑牛、川芎、滑石、甘草、独活各 20 克，柴胡 5 克，马钱子（必须用烈火烧去毛尾，否则有毒）3 颗。自找引子（黑竹根或海金沙、车前子）适量。先用黄泥加水搅成糊状，待黄泥沉淀后用黄泥水煎药。轻者口服 1 次，重者 3 次即愈。最好咬伤即服，咬伤数日口服同样有效。服后多休息，多喝白糖开水。

【备注】

黑竹根，即农村常见的黑斑竹，取其地下根；车前子，农村又称克马叶，取其果。煎药时，一定要用黄泥土加水沉淀后的黄泥水。此方为成人用量，儿童及体弱者酌减。

【荐方人】四川　彭刚

斑蝥、川黄连等可治狂犬病

【配方及用法】

斑蝥 3 个，川黄连、江米各 10 克。将 3 味放砂锅内，炒黄为末。1 次服，用黄酒送下。

【备注】

勿走荞麦地、棉花地，百天以外再剃头。

各种肝炎

公猪胆治甲肝

【配方及用法】

从刚宰杀的公猪肚内取出新鲜猪胆，划破，将胆汁倒进碗里，一口喝完，然后取适量白糖或甜食放入口中改变苦味。每日 1 次，连服 5 天为 1 疗程。此方对甲型肝炎有特效。

【备注】

要采用新鲜公猪胆。

【荐方人】江苏　曹作

服醋蛋液可治甲肝

【配方及用法】

杯中置醋（9 度以上的食醋，如山西产的老陈醋、江苏产的镇江陈醋等）100 毫升，放入洗净的鲜鸡蛋 1 枚，浸泡 3 ~ 7 天，等蛋壳软化，挑破薄皮，经搅匀后即成。服用时可将原液一汤匙加适量开水及蜂蜜调匀，空腹或饭后服均可。

【荐方人】河南　张德珠

疏利清肝汤治急性甲肝

【配方及用法】

藿香（后下）、薄荷（后下）、五味子各6克，车前子（包煎）、龙葵、马鞭草各30克，生大黄（后下）3克，飞滑石（包煎）、生苡仁各15克，茯苓、白芍、枸杞各12克。每日1剂，分2次服。

【备注】

黄疸显著者加用静滴，在5％～10％葡萄糖液中加入10～20毫升茵栀黄注射液，每日1次。肝大明显者加用肌注田基黄注射液，每次2～4毫升，每日2次。

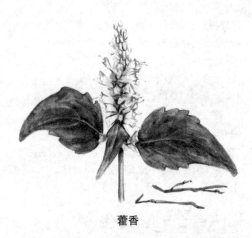

藿香

益肾清解汤治慢性乙肝

【配方及用法】

巴戟、肉苁蓉、制首乌各20克，仙灵脾、菟丝子、丹参、黄芪、白芍、黄柏各15克，虎杖、旱莲草各30克，晚蚕沙、郁金各10克。水煎服，每天1剂。

【荐方人】安徽　陆晨

冬虫夏草、石松等治乙肝

【配方及用法】

冬虫夏草100克，石松80克，蜂尸100克，守宫60克，茵陈80克，五味子60克，沉香60克，羚羊角40克。将诸药晒干共碾细粉，每次内服5克，每日2次，30天为1疗程。服药期间忌白酒、辣椒。

【荐方人】安徽　马彬

吃蒲公英治乙肝

【方法】

蒲公英是多年生草本植物，含白色乳汁，叶片倒披针形，羽状分裂，花冠黄色，花丝分离，白色，外表绿褐色或暗灰绿色，根茎入药，有解毒、消炎、解热的作用。一般春、夏开花前或开花时连根挖出。将蒲公英洗净控干，切碎装罐，少加点儿盐，多添点儿醋，食用。

【荐方人】河南　楚雪

五毒散治乙肝

【配方及用法】

醋制蜂尸60克，黑蚂蚁60克，蜘蛛50克，守宫50克，蚂蟥40克，黄芪60克，茵陈蒿50克。将上药晒干，共碾细末，过100目筛，即可装瓶备用。每次5克，用温开水冲服，每天2～3次，30天为1疗程。

【备注】

患者服药期间勿饮酒，勿食辛、辣等有刺激性的食物。

【荐方人】马斌

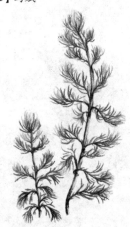

茵陈蒿

乙肝煎治乙肝

【配方及用法】

黄芪、丹参、虎杖、土茯苓、白花蛇舌草、皂角刺各25克，露蜂房、甘草各9克，菌灵芝（研末冲服）5克。每日1剂，水煎服。30天为1疗程，总疗程为3～4个月。

【荐方人】董雪

偏方猪肉煎治乙肝高酶不降

【配方及用法】

丹参 10 克，白芍 12 克，龙胆草 6 克，滑石 12 克，茵陈 10 克，栀子 6 克，木通 6 克。上述 7 味中药，同瘦猪肉一起蒸，每剂用瘦猪肉 150～200 克，切成大块，先将猪肉放入大碗内，在肉上铺一层纱布，把药放在纱布上，泡上水，水面要淹没全部药渣，然后放入笼内蒸 3 小时。揭笼后，将纱布提起稍拧，药渣倒掉，吃肉喝汤，日服 1 剂，连服 5 剂。

【备注】

偏方猪肉煎，系广西桂林名老中医魏道生在民间采集的偏方，经用两代数十年，对治疗肝炎尤其是降低转氨酶卓有成效，对恢复肝功能有较好的效果。

芜菁子治黄疸型肝炎

【配方及用法】

芜菁子。将菜籽晾干，研末。以开水调服，每次服 10～15 克。

【功效】

清热，祛湿，润肠。用治黄疸、便秘。

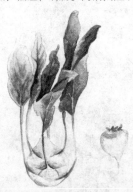

芜菁

连翘、栀子等可治乙肝

【配方及用法】

连翘（连召）15 克，栀子 15 克，柴胡 10 克，丹参 15 克，茵陈 50 克，元胡 15 克，白术 15 克，黄芪 20 克，龙胆草 25 克。上述中草药可以制成汤剂、丸剂、冲剂或胶囊等剂型。

【功效】

可清热解毒、疏肝理气、健脾利湿、活血化瘀，消灭乙肝病毒，增强人体免疫力，减少肝脏纤维化，达到治疗目的。

【荐方人】黑龙江　宋森

单味大黄可止肝痛

【荐方由来】

我曾经遇见一乙肝病人，病程有七八年之久，每晚肝区刺痛不已，难以入眠，晨起头昏、乏力，影响工作、生活。曾在一老中医处求治，药用逍遥散加桃仁、红花、川楝、玄胡，疗效不佳，每晚仍痛。我建议他用生大黄 4 克，洗净泡开水代茶饮，3 日换一块大黄。按法服之，次日清晨饮下一杯后，肠鸣便软，当晚肝区就一点儿不痛了。我知道大黄活血祛瘀能止肝痛，却不知其有立竿见影之功。

根据现代医学的研究，肝病日久，多属中医"癥"范畴。现代药理研究认为，大黄主要成分是蒽甙，所含大黄素、大黄酸有抗肿瘤、保肝、利胆的作用。大黄味苦性寒，寒则胜热，能下瘀血，破癥，清瘀热，并借通便作用使热毒下泄，而达止痛之效。

【荐方人】山东　徐志强

山黄芪治黄疸型肝炎

【配方及用法】

取山黄芪根，切短洗净，加红枣、冷水，先煮沸，再以文火炖熟，然后吃红枣和汁水。煮炖时，山黄芪与红枣的比例为 1：2 左右。山黄芪多放一些也无妨。同一份山黄芪还可配红枣再炖 1～2 遍。

【荐方人】湖北　张远

用大黄麦芽汤治急慢性黄疸型肝炎

【配方及用法】

酒蒸大黄 40 克，生麦芽 30 克。上药水煎服，儿童剂量酌减。

【荐方人】河北　高书辰

夏枯草治急慢性黄疸型肝炎

【配方及用法】

夏枯草 62 克，大枣 31 克。上药加水

1500 毫升，文火煨煎，捣枣成泥，煎至 300 毫升，去渣，分 3 次服。

【荐方人】河南　何爱莲

青黛、血竭等可治慢性肝炎

【配方及用法】

青黛 170 克，血竭 150 克，沉香 90 克，犀角 90 克 (或水牛角 180 克)。上药粉碎过筛，制成丸或片剂 1000 粒，日服 2 次，每次 10 粒。待抗原转阴后再用以下配方治疗：冬虫夏草 90 克，蜂尸 170 克，西洋参 90 克，刺五加 90 克。上药粉碎过筛，制成片剂 1000 粒服用，服法同上。

【备注】

服药期间，忌烟、酒、辣椒、葱、蒜；严重胃炎、胃肠溃疡患者及孕妇禁服，月经期停服。

【荐方人】河南　夏合保

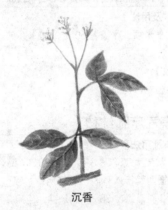

沉香

糯稻草煎服治黄疸型肝炎

【配方及用法】

糯稻草 45 克，用水洗净，切成 3 厘米长，加水 500 毫升，煎取 300 毫升呈淡黄色味微甜的汤液，过滤即成。分 2 次服，1 日服完 (成人量)。

【荐方人】安徽　马斌

根治急性黄疸型肝炎特效方

【配方及用法】

（1）外用方：鲜野芹菜 (石龙芮)。将鲜野芹菜根茎 30 克捣成泥状，敷于上肢内关或肘弯内、外、侧及肩髃下肌肉丰厚部，男左女右。每次只敷一个部位，可换部位多次使用，至症状减退为止。敷药 6 ~ 12 小时出现黄液泡，刺破放出黄水涂上紫药水即可。下肢也可敷药。

（2）内服方：鲜金钱草。鲜金钱草洗净与鸡蛋煮熟，即成药蛋，食蛋喝汤 (淡食)。每日 3 次，每次 1 枚。药汤当茶频饮。

【备注】

本方有明显退热退黄作用，治急性黄疸型肝炎颇为灵验，兼具根治效果。临床上只要认证认药准确，使用必见奇效。病未愈期间，禁食荤、腥、油腻及辛辣食物。

【荐方人】湖北　汪升阶

用瓜香散治各种黄疸疾病

【配方及用法】

甜瓜蒂、茵陈各 15 克，白丁香 10 克，广郁金 9 克。上药共研极细末，贮瓶备用，勿泄气。取本散少许，交替吹入两鼻孔中，每日 3 次，以鼻中流尽黄水为度，或用本散擦牙，使口流涎水，效果亦佳。

【荐方人】甘肃　彭立生

溪黄草、田基黄等可治慢性肝炎

【配方及用法】

溪黄草 20 克，田基黄 15 克，水煎，每日 1 剂，分 2 次服。

【功效】

溪黄草性平无毒，有清利湿热、退黄疸之功效。田基黄性微寒无毒，有清肝火、凉血作用。二药合用治疗慢性肝炎有良效。

【荐方人】山西　黎全龙

治急、慢性肝炎有效方

【配方及用法】

熊胆 7.5 克，炒蒲黄、五灵脂各 10 克。3 味研末，白蜂蜜制成 7 丸。加茵陈 30 克煎汁，白糖适量，早 5：00 ~ 6：00 空腹服下 1 丸，连服 7 日。

【备注】

此方适于急、慢性肝炎，肝硬化，一期腹水患者，慢性病者以春季服用最佳。此外，患者禁忌房事6个月，忌猪油、猪肉、猪头、猪内脏。

【荐方人】安徽　何吉堂

肺结核

羊苦胆可治肺结核

【配方及用法】

羊苦胆1枚，洗净后蒸食之。每日1枚，3个月为一疗程。

【功效】

清热解毒，有抑制结核病菌的作用。

【备注】

为了便于保存和食用，把羊胆焙干，研细，过筛，成为粉末，每日服1克，亦有同等功效。

鳗鲡、大蒜治肺结核

【配方及用法】

鳗鲡（白鳝）150克，大蒜2头，葱、姜、油、盐各适量。将鳗鲡开膛洗净，切段，大蒜去皮，洗净。将锅置于旺火上，加油烧热，放入鳗鲡煎炸至呈金黄色，下大蒜及调料，加水1碗煮至鱼熟即成。

【功效】

补虚赢，祛风湿，杀菌。有抑制结核病菌的作用。

【备注】

鳗鲡烧存性（中药炮制方法之一，即把药烧至外部焦黑，里面焦黄为度，使药物表面部分炭化，里层部分还能尝出原有的气叶，即存性），研细（或做成丸剂），每服5~10克，每日2次，亦有治疗肺结核、淋巴结核之功效。

蛋壳蛋黄治浸润型肺结核

【配方及用法】

鸡蛋壳（皮）6个，鸡蛋黄6个。将蛋壳研细，放入蛋黄搅匀，然后置于搪瓷或陶器内，于炭火上炒拌至呈焦黑色，即有褐色之油渗出，将油盛在盖碗内备用。每次饭前1小时服5滴，每日3次。

【功效】

滋阴养血，润燥利肺。

南瓜藤汤治肺结核病

【配方及用法】

南瓜藤（即瓜蔓）100克，白糖少许。加水共煎成浓汁。每次服60克，每日2次。

【功效】

清肺，和胃，通络。用于肺结核之潮热。

玉米须冰糖治肺结核之咯血

【配方及用法】

玉米须、冰糖各60克，加水共煎。饮数次见效。

【功效】

利水，止血。

吸蒜气疗肺结核

【配方及用法】

紫皮大蒜2~3头。蒜去皮，捣烂。置瓶中插两管接入鼻内，呼气用口，吸气用鼻。每日2次，每次30~60分钟，连用3个月。

【功效】

止咳祛痰，宣窍通闭。

四汁丸可治肺结核

【配方及用法】

生藕汁、大梨汁、白萝卜汁、鲜姜汁、蜂蜜、香油、飞箩面各120克，川贝18克。将川贝研细面，和各药共置瓷盆内，以竹箸搅匀，再置大瓷碗或砂锅内，笼中蒸熟，为丸如红枣大。每服3丸，日3次夜3次，不可间断，小儿减半。

【功效】

散癖止血、养阴清热、化痰润肺。主治

肺结核之喘咳、吐痰吐血等。

【备注】

服药后如厌食油味、恶心,急食咸物可止。忌食葱、蒜。

吃白及糯米粥可治肺结核

【方法】

白及1千克,焙干磨粉,每天早晨煨一碗糯米粥,粥熟后放一羹匙白及粉,放半汤匙白糖(因白及味苦),当早饭吃下。

【荐方人】湖北 徐守正

天花粉、紫河车等可治肺结核

【配方及用法】

天花粉、紫河车、生龙骨、生牡蛎、北沙参、桑白皮、苦杏仁、小百合各50克,生地黄、白及、黑虎、冬虫草、黄芩、炙百部各30克,炒蒲黄、大蓟、小蓟、茜草炭、白桔梗、炙甘草各20克。上药共研极细末,加入炖至溶化的阿胶100克,用优质蜂蜜调匀,做成重10克的药丸。每次取2丸,嚼碎后用温开水送服,每日早、中、晚饭后半小时各服一次,连服60～100天即可愈。

【功效】

该方对肺结核、急慢性支气管炎、支气管哮喘、支气管扩张并肺气肿等症也有显著疗效。

【荐方人】江西 华伟东

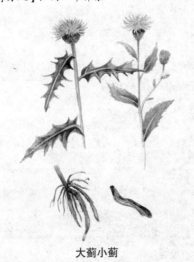

大蓟小蓟

用蛤蚧尾巴配药可治肺结核

【配方及用法】

蛤蚧一对(干品,药店有售),白石英(河南农村叫白马牙石,无毒)9克,甜杏仁、玉竹、瓜蒌仁、白芥子各6克,白及9克。把一对蛤蚧尾巴剪下,用100克食油炸焦,再把白石英放火上烧红,取出放凉后,与蛤蚧尾巴一同研细。然后杀1只纯白毛鸭,去掉毛和内脏,加水与以上7味药放入砂锅内煮至肉烂为止。吃药渣、鸭肉,喝肉汤(剩余的药汤当晚煮沸加盖,以防变馊),每天1次,分3天吃完。以上为1剂量。

【备注】

从开始吃药到停药后100天内,忌吃辣椒和醋,禁房事。

【荐方人】河南 靳志远

用龟粉苦荞可治肺结核

【配方及用法】

用糯稻草层层裹住活龟,草团外面用新挖来的黄泥涂成泥团子,然后放到柴火中焙烧,直烧到龟的全身脆而不焦且能碾成粉末为止。晚期肺结核或某些胃、肝病患者,每日服用20～30克龟粉与200～300克陈年苦荞麦烹制的食品(糍粑、团子等),无须外加其他药物,多则1年,少则3个月便会康复。

荞麦有花荞麦和苦荞麦(有明显苦涩味)两种,都兼有营养与药效功能,尤其是苦荞麦,更是扩散期杀菌的上乘药。用苦荞麦食品与龟粉同时服用,可获得动植物药效互补的双重疗效,无任何副作用。

【荐方人】安徽 毛国材

大枫子肉、乌梢蛇等可治肺结核

【配方及用法】

大枫子肉93克(或油31克),乌梢蛇155克切片炒黄,黄连62克(如无,可用胡黄连93克),大黄31克,当归62克,龟板93克炙酥,川芎31克。上药共研细末,糊丸如梧桐子大。初服每次5粒,每日3次,以后每周增加2～3粒,但最多不得超过30

225

粒。1个月为1疗程。

【荐方人】黑龙江　张宏仁

用夏枯草膏可治浸润型肺结核

【配方及用法】

夏枯草120克，百合48克，百部48克，白及30克，白蔹12克，白前15克，山药60克，田三七15克，鹿角胶30克，阿胶30克。除鹿胶、阿胶外，将余药共置于砂锅内，加入冷水至药面上1/3为度，用文火煎3～4次（每次20分钟左右），得药汁约2500毫升，然后入二胶以小火浓缩成半膏汁约1000毫升，密封备用。每次20毫升，每日3次，早、中、晚饭后服。每剂为1疗程（约半个月），忌辛腥之味。

【荐方人】湖北　彭代谷

白果、菜油治肺结核很有效

【配方及用法】

白果、菜油。在7～8月份白果将黄的时候，最好是在白露前后两三天内采摘白果，摘时连柄子一起用剪刀剪下，选用没有外伤和柄子掉掉的白果入药。将选好的白果轻放于罐子内，再放入菜油浸泡（以淹没白果为度）。至少浸泡80天，泡至两三年的更好。每天吃2枚，即在早饭前和晚上睡觉前各吃1枚。吃时取出1枚放在碗里，用筷子将白果（主要是核外软肉层，核仁煮熟了也可以吃）捣成小块，像黄豆粒大小，然后一块块地用温开水送下（勿用牙嚼，勿用手撕），菜油不必服用，但白果上的油可以一同吃下去。1个月为1疗程。

【荐方人】梁如芸

用马钱子鸡蛋治肺结核

【配方及用法】

取马钱子12克，砸碎，用开水浸泡1

小时，再放入鸡蛋7个，文火煮1小时，将鸡蛋捞出，用冷水浸泡片刻，然后放回药液中泡1小时，即成马钱子鸡蛋。捞出鸡蛋放凉备用。煮鸡蛋过程中谨防弄破鸡蛋，破鸡蛋应弃去，绝对不可食，因马钱子有毒。每日早晨空腹吃1个马钱子鸡蛋，7天为1疗程。间隔7天，再继续下1个疗程。

【备注】

马钱子有毒，体质虚弱者、孕妇禁用。

【荐方人】四川　李俊如

用鸭子炖黄精治肺结核

【配方及用法】

宰杀家鸭（不分雌雄）1只，加黄精10克，不得加盐，清炖吃肉喝汤，每天吃1次，分7次于1周内吃完。坚持连续服食2～3个月，此症便可明显好转或痊愈。此方经济、简便、易行且无副作用。

【荐方人】高云阁

油浸白果治肺结核见效快

【方法】

在七八月份白果将黄时，尤以白露前后两三天内采摘最好。选择颗大表皮完整的，勿摘去柄蒂，勿用水洗，采下即浸没在菜油内，严密封盖，放在室内暗处。浸制之盛具宜瓷器及有色玻璃制品，忌金属器皿。浸泡时间至少80天，泡两三年尤佳。每天早饭前和晚上睡觉前各服1枚，初服半枚。服时将白果放在碗内，用筷子捣成黄豆粒大小块状，然后用温开水吞下，菜油不必服。一般服60枚左右。服后如身上出现红点，停服1周，待红点消失继续服用。

【荐方人】何聪

毒菌痢疾

用陈年水芋头柄治痢

【配方及用法】

陈年水芋头柄（即叶秆，农家常割来晒

干，隔年再吃）一把，腊肉100克，加三碗水熬制一碗即可。然后加红糖，连汤带药食完，当天即愈。

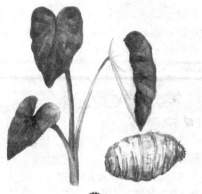

芋

【备注】

水芋头柄陈一年为好。腊肉如不腐烂，二年最好。如无腊肉，只用水芋头柄亦可。

【荐方人】湖北　张广辉

大蒜治痢疾肠炎

【配方及用法】

大蒜 1 头，白糖 20 克。大蒜去皮切细末，用白糖拌和。每日早晚各 1 次，饭前吞服，连用 7 ~ 10 日。

【功效】

杀菌解毒。

【备注】

如系菌痢，同时用大蒜液灌肠则效果更佳。

二菜秦皮汤疗下痢

【配方及用法】

委陵菜、铁苋菜、秦皮各 30 克。发热、大便脓血较多、苔黄腻、脉数者加黄连 10 克。每日 1 剂煎 2 遍和匀，日 3 次分服。

【功效】

急慢性细菌性痢疾，下痢大便带脓血；黏液，里急后重者。委陵菜清热解毒，凉血止血，有抗菌治痢的作用；铁苋菜消炎收敛，有保护肠黏膜的作用；秦皮清热燥湿 "主热痢下重"，现代研究对痢疾杆菌有强大抗菌作用。三药合用相辅相成，方简而效宏，为热毒下痢（菌痢）之良方。

【备注】

症状消除大便正常后须继续再服 3 剂，以求彻底治愈。

燮理汤加鸦胆子治热痢

【配方及用法】

生山药 25 克，白芍 18 克，银花 15 克，牛蒡子（炒捣）、甘草各 6 克，黄连、肉桂各 1 ~ 5 克。热痢下重数天者可煎服此汤，另加鸦胆子（去壳）40 ~ 80 粒（去壳时仁破者不用），用温开水分两次吞服。通常服 1 ~ 2 剂，大便即由赤转白，腹痛、里急后重也可大大减轻或消失。如属热痢下重已久，或迁延失治，造成肠黏膜严重损害，所下之痢色紫腥臭，杂以脂膜，则宜加三七粉 9 克，温开水分两次吞服。多能止住脓血。

【荐方人】河南　陈玉珍

用盐灸法治痢

【方法】

取食盐 1 克左右，放入神阙穴（肚脐）凹陷处，再滴入 2 ~ 3 滴温开水，使盐湿润后，用火罐灸（拔）之。若无火罐，可用二号茶缸代替，为加大杯的拔力，用水涂杯口一圈拔之，不亚于火罐。拔火罐时，为避免火烧肚皮之苦，可把火具做成灯座形放在肚脐边点燃聚热后拔之。

【荐方人】河南　刘全掌

用石榴皮治痢疾

【荐方由来】

我今年 67 岁，过去常患痢疾，粪便里有黏液，有时微有红色。在卫生所吃些药也不

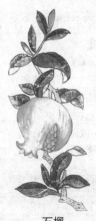

石榴

见效。后来我想起母亲生前说过石榴皮治痢疾，便用3个石榴皮熬了一碗汤，一次服下去，当天下午4点服的，第二天上午大便时就随粪便下了3条蛔虫，都是死的，痢疾也好了。

【荐方人】河南　郝建文

用扁眉豆花治红白痢疾

【配方及用法】

扁眉豆花、黄砂糖各50克。将扁眉豆花捣成蒜汁形，用白开水一碗冲沏，再将花渣滤出，然后加上黄砂糖，半温可服用。

【备注】

若是白痢疾，可用扁眉豆白花；若是红白痢疾，可用扁眉豆的红白花各半。无禁忌，人人适用。

【荐方人】河南　尚殿华

用当归、藿香等治泻痢

【配方及用法】

（1）腹痛有风时：当归5克，藿香3克，槟榔3克，茯苓6克，地榆5克，薄荷3克，车前子9克，萝卜子9克，甘草3克，陈皮3克，黄芩5克，白芍6克，水煎服。

（2）腹无痛无风时：在方（1）中，除去黄芩、陈皮2味，将当归改为3克，并增加茅根6克。

【备注】

一般肠胃不佳、泄泻者均可服。

【荐方人】新疆　邢源恺

用醋和明矾治阿米巴痢疾

【配方及用法】

取食醋（最好是镇江醋）一调羹，明矾1粒（约黄豆大小）碾成粉状，放入食醋的调羹中，连醋带明矾粉一起服下。早、晚各服1次，每次按此比例配制。此方无副作用，同病者不妨一试。

【荐方人】徐建国

用白酒加糖治痢

【配方及用法】

好白酒50毫升，倒入细瓷碗内，加红糖、白糖各25克，点着，等火快灭时用半碗凉开水冲沏喝下。此方消炎洗肠、补寒祛疾，1次痊愈。

【荐方人】河南　康希存

苋菜拌蒜泥驱菌止痢

【配方及用法】

苋菜100克，大蒜1头，香油少许。将苋菜洗净切段备用，大蒜去皮捣烂，铁锅倒入油后立即将苋菜放入，而后置于旺火上炒熟，撒上蒜泥。

【功效】

"养精益气补血，食之肥健，嗜食。"（见《神农本草经》）因此经常食用苋菜能增强身体素质。对细菌性痢疾有辅助疗效。

【备注】

苋菜入夏上市，不但价廉，而且誉养丰富。此菜不宜久炒过熟，以免养分受到破坏，影响疗效，如直接取苋菜汁，疗效更为理想。

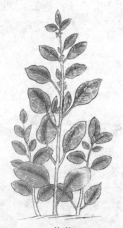

苋菜

用旱莲草治痢

【方法】

干旱莲草30克，加热开水300毫升，泡15分钟，分2次服，每日1剂。

【备注】

旱莲草全国各省均产，药房常备，田间水沟旁也随处可见，因断其茎溢汁如墨，故俗称"墨汁草"。一般中药书载其性味甘、酸、寒，功能养肝益肾，故现多用于治肝肾阴虚之证。

《新修本草》首载其药时就记载"主血痢"。

【荐方人】广东　赖登红

鲜桦柏树皮可治菌痢

【配方及用法】

取鲜桦柏树（又名马尾松树）去上层粗皮，取第二层白皮 30～60 克，切碎，加水煎至半碗，加糖少许，每天早、晚空腹各服 1 次，连服 2～4 剂。

【荐方人】福建　陈祖恩

复方马齿苋治痢疾

【配方及用法】

鲜马齿苋 90 克，当归、白芍、槟榔片、乌梅、黄柏、地榆炭、厚朴、茯苓、陈皮各 9 克，木香 5 克，黄芩、白头翁各 12 克，甘草 6 克，水煎服。

【荐方人】河北　许国瑞

芝糖灵治痢

【配方及用法】

芝麻（食用芝麻）、白糖各等量。将芝麻炒至焦黄色，与白糖拌匀，口嚼顿服，每日 2～4 次，连服 1～5 天。

【备注】

该方尤适于中老年患者，不论轻重，止痢捷，恢复体力快。服药期间禁食，可饮白开水。

【荐方人】辽宁　刘维盐

炒白芍、当归等可治痢

【配方及用法】

炒白芍 30 克，当归 30 克，车前子（单包）15 克，萝卜子 9 克，槟榔 6 克，枳壳 15 克，粉甘草 6 克。上药水煎服。

【荐方人】河南　底世东

用醋蛋治痢

【配方及用法】

将 250 毫升左右的食用醋（米醋用低度的，9 度米醋应用水稀释）倒入铝锅内，取新鲜鸡蛋 1～2 个打入醋里，加水煮熟，吃蛋饮汤，1 次服完。

【荐方人】广西　章熟才

用上肉桂等可治菌痢

【配方及用法】

上肉桂 1 克，用玻璃片或小刀刮去粗皮，研为细末，先取一半，用开水送下，1 小时后再服剩下的一半。稍停片刻，再取生川军 15 克，搓粗末，分作 3 次服，每隔 2～4 小时服 1 次。服后片刻即觉腹鸣，旋即泻下较多恶秽稀粪，或杂少量黏液脓便。泻后腹内即觉轻松。注意忌食生冷，休息一两天即愈。

【功效】

见菌痢初起即投以上方，均获速效。

【荐方人】山西　蔺振玉

葡萄汁红糖治赤痢

【配方及用法】

鲜葡萄 250 克，红糖适量。将葡萄洗净，绞取汁，放入红糖调匀。顿服，数次即愈。

【功效】

消炎止痢。治赤痢疾。

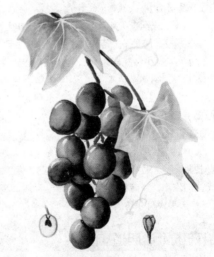

葡萄

地锦草治菌痢

【方法】

采集鲜地锦草 60 克，洗净煎水一小碗加点糖，分 1～2 次服用，即可治愈。地锦草还可治疗急性肠炎、副伤寒等其他肠道感染性疾病，效果都很好。

【荐方人】陈发军

枣茶可治久泻难止

【配方及用法】

大枣5枚，绿茶3～5克，红糖适量。先把绿茶、大枣放入锅中，加清水200毫升，煎沸5分钟，加红糖搅匀，分4次温热饮用，每隔6小时1次，对久泻难止者有良效。

【备注】

菌痢初期不宜使用。

田螺敷脐治噤口痢

【配方及用法】

田螺20枚，或加麝香0.5～1.5克，共捣烂如泥，填敷脐中，每日换药1次。用于治疗噤口痢有奇效。

【荐方人】李香芹

鱼腥草治痢

【配方及用法】

取新鲜鱼腥草一小把，洗净晾干，用木棍捣烂，放入洗净拧干的纱布或毛巾中包好，拧汁服用。白痢在汁中加适量白糖，红痢在汁中加适量红糖，3小时服1次，连服3次见效。

【备注】

平日就餐时，将鲜鱼腥草用调料凉拌食用，可消胀化食，预防腹泻和痢疾病发生。

【荐方人】江西　傅鹤鸣

各种寄生虫病

安蛔下虫汤可治蛔虫腹痛

【配方及用法】

茵陈（先煎）60克，槟榔、乌梅各30克，木香、枳壳、使君子、苦楝皮、生大黄（后下）各10克，花椒3克。以水3碗，先煎茵陈至2碗去渣，纳诸药，煎至1碗下大黄，再煎十数沸，放温服用。一般用药1剂痛止，再服蛔下。

【功效】

本方专治蛔虫所致的腹痛诸症（蛔虫性肠梗阻、胆道蛔虫症等），临床应用安全可靠，无毒副作用，患者易于接受。

【荐方人】四川　杨忠贵

醋药椒可治胆道蛔虫

【方法】

取食醋250克，花椒10余粒，用火煮开，待温饮下即可。

【荐方人】福建　刘兆福

槟榔片、南瓜子等可治绦虫病

【配方及用法】

槟榔片150克，南瓜子（去皮取仁）125克，大黄（后下）、枳实各20克，贯众25克，雷丸（为末冲服）、二丑各10克，芜荑15克。上药煎煮30分钟取汁，煎煮2次，共计取汁约600毫升。药汁分2次服，服完一次过2小时后再服第二次。

【功效】

方中槟榔、雷丸、贯众、南瓜子、二丑、芜荑杀虫驱虫，麻痹、瓦解虫体；大黄、枳实攻积导滞、泻下驱虫，能使被杀死、麻痹之虫排出体外。如用本方1剂不成功者，可

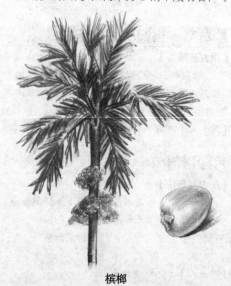

槟榔

过1个月以后继续服用本方，身体虚弱者酌情减量。

【荐方人】黑龙江　潘维信

线麻叶蒸鸡蛋可治愈囊虫病

【配方及用法】

取成熟期的线麻叶子（东北农村种的线麻，也叫麻子、苎麻、芋麻）20～30个为1剂，将麻叶洗净研成细末，每剂打2个鸡蛋搅在一起，加入少许水，无盐上锅蒸熟，每早空腹服1剂。病史短、轻症患者，百日内可治愈；重患不超过半年。麻叶吃多出现头晕者，可适当减量，此外无其他副作用。

【荐方人】黑龙江　孙学良

姜半夏、雷丸等治囊虫病

【配方及用法】

姜半夏、雷丸、陈皮各9克，茯苓、白芥子各12克，薏米15克。上药共研为细末，做成蜜丸，每服9克，每天3次。疗程1～5个月。

【荐方人】黑龙江　陈为材

南瓜子仁、槟榔等可治肚肠内囊虫

【配方及用法】

南瓜子仁、槟榔各100克，硫酸镁30克。上药混合水煎服。服药前的头天晚上宜少吃饭，于次日早晨每隔半小时吃一次药，共吃2次，服药1小时后，便可将囊虫打出体外。

【荐方人】广西　梁庆森

西洋参、黄芪等可治囊虫病

【配方及用法】

西洋参30克，黄芪60克，鹿角胶30克，参三七30克，陈皮25克，半夏20克，茯苓30克，竹茹20克，雷丸70克，槟榔90克，全虫60克，三棱15克，蓬莪术15克，昆布30克，海藻30克，仙鹤草芽60克。上药精工各研细末，过120目筛。黄酒打为丸如绿豆大，晒干装瓶备用。每次10克，每日2次，饭前开水送下。3个月为1疗程，服1～2个疗程后观察其效果。

【备注】

寄生虫病，在祖国医学中属"癫痫"的范畴。由于食用附有绦虫卵的未经烧熟的蔬菜、肉类及瓜果，幼虫卵寄生于人体发育为成虫，侵及脑则阻滞脉络，厥气生风，发为抽风，精神失常，继而发生阵发性头痛等；藏于肌肤则发生结节增生；居于眼则致失明。

【荐方人】河南　吴振兴

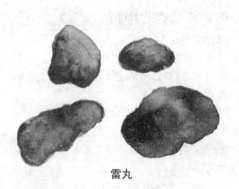

雷丸

急症及其他

治疗中暑妙方

【配方及用法】

方一：3～5瓣大蒜捣碎，加入适量的开水，搅匀，待稍温后即给病人服下，一般服用1～3天即见效。此方对中暑昏倒病人有效。方二：鲜苦瓜2个剖开去瓤，切片浸泡盐水数日，捞出苦瓜将浓汤当茶喝，每日1剂，数日见效。方三：生姜汁、韭菜汁各10克，大蒜5瓣去皮捣烂后拌入汁中。用此汁灌服中暑昏厥者。也可存入瓶内备用，每次约服10克，日服3次，连续服用数日见效果。对消化不良致腹泻疗效也很显著。

【荐方人】韦智诚

螺蚌葱豉汤治酒醉不省

【配方及用法】

田螺、河蚌、大葱、豆豉各适量。田螺捣碎，河蚌取肉，同葱与豆豉共煮。饮汁 1 碗即解。

【功效】

祛热醒酒。用治饮酒过量醉而不省人事。

葛花萝卜煎治酒精中毒

【配方及用法】

干葛花 60 克，鲜萝卜 500 克。将上药加水煮沸，边煎边服。服药过程中，应观察患者的变化。

【荐方人】湖北　刘丽

楠木治河豚中毒

【配方及用法】

楠木（二层皮）60 ～ 120 克。将上药加水 300 ～ 600 毫升，煎至 200 ～ 400 毫升，1 次口服或灌服。

【荐方人】山东　崔丽英

杏树皮解杏仁中毒

【配方及用法】

杏树皮 60 克。将杏树外表皮削去不用，取中间纤维部分，加水 200 毫升，煮沸 20 分钟，去渣。饮汁温服。

【功效】

用治食杏仁过量引起的头痛眩晕、倦怠无力、恶心呕吐、意识不清。呼吸困难、气喘、牙关紧闭。

生鸡血解砒霜中毒

【配方及用法】

生鸡血（1 只全用）。鸡血加一碗温开水，调匀。一次服，服后约 20 分钟呕吐。

【功效】

解热毒。用于治疗砒霜中毒。

饮生绿豆浆解农药中毒

【配方及用法】

绿豆。绿豆洗净，浸泡，用小磨加水碾制成绿豆浆汁。灌服，每次 120 ～ 500 克，连服数次。

【功效】

清热解毒，利尿消肿。用治农药中毒。

新鲜生药治疗中暑

【配方及用法】

鲜芦根、鲜藕、鲜麦冬各 60 克，荸荠（去皮）100 克，雪梨 10 个绞汁。

【备注】

芦根能清热、生津、除烦，与鲜藕、麦冬、荸荠、雪梨合用，具有解暑特效。在农村，也可就近采集新鲜的芦根用于解暑。外出旅行找不到芦根时，亦可用芦茎替代芦根，二者作用相同。

【荐方人】广东　张伟新

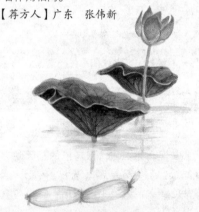

莲藕

番薯叶解河豚及菌毒

【配方及用法】

番薯嫩叶。将嫩叶捣烂，冲入开水。大量灌服催吐，不吐再灌，待吐出黏液即奏效。

【功效】

用治误食河豚或毒菌中毒。

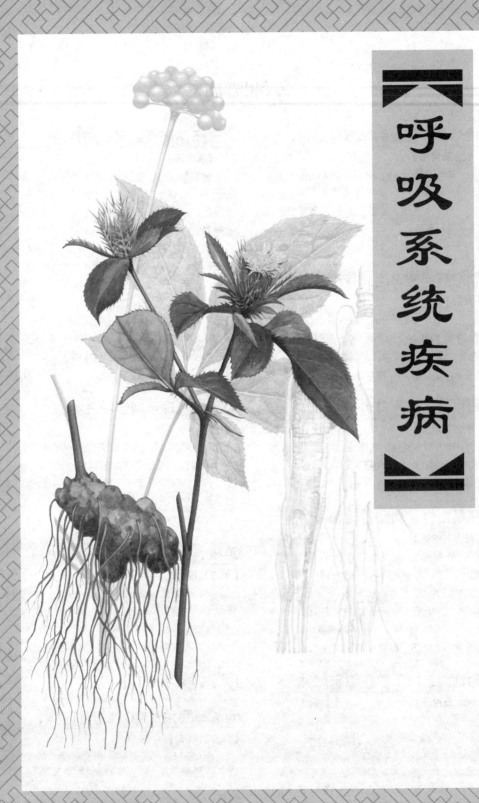

呼吸系统疾病

各种肺病

用鸡蛋、鲜姜治肺气肿

【配方及用法】

取鸡蛋1个打入碗中，鲜姜1块（如枣大小）切碎，把鲜姜放在鸡蛋里，再取一小碗凉水一点点倒入，边倒边搅，最后放入锅里蒸成鸡蛋羹食。

【荐方人】黑龙江　王祉孚

喝醋蛋壳液可治肺气肿

【方法】

用100多毫升米醋泡10多个鸡蛋壳（带软膜），每天晚上临睡前喝上20多毫升醋蛋壳液，喝时加温开水适量并饮些茶。

【荐方人】黑龙江　韩玉学

水白梨、薏米等可治肺气肿

【配方及用法】

水白梨500克，薏米50克，冰糖30克，加水一大碗，共煮熟。每天服1次，连服1个月。

【荐方人】河南　陆极

用桑白皮、猪肺等治肺气肿

【配方及用法】

桑白皮15克，猪肺半个（约200克），蜜枣2～3个。把猪肺用自来水从肺喉管冲入，冲到猪肺胀大，用手压去水分，再冲水压数次，切开，下锅煎去水分后，加少量油。一个猪肺分两次用，分别加药煎后吃肺喝汤。

【荐方人】广东　植楠

熟地、五味子等可治肺气肿

【配方及用法】

熟地15克，五味子、麦冬、山药、山萸肉、紫石英各12克，茯苓、泽泻、丹皮各9克，肉桂5克（冲服）。每日1剂，水煎，分2次服。

【荐方人】广西　李子云

用三子猪肺汤治老年肺气肿

【配方及用法】

鲜猪肺1个，五味子（捣碎）12克，葶苈子12克，诃子（捣烂）9克。先将猪肺洗净，切成条状，将以上3味中药用干净纱布包好，连同猪肺一起放入砂锅内，加水600毫升，用火煎煮。待猪肺熟烂，药液煎至300毫升时，取出药包，食猪肺喝汤（吃时不加盐或酱油，可加入适量香油）。1剂可分6次服，每日3次，2日内服完。每次服时都要加温后再服。每周可服2剂。如服2～3剂后症状未完全消失，可隔几天再服1～2剂，一般即可治愈。本方对慢性支气管炎也有较好疗效。

【荐方人】李子云

每天吹气球可减轻肺气肿

【方法】

每天吹40次气球，以保持肺细胞及细支气管的弹性，减轻肺气肿的症状。临床实验显示，吹气球的效果优于单纯的深呼吸锻炼，也可两者交替进行，值得一试。

【荐方人】辽宁　高金生

芦根、僵蚕等可治肺痈

【配方及用法】

芦根20克，僵蚕10克，薄荷10克，蝉蜕5克，银花20克，甘草10克。上药煎15分钟去渣取汁约250毫升，每日1剂，分3次服。咳嗽吐汁样脓痰者，加桔梗10克，黄芩10克，冬瓜仁30克；病重者每日服2剂。

【荐方人】湖南　宁延尧

鱼腥草可治肺痈吐血

【配方及用法】

鱼腥草50克，天花粉30克，侧柏叶15克。将上药加水600毫升煎煮15～20分钟，撇药汁，温服，再煎再服，日服 2 次。

【功效】

　　鱼腥草味辛性寒，有清热解毒、利尿消肿的功用。《常用药物手册》说："治上呼吸道感染，肺脓疡，尿路炎症及其他部位化脓性炎症。"现代药理研究认为，鱼腥草有抗菌、利尿作用，还有镇痛止血，抑制浆液分泌，促进组织再生等作用。

石榴花、夏枯草治肺痈

【配方及用法】

　　白石榴花、夏枯草各 50 克，黄酒少许。白石榴花与夏枯草同煎汤。服时加少许黄酒饮用。

【功效】

　　清肝火，散瘀结，消炎。用治肺痈、肺结核。

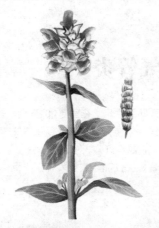

夏枯草

陈醋大蒜治肺痈

【配方及用法】

　　陈醋、大蒜。我国民间农历腊月初八有用醋泡"腊八蒜"之习俗，用这种陈醋泡过的腊八蒜，每天佐餐或早晚食蒜数瓣并饮醋 1 盅。

【功效】

　　宣窍通闭，解毒消炎。用治肺痈。

猪肺萝卜汤清热补肺

【配方及用法】

　　猪肺 1 具（去气管），青萝卜 2 个。洗净，切块，加水共煮熟，分次服食。

【功效】

　　清补肺经，消肿散窟。用治肺脓肿。

石上柏桔梗治硅肺

【配方及用法】

　　石上柏（全草）20 克，桔梗 15 克，鱼腥草 12 克，生甘草 10 克。临床应用本方时，可根据病情灵活加减。若气血两虚者，加党参、黄芪各 20 克；若咳嗽剧烈者，加川贝母、前胡、蝉衣、橘络各 10 克；若大便秘结者，加生川军（后下）10 克。将上药水煎，每日 1 剂，分 3～4 次口服。两个月为 1 个疗程。可连服 2～3 个疗程，直至症状消失时为止。

【荐方人】广西　农宣芝

萝卜三汁治硅肺

【配方及用法】

　　大白萝卜、鲜茅根、荸荠各适量，鸡内金、麻黄、贝母、牛蒡子、桔梗、枳壳、石斛、枇杷叶（随症加减，请教医生）。将鲜萝卜、茅根、荸荠洗净，捣烂取汁，再将鸡内金等八味中药煎汤，然后与三汁混合一起饮用。

【备注】

　　如每日不拘量吃鲜萝卜及鲜荸荠，日久黑痰减少，咳嗽必轻。

蒲公英等治硅肺

【配方及用法】

　　蒲公英、半枝莲各 30 克，浙贝母、前胡、麦门冬、制川军、三棱、莪术、路路通各 10 克，瓜蒌、苏子、青皮、白果、枳壳各 12 克，鸡内金、杜仲、川续断、山萸肉、枸杞子各 15 克，生甘草 8 克。将上药水煎，分早、中、晚 3 次温服。每日 1 剂，两个月为 1 个疗程。

【荐方人】江西　李香平

天花粉、黄柏等治肺炎

【配方及用法】

　　天花粉、黄柏、乳香、没药、樟脑、大黄、生天南星、白芷各等份。上药共研成细末，以温食醋调和成膏状，备用。将此膏（适量）平摊于纱布上，贴于胸部（上自胸骨上窝，下至剑突、左右以锁骨中线为界），外以胶布固定（或不用），每 12～24 小时更换一次。

【功效】

清热泻火，活血化痰。

栀子、雄黄、黄柏等外敷治肺炎

【配方及用法】

（1）栀子 30 克、雄黄 9 克，细辛、没药各 15 克。（2）大黄、黄柏、泽兰、侧柏叶、薄荷各等份。上 2 方均为细末，贮瓶备用。随证选用，每取适量，方（1）用醋调，方（2）用茶水调，贴敷于膻中、肺俞（双）穴上，并经常滴醋，保持药层一定湿度，每日换药一次。

【功效】

（1）解毒泻火，活络散寒。（2）清热泻火、疏风活血。

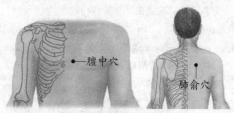

膻中穴和肺俞穴的位置

栀子、蒲公英等可治肺炎

【配方及用法】

栀子、蒲公英、鱼腥草各 50 克，薄荷 80 克，泽兰、大黄各 30 克。上药共研细末，以醋调和成膏状，备用。用时取膏适量平摊于纱布上，贴敷于膻中、肺俞（双）穴上，并经常滴醋，保持药层一定湿度，每日换药 1 次。

【功效】

清热解毒，疏风活络。

气管炎、支气管炎

用白凤仙花、猪心治慢性气管炎

【配方及用法】

取白凤仙花一大把，用水洗净；用新鲜猪心一个，不要血；把白凤仙花从各条心脏血管中塞进猪心，用筷子捣实，直至装满到血管口，放清水和少量黄酒，盛在砂锅内煮熟。空腹服汤吃猪心。

【备注】

孕妇忌用。

【荐方人】江苏 蔡峰

腌橘皮生姜当小菜吃治支气管炎

【配方及用法】

取新鲜橘皮（干陈的亦可，但用保鲜防腐剂处理过的不宜）洗净，用清水浸泡 1 天左右，或用沸水泡半小时，用手捻几遍，挤干黄色的苦水，再以冷开水洗涤，把水挤干，切成细丝，在阳光下晾晒。同时取鲜生姜（与橘皮等量或 2∶1）洗净晾干切成丝，与橘皮丝相混合，然后加食盐和甜豆豉拌匀，装入陶瓷罐或玻璃瓶内筑紧加盖密封，腌制两

三天即可食用。在室温 20 摄氏度左右，可持续保存 1 个月左右，吃起来气味芳香，辛辣可口，具有开胃、生津、止咳、化痰的作用，既是佐餐佳品，又能发挥医疗保健功能，中老年朋友不妨一试。

【荐方人】杨文俊

用冰糖橘子蒸水喝治支气管炎

【配方及用法】

将橘子放在一个瓦罐里（每次剥 2 个橘子），放上水和适量的冰糖，用文火隔水蒸。水烧开后，再蒸 5 分钟左右，连水带橘子肉喝光吃光。每天上午、下午各 1 次，坚持喝五六天就收效。病情严重的，可以多喝几次。

【荐方人】江西 郭学柱

嗅醋气能使慢性支气管炎迅速治愈

【荐方由来】

我今年 68 岁，患有慢性支气管炎，每有感冒就咳嗽不止，特别是春、秋、冬季节越发严重，经中西医疗也不见效。江苏睢宁

县大王集镇医院周院长，离休后在我县高柚镇卓场村开设诊所，我把病情告诉他，他说："你这病不用吃药打针，可买几瓶白醋，每晚上取250毫升醋倒入小铁锅中，炖在煤炉上，人坐在跟前用鼻闻嗅蒸发的醋热气，多则5个晚上就能治好。"我如法闻了4个晚上，确有效果。

【荐方人】安徽　卓世斗

用百部、全瓜蒌等可治气管炎

【配方及用法】

百部、全瓜蒌、杏仁各200克，龙眼肉100克，川贝、猴姜各150克，金毛狗脊80克，竹油70克，板蓝根250克，共研末。每日2次，每次10克，开水冲服。忌吸烟、饮酒及食用产气食物。一般3天见效，4个月治愈。

【荐方人】河南　揭海鹰

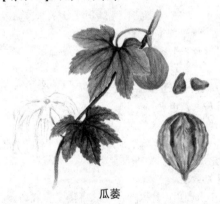

瓜蒌

柏壳、叶下珠等治气管炎

【配方及用法】

柏壳300克，叶下珠250克，地虱150克，冬虫夏草100克，共研末。每日2次，每次10克，开水冲服。忌吸烟、饮酒。一般20天内减轻，3个月治愈。

【荐方人】云南　王天华

姜蜜香油鸡蛋治气管炎

【配方及用法】

将2个新鲜鸡蛋打入碗内搅碎，加入2汤匙蜜、1汤匙香油和2个蚕豆大的鲜姜（去皮薄片），置锅内蒸熟，早饭前空腹趁热吃下，

每天1次，连吃5次即可见效。

【备注】

此方既有营养，又能治病，无任何副作用。

【荐方人】姜新

用黑豆猪腰能治好气管炎干咳

【配方及用法】

猪腰子一对，黑豆150克，红枣15克，橘子皮一块，加水2千克，慢火煮3个小时。吃猪腰子、黑豆和枣，分4天吃完，每天吃3次。把猪腰子、黑豆和枣分成12等份，每次吃一份就温热一份，其余的放在阴凉地方，防止变质变味。黑豆需嚼成糊状咽下。

【荐方人】黑龙江　许福连

用砀山酥梨加冰糖可治"老慢支"

【配方及用法】

砀山酥梨2千克，去皮后，把梨肉削成小片，加冰糖500克，放在盆里，入笼蒸100分钟，即可服用。每日早、晚各1次，8天服完，为1个疗程。疗程之间相隔3天。

【荐方人】安徽　许知谦

用肉桂炖猪肉可治支气管炎

【配方及用法】

肉桂（中药铺有售）20克，鲜瘦猪肉（忌用种公猪和母猪肉）250克。先将肉桂煮沸20分钟后，再将洗净切成肉片或小方块的猪肉倒入，炖30分钟（不加盐和作料），去掉肉桂皮，分4次吃肉喝汤，每天早、晚饭前服用，连服4天。

【荐方人】贵州　胡定绥

吃牛羊肉可治气管炎

【荐方由来】

从我家的病史看，气管炎似乎有遗传性，我外祖父、母亲、舅父、哥哥、弟弟和我都患有轻重不等的气管炎。我三十几岁开始咳嗽，越来越重，始为感冒，继而咳嗽，嗓子喑哑，非青霉素莫能遏制。好不多久，第二次又来了，到五十多岁身体日见衰弱。

有两年春节过后倍觉精神清爽，咳嗽极

轻。细想只是过年买了不少牛肉，莫非牛肉可以医病？此后便有意吃牛肉，天天吃，顿顿吃，果然病情逐渐减轻。后来又吃羊肉，效果更为明显。迄今已坚持八年，医学界认为不能根治的气管炎却与我告别了。现我已进入古稀之年，反而日益健康了。

【荐方人】陈永轼

贝蒌止咳梨膏糖可治支气管炎

【配方及用法】

瓜蒌霜 200 克，百合、杏仁、远志、苏子、芥子、川贝、桑白皮、葶苈子各 50 克，菜籽、麦冬、黑虎、蛤蚧各 40 克，冬虫夏草 30 克，大红枣 20 克。上药共研极细末，先将药用黑砂糖 300 克，饴糖 200 克加入优质蜂蜜 200 克和鲜梨汁 400 克，用文火炖至糖溶化，加入全部药末，调匀，制成每块 9 克重的药膏。每次取 5 块，将其嚼碎用温开水送服，每日早、晚饭后各 1 次。连服 20 ~ 40 天可愈。

【功效】

本品对急性支气管炎、支气管炎哮喘、支气管扩张并肺气肿等症具有显著疗效。

【备注】

服药期间，严禁喝酒、吸烟和吃辛、辣刺激性食物。

【荐方人】江西 华伟东

用鲤鱼炖野兔治支气管炎

【方法】

选择大而鲜的鲤鱼 1 条，野兔子 1 只，把鲤鱼的鳞和五脏去掉，扒去野兔的皮并去掉五脏，而后各切成小块，混合放入锅中炖，适当放入调料，熟后可食，吃完为止。经调查，治愈率达 90％。此法不仅可食到味美的鱼肉，还可去掉病根。

（1）鲤鱼的大小可依野兔来定，基本比例为 1：1。

（2）在炖时是否放盐，这要根据个人的口味来定，放盐不可太多。

（3）对急、慢性气管炎均有治疗效果。

（4）治疗时，少量喝酒是可以的，切忌过量，不要吸烟。

（5）一般 1 次为 1 疗程。

【荐方人】河北 新磊

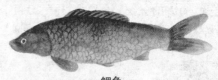

鲤鱼

冬虫草、猪花等可治气管炎

【配方及用法】

方一：冬虫夏草 250 克左右，水煎服，当开水喝。

方二：猪花（阉割出来的，养过 10 年以上的老母猪更好），加枣树根削下来的皮适量，放在锅里煮熟，连服两三次，重患者可多服几次，至痊愈停服。

方三：杀猪时取出猪小肚内的水，加适量冰糖放在锅里煮沸后服。

【荐方人】江西 罗永华

西瓜、生姜蒸食可治气管炎

【配方及用法】

大西瓜 5 千克，生姜 200 克切成片，放入西瓜中，隔水蒸三四小时后，伏天连汁带瓜皮数次吃下，效果良好。

【功效】

西瓜，其利博哉，清热利尿，功在药上，解暑止渴，效赛雪梨，甘甜清润，童叟皆宜，古人誉之为天然白虎汤。姜辛温宜散。二味同用，其热可清，炎症当消，肺气宣泄，嗽痰症遁。

【荐方人】河南 王建坤

用栀子等药包足心可治气管炎

【配方及用法】

栀子、桃仁、杏仁各 6 克，白胡椒 2 克，江米 7 粒。5 味共研成细末，用鸡蛋清调匀后摊在纱布上，然后包扎于脚心（男左女右）。一般当天扎上，次日就愈。

【备注】

忌烟酒。

【荐方人】江苏 李猛

用苏子、半夏等治气管炎

【配方及用法】

苏子 30 克，半夏 30 克，陈皮 30 克，云苓 40 克，肉桂 30 克，党参 30 克，黄皮 20 克，熟地 30 克，胡桃仁 40 克，补骨脂 40 克，鹅管石 50 克，莱菔子 30 克，白芥子 30 克，黑锡丹一副。上药加水三碗半，煎至大半碗服，每日 1 剂，不可中断。

【备注】

各味药缺一不可，勿用相近药代替，否则无效。此外，服药期间，不宜吃冷寒凉的食物。

【荐方人】山东　王军峰

哮喘

用萝卜煮鸡蛋治愈气管炎哮喘病

【配方及用法】

冬至时取红萝卜 2500 克，去头尾洗净，用无油污的刀将萝卜切成半厘米厚的均匀片，再以线穿成串，晾干后存放，夏季用。每次取萝卜干 3 片，红皮鸡蛋 1 个，绿豆一小撮，均放入砂锅内，加水煮 30 分钟至绿豆熟烂。服用时将鸡蛋去皮，连同萝卜、绿豆及汤一起吃下。从初伏第一天开始服用，每日 1 剂，连续服用至末伏。冬季，也是从冬至时起，用鲜萝卜 3 片，红皮鸡蛋 1 个，绿豆一小撮，按上述方法服用，至立春时停服。

【荐方人】辽宁　马玉声

常食橘皮可治哮喘

【配方及用法】

取新鲜橘皮（干陈的亦可）洗净，用清水浸泡 1 天左右，或用沸水浸泡半小时，随后用手挤干黄色的苦水，再以冷开水洗涤挤干，直到没有苦涩味，然后切成细丝，加入少许食盐拌匀（如适当加入鲜姜丝更好），装入罐或瓶中捺实盖紧，腌制 2 天后即可食用。

【荐方人】杨效勤

用蝙蝠酒治支气管哮喘

【配方及用法】

用夜蝙蝠 1 个，放火边烤干，轧成细末。用黄酒 2 份、白酒 1 份混合好，再与蝙蝠细末混合服用。

【备注】

夏季服无效，须在冬季服用。酒的用量可根据年龄大小酌情增减，一次服完。

【荐方人】河北　李淑君

穴位敷药治哮喘

【配方及用法】

麻绒、细辛、五味子、桂枝各 3 克。上药为细粉，以姜汁调膏备用。在夏季三伏天，选取定喘、肺俞、膈俞、肾俞穴（双侧穴位，定喘为单侧）同时用药，每伏 1 次。将药膏涂于适当大小的薄膜纸上贴于各穴位，然后用胶布固定。贴药时间以病人自觉局部灼热疼痛为宜。否则局部会起疱而影响下次治疗。如本次疗效不显著，次年可继续治疗。

【荐方人】四川　周清云

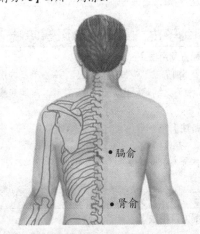

膈俞、肾俞的位置

喝蜂蜡治哮喘病

【配方及用法】

蜂蜡、红皮鸡蛋、香油。将蜂蜡 50 克放在锅内，打入鸡蛋（根据自己的饭量能吃几个打几个），蛋熟马上放一勺香油（以防大便干燥），出锅即吃。每早空腹服用。

【备注】

服此药方不吃早饭。多喝开水，以免大便干燥。7天1疗程，休息3天，再服。

【荐方人】内蒙古　徐荣生

麻黄、杏仁等可治支气管哮喘

【配方及用法】

麻黄150克，杏仁200克，净棉子仁500克。杏仁、棉子仁分别炒微黄，和麻黄共为细末，备用。成人日服3次，每次10克，开水冲服。

【备注】

对心源性哮喘无效。

用蛤蟆肚装鸡蛋法治哮喘

【配方及用法】

蛤蟆1个，鸡蛋（最好是白鸡下的）1个。将鸡蛋从蛤蟆口内装入肚中，然后把蛤蟆用纸包上，取阴阳瓦2块（即瓦房上糟瓦1块，盖瓦1块）盖好，外用泥敷半指厚，置于火炉上烘烤，蛋熟取下。将瓦揭开，剖开蛤蟆，取出鸡蛋，去壳食之，随后饮黄酒适量。

用柚子皮、乌肉鸡治风寒哮喘

【配方及用法】

柚子皮1个，乌肉鸡1只。鸡去毛及内脏，以柚子皮纳鸡肚内，用砂纸密封，黄泥包裹，烧熟，去黄泥、砂纸，取鸡食。

【备注】

热性哮喘不宜服。

【荐方人】龙赞深

姜汁治哮喘

【配方及用法】

取肥大的生姜2千克左右，捣碎榨取姜汁。做一件合身的棉纱布内衣，用过滤的姜汁把内衣浸透，在烈日下晒干，然后患者贴身穿上，每7～9天换一次姜汁衣。一般患者穿3～4次后可见奇效。病情较重者、患病多年的哮喘病人，

则需穿10次或两个冬天方可收到显著疗果。

【备注】

治疗期间忌食虾、蟹、生冷和酸性食物，戒烟，禁房事。

【荐方人】广西　梁庆森

黑芝麻可治老年哮喘

【配方及用法】

黑芝麻250克（炒），生姜125克（取汁）。用姜汁浸拌黑芝麻，再入锅内略炒一下，放凉。另用冰糖、蜂蜜各混合拌匀，放入广口瓶内，每日早、晚各服一汤匙。

【荐方人】广西　雷丽君

"一贴灵"治哮喘

【配方及用法】

白芥子、细辛各10克，甘遂、元胡各6克，麝香1.5克。将上药共研细粉，生姜50克捣汁，用姜汁将药粉调成糊，摊成1分硬币厚薄大小的药饼若干个，放在牛皮纸上，贴在患者背部脊柱两侧的肺腧、大杼、膈腧穴上（左右各一穴，每次每穴用一个药饼）。贴前先用手指揉按穴位，使局部潮红。贴好后用胶布固定。睡前贴上，次晨取下。如皮肤感觉灼痛厉害，可贴1～2小时后取下。每隔10天贴一次。三伏天贴，每年夏天共贴3次。轻症1个疗程可愈，重症3个疗程可愈，总有效率达85％。此方简便实用，花费少，效果好。

【备注】

贴后局部穴位有疱疹形成，是贴敷成功的象征，有疱疹必有较好疗效。

【荐方人】河北　张云亭

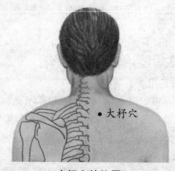

大杼穴的位置

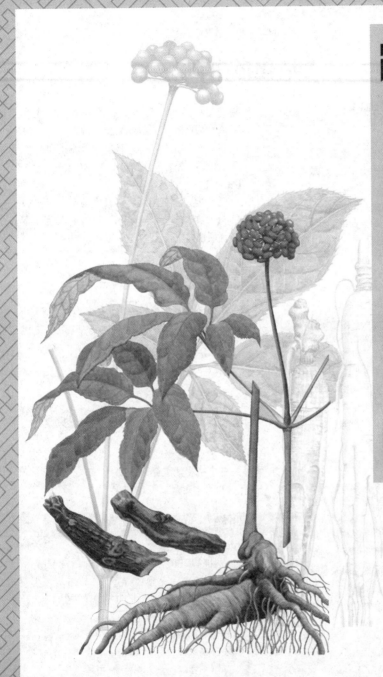

消化系统疾病

上消化道出血

胃出血用红糖核桃能治好

【荐方由来】

我今年79岁，1992年患了胃病，1993年大便变成黑色，经检查，结论是胃出血。《晚晴报》登载"红糖炒核桃治胃病"，我半信半疑，但又想到此方是营养物质，不治病也能进补，便按此方制作食用。吃到10天，大便变成灰色，接着又吃7天，奇迹出现了，大便变成正常的黄色，胃出血停止，胃胀痛也减轻了。

【荐方人】张进镒

用当归可止吐血

【方法】

凡吐血多者，觅三四两（150～200克）重的大当归一只，全用，切细，取好陈酒一斤（500毫升），慢火煎至一满碗，以温为妙。候将要吐尚未吐，口中有血含住，取药一口连血咽下。

【荐方人】湖南　莫朝迈

止血煎可治上消化道出血

【配方及用法】

马勃100克，大黄50克。用水浸泡马勃2小时，然后加水1000毫升，煎煮至300毫升时放入大黄，再煎煮至200毫升时倒出药液，用4层纱布滤过，加入甘油15毫升以延缓鞣酸分解，置冰箱内贮存。分口服和内

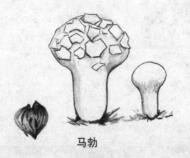

马勃

窥镜下给药两种：口服一次50毫升，24小时后做内窥镜检查，观察止血情况；在内窥镜下，于活检钳孔插入塑料管，将止血煎注于出血病灶处，一次用量20～40毫升。

【备注】

在内窥镜下喷洒时，最后需用生理盐水20毫升冲洗塑料管，可防止药液滴入活检管道，损伤内窥镜。

二乌大黄散治急性肠胃出血

【配方及用法】

乌贼骨、乌梅炭、大黄各等份。上药共研细末，日服3次，每次10～20克；或大黄剂量增加1～2倍，开水浸泡后，吞服二乌粉。

【荐方人】四川　龙会全

单味虎杖治疗上消化道出血

【配方及用法】

虎杖。以单味虎杖研粉口服，每次4克，每日2～3次。

【荐方人】福建　杨文华

仙鹤止血汤治吐血

【配方及用法】

仙鹤草30克，紫珠草15克，白及10克，藕节30克，白茅根30克，茜草15克（生、炒各半），侧柏叶（炭）10克，薏苡仁10克，生甘草6克，红枣3枚，三七（另包）1克。上药煎30分钟取汁约200毫升，早、晚各服1次，病症重、急的服3～4次。三七研细末冲服。胃呕血加入乌贼骨30克。

【荐方人】山西　周永锐

益气凉血汤治疗上消化道出血

【配方及用法】

党参、黄芪、当归、地榆（炒炭）、槐花

（炒炭）各12克，紫贝齿30克，蒲黄、炒阿胶各20克，乌贼骨（研粉）30克，参三七（研末）6克，生军（研末）3克。以上3种药末和匀分3次温开水冲服，其余药物煎20分钟取汁200毫升，日煎服3次。

【荐方人】江苏　刘杏鑫

倍降汤治上消化道出血

【配方及用法】

五倍子、真降香、乌梅炭各10克，白及、地榆炭、侧柏炭各15克。每日1剂，水煎20～30分钟后取汁约200毫升，分2～3次口服。重者可每日服2～3剂。若伴腹痛，加炒白芍15克，炙甘草5克；虚寒者加黄芪30克，炮姜炭5克；有热象者加黄芩10克，大黄炭6克。

【荐方人】安徽　窦金发

止血合剂治疗上消化道出血

【配方及用法】

地榆炭30克，仙鹤草30克，瓦楞（煅）3克，田三七2克，甘草3克。药物煎好，浓缩为每剂60毫升，加防腐剂消毒保存。每日服2次，每次60毫升，大便潜血试验连续3天阴性后停药。

【荐方人】湖南　李耀钧

四黄汤偏方可治胃轻型出血

【配方及用法】

黄芪15份，黄连9份，生地黄30份，大黄15份。上述四味药研末，过200目筛后混合，分为30克一包，备用。用时取四黄粉30克，加水200毫升，煮沸25分钟，过滤去渣凉服，每天2包，分4次服。

【功效】

四黄汤具有清热凉血、补气活血、化瘀止血的作用。大黄清热下瘀血，黄连、生地凉血止血，黄芪补气摄血。

【备注】

此方对胃出血有疗效，而对食道静脉破裂和胃癌引起的出血无效；对吐400毫升以上出血有效，而对大量的出血无效。

黄土汤可治上消化道出血

【配方及用法】

灶心土30克，熟附块6～10克，炒白术、阿胶（烊化）各10克，生地12克，黄芩10克，海螵蛸15克，白及15克。呕血加半夏、旋覆花（包）各10克，代赭石（先下）15～30克；气虚甚加党参10克，黄芪15克；出血多加地榆15克，参三七粉（吞服）3克；有热象去熟附块。每天1剂，煎浓汁，分2～3次服下。

【荐方人】江苏　沈宝元

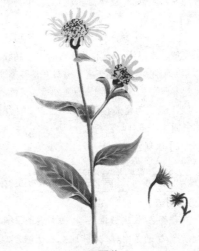

旋覆花

用酸枣根治胃出血

【荐方由来】

四川81岁的王先生是一名老胃病患者。1995年3月，他的胃又出血，而且大便颜色像墨水似的，吃了近半个月的中西药，仍不见好转。后听人介绍酸枣根（又名酸汤根）能治胃出血，照法服用果见效。

【配方及用法】

将挖来的酸枣根洗净，剖去表面的黑色粗皮，去掉木质部分，烘干切碎，取30克，用400毫升水煎至约200毫升，去渣取汁，降温后喝下。

【荐方人】四川　尹有江

胃及十二指肠溃疡

三方配合使用治胃溃疡

【配方及用法】

方一：一只木瓜切成 8 块，上午 10 点吃 1 片即可。

方二：荔枝汁 3 汤匙，在下午两点之前吃（可用市面有售的荔枝罐头）。

方三：樱桃 1 粒，樱桃汁 1 汤匙，在晚间 9 点左右服，如此反复，连服 10 天，见奇效。

【备注】

（1）传统医学认为：木瓜能理脾和胃，平肝舒筋。木瓜所含的木瓜酵素能清心润肺，可以帮助消化、治胃病；木瓜碱具有抗肿瘤功效，对淋巴性白血病细胞具有强烈抗癌活性。

（2）确定为胃溃疡时，以上三方，按配合方式服用，自会收到奇效。

【荐方人】深圳　毛亦奇

蛋壳乌贼粉可治胃及十二指肠溃疡

【配方及用法】

鸡蛋壳 2 份，乌贼骨 1 份，微火烘干研细，过细粉筛，装瓶备用。每次服 1 匙，每天服 2 次，以温开水送服。

【荐方人】浙江　郭振东

鲜土豆汁治十二指肠溃疡

【方法】

鲜土豆 1 千克洗净后切成丝条，捣烂，再用纱布包住，用力绞出土豆汁。将土豆汁放在锅中以大火烧开，然后用文火熬至稠状，加入适量的优质蜂蜜，再煎熬至黏稠如蜜状，置于土罐，凉凉后装入瓶中备食。每次 1 汤匙，一日 2 次，空腹服用。

【备注】

（1）鲜土豆一般只有在乡下才能找到，采挖就近，立时制作，药效确实有保证。如果条件不许可，也应尽量采购到相对新鲜的土豆，切莫以陈货制作。

（2）土豆多淀粉，热量不低，有暖胃、保护胃肠黏膜之功。煎熬至稠密状，加蜂蜜长时间食用，则会有愈合胃肠溃疡创口之效。常吃对习惯性便秘也有相当疗效。

【荐方人】陈志明

用黄芪、白及等治疗胃溃疡

【配方及用法】

黄芪、白及、三七各 60 克，没药、硼砂、重楼各 30 克，象皮、血竭各 15 克。将药物烘干，研成细末，过筛，每包 12 克。加水适量煮成稀糊状，饭前空腹服，每日早晚各服 1 包，20 天为 1 疗程。

【备注】

服药后，胃溃疡患者采取左侧卧位休息 20 ~ 30 分钟，十二指肠溃疡患者采取右侧卧位休息 20 ~ 30 分钟，以利药物充分敷于溃疡面，起到局部保护作用，余药又被消化吸收，发挥内治作用。此外，服药期间，严禁食荤油及生冷、刺激性食物。

【荐方人】江西　华勇继

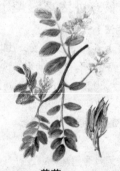

黄芪

黄老母鸡、大茴香等可治严重胃溃疡

【配方及用法】

黄老母鸡 1 只，大茴香、小茴香、黄蜡各 100 克，青盐适量。鸡收拾好后，整鸡和其他配料一起放入砂锅煮。注意：黄蜡待鸡熟了再放入，以防煮老了失效。汤里的鸡油和黄蜡凝固在一起时，把锅中物分成5份，下细面条吃。最好晚饭吃，5天吃完。冬季服用为佳（鸡肉不能扔、食之有益）。

【荐方人】河南　刘长庚

煎甘草加蜂蜜治胃及十二指肠溃疡

【配方及用法】

甘草250克，纯蜂蜜500克。将甘草放入药壶或不带油的铝锅熬3次后，放入碗内。服前先将熬好的甘草药水3汤匙放在杯里，然后再放入20汤匙蜂蜜，搅拌均匀，每天分2次空腹服完。服药后，大便次数增加，并逐渐变稀，如便有脓血似的物质，一般服1周可愈，病久又重的胃病需要2周痊愈。

【备注】

1个月内每餐必须吃软食物。

【荐方人】辽宁　关至元

胃下垂、胃结石

大蒜头治疗胃下垂

【方法】

大蒜头1两连皮烧焦，加一碗水烧开，加适量白糖，空腹食用。一日二次，连用7日。

【荐方人】彭海涛

蓖麻子、五倍子等可治胃下垂

【配方及用法】

蓖麻子仁10克，五倍子5克，共捣烂如泥成膏，备用。取本膏适量敷于脐中，外加关节镇痛膏6～8贴固定，每日早、中、晚各热敷1次。一般4天取下，以连敷6次为度。

【备注】

采用此法时，以气温不超过20摄氏度疗效较好。孕妇及吐血者忌用。

【荐方人】新疆　朱义臣

枳实、葛根等可治胃下垂

【配方及用法】

炒枳实15克，煨葛根12克，炙黄芪120克，防风3克，炒白术9克，山茱萸15克。水煎服，每日1剂。病重加柴胡6克，升麻6克；脾胃泄泻加煨肉蔻6克，罂粟壳6克；便秘加肉苁蓉15克；兼脾胃不和者加木香6克，砂仁9克，鸡内金9克；兼脾胃虚寒者加炮姜9克，川附子12克；肝脾不和者枳实3倍于白术，柴胡改为9克，加麦芽15克。

【荐方人】浙江　余伟林

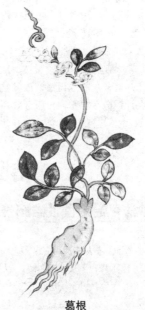

葛根

黄芪、焦术可治胃下垂

【配方及用法】

黄芪31克，焦术9克，川朴6克，枳壳1.5克，草果仁6克，大腹皮9克，广木香1.5克，党参9克，肉蔻9克，砂仁1.5克，干姜1.5克，升麻3克。有炎者加半夏、陈皮，恶心呕吐者加藿香，小腹寒者加艾叶、小茴香，消化不良者加鸡内金。水煎温服，轻者3剂，重者5剂收效。

【荐方人】广东　韩剑

245

猪肚、白术可治胃下垂

【配方及用法】

选新鲜猪肚1个，洗净。另取白术片250克，用水浸透。将白术塞入猪肚，两端用线扎紧，放入大瓦罐内，加水令满。置火上煮1天，煮时注意经常搅动，以避免猪肚粘在罐底。煮好后将猪肚内白术取出晒干，焙枯，研成极细末。每次服3克，每日3次，空腹时用米汤或开水送下。5剂为1疗程，重症者连用3个疗程。

【荐方人】湖北　李萍

苍术、川朴等可治胃结石

【配方及用法】

苍术12克，川朴15克，神曲30克，香附25克，川芎10克，栀子10克，莪术20克，大黄（后下）15克，枳实15克，鸡内金10克，莱菔子20克。上药煎20分钟取汁约250毫升，加水再煎，取汁约200毫升，两次汁混分3次服，日服3次。疼痛者加玄胡15克，川楝子12克；泛吐酸水者加

浙贝10克，海螵蛸30克；痞闷者加槟榔15克；体虚者加党参15克。

【荐方人】山东　秦修成

棱莪化积汤治胃柿石

【配方及用法】

三棱、莪术、枳实、青皮、陈皮、山楂、神曲、麦芽、砂仁、木香、槟榔、鸡内金、瓦楞子各9克。每天1剂，水煎，分2~3次服。

【荐方人】武立辉

用党参、当归等治疗胃柿石

【配方及用法】

党参15克，当归9克，干姜6克，制附子6克，炙甘草6克，大黄9克，川朴12克，枳实9克，桃仁9克，鸡内金9克，建曲9克，丁香2克，煅牡蛎（先煎）30克，芒硝（冲）10克。用开水煎服，每日早、晚各1次。同时用鸡内金15克，焦山楂30克，桃仁12克，冲红糖不拘时服。

【荐方人】甘肃　王建德

结肠炎、肠梗阻

三种妙法可治愈慢性结肠炎

【方法】

（1）缩肛法：每日晨起及夜间入睡前，取蹲下姿势，身体略前倾，以每分钟40~50次的速度，使肛门进行有规律性收缩。每次时间3~4分钟，每日坚持，经持续治疗20天后，腹痛逐渐减轻，便秘开始好转。

（2）冷敷法：冷水一盆，用毛巾浸湿后，在腹部反复冷敷，每次15分钟，每日2~3次。坚持治疗30天后，大便开始成形。

（3）腹部按摩法：每日早、晚以肚脐为中心，按顺时针方向，用右手掌按摩腹间100~120次。这样，可以促进肠蠕动。此法方便易行，安全可靠，且疗效显著。经持续治疗50天，开始排气通畅，腹胀减轻，内痔、脱肛基本治愈。

【荐方人】邓声华

用清肠滑垢法治慢性结肠炎

【配方及用法】

熟大黄6克，冬瓜仁15克，丹皮10克，焦山楂30克，川黄连6克，杭白芍10克，广木香8克。上药水煎服，每日1剂，连服15剂。

【备注】

服上药后会泻下黏冻样的粪便，约1周症状即可消失且大便正常，此时不可停药，须再服10剂，以善其后。

【荐方人】四川　李俊如

银榆归薏汤治溃疡性结肠炎

【配方及用法】

金银花90克，地榆炭30克，玄参30克，生甘草9克，当归60克，麦冬30克，薏苡仁45克，黄芩6克。上药煎15~20分钟取汁约300毫升。日服2次，早、晚分服。小

腹痛甚者加没药 9 克，防风 18 克。

【荐方人】山东　何本武

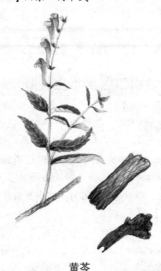

黄芩

用固肠胶囊治疗慢性结肠炎

【配方及用法】

补骨脂 30 克，鸡内金 15 克，川连 10 克，干姜 15 克，广木香 10 克。将上药烘干后，研成极细末，装入空心胶囊，日服 3 次，每次 2～3 粒，温开水送下。

【荐方人】江苏　杨陵麟

乌梅治慢性结肠炎

【配方及用法】

乌梅 15 克，加水 1500 毫升，煎至 1000 毫升，加适量糖，每日 1 剂当茶饮，25 天为 1 疗程。

【荐方人】河南　曾广志

筋骨草治小肠瘘

【配方及用法】

鲜筋骨草 30 克，每日 1 剂，煎后分 2 次服。同时取鲜筋骨草若干，洗净晾干水分后捣成糊状，先将瘘口用酒精棉球常规消毒，然后敷上适量筋骨草糊，再用薄料覆盖，绷带包扎，每日换药 1 次。用药 14 天，瘘口闭合而愈。用上方又治回盲部结核术后肠瘘、化脓性阑尾炎术后肠瘘各 1 例，亦均治愈。

【备注】

筋骨草味苦性寒，有较好的清热凉血、解毒消肿作用。用其治疗肠瘘，鲜草入药疗效尤佳，内服与外敷结合使用，疗程可缩短。

生姜汁皂角末可治愈急性肠梗阻

【配方及用法】

生姜汁沉淀 5 克，皂角末 15 克，蜂蜜 20 克。先将蜂蜜煎滴成珠，后下姜汁沉淀和皂角末捣匀制成坚硬环状如小手指大，长 3～4 厘米的导便条。将导便条插进肛门。

【备注】

急性肠梗阻类似于祖国医学的"关格"和"肠结症"。肛门给药，不受上消化道的影响，使用方便，药物吸收快，是治疗急性肠梗阻的上策。

【荐方人】广东　陈培桂

獾油治肠梗阻

【荐方由来】

张某，男，61 岁，农民。1984 年 6 月劳动时突然腹痛，阵发性加重，恶心呕吐，在当地卫生所注射阿托品、庆大霉素后，腹痛减轻，次日腹痛加重，腹胀，呕吐频繁，且排气不排便。证见腹部膨隆，叩诊鼓音，无移动性浊音，压痛、反跳痛，未触及明显包块，肠鸣音亢进，呈高调气过水声。在严密观察的同时，给獾油（炼）40 毫升，2 小时后，腹痛不减，又给药 60 毫升后，自觉肛门少量排气，并解少许黏液便，阵发性腹痛间隔时间延长，继续治疗至第 2 天，解出稀黏便约 5000 毫升，又观察 4 天，病人进食正常，线腹部透视，梗阻消除而痊愈。

【荐方人】湖南　王小义

用三油治肠梗阻

【配方及用法】

香油、豆油、猪油（最好是腊月时的板油）各 15 克，合在一起加热熔化，以不烫口为准，趁热喝下，半小时见效。

【荐方人】吉林　夏永康

247

芦荟、牙皂等治肠梗阻

【配方及用法】

芦荟6克，牙皂6克，木香6克，牵牛18克，滑石9克，大戟3克（醋炒），芫花3克（醋炒），槟榔片9克，甘遂3克（面裹煨干，研末，分2次冲服），生姜15克，大枣10枚，水煎服。

【备注】

以上方剂为成人剂量，用时应按患者身体强弱、年龄大小以及疾病属于寒热虚实调整剂量。

【荐方人】河北　张润波

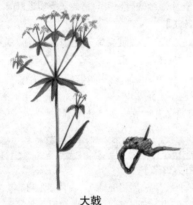

大戟

大黄治不完全性肠梗阻

【配方及用法】

大黄15克研极细末，糯米50克炒黄研末，二者混合均匀后加入100克蜂蜜，调成糊状一次服用，儿童可分数次服。

【荐方人】四川　崔明浩

狗卵瓜秧研末服可治愈肠梗阻

【方法】

取晒干的狗卵瓜秧，碾成细末，给病人服用。

【备注】

狗卵瓜秧，人吃香瓜后，在便中带有瓜子，狗食大便，狗又便瓜子，瓜子落地生出狗卵瓜秧（采此秧必在瓜熟之前采才有效）。

当归、生地可治肠梗阻

【配方及用法】

当归、生地、桃仁、红花、川芎、白芍、牛膝各10克，枳壳、桔梗、柴胡各6克，甘草8克。上药水煎，每日1剂，早、晚各服1次。病情严重者每4～6小时服药1次，缓解后可将本方加黄芪制成丸服用。

【荐方人】河北　许秀华

豆油白糖口服治蛔虫性肠梗阻

【配方及用法】

豆油75克，白糖50克。将豆油放在锅里文火炸熟，与白糖拌即成，待微温后一次口服。如4小时后症状不缓解，可再服1～2剂；有脱水酸中毒者，给予静脉补液；如排出蛔虫，症状缓解，即可口服少量流食。

【备注】

蛔虫对肠壁机械性刺激或损伤可引起机械性肠梗阻、肠扭转或肠套叠。蛔虫病患儿因高热或驱虫不当，可致蛔虫躁动不安，相互缠绕，聚结成团，使病情加重。中医常用甘、苦、酸、咸等味安蛔，缓解症状，诱虫排出体外。此外，本疗法只适用于单纯性肠梗阻，无肠壁血运障碍者。在诊断和治疗过程中，要注意症状和体征的变化，如果蛔虫性肠梗阻并发肠坏死、穿孔，或发展为完全性肠梗阻以及出现腹膜炎者则应及时手术治疗，不可耽误。

【荐方人】江苏　姜松

姜蜜汤可治单纯蛔虫性肠梗阻

【配方及用法】

"姜蜜汤"用鲜姜汁和蜂蜜按1：2比例配制而成。把生姜捣烂、榨汁、去渣，姜汁加入蜂蜜中调匀合成液体。成人用量每次20毫升，10～14岁者每次15毫升，5～9岁者每次10毫升，2～4岁者每次5毫升，每1～2小时1次。病情重者可适当增量，直至排气、腹胀、腹痛和包块消失为止。部分病人在梗阻解除后，继续给药2～4次，以巩固疗效。

【荐方人】河北　金桂田

乌黄姜蜜饮可治蛔虫性肠梗阻

【配方及用法】

乌梅、大黄各30克，干姜20克，蜂蜜

100克。先将干姜、乌梅用清水300毫升煎10分钟左右，再入大黄、蜂蜜煎2～3分钟即可，将药汁少量频频喂服。

【荐方人】辽宁　刘锦文

生杭芍治术后肠粘连

【配方及用法】

生杭芍24～31克，金银花、连翘、蒲

公英、地丁草各15～24克，生甘草、大腹皮各15克，丝瓜络、石菖蒲各12克，乳香、没药、广木香、青皮、枳壳各9克。上药水煎，每日1剂，分2次服。便秘加冬瓜仁31克；腹泻加茯苓、薏米各15克；脓血便加吴茱萸4.5克，川黄连6克，将盐炒热，用布包好，热敷腹部，每次2小时，每日2～3次。

【荐方人】云南　王鹏飞

肝硬化

服醋蛋液可治肝硬化腹水

【荐方由来】

我在1986年夏季得了肝病，去县医院检查为肝硬化"++"；到冬季又去医院一门诊做超检查，诊断相同。西药点滴治疗，虽控制住了病情发展，但仍有腹水，下肢浮肿已半年之久。后开始服醋蛋液，服至3个醋蛋液以后，腹水消了，下肢浮肿减退。我一直坚持服用了15个醋蛋液，中间因未买到蜂蜜，停服了20天，以后又连续服用至年末。现在腹水消失，两腿也不浮肿了，饭量增多，体重也增加了，肝区也不疼了，至今未再犯。自服醋蛋液后，感觉头脑比以前清醒，精神也愉悦了。

【配方及用法】

将250毫升左右的食用醋（米醋用低度的，9度米醋应用水稀释）倒入锅内，取新鲜鸡蛋1～2个打入醋里，加水煮熟，吃蛋饮汤，1次服完。

【荐方人】黑龙江　白义

巴蜡丸可治肝硬化腹水

【配方及用法】

巴豆500克，黄蜡500克（必须是蜂蜡），血竭90克。①巴豆去皮取仁。②将黄蜡放入勺内，烧化，再放入豆仁，炸成紫黑色，把蜡控出，晾干巴豆仁。③先把血竭研碎，再另用一个勺，勺内放蜡，将蜡烧化后，放入血竭，使血竭溶化在蜡里面。血竭用量视蜡

和血竭混合液的颜色而定。混合液呈红褐色或枣红色时，倒入小盆内凉凉。④混合液凉凉后，将巴豆仁用7号针头扎住，往混合液里蘸一下，即成巴蜡丸。每次5～10粒，每日2次，早、晚各1次，可用白糖温开水送服。

【备注】

服时均匀嚼烂；禁酒、高脂肪及对胃刺激的食物；服用此药停用其他中药；孕妇禁服。此外，由于本方中的巴豆仁有大毒，经蜂蜡炸制后也仍有毒性，在使用本方时，最好向有经验的中医师请教，以免发生中毒。必要时每日只限服5～10粒。服此方大泻，易使患者虚脱，造成危象，用时应切实注意。

【荐方人】河南　李振铎

归芍六君子汤可治早期肝硬化

【配方及用法】

当归12克，白术12克，白芍12克，党参12克，茯苓12克，陈皮9克，半夏9克，炙甘草4.5克。兼食积湿滞纳差、嗳气、脘腹胀满加莱菔子、旋覆花、枳实、厚朴、神曲；呕恶加竹茹、藿香、白豆蔻；便溏、乏力加扁豆、薏仁、葛根；兼气血瘀滞肝脾肿大加瓦楞子、牡蛎、丹参；胁痛加全蝎、郁金、川楝子；肝掌、蜘蛛痣加丹参、泽兰、红花；兼湿热内蕴胸闷、困倦、目黄、舌质红、苔黄加虎杖、茵陈、黄芩、连翘；小便短少、水肿腹满加赤小豆、栀子、泽漆、葫芦等。

【荐方人】湖南　李胜涛

消肝饮可治肝硬化腹水

【配方及用法】

柴胡 12 克，白术 12 克，苍术 9 克，鸡内金 15 克，香附 12 克，郁金 12 克，制龟板 15 克，制鳖甲 15 克，枳壳 15 克，大腹皮 15 克，云茯苓 15 克，桂枝 6 克。上药加水煎煮两次，药液合在一起约 500 毫升，分 3 次服完。饭后服用，服 2 剂后小便量增加，见效后，可将上方制成散剂，每次服 10 克，直至痊愈。瘀血重加桃仁 9 克，红花 6 克，川芎 6 克；气滞胸满气喘加麻黄 6 克，杏仁 9 克，厚朴 9 克；腹水盛、小便少加泽泻 9 克，车前子 9 克（包）；气虚乏力纳呆加黄芪 15 克，党参 12 克；腹中癥加水蛭 6 克，地龙 9 克。

【备注】

服用本方期间，应忌食辛辣滋腻厚味及生冷之物。

【荐方人】甘肃　沈济人

丹参泄水蜜治疗肝硬化腹水

【配方及用法】

蟾蜍大者 2 只，砂仁 20 克，丹参 60 克，黑、白丑 10 克，香油 250 克，蜂蜜 250 克。将蟾蜍剖腹去肠杂，把捣细的砂仁，丹参，黑、白丑纳入缝合，放入香油、蜂蜜中用铝锅文火煎熬，煎至油成膏状，去掉蟾蜍。每次取膏 10～20 克，用适量开水调服，每日 2～3 次，3 周为 1 疗程。

【荐方人】福建　郑培鎏

川怀、牛膝等可治肝硬化腹水

【配方及用法】

川怀、牛膝、苍白术各 30 克，汉防己 10 克，生黄芪 60 克。上药共煎 20 分钟左右，分 2 次取汁 400 毫升，每日服 2～3 次。服药困难者可少量频服，服药期间忌盐忌碱。

【荐方人】河北　华玉淑

王不留行可治肝硬化腹水

【配方及用法】

①王不留行 30 克，白通草 100 克，白茅根 60 克，丝瓜络 20 克，茵陈 40 克，车前子 30 克。②太子参 30 克，生黄芪 3 克，生白术 3 克，丹参 30 克，郁金 10 克，厚朴 10 克，枳壳 10 克，熟大黄 5 克，草河车 15 克，山栀 10 克，胡黄连 10 克，连翘 10 克。先将①方加水煎 30 分钟取汁，用①方药汁再煎②方，50 分钟后取汁频服，每日 1 剂，连服 2 周。

【功效】

方中王不留行、丝瓜络、白通草通络利水；车前子、白茅根利水消肿；茵陈、郁金、山栀利胆退黄；太子参、生黄芪、生白术益气利水；厚朴、枳壳、熟大黄除胀气通大便；胡黄连、连翘、草河车恢复肝功能；丹参活血补血，消肝脾肿大。

养肝健脾运水汤可治肝硬化腹水

【配方及用法】

黄芪 30 克，麦芽 30 克，山楂 30 克，炒丹参 30 克，车前子 30 克，炒泽泻 15 克，炒白术 12 克，炒木香 10 克，炒枳壳 12 克，制香附 10 克，茯苓 20 克。气虚加党参、山药各 12 克；血瘀明显者加莪术 10 克，炙甲片 10 克，红药 6 克；肝肾阴虚去白术、香附，加沙参 15 克，麦冬 10 克，生地 10 克，杞子 10 克；脾肾阳虚加干姜 5 克，桂枝 6 克。每日 1 剂，10 天为 1 疗程。一般服用 1 个月左右即显效。

【荐方人】江苏　袁培春

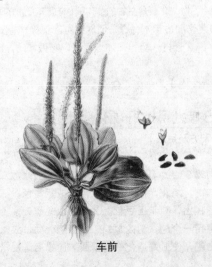

车前

新加茵陈汤可治肝炎、肝硬化

【配方及用法】

茵陈 30 克，大黄（后下）9 克，栀子 9 克，丹参 18 克，太子参 24 克，郁金 12 克，田基黄 24 克，紫珠草 18 克，内金 10 克，白芍 12 克，鳖甲（先煎）15 克，白术 15 克。上药水煎 15～20 分钟取汁，约 200 毫升。早、晚各服 1 次，忌油腻及辛辣饮食。

【功效】

本方具有清解湿毒、疏肝化瘀、益气健脾等功效。

【荐方人】福建　唐金模

白芷、田基黄等可治肝硬化腹水

【配方及用法】

白芷 20 克，田基黄 20 克，香附 9 克，茵陈子 30 克，赤小豆 30 克，约 1500 克重的鲜鲤鱼 1 条。将鱼去鳞及内脏，在鱼腹内放入诸药，加水清蒸，吃肉喝汤，空腹 2 次或 3 次服完。

【备注】

各味方药缺一不可。勿用相近药代替，否则无效。

【荐方人】山东　王军峰

猪胆可治肝硬化腹水方

【配方及用法】

冰糖 1500 克，蜜糖 1500 克，猪胆 1 个（一定要没病的猪胆，而且要选胆汁较多的）。将冰糖（大块的应打碎）、蜜糖、猪胆放入大搪瓷钵内，用盖封住，放在锅里文火炖 24 小时，中间尽可能不要停火。24 小时后，从锅里端出瓷钵，启盖，去猪胆皮（找不到也没关系），然后用汤匙或竹片把三样东西搅拌均匀，冷却后再分别装入瓶子里。猪胆没破的一定要把它弄破，让胆汁与糖一起拌匀。每天早、晚各服 1～2 汤匙，用适量温开水调服。一般 1 个疗程就有效果，服上 2～3 个疗程有明显效果。

【备注】

患过肝炎的，常服可预防肝硬化。治疗期间，忌辛辣、烟酒。最好终生戒去烟酒。

【荐方人】江西　黄居扬

白芥子、麝香等可治腹水

【配方及用法】

白芥子 30 粒，白胡椒 15 粒，麝香 0.9 克。先将白芥子 10 粒和白胡椒 5 粒研细，与麝香 0.3 克混匀，用蒸馏水调成膏状，放入患者洗净的肚脐中，用纱布覆盖，胶布贴两层固定之。10 天后重新洗换药（方法同上），3 次为 1 疗程，间歇 1 周再行 1 疗程。一般 2 个疗程即可。

【功效】

[4]本方对各种原因引起的腹水均有效，尤其对肝性腹水和肾性腹水疗效较显著，对结核性和癌性腹水有利水作用。

【备注】

孕妇忌用。

胆囊炎、胆结石

服猪胆江米可治胆囊炎

【荐方由来】

我患胆囊炎 3 年，经常服用消炎利胆片和胆石通，服药期间有效，可就是去不了根。后来偶得一验方，我仅服用 3 剂，现已痊愈。

【配方及用法】

猪苦胆 1 个，江米 150 克。将江米炒黄后与猪苦胆汁混合在一起，备用。每日早、晚各服 10 克，用面汤或温开水冲服。

【备注】

服药期间忌食辣椒。

【荐方人】河南　贾清江

用猪胆绿豆可治胆囊炎

【配方及用法】

取新鲜猪苦胆（最好大而胆汁多的）1

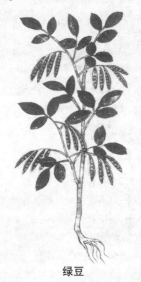

个，不要浸水，在猪胆上口剪一小洞，倒去部分胆汁，加入干净绿豆若干，以使猪胆能够扎紧为度。然后用细绳将猪胆吊挂在阴凉通风处，风干 6～7 天后倒出绿豆，晾干豆身。每次取 20 粒绿豆捣烂冲服，每日 3 次。一般 10 天即可见效，如不愈可连服 2～3 个猪胆绿豆。

【荐方人】江苏　黄锡昌

绿豆

用四味汤治慢性胆囊炎

【荐方由来】

我妻患慢性胆囊炎，时轻时重，缠绵日久。1992 年偶得一秘方，服 3 剂即疼痛消失，服 6 剂后症状全无，至今未再患。

【配方及用法】

玉米须 60 克，茵陈 30 克，山栀子 15 克，广郁金 15 克，水煎服。

【荐方人】陕西　刘泽民

用蒲公英治慢性胆囊炎

【荐方由来】

4 年前，我觉得腹胀，胃右下方疼痛，到医院做超，确定患有慢性胆囊炎，吃了许多药也不见效。前不久，我采用蒲公英泡茶的方法试治，想不到竟收良效：胆囊部位不疼了，腹胀消失了，到医院做 B 超检查，慢性胆囊炎居然好了。

【配方及用法】

蒲公英 1000 克，每次用药 50 克（鲜蒲公英全草 100～150 克），凉水浸泡，火煎 5～7 分钟，饭后当茶饮。每日 3 次，2 天换 1 次药，连喝 1 个月。

【荐方人】吕岗清

用清胆合剂可治急慢性胆囊炎

【配方及用法】

柴胡 12 克，枳壳 10 克，白芍 10 克，甘草 6 克，香橼 12 克，佛手 12 克，玫瑰花 10 克，郁金 10 克，元胡 12 克，栀子 12 克，川楝子 12 克，金钱草 30 克，茵陈 20 克。先水煎服，每日 1 剂，分早、中、晚 3 次服。服药 2～3 日病状好转时，可将上药煎剂改为散剂服（诸药研末混合），每日 2 次，每次 5 克，直至治愈为止。

【荐方人】内蒙古　王铎

单味大黄可治急性胆囊炎

【配方及用法】

大黄 30～60 克，水煎，1～2 小时一次，直到腰痛缓解。

【荐方人】广西　谭训智

胆豆丸可治胆囊炎

【配方及用法】

猪胆连同胆汁 10 个，绿豆 250 克，甘草 50 克。将绿豆分别装入猪胆中，用线缝紧，洗净猪胆外污物，放入锅内蒸约 2 小时，取出捣烂，再用甘草煎汁混合为丸，烤干备用。每日早、中、晚各服 10 克，10 天为 1 疗程。

【荐方人】河北　赵士良

广郁金煎汁可治胆囊炎

【荐方由来】

崔某，男，1953 年 5 月发病，起初右侧肋骨弓处轻度疼痛，以后疼痛日增，发病 10 天左右即出现消化不良，大便灰白色，渐呈腹泻，但不呕吐，身体逐渐消瘦。经各种检查，诊为胆囊炎。服用多种中西药物效果不显。后改用广郁金，每日 60 克，煎汁，分 3 次服。

前后用药 13 天，完全治愈。

【荐方人】山西　王向军

黄连、龙胆草等可治慢性胆囊炎

【配方及用法】

黄连、龙胆草、姜黄各 15 克，元胡、郁金、吴茱萸、当归、白芍各 10 克，甘草 5 克。上药煎 20 分钟，取汁 150 毫升，再煎一次，取汁 150 毫升，分早、晚 2 次服下。忌油腻及辣物。肝郁甚者加柴胡、枳壳、莱菔子；兼有虚寒证者，吴茱萸加至 15 克，酌加焦术、山药、陈皮等。

【荐方人】黑龙江　荣跃贵

芥子泥冷敷治胆囊痛

【配方及用法】

芥子 5 克泡于 30 摄氏度温水中，搅拌成泥状，涂在一块 20 厘米长，15 厘米宽的布上，贴在患部，上面再盖上条干毛巾。冷敷时应贴在胆区和肩胛骨斜内方，切不要两处同时贴，按照顺序交替贴敷，贴敷时间 5～10 分钟。芥子泥刺激性强，贴 10 分钟疼痛即可消失。若还继续疼痛，就不必再贴敷，以防形成皮肤炎。

【荐方人】胡海英

金钱草、郁金可治胆结石

【配方及用法】

金钱草 50 克，郁金 50 克，滑石 50 克（另包），制乳香 30 克，制没药 30 克，甘草 30 克，鸡内金 60 克，山甲 60 克，大黄 30 克，猪苦胆 50 克（焙干），火硝 30 克（另包），白矾 30 克。上药混合碾成面（有罗筛），再购买空心胶囊装好，每天 3 次，每次 4 粒。

【荐方人】河南　陈俊杰

用香油核桃仁治胆结石

【配方及用法】

先将 120 毫升香油放在锅里煮沸，再放入核桃仁 20 克，炸酥后捞出，加冰糖 100 克共同研细，加油调成糊状，置于容器内。每 4 小时服一汤匙，一般数天后即可排出结石。对慢性胆结石患者，可每天食生核桃仁 10 个，连食 1 个月后，如症状已消失，可减为每天 7 个；2 个月如未发病，再减为每天 4 个，连食 3 个月。

【荐方人】红伟

吃核桃彻底治好胆石症

【荐方由来】

我从 1986 年起经常感到腹部隐痛、胸闷，并伴有恶心、呕吐、寒战、发热等症状，经医院诊断为胆石症、胆囊息肉。经过 1 年治疗后，虽然病情暂时得到控制，但无法治愈，而且要严格忌食，弄得我精神萎靡不振。一次偶然的机会，我从一篇文章中了解到核桃有排石功效，就试着吃核桃，平均每天吃 4 颗大核桃或 10 颗小核桃（又称山核桃），天天坚持，从不间断。

吃了 3 个月后，腹痛减轻了，半年后则感觉不到隐痛了，腹胀、呕吐的症状也不再出现。后来我到医院做 B 超复查，胆囊息肉和胆结石消失了。

服食核桃无副作用，但年纪大、体质差、消化吸收功能弱的患者，一次不可多吃。4 颗核桃应分中、晚 2 次吃或 1 次 1 颗，过一段时间，适应后再增加到 2 颗。其次阴虚烦躁、身体易出血者，不宜多服、久服，可采用少量服、断续服的方法，直至胆结石消失。为巩固疗效，胆结石消除后仍应坚持服食核桃 6 个月以上。

【荐方人】浙江　吴生

用排石汤治胆石症

【配方及用法】

金钱草 30 克，生大黄 5 克，木香 15 克，郁金 20 克。胁痛重者加白芍 25 克；腹胀者加枳壳 15 克，砂仁 10 克；伴有胆囊炎发热者加黄柏 15 克，黄芩 15 克；食欲不振者加鸡内金 15 克，焦楂 15 克。每日 1 剂，水煎服。在服药期间，每天加食动物蛋白（猪蹄、牛蹄、羊蹄、肉皮或鸡蛋）50 克，以增加胆汁分泌和胆囊蠕动。最好两餐中间做做跳绳活动，以促进结石排出。

【荐方人】广西　林栋材

酒炒龙胆草等可治胆道结石

【配方及用法】

酒炒龙胆草 10 克，金钱草 60 克，海藻 15 克，昆布 15 克，降香 15 克，夏枯草 30 克，蒲公英 30 克，紫花地丁 30 克，旋覆花 10 克（布包），天葵子 10 克，煨三棱 10 克，红柴胡 10 克，硝石（即火硝，又名硝酸钾）15 克。上药除硝石一味分 5 次另行冲服外，加水浓煎。水 2200 毫升，浓煎成 900 毫升，分 2 日 5 次服，15 剂为 1 疗程。痛止则停药，平时可 4 日服药 1 剂（服药 1 剂，休息 2 日），5 剂可服 20 天。

【荐方人】河南　冯茂林

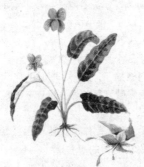

紫花地丁

吃南瓜可治愈胆结石

【荐方由来】

山东马女士，自 1973 年患胆囊炎，1995 年冬突然感到胆区内疼痛难忍，做超和检查，发现胆囊有些萎缩，内有一块 1.5 厘米 ×1.6 厘米的结石，医生建议手术取石。正在此时，她听说滨州有几个胆结石患者吃南瓜治好了病，遂抱着试试看的态度，从 1996 年 8 月 18 日开始吃南瓜。吃法是：蒸南瓜吃，炒南瓜吃，喝南瓜粥，一日三餐必有南瓜。同时，每天继续服用"胆乐胶囊" 3 次。连续吃 40 天，症状消失。连续 3 个月做了 3 次 B 超，检查报告一再证明胆囊正常，不见结石。

【荐方人】山东　张兰

用黄芩、金钱草等可治胆结石

【配方及用法】

柴胡 10 克，黄芩 10 克，金钱草 60 克，茵陈 30 克，郁金 10 克，厚朴 10 克，枳壳 10 克，大黄 6 克，金银花 15 克，功劳叶 15 克，水煎服，每日 1 剂，连服 60 剂。

【功效】

方中柴胡、金钱草、茵陈、郁金化石排石利胆；厚朴、枳壳、大黄理气通便，促进排石；功劳叶、黄芩、金银花化石消炎，对胆囊及胆道感染有控制及消除作用。

用元明粉治胆结石

【配方及用法】

元明粉 10 克，大黄 10 克，龙胆草 6～10 克，开水浸泡 5 分钟，服上清液。重者每日 2 次。

【荐方人】广西　吴华青

内金、黄芩等可治胆囊炎伴结石

【配方及用法】

内金、黄芩、柴胡、大黄各 10 克，生白芍、香附、玄胡、穿山甲、枳壳各 15 克，金钱草、代赭石、海金沙各 30 克。上药煎 30 分钟取汁约 200 毫升后，再加水 800 毫升，煎 40～50 分钟取汁约 300 毫升，两煎合在一起，分早、晚空腹服。大便干甚者可三煎取汁 800 毫升灌肠；并胆道结石者，用鲜猪蹄煮汁代水煎药，另加石苇 20 克同煎；年老体弱者可隔日或 3 日 1 剂。

【荐方人】河南　王勇

用九味木香散可治胆囊炎及胆石症

【配方及用法】

木香、柴胡、黄芩、红花各 15 克，大黄、枳壳、郁金、芒硝各 10 克，半夏 5 克。以上诸药研为细粉，过筛混匀，每次 5 克，每日 2 次，温开水送服。

【荐方人】内蒙古　那达来

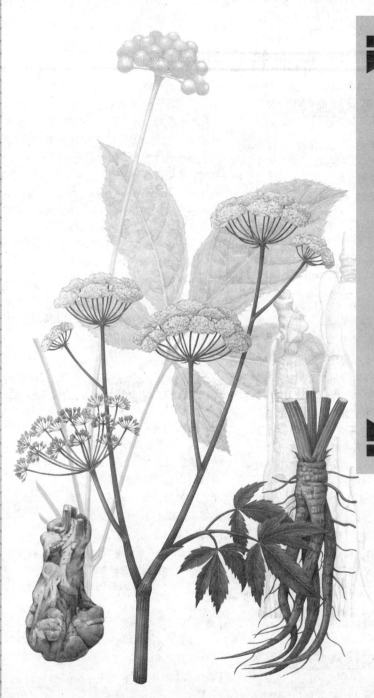

循环系统疾病

脑血管意外疾病

石膏、滑石等可治脑血管意外

【配方及用法】

石膏30克，滑石30克，寒水石30克，磁石30克，牡蛎30克，石决明30克，羚羊角4.5克，钩藤15克，川贝9克，秦皮15克，草决明18克，蒺藜18克。上药水煎后冲竹沥1盅、姜汁少许，再化至宝丹1丸（3克）急用。

【荐方人】 何炎

服醋蛋液可治脑血栓

【荐方由来】

我叫周竹庭，72岁了，10年前就已离休。我患高血压、冠心病多年，治疗无效，不能参加活动。在服了8个醋蛋液后，血压完全正常，头不晕了，能打太极拳，练太极剑，还和老伙伴们每天打两三场门球，身体越来越好。与我同时服用醋蛋液的老伙伴司树堂，患脑血栓，原来全身瘫痪，有口不能言，吃喝拉尿全靠人侍候，经服用3个醋蛋液后，开始好转，能说话，右手能拿东西，并且还意外地治好了久治不愈的脚垫、鹅掌风；服了七八个醋蛋液后，已能下床活动。

【方法】

杯中置醋（9度以上的食醋，如山西产的老陈醋、江苏产的镇江陈醋等）100毫升，放入洗净的鲜鸡蛋1枚，浸泡3～7天，等蛋壳软化，挑破薄皮，经搅匀后即成。服用时可将原液一汤匙加适量开水及蜂蜜调匀，空腹或饭后服均可。

【荐方人】 山东 周竹庭

用银杏叶治脑血栓病

【配方及用法】

将银杏叶撕碎放入暖瓶内（用茶缸浸泡也行），然后倒入100℃白开水约500毫升，浸泡15分钟即可。在早饭后服头遍，午饭后服二遍。一般每天1次，每次用干叶5克。

第1个月服5天停3天，以后服5天停5天，5天为1疗程。停5天的目的是让各个器官特别是胃得到休息。脑血栓兼有胃病的人，不宜喝银杏叶水，因对胃不利。服银杏叶水期间，不喝茶，不饮酒。按规定服用无任何副作用，但超量就可能腹泻、头痛或有胃不适的感觉，停药即好。在首次有银杏叶之前，必须请医生对病人进行检查，看是否是高血压、脑血栓类的病，不可盲目用药。

我父亲患脑血栓病9年了，久治不愈，用银杏叶法治疗3个半月病就好了。以后用此法又治好了十几位脑血栓病人。病基本痊愈后，可延至5～7天喝1次；完全好后7～10天服1次，以巩固疗效。

【荐方人】 山东 王世维

酒泡大蒜可治脑血栓

【荐方由来】

一位七旬老人因患脑血栓瘫痪，导致哑口结舌，右手右脚萎缩弯曲，不能站立行走，大小便不能自理。然而2年以后，他不但气色很好，自己已经能够慢慢地翻身起床，可用左手吃饭，大小便基本自理。究其原因，是喝了大蒜泡酒。

【配方及用法】

将1000克大蒜头浸泡于2000克粮食白酒中，2周后服用。每日早晚服，每次1杯（30克左右）。浸泡后的蒜可以不吃，若酒蒜都食，每次50克，不分疗程，可常年连续服。

【备注】

蒜瓣剥皮，不用捣碎，浸泡于白酒中即可；粮食白酒为40～60度。

【荐方人】 何林

丹参、钩藤等可治脑血栓

【配方及用法】

丹参30～60克，钩藤15～30克，豨

苓草 12 ~ 24 克，夏枯草 12 ~ 24 克，地龙 9 克，红花 6 克，桑枝 15 克，橘枝 15 克，松枝 15 克，桃枝 15 克，杉枝 15 克，竹枝 15 克，甘草 3 克，水煎服，每日 1 剂。痰涎壅盛加全瓜蒌 15 克，莱菔子 20 克；神昏加郁金 9 克，菖蒲 9 克；血压持续不降加代赭石 20 克，牛膝 20 克；久病营血不足、脉细弦加当归 15 克，何首乌 15 克；肾精不足，腰膝酸软，脉沉细弦加枸杞 15 克，山药 15 克。

【荐方人】湖南　彭述宪

黄芪、血丹参可治脑血栓

【配方及用法】

黄芪 100 克，血丹参 20 克，当归 12 克，川芎 12 克，赤芍 15 克，地龙 5 克，桃仁 12 克，红花 12 克，全虫 15 克，蜈蚣 4 条，牛膝 12 克，杜仲 12 克，生地 12 克，菖蒲 12 克，木瓜 30 克，车前子 20 克。每日 1 剂，水煎服。30 天为 1 疗程，连服 3 个疗程。颅内压减轻后，将车前子减量或停服。服上方同时，另将生水蛭 20 克捣碎成粉，每日 2 次，每次 10 克冲服。服 25 天停 1 周，然后服第二个疗程。第二个疗程服完后，每日 2 次，每次 5 克，再服 1 疗程。

【荐方人】山西　窦永政

丹参、川芎等可治脑栓塞

【配方及用法】

丹参、川芎、桃仁、归尾、赤芍、葛根、熟地、红花、穿心莲、山楂、鸡血藤各 30 ~ 50 克，黄芪 60 ~ 100 克，牛膝、瓜蒌、地龙、桑寄生、防风各 20 ~ 40 克，水蛭、大蒜提取液各 100 ~ 160 克，随症加减。药用酒浸，按常规制成口服液，每次服 20 ~ 30 毫升，每日 3 次，2 个月为 1 疗程。血压高者配服降压药。

【荐方人】湖南　王文安

用荆芥、防风可治老年偏瘫

【配方及用法】

荆芥 12 克（解表药），防风 12 克（祛风药），大枣 3 枚（和中药），猪蹄空壳 1 个（祛风消栓药），葱根 3 ~ 7 棵（发汗药），韭菜根 3 ~ 7 棵（升阳药）。左不遂者，葱、韭菜根各用 3 棵；右不遂者，葱、韭菜根各用 4 棵；全身不遂者，葱、韭菜根各用 7 棵。水煎服，每天 1 剂。早、晚服，服药后盖被发汗，避风。

【备注】

忌食高脂肪和含胆固醇的食物。如服第 1 剂后无汗，说明此方对该患者无效，应停用此药。偏瘫的一侧平时发凉无汗，第一次服药后，可使患处发热有汗，此时血栓已打通，连续服至病愈，不可间断。服此药无任何副作用。

【荐方人】河南　曾广洪

白薇、泽兰可治脑出血半身不遂

【配方及用法】

白薇 15 克，泽兰 9 克，山甲 6 克。水煎服，每日 1 ~ 2 剂。

【荐方人】广东　谢亚道

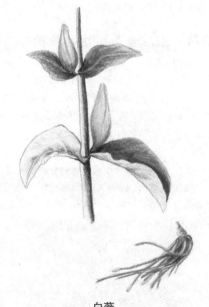

白薇

单药水蛭可治脑出血

【配方及用法】

水蛭 270 克，研粉。每次口服 3 克，每日 3 次，30 天为 1 疗程。

【荐方人】四川　李俊如

各种心脏病

醋蛋液可治心脏病

【配方及用法】

将3个鸡蛋（必须是鸡群中有公鸡的鸡蛋）用清水洗净，放入500克醋中浸泡3天，然后，将鸡蛋捞出去掉硬壳，再放入醋中继续浸泡4天，便可服用。服用时，用筷子将鸡蛋搅碎，每次喝3小勺（可用凉开水冲服），每日3次，喝完为止。一般人用500克醋即可显效。心脏病较重者，可连服几剂。

我曾走访了一位用此方治好心脏病的患者，效果显著。该患者1978年患心脏病，严重时不能走远路，稍一快走心脏就犯病，经过服醋蛋液治愈。

【荐方人】河南 陈广泽

川芎、五味子等可治心脏病

【配方及用法】

川芎20克，五味子10克，党参30克，麦冬20克，黄芪30克，甘草5克。上药水煎，煮沸15～30分钟，取浓汁约500毫升，分3次温服，每日1剂。

【功效】

对各种心脏病所引起的惊悸怔忡、心痛、头昏失眠、神疲乏力等症状具有较好的疗效，长期服用无毒副作用。

【荐方人】四川 谢薇西

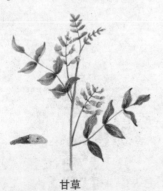

甘草

仙灵脾、制附片等治风湿性心脏病

【配方及用法】

仙灵脾45克，制附片18克，桂枝30克，王不留行30克，当归30克，桃仁30克，丹参30克，郁金30克，红花24克，五灵脂24克，生蒲黄24克，三棱24克，莪术24克，香附15克，菖蒲15克，远志10克，葶苈子10克。上药水煎，取汁500毫升，早、晚2次分服，每日1剂。

【荐方人】陕西 潘贞友

辽河参、夜交藤等治风湿性心脏病

【配方及用法】

辽河参7.5克，夜交藤7.5克，甘草粉6克，丹皮粉7.5克，当归12克，没药6克，琥珀3克，朱砂1.5克。前6味水煎后去渣，将琥珀、朱砂研为极细末，用药汁送服。隔日1剂，连用4剂大可减轻，继续服用可治愈。

【备注】

患者发高热时忌服。在服药时忌房事，生气和食腥荤、生冷之物。

【荐方人】林健

海带松可治冠心病

【配方及用法】

浸发海带200克，香油，绵白糖、精盐少许。先将浸软泡发洗净的海带放入锅内煮透捞出，再用清水洗去黏液，沥干水分后，即可把海带摆叠好切成细丝。然后在锅内放入香油，油七成热时，把海带丝稍加煸炒，盖上锅盖，略经油炸，揭开锅盖继续焙炸。当海带发硬、松脆时，便捞出沥去余油入盘，放入绵白糖、精盐拌匀即可食用。

【功效】

软坚化痰，利水泄热。对于预防高脂血症、高血压、冠心病、血管硬化等均有一定的作用。

香蕉茶防治冠心病

【配方及用法】

香蕉50克，蜂蜜少许。香蕉去皮研碎，加入等量的茶水中，加蜜调匀当茶饮。

【功效】

降压，润燥，滑肠。用治冠心病、高血压、动脉硬化及便秘等。

【备注】

每日服蜂蜜2或3次，每次2～3匙，有营养心肌、保护肝脏、降血压、防止血管硬化的效果。

南瓜粥可治冠心病

【荐方由来】

我是一个药剂师，又是一个冠心病患者，时常感到胸闷喘不过气来。用药后症状虽有所缓解，但始终未能根治。

我自家种了一点儿南瓜，从9月初起每天吃一顿南瓜粥，连吃1个月，冠心病一直没有复发。

【配方及用法】

每次取成熟南瓜100～200克，与大米同煮成稀粥，加入少许糖（稍有甜味即可），1日1顿。

【荐方人】黑龙江　姚连江

党参川芎等治冠心病

【配方及用法】

党参20克，黄芪30克，川芎、枸杞子、制何首乌、牡丹皮各15克，丹参25克，炒白术、茯苓、淫羊藿、桂枝各10克，全当归20克，炙甘草8克。将上药水煎，每日1剂，分1～2次口服，20天为1疗程。

【荐方人】吉林　孙俊久

陈氏冠心偏方膏可治冠心病

【配方及用法】

党参200克，红花90克，苁蓉120克，

茯苓120克，黄芪150克，鹿角片150克，杜仲100克，瓜蒌120克，紫河车100克，山药100克，丹参120克，五味子20克，红枣70克，当归120克，仙灵脾30克，枸杞150克，炙甘草50克，合欢皮30克，黄柏100克，赤、白芍各100克，冬虫夏草60克。上药浓煎3次，浓缩后用真阿胶90克，炼蜜250克，冰糖250克收膏。收膏后可加入人参粉50克，三七30克。每次服25克，1日服3次。服药1个月做1次心电图。

【荐方人】孙建成

葡萄酒可预防冠心病

【荐方由来】

葡萄酒含有黄酮类和多脂类有效物质成分，对血液中血小板凝集有抑制作用，最近一位美国科学家证明，1天饮1次陈酿葡萄酒（含葡萄汁20克），可以预防冠心病和脑栓塞的发生。

【配方及用法】

在20升罐坛中，把洗净晾干的紫葡萄放在其中，先放进白糖2500克，再放入2500克38度高粱酒，以泡过葡萄为度，然后放在凉爽处，塑料布封顶保存。南方地区放在地下土里保存最好。3个月后可以饮服。饮服时，勾兑2～3倍白开水。兑加白糖要甜度适宜。每次饮30～60克。此为防病、延年益寿的佳品。

【荐方人】陈永强

丹参、细辛等可治心绞痛

【配方及用法】

丹参30克，细辛3克，白芷10克，降香10克，檀香10克，荜拨10克，高良姜10克，元胡10克，徐长卿10克，薤白15克。每日1剂，水煎2次，早、晚各服1次；或将上药共研为细末，每次冲服3克。

【备注】

本方集辛温芳香之品为1剂。辛以理气行滞，温以温通血脉，芳以化浊辟秽，香以走窜通经。因而，通行心脉之力很强，可迅速缓解心绞痛。有些对硝酸甘油副作用明显

而不能耐受者，用本方尤为适宜。

【荐方人】天津　王维澎

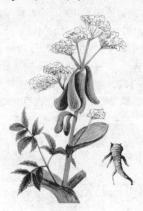

白芷

用猪胆汁泡绿豆治心绞痛

【配方及用法】

买鲜猪苦胆破开装满绿豆，封好口，挂在通风处，大约六七天绿豆泡涨，胆汁已尽，这时把绿豆倒在玻璃板上面，晒干，碾成面，即可服用。每天可服 2 ~ 3 次，每次可服 5 ~ 6 个绿豆的量，饭前、饭后服均可。病情不太重的，一般服 3 ~ 5 个猪苦胆泡的绿豆就可明显见效。

【荐方人】黑龙江　衣材建

拍打胸部可治室性期前收缩

【方法】

左手掌拍右胸部，右手掌拍左胸部，交替进行，各拍 120 次，早、晚各进行 1 次。经过 1 年多的拍打，期前收缩基本痊愈。另外两个朋友试用此法，亦治好了期前收缩。我的几位身体健康的同事，在空闲时间亦采用此法进行锻炼，感到心胸舒畅，对身体很有好处。

【荐方人】河北　刘德沛

甘草、泽泻等可治室性期前收缩

【配方及用法】

炙甘草、生甘草、泽泻各 30 克，黄芪 15 克。每天 1 剂，水煎服。自汗失眠者，先服桂枝加龙骨牡蛎汤，待症消退后再服本方。

【备注】

桂枝加龙骨牡蛎出自《金匮要略》，制法为取桂枝、芍药、生姜各 9 克，甘草 6 克，大枣 12 枚，龙骨、牡蛎各 9 克，以水 700 毫升，煮取 300 毫升，分 3 次温服。主治阴阳两虚，自汗盗汗。

红参、淡附片等可治急性心力衰竭

【配方及用法】

红参 25 克（另炖服），淡附片 30 克，干姜 10 克，桂枝 3 克，煅龙骨、牡蛎各 30 克（先煎），五味子 16 克，丹参 30 克，炙甘草 6 克。煅龙骨、牡蛎煎汤代水，再纳其他药，每剂煎 3 次，将 3 次煎出药液混合取 300 毫升，日服 3 次。严重者 2 剂合 1 剂，水煎灌服，每隔 2 ~ 3 小时服 1 次。偏阴虚者加麦冬、生地、阿胶、熟枣仁；偏血瘀水阻者加川芎、桃仁、红花、茯苓、泽泻；偏阳虚水泛者加白术、猪苓。

【荐方人】浙江　颜永潮

太子参、麦门冬等可治病毒性心肌炎

【配方及用法】

太子参 20 克（或党参 15 克，或人参 8 克），麦门冬 12 克，白芍 10 克，黄精 20 克，五味子 10 克，北五加皮 12 克，丹参 20 克，苦参 10 克，甘松 10 克，桑寄生 20 克，甘草 12 克。上药水煎服，每日 1 剂。失眠多梦、善惊者加生龙齿 30 克，炒枣仁 20 克，远志 10 克，大枣 5 枚；头晕倦怠、神疲乏力者加黄芪 24 克，白术 15 克，当归 12 克，何首乌 10 克；盗汗口渴、五心烦热者加生地 20 克，枸杞子 20 克，黄精 10 克，阿胶 10 克；胸闷、肢冷者加附子 10 克，桂枝 8 克，川芎 10 克；唇舌紫暗者加丹参 30 克，红花 10 克，赤芍 10 克，川芎 10 克；眩晕吐涎、胸脘痞满者加半夏 10 克，茯苓 12 克，菖蒲 10 克，苏梗 10 克。

【荐方人】辽宁　王安才

含服硝苯地平治慢性肺心病

【配方及用法】

硝苯地平。舌下含服硝苯地平 20 毫克，效果不好时，隔 5 分钟再含服 10 ~ 20 毫克，一般不超过 40 毫克。用药期间观察血压、心率变化，低血压者慎用此药。

【功效】

此药对慢性肺心病急性发作期伴严重喘息者效果较好，一般用药 15～20 分钟内喘息明显减轻，呼吸平稳，能平卧或半卧，肺部喘鸣音减少。

中风偏瘫

香蕉花饮预防中风

【配方及用法】

香蕉花 5 克。煎水。代茶饮。

【功效】

散热滞，活血脉。预防中风。

【备注】

香蕉花多见于我国南方，且受开花季节限制，取用多有不便，可用香蕉代替。香蕉花含有极丰富的钾，对预防中风，减少中风的发作危险很有作用。香蕉虽不及其花含钾量高，但每天坚持食用，同样具有一定的预防作用。

法半夏、制南星等可治中风

【配方及用法】

法半夏、制南星各 12 克，茯苓 15 克，陈皮、枳实、菖蒲、栀子各 9 克，黄连、远志各 6 克，瓜蒌 30 克，生大黄 9～15 克，芒硝 6～9 克。水煎服，每日 1 剂，分 2 次服。有颅内压增高者，使用中药利水剂降颅压（茯苓 30 克，猪苓 15 克，泽泻、车前子各 20 克，白术 12

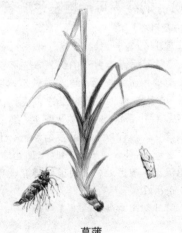

菖蒲

克）；血压偏高加服牛黄降压丸，每次服 1 丸，每日 2 次；痰热壅盛者加天竺黄 12 克；血瘀者加丹参 30 克，赤芍、鸡血藤各 15 克，桃仁 10 克，也可滴复方丹参注射液或川芎嗪注射液；胸闷纳呆者加神曲 12 克，炒谷、麦芽各 30 克；气虚者加黄芪 20 克，太子参 20 克，党参 12 克；阴虚者加生地、麦冬各 15 克。恢复期多采用综合治疗措施（针灸、理疗、功能锻炼），加快病情恢复。

【荐方人】河北 王俊国

姜汁白矾治中风休克

【配方及用法】

鲜姜汁（榨汁）1 杯，白矾 6 克。开水冲化白矾后兑姜汁。灌服。

【功效】

散风，温中，醒神。

炒桑枝、当归等可治中风偏瘫

【荐方由来】

1959 年，郭沫若患右侧肢体活动不便，影响正常工作。有人向他介绍著名医学家郑卓人。郑卓人老先生用桑枝酒为郭沫若治愈了右侧肢体活动不便。

【配方及用法】

炒桑枝 100 克，当归、菊花、五加皮各 60 克，苍术、地龙各 30 克，丝瓜络 15 克，炮附子 10 克，川牛膝 25 克，夜交藤 30 克，宣木瓜 12 克，木通 10 克。上药配黄酒 2500克，密封于罐内 10 天后把黄酒分出。将药焙干，取药研末，装入胶囊，每粒 0.3 克。每日 3 次，每次服 3 粒，2 个月为 1 疗程。每次用酒 15～20 毫升送服，以微醉为度。上半身瘫痪饭后服，下半身瘫痪饭前服。

【荐方人】刘志斌

马钱子等可治中风偏瘫

【配方及用法】

制马钱子 1.5 克,僵蚕、全蝎、当归、川芎、生地、桃仁、红花、丝瓜络、附子各 10 克,蜈蚣 5 条,白芍 30 克,黄芪 30 克。上药水煎服,每日 1 剂,水煎 2 次,取 400 毫升,早、晚饭后分服,15 天为 1 疗程。

【备注】

马钱子有毒,不可持续久服。

赤芍、川芎等可治中风偏瘫

【配方及用法】

赤芍 15 克,川芎 10 克,当归尾 20 克,地龙 15 克,黄芪 100 克,桃仁 10 克,红花 15 克。黄芪桂枝五物汤配方:黄芪 100 克,桂枝 15 克,白芍 20 克,生姜 10 克,大枣 15 克。上二方药煎 15 ~ 20 分钟,取汁约 200 毫升,日服 3 次。可配再造丸之类同服,效果更佳。

【荐方人】辽宁　何美贤

其他循环系统疾病

红花、透骨草可治静脉曲张

【配方及用法】

红花、透骨草各 62 ~ 93 克,用等量的醋和温水把药拌潮湿,装入自制的布袋(布袋大小根据患部大小而定)。把药袋敷于患处,用热水袋使药袋保持一定温度。每次热敷半小时左右,每天 1 次,一般 1 个月左右痊愈。每剂药可用 10 多天,用完再换 1 剂。每次用后药会干,下次再用时,可用等量的温水和醋把药拌潮湿。

【荐方人】辽宁　刘富久

七叶一枝花加醋汁外涂治静脉炎

【配方及用法】

七叶一枝花、醋。在平底瓦盘中放醋 20 毫升,将晒干的七叶一枝花根茎放在瓦盘中研磨成汁状(相当于粉状七叶一枝花根茎 5 克,置于 20 毫升白醋中),而后用棉签外涂患处,每天 3 ~ 4 次。

【出处】《新中医》(1987 年第 2 期)、《单味中药治病大全》

六神丸治输液后静脉炎

【配方及用法】

六神丸适量。六神丸研末,用酒调成糊状,均匀摊在消毒纱布上,敷于患部,胶布固定。24 小时换 1 次,干后滴酒以保持湿度,至局部痛消变软为止。

【出处】《四川中医》(1993 年第 4 期)、《单方偏方精选》

水蛭、全蝎等可治血栓闭塞性脉管炎

【配方及用法】

制松香 1.2 克,水蛭 1 克,全蝎 0.8 克。以上为 1 次量,共为细末,冷开水送服(或装胶囊内吞服)。每天 3 次,30 天为 1 疗程。外敷松桐膏:松香 220 克研细末,用 100 毫升生桐油调为糊状。敷前先用 10% 食盐水洗净创面,小心去除坏死组织,将松桐膏摊敷在整个创面上,用纱布包扎,每天换药 1 次。

【荐方人】陕西　程玉安

宫粉、铜绿等可治栓塞性脉管炎

【配方及用法】

宫粉 49 克,铜绿 93 克,乳香 1.5 克,发灰(需无病青年男子的头发,先将头顶心发剪掉用碱水去垢,再洗去碱水,烧炭存性)68 克,香油(陈的佳)250 克,川蜡 31 克。用小铁锅一个,放火炉上,置油蜡入锅熔化,再入以上药品搅匀熬膏,倒出搅凉密封。将药膏摊于桑皮纸上,四边迭起,以免流出,敷患处,上面盖以棉花,用绸或软布包好。

【荐方人】河北　郭洪飞

仰卧举腿可治下肢静脉曲张

【荐方由来】

我站讲台二十几年后，患静脉曲张，左腿内侧静脉形成大结，有痛感。医院要给切除，但我无暇住院。自己仰卧，将腿抬起，1分钟后，曲张现象即消。于是早晚2次仰卧，将两足垫得比枕头还高，以便于静脉回流，日久天长曲张现象逐渐减轻。现在我每天早、晚仍坚持仰卧举腿几分钟，曲张现象已基本消失。

【荐方人】杨果著

黄芪、白术等治白细胞减少症

【配方及用法】

黄芪60克，白术20克，茯苓20克，党参20克，山药20克，鸡血藤30克，当归15克，女贞子15克，旱莲草15克，大枣15克，炙甘草10克。水煎服，每日1剂，每10日为1疗程。血虚甚者加熟地、白芍各30克；兼有气虚、气滞者加枳壳、木香各15克；阳虚者加淫羊藿30克；阴虚者加天花粉、麦冬各20克；舌苔厚腻者去大枣，加砂仁、白蔻仁各6克。

【出处】《陕西中医》（1991年第12期）、《实用专病专方临床大全》

黄芪母鸡汤可治白细胞减少症

【配方及用法】

生黄芪50克，鸡血藤30克（打碎），大母鸡一只（乌骨、乌肉、白毛者最佳）。宰一母鸡，取其血与黄芪、鸡血藤二药搅拌和匀，并将其塞入洗净去毛（留心肝肺及鸡内金）的鸡腹腔内，后缝合腹壁，水适量不加任何作料，文火煮之，以肉熟为度，去药渣吃肉喝汤，用量因人而异，每隔3～4天吃一只。

【荐方人】内蒙古 刘瑞祥、王俊义

鸡血藤等可治白细胞减少症

【配方及用法】

鸡血藤30克，大熟地24克，杭芍18克，当归12克，枸杞子24克，山萸肉24克，炙黄芪30克，锁阳9克，巴戟天12克，补骨脂12克。水煎服，每日1剂。脾虚者加山药30克，生麦芽30克，生白术30克；肾虚者加女贞子24克，旱莲草30克。

【备注】

服本方期间，停服其他任何药物。

【出处】《山东中医杂志》（1985年第4期）《实用专病专方临床大全》

黑芝麻鸡蛋治血小板减少性紫癜

【配方及用法】

黑芝麻30克（捣碎），鸡蛋2个（去壳），加适量白糖或少许食盐，同煮熟分2次服。每天1剂，连服10天。

【出处】《广西中医药》（1978年第4期）、广西中医学院《广西中医药》增刊（1981年）

还阳参、大叶庸含草等可治血小板减少性紫癜

【配方及用法】

还阳参20克，大叶庸含草50克，紫丹参20克。将上药洗净、晒干共为末。每日服1次，每次服10克。用鲜猪瘦肉（或猪肝）30克左右，剁细后与上药拌匀，加水100克，蜂蜜20克左右，放入锅中蒸熟后即可。服10包为1疗程。

【荐方人】云南 赵宏遂

肿节风片可治疗血小板减少性紫癜

【配方及用法】

肿节风（金栗兰科草珊瑚，属植物草珊瑚）片（每片含生药2克）。成人每次6片，每天3次，小儿酌减。急性出血明显者，每天4次。

【出处】《中医杂志》（1980年第12期）、广西中医学院《广西中医药》增刊（1981年）

茜草根、生地等可治过敏性紫癜

【配方及用法】

茜草根30克，生地15克，元参12克，丹皮、防风、阿胶、白芍、黄芩各10克，甘草6克，小儿酌减。水煎服，每天1剂，连服3剂即见紫癜消退，腹痛和便血均减轻，再服3剂痊愈。

【荐方人】山东 梁兆松

生甘草可治过敏性紫癜

【配方及用法】

生甘草30克，水煎，分2次服，连服5～10日。一般用药3～6天症状消失，停药后无复发。

【出处】《民族医药报》（1993年12月3日）

生地、丹参等可治疗过敏性紫癜

【配方及用法】

生地、丹参、益母草各30克，路路通、赤芍、紫草、地榆、川芎、丹皮、栀子、甘草各10克，三七粉（冲服）6克。上药煎20～30分钟取汁，约250毫升，睡前服。依此法再煎1次，早起服。病重者加犀角粉（冲服，可用水牛角粉代）1.5克；关节痛者加牛膝、黄柏、苍术各15克；腹痛者加杭芍、元胡各12克；肾脏损伤者加大小蓟、茅根各30克，车前子、木通各10克；后期蛋白尿血尿不除或瘀斑不消者加桃仁、红花、五灵脂各10克；气虚者加黄芪30克；阴虚者加玄参、麦冬各15克。

【荐方人】河北 郑德柱

服醋蛋液可治动脉硬化症

【配方及用法】

陈醋100毫升，放入带盖茶杯中，杯内再放一个新鲜鸡蛋，盖上盖密封4天后，将鸡蛋壳取出，把鸡蛋和醋搅匀，再盖上盖密封3天即可服用。每剂可用7天，第一剂药服到第三天可制下一剂。每次口服5毫升，每日3次。

【荐方人】何银芳

黄连、黄芩可治脑血管硬化

【配方及用法】

黄连微炒，黄芩微炒，各50克研末，白芷25克，制蜜丸，每丸6克。每天服1次，饭前服。一般3天后有效。

【荐方人】河南 刘学堂

水蛭可治脑动脉硬化

【配方及用法】

将生水蛭研末，以温开水冲服，每次3～6克，每日2次，15天为1疗程，连用2～3个疗程。

【荐方人】甘肃 任伟

首乌、女贞子可治脑动脉硬化

【配方及用法】

首乌、女贞子、仙灵脾、丹参、当归各20～25克，川芎、山楂、玉竹各15克，枸杞子、红花、牛膝各10克，水煎服。每日1剂，上下午各服1次，20～30天为1疗程。如有改善（症状和脑血流图好转，血黏稠度、血脂降低），则再用1～2个疗程巩固。如见气虚加黄芪15～30克，党参10克；痰浊加胆南星5克，制半夏9克；四肢麻木不灵活者加地龙15克，僵蚕10克；肝阳上亢血压高加天麻6克（另炖服），钩藤12～15克，决明子15克。

【荐方人】广西壮族自治区 何泽明

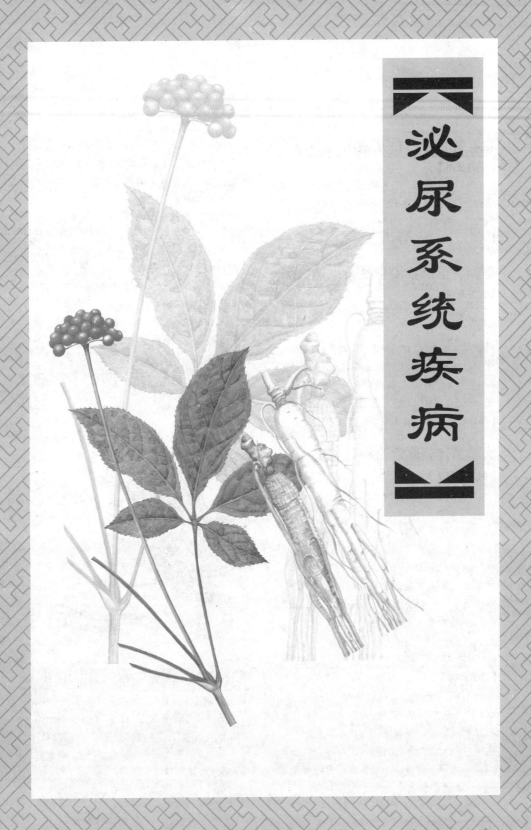

泌尿系统疾病

肾炎

白花蛇舌草、白茅根治肾炎

【配方及用法】

白花蛇舌草、白茅根、旱莲草、车前草各9～15克。将上药水煎，分2次口服，每天1剂。1周为1个疗程。

【荐方人】 重庆 邓明材

刺梨、丝瓜根治急性肾小球肾炎

【配方及用法】

刺梨根鲜品200克（干品100克），丝瓜根（干鲜均可，如无根，用丝瓜叶和丝瓜络代替）4根，红糖30克，鲜瘦猪肉100克。先将丝瓜根、刺梨根放入砂锅内煎30分钟，再将红糖、瘦猪肉放入煎30分钟后取出，喝汤吃肉，每天1剂，连服3剂为1疗程。

【荐方人】 四川 杨从军

大戟煎汁顿服治肾小球肾炎

【配方及用法】

取手指大小的大戟2～3枚(10～30克)，上药刮去外皮，以瓦罐煎汁，顿服，服后多出现呕吐及腹泻水液。间隔数天再服，剂量及间隔时间视患者体质及症状灵活掌握。个别气血虚衰患者，于水肿消退大半后，用大戟复方（大戟、锦鸡儿、丹参各15～30克）轻剂缓服，需40～50剂。

【荐方人】 甘肃 王忠华

用白茅根治肾炎

【荐方由来】

1961年我患上肾炎，住院治疗几个月，病情有所控制，但未能根治。出院以后，长期服中药治疗，但小便化验总是有蛋白、红细胞、白细胞和颗粒管型。

听人说，此病叫作富贵病，无特效药可治，只能吃中药慢慢调养。我真有些灰心了，

认为病治不好，时间拖长了，可能会成尿毒症。后来，一位朋友告诉我，白茅根可以治肾炎，于是，我让住在乡下的弟弟替我挖了些白茅根，足有十多千克。

当时，我在一所省属重点高中教书，一个人，煎药不方便，于是我就在蒸饭罐里放100克白茅根另加300克水蒸制，每天将蒸制的汤分2次服下。服1个月左右，效果出现了，水肿消退了。后来继续服了3个月，化验小便蛋白、颗粒管型消失了，病痊愈了。

30年过去了，我的肾炎没有复发过。看来，白茅根真的能根治肾炎病。

【备注】

服药应当有耐心，应根据自己的病情决定服药的时间和剂量。

【荐方人】 齐斌

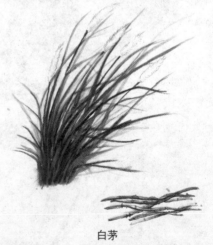

白茅

用猪尿泡、茴香子熬水喝治肾炎

【配方及用法】

茴香子150～250克，猪尿泡1个（内带尿）。将茴香子装在猪尿泡里面，挂在阴凉处风干（最好经过一个夏天）。用时，用水煎熬，喝水，每剂熬3次。

【荐方人】 辽宁 高元良

水煎山楂可治肾炎

【配方及用法】

山楂90克（1日量），水煎，分3次服，连服7日。

【荐方人】 河北　裴开田

商陆、泽泻治急、慢性肾炎

【配方及用法】

商陆6克，泽泻15～30克，生韭菜12～180克。用清水浓煎温热服。上药为成人一日量，小儿按年龄酌减。急性肾炎可单用上方；亚急性肾炎于方内加茯苓皮31克，五加皮15克；慢性肾炎加黄芪31克，木瓜15克；营养性浮肿加薏米62克。一般服4～10剂即可愈。

【荐方人】 黑龙江　刘玉春

用翘芩四皮汤治急性肾炎

【配方及用法】

连翘30克，黄芩10克，茯苓皮30克，桑白皮15克，大腹皮15克，冬瓜皮30克，桔梗10克，泽泻15克，车前子30克，益母草30克。成人每天1剂，水煎服，儿童酌减药量。表证明显者去黄芩加二花30克，麻黄8克，浮萍10克；热重血尿者重用连翘、黄芩量，另加生地、元参、小蓟、白茅根；湿重浮肿严重者减黄芩、连翘量，重用四皮；血压高者加生地、元参，过高者加钩藤，夏枯草、珍珠母。

【荐方人】 陕西　钱嘉颖

用活鲫鱼、大黄治急、慢性肾炎

【配方及用法】

活鲫鱼2条（每条30克以上），地榆15～30克，鲜土大黄9～15克。将鱼洗净，与上述中药同煮沸，睡前半小时或1小时吃

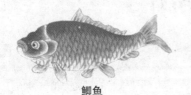

鲫鱼

鱼喝汤。每天1剂，3～5剂为1疗程。

【备注】

愈后百日内不得吃公鸡、鲤鱼。

猪苓、茯苓可治急、慢性肾炎

【配方及用法】

猪苓、茯苓、白术、泽泻、桂枝、桑皮、陈皮、大腹皮、茯苓切各10～15克，小儿酌减。水煎服，每天1剂。

【功效】

化气利水，健脾祛湿，理气消肿。

泽漆、泽泻等可治急性肾炎

【配方及用法】

泽漆、泽泻各30克，半夏、紫菀、白前各12克，黄芩、茯苓、白术各15克，桂枝、甘草各6克，生姜5片。加减：浮肿明显者加大腹皮15克，茯苓皮20克；血尿严重者加白茅根、仙鹤草各30克；尿蛋白"+++"以上者加芡实、金樱子各30克；血压偏高者加石决明30克，钩藤15克；恢复期去黄芩加生黄芪、菟丝子各30克，枸杞、党参各15克。每天1剂，水煎服，2周为1疗程。

【荐方人】 湖南　曾社祥

芪玉汤治肾炎蛋白尿

【配方及用法】

黄芪、玉米须、糯稻根各30克，炒糯米一撮。上方煲水代茶饮，分数次服，每天1剂，切勿间断，连服3个月。蛋白消失后，第4个月开始可隔1～2天服1剂，忌食盐、油炸物。

【荐方人】 广东　梁泉健

老生姜、大枣可治急慢性肾炎

【配方及用法】

老生姜500克，大枣500克，红糖120克，黑、白二丑20克。将生姜去皮捣烂，取汁；红枣煮熟去皮、核；二丑研碎成面。4味同放入碗内拌匀，在锅内蒸1小时后取出，分为9份，每次1份，每天3次。连服2剂即可见效。服药期间，严禁吃盐。

【备注】

　　服时均匀嚼烂；禁酒和高脂肪及对胃有刺激性的食物；服用此药停用其他中药；孕妇禁服。

【荐方人】河南　杨传启

蝼蛄鸡蛋可治肾炎

【配方及用法】

　　蝼蛄（不是药杀死的）3个，鲜鸡蛋1个。把蝼蛄弄死，放在瓦片上焙黄焦，研成粉末，装进一个鲜鸡蛋（先打一个洞）里，然后用红黏土泥包裹鸡蛋（泥厚约半厘米），放入炭火中烧熟吃。每天1个，连吃10个。

【备注】

　　蝼蛄，别名天蝼，俗名土狗。《本草纲目》记载，蝼蛄，气味咸寒，无毒。主治水肿、头面肿，利大小便，通石淋，能治十种水病，大腹水病，石淋作痛，小便不通。

【荐方人】河南　郑学写

用西瓜和红皮蒜治急性肾炎

【配方及用法】

　　大西瓜1个，红皮蒜13头，去皮。把西瓜挖一洞，将蒜放入洞内，用瓜皮塞住洞口，洞口向上，放锅内用水煮至蒜熟，吃蒜和西瓜。此方为2天用量。一般服用14个西瓜可治愈。

【备注】

　　防止瓜汁流出洞口。

用西瓜可治急、慢性肾炎浮肿

【配方及用法】

　　西瓜汁200克，西瓜皮200克。将上二味加水适量，煎15分钟左右，去渣温服，每天2次。

【备注】

　　西瓜有清热解暑；除烦止渴，利小便的作用。现代药理研究证实：瓜肉中的瓜氨酸及精氨酸部分能利尿。《现代实用中药》载："西瓜为利尿剂。治肾脏炎浮肿、糖尿病、黄疸。"

麻黄、浮萍可治急性肾炎

【配方及用法】

　　麻黄3～6克，浮萍9克，生石膏18～30克，茯苓皮、冬瓜皮各30克，陈皮6克，细辛3克。每天1剂，每剂可服2～3次。此方以麻黄解表发汗利尿，浮萍发汗行水，生石膏走阳明肌腠，监制麻黄之辛温，并解肌退热；茯苓皮、陈皮、冬瓜皮行气利水，与麻黄、浮萍内外分消、表里通彻；细辛入肾开关，使水下行。凡急性肾炎有发烧、浮肿者，用此祛风利水、内外分消之法，常获奇效。

【荐方人】马崇生

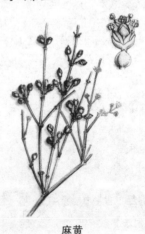

麻黄

泌尿系统结石

金钱草、鸡内金等可治肾结石

【配方及用法】

　　金钱草、鸡内金各30克，海金沙25克，

石苇、冬葵子、当归、川芎、三棱、莪术、黄柏、泽泻各20克，枳壳、甘草各15克。上药冷水浸泡30分钟后，文火水煎20分钟取汁300

毫升,分3次服。腰酸痛者加山萸肉、杜仲各20克,有积水者加猪苓、茯苓皮各30克。

【荐方人】黑龙江 赵淑兰

金钱草、白茅根可治肾结石

【配方及用法】

金钱草15克(鲜药31克),白茅根62克,地骨皮46克,兑水2~2.5千克,水煮沸后文火煎10~15分钟,滤出汁液,放温后代茶饮。一次饮不完,装进保温瓶里,每天饮数次。每剂药煎2次,煎第二次时适当少添些水。每天1剂。菠菜子1.5千克,放锅内文火焙黄,研面过罗干吃或温开水冲服。每天3~4次,服62~93克,7天为1疗程。轻者1个疗程,重者2个疗程。若无特殊情况,一般不超过3个疗程,即可治愈。

【备注】

患者服药期间忌房事,忌食生冷和荤腥食物,宜多休息,多吃素食和新鲜蔬菜。

滑石木通可治肾结石

【配方及用法】

滑石20克,木通6克,金银花10克,车前草12克,金钱草15克,海金沙15克,瞿麦10克,泽泻10克,萹蓄10克,甘草10克,生地10克。上药水煎服,每天1剂,分3次服,连服5剂为1疗程。一般经2~3个疗程,肾结石病可愈。

【备注】

在进行中药治疗的同时,每天大量饮水,并在楼梯上或平地上多跳动,促使结石化小和排出。

【荐方人】湖南 谢长文

金钱草、海金沙等可治疗泌尿系统结石

【配方及用法】

金钱草50克,海金沙30克,鸡内金20克,石苇20克,滑石(包煎)30克,大黄(后入)10克,丹参30克,木通10克,芒硝(冲服)5克。腰痛甚加杜仲20克,白芍20克;血尿加茅根20克,小蓟20克,减去丹参30克;排尿痛加瞿麦25克,郁金15克;腹泻

去大黄10克,芒硝5克。煎服方法:加清水1500毫升,浸泡1小时,文火煎30分钟,取200毫升药液;二煎加清水1700毫升,煎成200毫升,两煎药液混合,早、晚各空腹服200毫升药液,芒硝冲服。

【荐方人】黑龙江 张淑芝

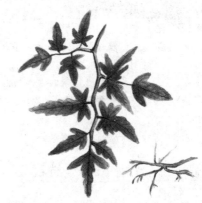

海金沙

核桃仁可治胆肾结石

【配方及用法】

核桃仁50克(生、熟各一半碾成粉),冰糖粉50克,熟香油50克(菜油、花生油均可)。服时将三样混合成糊糊即可,每天早、晚各服一半。服完后,仍按上述配方继续配食。

【荐方人】云南 何思问

金钱草、胡桃肉等治泌尿系统结石

【配方及用法】

四川大叶金钱草、胡桃肉各50克,生地、冬葵子、滑石(包煎)、炒车前子(包煎)、川牛膝各25克,瞿麦、净芒硝(另包,分3次服)各20克,石苇15克,生甘草10克。每天1剂,水煎分3次服。此外,芒硝、海金砂各100克,琥珀30克,硼砂20克,研成极细末,每天5克,分3次服。

【荐方人】河南 马英才

金钱草、海沙藤可治尿路结石

【配方及用法】

取金钱草、海沙藤各60克,鸡内金15

克，每天 1 ～ 2 剂，加水煎汤代茶频饮，可大增尿量和稀释尿液，能加强对结石的冲刷力，使结石缩小排出体外。本方适合治疗不需手术的输尿管、膀胱等尿路结石。

【荐方人】潘彦清

鹿角霜治尿路结石

【配方及用法】

鹿角霜 30 克，菟丝子、鸡内金、石苇、海金沙、白芍各 12 克，生甘草梢、王不留行各 9 克，琥珀 1 克（吞），金钱草 15 克，乌药、桃仁各 6 克。水煎服，每天 1 剂。

【功效】

温肾壮阳，排石活血，化瘀通络。

火硝滑石治疗泌尿系统结石

【配方及用法】

火硝 6 克，滑石 18 克。在铁勺上放纸张，把火硝倒在纸上，不让其接触铁器，放在文火上炒黄。炒黄的火硝与滑石置入药煲中，加水一大碗，煎服 10 分钟，倒出药汁服用，每天 1 剂，每天服 2 次，连续服用至尿石排出为止。

【荐方人】广西 王唯懿

鲜杉树脑头可治尿道结石

【荐方由来】

我今年 60 岁，1980 年患尿道结石症，每次小便疼痛难忍。后来经一位老太太传方，用 36 个新鲜杉树脑头，加红糖、白糖各 100 克，用水 2 碗煎服，连服三四天，半粒绿豆大的尿道结石就从小便中排出来了。

【荐方人】浙江 王星田

杉树枝脑头可治尿道结石

【配方及用法】

用杉树枝尖脑头鲜枝叶 36 个（约 120 克左右），加入红糖、白糖各 60 克，用水 3 碗煎熬成 1 碗温服。每天 2 次，连服 3 ～ 5 日。

【备注】

结石从尿道中排出，排石时阴茎头有触电似疼痛。结石排出后，一切正常，永不复发。

两头尖等可治膀胱结石

【配方及用法】

两头尖 30 粒，牛膝、炮山甲、归尾各 6 克，川楝 9 克，赤苓 12 克，大麦秆（切碎）60 克。用急流水煎服，头煎服后 3 ～ 4 小时如未排出尿石，要将原药再煎 1 次服，如仍无效，再服至排出尿石为止。一般每天服 1 ～ 2 剂，每隔 4 ～ 8 小时服 1 次。四岁以上儿童可照此量给服，病儿过于羸弱可酌减。

【荐方人】山东 王学庆

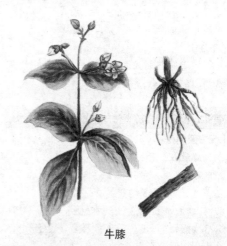

牛膝

鲜地锦草治泌尿结石

【配方及用法】

鲜地锦草 100 ～ 200 克，洗净捣烂，置一大碗中，煮沸糯米酒 250 ～ 300 毫升，覆盖待其温热适当时服用（焖 10 分钟以上，服时不要将碗盖揭开），每天服 1 ～ 2 次，7 ～ 10 天为 1 疗程。

【备注】

本药最好用鲜品，尤以 7 ～ 9 月的鲜地锦草为宜。用药量不宜少于 100 克，否则疗效不显。

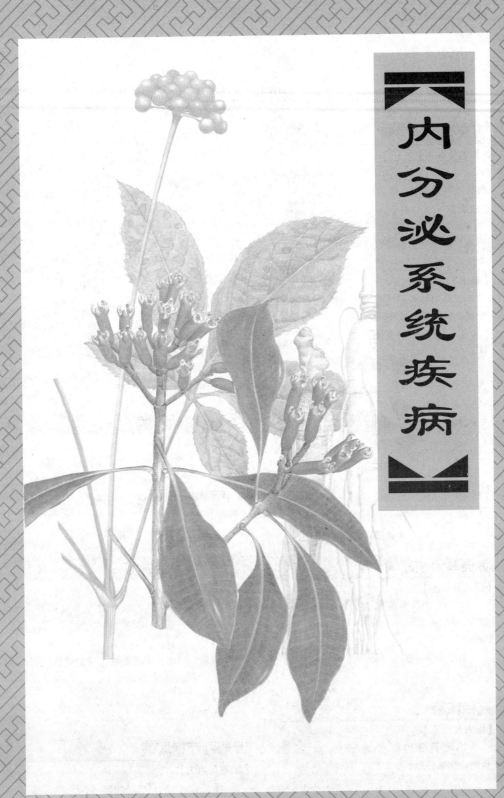

内分泌系统疾病

糖尿病

山药粥治糖尿病

【配方及用法】

山药 40 克，粳米 60 克。将山药切成小块，加粳米和适量的水熬成粥。顿服，1 日 2 次。

【功效】

山药味甘、性平，入肺、脾、肾经。它含有黏液蛋白，有降低血糖的作用，是糖尿病人的食疗佳品。

【备注】

山药有收涩的作用，故大便燥结者不宜食用，另外有实邪者忌食山药。

【荐方人】广州 邱新诚

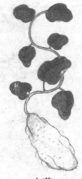

山药

黄连等治糖尿病

【配方及用法】

黄连 8 克，黄芪 20 克，黄柏 15 克，生地 15 克，煎水服用。

【备注】

此为糖尿病的急性期药方。

【荐方人】王润华

葛根降糖

【配方及用法】

方一：葛根 30 克，大米 60 克，加水适量，煮粥，早晚各服一次。

方二：葛根 30 克，白茅根 60 克，加水适量，煮汤，饮服。

【荐方人】孟平

玉米须降糖

【配方及用法】

方一：玉米须 30 克，白茅根 40 克，每天 1 剂，水煎服，早晚各一次。

方二：玉米须 60 克，泡开水当茶饮。

【荐方人】辽宁 高金生

桑叶降糖

【方法】

用桑叶 15 克，泡开水当茶饮，每日 1 壶，30 天后有明显效果。

【荐方人】河南 张洛

冷水茶治糖尿病

【配方及用法】

茶叶 10 克（以未经加工的粗茶为最佳，大叶绿茶次之）。将开水凉凉，取 200 毫升冷开水浸泡茶叶 5 个小时即可。

【备注】

禁用温开水冲泡，否则失去疗效。

煮玉米粒治糖尿病

【配方及用法】

玉米粒 1000 克。加水煎煮至粒熟烂。分 4 次服食，连服 1000 克。

【功效】

清热，利尿，降低血糖。用治糖尿病尿味带甜、身有浮肿、尿量增多。

【备注】

胃寒者应少食。

苦瓜可疗糖尿病

【配方及用法】

取苦瓜 250 克，洗净切碎，水煎半小时，频服，每次一茶杯；或把苦瓜烘干，碾成粉，压成片剂，每片重 1.5 克，每天服 3 次，每次 15 ~ 25 片，饭前一小时服。无副作用。

【荐方人】黑龙江　谭林

黑木耳、扁豆治糖尿病

【配方及用法】

黑木耳、扁豆等份。晒干，共研成面。每次 9 克，白水送服。

【功效】

益气，清热，祛湿。用治糖尿病。

用苞米缨子煎水治糖尿病

【配方及用法】

取苞米棒子尖部突出的红缨子 100 ~ 200 克，用煎药锅加水煎煮，日服 3 次，每次两小茶杯，不用忌口。连服效果显著。

【荐方人】辽宁　梁殿喜

常食南瓜治糖尿病

【配方及用法】

南瓜（番瓜、倭瓜、北瓜）。熟食，或当主食食用。

【荐方人】贵州　刘鸣菊

核桃、木耳炖红皮鸡蛋治糖尿病

【荐方由来】

我患糖尿病已 7 年，药疗、食疗及控制饮食都做过，但效果不大理想，血糖很不稳定。后来，我在《安徽老年报》上看见一个治糖尿病土方：用核桃、木耳炖红皮鸡蛋空腹吃，不放作料，2 个月即可痊愈。方中介绍每次放 2 片大木耳，2 个核桃仁，敲碎以后放在稍加水的 2 个鸡蛋里炖好炖熟。我觉得大木耳、大核桃的"大"字不好掌握，干脆两样都磕碎各放在一个大口瓶里，每天早上用汤匙各舀一匙。三样东西（木耳、核桃仁、鸡蛋）都是有营养的，估计放多了也没副作用。

我按此法服 27 天后去化验，血糖下降到 6.3mmol/L，基本正常。我很高兴，准备继续服到第二个月月底再去化验。从目前的感觉来看，情况是良好的，脸色比过去好，小便

次数也减少了。

这个土方的三样东西都买得到，又不难吃，患糖尿病的病友们不妨试一试。

【荐方人】云南　王鹏飞

元参、麦冬可让血糖指数恢复正常

【配方及用法】

元参、麦冬、熟地、黄芪各 90 克，云苓、栀子、花粉各 15 克，山萸肉 30 克，豆豉 45 克，知母 30 克，水煎服。每剂煎 3 次，将 3 次药汁混合搅匀，早、中、晚饭后各服 1 次。

【荐方人】河南　黄福林

泽泻、玉竹等可治糖尿病

【配方及用法】

泽泻、玉竹、沙苑、蒺藜各 13 克，山药、桑白皮、枸杞子各 15 克，玉米须 9 克。上药水煎服，小儿酌减。服药 7 剂为 1 疗程，忌食生冷、辛辣及萝卜、羊肉。

【荐方人】河南　张子英

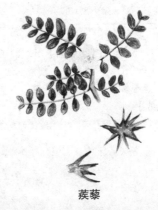

蒺藜

用马齿苋水煎服可使血糖降至正常

【荐方由来】

一位姓胡的女士，因多饮、多食、多尿和全身疲乏无力，前来就诊。查尿糖四个"+"，血糖 220mg/dL，确诊为糖尿病。曾用益气养阴之品，无明显效果。后改用干马齿苋 100 克，水煎两汁，早、晚分服，每天 1 剂，停服其他药物。7 天后，尿糖"－"，血糖下降，再服 1 个月，血糖至正常。

【荐方人】吉林　乔福胜

肥胖症

山楂泡茶饮可助减肥

【荐方由来】

我老伴今年 72 岁,胖得连走路都不方便,减食也不生效。今春听一个亲戚说用山楂泡茶喝可减肥,于是抱着试试看的想法,买了 1.5 千克山楂开始泡茶喝。喝了 1 个多月觉得有效,现在已喝了 4 个月,感觉行动各方面利索多了。

【方法】

山楂片每次泡 20 多片。冷天泡 1 次喝 2 天,热天泡 1 次用 1 天,最后把山楂吃了。不能间断,每天不定量,想喝就喝,最好有意识多喝点儿。

【荐方人】河南　曲海岳

口服苦硫糖可助减肥

【配方及用法】

硫酸镁 5 克,红糖 20 克为 1 份,包 100 包,放在避阴干燥的地方备用。每日晨起服 1 包苦硫糖,连服 100 天,体重可下降 3 千克。

【功效】

硫酸镁有强烈的苦、涩味,有分解脂肪的能力,可减少脂肪的吸收,排出过多的水分。

吃生萝卜可助减肥

【荐方由来】

我偶从医书中看到,某某因吃生萝卜,不但达到减肥的目的,而且吃萝卜使他戒了烟酒,治好了心绞痛病。我见后仿做,坚持每天生吃半个心里美萝卜,直到现在,已有半年时间,啤酒肚基本没有了,体重减轻了 6.5 千克,自我感觉轻松多了。而且这种方法不必减食挨饿,每餐只要少吃一点儿即可。

【荐方人】杨永泉

荷叶茶可助减肥

【配方及用法】

荷叶 15 克（如有新鲜荷叶则用 30 克）。将荷叶加入新鲜清水内,煮开即可。每日将荷叶水代茶饮服,连服 60 天为 1 疗程,一般每 1 疗程可减轻体重 1 ~ 2.5 千克,按剂量长期服用疗效更佳。

【荐方人】山东　吴家群

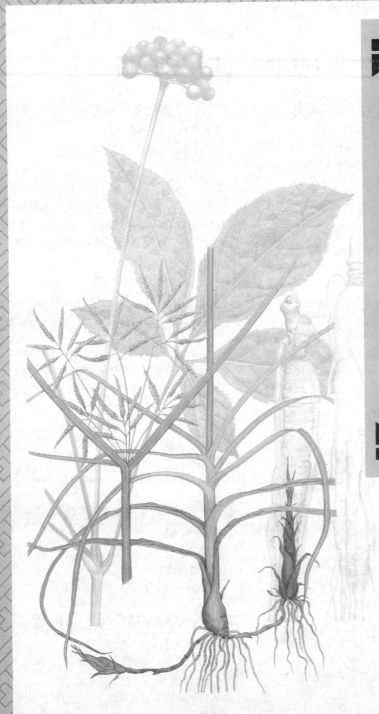

神经系统疾病

三叉神经痛、坐骨神经痛

用川芎止痛汤治疗三叉神经痛

【配方及用法】

川芎 20 ~ 30 克，荆芥、防风、全蝎、萆薢各 10 ~ 12 克，蜈蚣 2 条，天麻 10 克，细辛 3 克。寒重加制附子 20 ~ 30 克（先煎）；热重加生石膏 20 ~ 30 克，黄芩 12 克，黄连 9 克；便干加大黄 15 克；瘀重加赤芍 12 ~ 15 克，丹参 30 克，五灵脂 12 克；阴虚加生地、女贞子、龟板各 15 克，黄柏、知母各 12 克。水煎服，每天 1 剂，重者 2 剂。

【功效】

祛风通络，散寒止痛，活血化瘀。

【备注】

按临床观察表明，方中川芎剂量小于 12 克，效果较差，用至 20 克则获高效、速效，并未见任何副作用。细辛用至 6 克也未见不良反应。

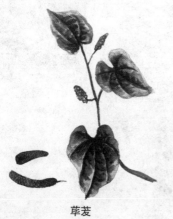

萆薢

川芎、白芷等治疗三叉神经痛

【配方及用法】

川芎 30 克，白芷 8 克，白芥子、白芍、香附、郁李仁、柴胡各 10 克，甘草 5 克。水煎 2 次，两汁混匀，分 2 次服。6 天为 1 疗程，一般 2 ~ 3 疗程可愈。

【荐方人】山西 张起生

白芷、白蒺藜等可治疗三叉神经痛

【配方及用法】

白芷、白蒺藜、白附子、白僵蚕、煨川楝子各 9 克，地龙 15 克，全蝎、蜈蚣各 5 克，白芍、川芎各 30 克，肉桂 1.5 克。因寒而触发者，白芷可加至 15 克，加制川乌、制草乌各 6 克；因热而发者，加菊花 9 克，决明子 15 克；大便干结或闭塞者加生大黄 6 ~ 9 克。

【荐方人】上海 魏东华

向日葵盘治三叉神经痛

【配方及用法】

向日葵盘 100 ~ 200 克（去子），白糖适量。将向日葵盘掰碎，分 2 次煎成 500 ~ 600 克的汤，加白糖。每天早晚饭后 1 小时服下。若病情较重，可日服 3 次，服量也可加大一些。可根据病情灵活掌握疗程。为防止复发，病愈后可多服几日，以巩固疗效。

【功效】

清热解毒，逐邪外出。用治三叉神经痛。

麝香塞耳可治三叉神经痛

【配方及用法】

麝香少许，用绵纸包裹，塞入耳孔内（哪边痛，塞哪边）。

【荐方人】河南 尤永杰

地龙、全蝎等可治三叉神经痛

【配方及用法】

地龙 5 条，全蝎 20 个，路路通 10 克，生南星、生半夏、白附子各 50 克，细辛 5 克。上药共研细末，加药末量一半的面粉，用酒调成饼，摊贴太阳穴，用纱布包扎固定，每天 1 次。

【荐方人】河北 赵士良

寻骨风泡酒可治三叉神经痛

【配方及用法】

寻骨风 500 克，浸于 50 度 2500 毫升高粱白酒中，密封，1 周后即可服用。每日早、晚各服 20 毫升，外用药棉蘸酒敷于下关穴，干则易之。

服醋蛋液可治三叉神经痛

【荐方由来】

我从 1967 年患三叉神经痛，闪电式的剧烈疼痛使我食不能进，话不能说，真是痛苦。患病期间，多方治疗未见效果，我抱着试一试的想法，于 1987 年 12 月中旬开始服用醋蛋液，服了 2 个醋蛋液后感觉疼痛减轻，阵发性头痛时间缩短了，次数也减少了，继续服用效果显著。

【配方及用法】

将 250 毫升左右的食用醋（米醋用低度的，9 度米醋应用水稀释）倒入铝锅内，取新鲜鸡蛋 1 ~ 2 个打入醋里，加水煮熟，吃蛋饮汤，1 次服完。

【荐方人】山东 杨希宗

祁蛇、蜈蚣可治坐骨神经痛

【配方及用法】

祁蛇（或乌梢蛇）、蜈蚣各 10 克。焙干研成粉，等份分成 8 包。首日上下午各服 1 包，继之每天上午服 1 包，7 天为 1 疗程。每疗程间隔 3 ~ 5 天，一般 1 ~ 2 个疗程可显效至痊愈。

【备注】

患者一般在药后可有全身及患肢出汗或灼热感，有的可出现短暂性疼痛及麻木，不久即消失。

桃仁、红花等可治坐骨神经痛

【配方及用法】

桃仁、红花、当归、地龙各 15 克，川芎、甘草、没药、五灵脂、牛膝各 10 克，秦艽、羌活、香附各 5 克。水煎服，每天 1 剂，分早晚 2 次，空腹温服。

【荐方人】吉林 刘丽花

乳香、没药可治坐骨神经痛

【配方及用法】

制乳香 12 克，制没药 12 克，当归 20 克，川芎 15 克，丹参 30 克，玄胡 15 克，杜仲 15 克，川断 15 克，鸡血藤 30 克，独活 12 克，威灵仙 15 克，川牛膝 15 克，地龙 15 克，甘草 10 克。每天 1 剂，水煎两遍混匀，早、晚分服。

【荐方人】山东 梁兆松

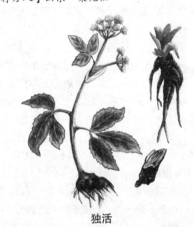

独活

杜仲等治坐骨神经痛

【配方及用法】

杜仲、川续断、淮牛膝、桑寄生各 30 克，没药、乳香、红花、桃仁、生甘草各 10 克，全蝎、蜈蚣各 2 克（共研末冲服），木瓜、威灵仙、独活、白芍各 20 克。将上药水煎，分早晚 2 次服，每天 1 剂。1 周为 1 个疗程。

【荐方人】山西 杨建政

黄芪、白芍等治坐骨神经痛

【配方及用法】

生黄芪 50 克，白芍、元胡、木瓜、全当归、桂枝各 20 克，赤芍、牛膝、鸡血藤、威灵仙、路路通各 15 克，地鳖虫、全蝎各 10 克，生甘草 5 克。将上药水煎，每天 1 剂，分早、中、晚口服。10 天为 1 个疗程。

【荐方人】四川 何焕章

乳香粉治坐骨神经痛

【配方及用法】

制马钱子 50 克，制乳香、制没药、红花、桃仁、全蝎、桂枝、麻黄各 20 克，细辛 15 克。将上药共研为细粉末，装入空心胶囊内，每粒重 0.3 克。用时，每服 3 ~ 4 粒，每天早、晚用黄酒或温开水送服。15 天为 1 个疗程。

【荐方人】广东　彭宗堂

食甲鱼可治坐骨神经痛

【荐方由来】

我患了坐骨神经痛，初期右侧坐骨部疼痛，持续半个月后疼痛加剧，如针刺般，并沿大腿后侧向下延伸至小腿后侧，牵拉状疼痛。入院治疗确诊为坐骨神经痛。虽经过理疗、普鲁卡因和泼尼松局部封闭及族维生素注射等均无效。后来发展成白天午睡后和早晨起床都要人扶起，夜里疼痛更甚，无法入眠。朋友向我推荐了一个简便食疗法，仅连服 9 天就使疼痛消失，取得了意想不到的效果。

【配方及用法】

每次取甲鱼 1 只（以拳头大小为宜），斩去头，用开水烫一下，去掉表面一层薄皮。并在甲鱼腹部开一"+"形刀口，去掉内脏洗净，腹部向上放置盘子内。再将黄酒（绍兴黄酒也可）倒进腹部的刀口内，倒满为止，然后放入锅内蒸一小时，即可食用。每晚空腹食用一只后睡觉，此间不得吃其他食品，连吃 9 天为 1 疗程。

【荐方人】浙江　李义海

生姜蘸火酒可治疗坐骨神经痛

【荐方由来】

我左腿膝盖时感疼痛，走路、上下楼梯很困难，上厕所时蹲下去就很难站起来，经医院诊断为坐骨神经痛。去年 9 月的一天，大女儿告诉我用生姜蘸火酒可治愈坐骨神经痛，我就每天 2 次用生姜蘸火酒按擦我的左腿膝盖疼痛处。没想到，只用了 5 天时间，疼痛就开始逐渐减轻，连续按擦 10 多天病痛就完全消失了。

【荐方人】云南　尹建强

制附子、麻黄等可治坐骨神经痛

【荐方由来】

我是多年的坐骨神经痛患者，患病期间四处求医问药，仍是没有一点儿好转，精神与肉体深受病痛的折磨长达 7 年之久。1986 年一次偶然机会得一良方，试服 3 剂即有好转，再服 5 剂即愈，又服 3 剂加固，至今一直没有复发。十几位亲友同事患有此病，均用本方治愈。有一同事陈某患病卧床近月，打针、针灸、吃西药未见一点儿好转。后来转用此方治疗，服药 3 剂就可以下地活动，又服 5 剂即可干活，现已 1 年多未见复发。

【配方及用法】

制附子 10 克（另包），麻黄 10 克，桂枝 9 克，白芥子 15 克，威灵仙 20 克，桑寄生 40 克，木瓜 15 克，独活 15 克，鹿角霜 50 克，桃仁 15 克，川芎 20 克，香附 15 克，牛膝 15 克，防风 10 克，地龙 20 克，甘草 10 克。每日煎煮 1 剂，早、晚分服，连服 8 剂。

【备注】

服药后口渴便秘者去附子加泽泻 10 克；肢体麻痹者加蛤蚧 10 克，蜈蚣 2 条；高血压、心脏病、多汗失眠者去麻黄或减至 2 ~ 3 克，桂枝减至 5 克；用鸡汤、猪蹄汤当药引效果更佳；服药期间忌食酸、冷、鱼虾荤腥食物，停药 3 天后可正常饮食。

【荐方人】福建　郑其发

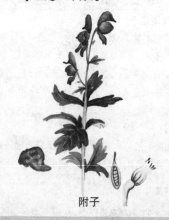

附子

黑、白丑等可治坐骨神经痛

【配方及用法】

黑、白丑 120 克，穿山甲 30 克，西红花 30 克，补骨脂 30 克，大云 30 克，川乌 12 克，草乌 12 克。以上药研成细面和蜜为丸如楝子大。早、晚各服 4 ~ 6 粒。

【备注】

男性患者服药期间节制性生活；如买不到西红花，用土红花，改为50克；穿山甲用砂子炒后研面。

【荐方人】河南 曾广志

当归、川芎等可治坐骨神经痛

【配方及用法】

当归6克，川芎6克，地龙6克，木瓜5克，千年健6克，追地风6克，肉桂3克，海桐皮3克，生地9克，桂枝3克，羌活3克，麻黄3克，红花2克，红糖60克。上药共为细末，大曲酒1瓶，倒出100毫升，将药末和糖一并装入瓶内，浸埋地下7天，取出服时摇匀，每次服50毫升，每天2次。

【荐方人】河南 吴星云

用三乌一草酒治坐骨神经痛

【配方及用法】

制川乌、乌梢蛇、乌梅、紫草各12克，用白酒750毫升7天后，每天早晚各服15克。

【荐方人】广东 林顺余

红桂、红茯苓等可治坐骨神经痛

【配方及用法】

红桂300克，红茯苓150克，红花丹、生草乌（去皮）、生三七各80克，花椒、芦子各50克。共碾粉，过80目筛，混匀，装入零号空心胶囊，每粒0.5克。每次用温开水或粮食酒送服1～2粒，每天服3次。

【备注】

忌食冷水、冷食，不得超3粒。

【荐方人】云南 岳邦涛

半身不遂、面瘫

广木瓜、麻黄、川牛膝治半身不遂

【配方及用法】

广木瓜、麻黄、川牛膝各12克，用纱布包好，放入五脏挖空的鸡肚内煎煮（男性用大母鸡，女性用大公鸡，水没过鸡），吃鸡肉，喝鸡汤，不吃药。最后，把鸡骨头炒黄，研成细末，用黄酒冲服发汗。吃后如有效，可多吃几只，治好为止。

【备注】

此方适用于偏瘫、语言不清、口歪眼斜。用药期间忌食生冷、辛辣、酸性食物。

【荐方人】山东 宫本梅

川乌、草乌可治半身不遂

【配方及用法】

生川乌15克，生草乌15克，蜈蚣3条，全蝎5个，蜜炙双花30克，稀莶草3克，忍冬藤30克。以上7味装入瓷坛内加入白酒1500毫升，将坛放在锅内加水至坛半腰深，然后盖上锅盖用火烧开后，再用文火炖1小时即可。

在炖时酒坛不要加盖，不要使沸水进入酒坛，一小时后取出酒坛盖好待用（不要将药渣沥出，可长期泡在酒内）。每天服3次，每次服50毫升，饭后服为宜。如酒量小，可酌量少服。

【荐方人】云南 黄传孝

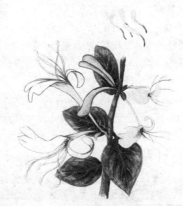

忍冬

当归、大钩丁等可治半身不遂

【配方及用法】

当归9克，大钩丁12克，川乌9克，

芹子9克，地风6克，杜仲9克，桂枝4.5克，草乌6克，独活9克，千年健6克，虎骨6克，木瓜9克，牛膝9克，天茄子9克，明天麻1.5克，桑寄生9克。上药加水三碗半，煎至大半碗服。每天3次，3天为1疗程。每疗程服完后停药1天。

【备注】

各味药缺一不可，勿用相近药代替，否则无效。

【荐方人】山东　王军峰

黄芪、当归可治疗短期瘫痪

【配方及用法】

黄芪15克，当归12克，赤芍12克，芹子12克，桃仁6克，全虫12克，蜈蚣10克，川断12克，防风12克，荆芥10克，牛膝12克。上药用水煎服，每天1剂，7剂为1疗程。每个疗程间隔3天。

【备注】

各味药缺一不可，勿用相近药代替，否则无效。

【荐方人】山东　王军峰

桑枝等泡酒可治瘫痪

【配方及用法】

炒桑枝100克，当归60克，菊花60克，五加皮60克，苍术30克，地龙30克，丝瓜络15克，炮附子10克，川牛膝25克，夜交藤30克，宣木瓜12克，木通10克。上药配黄酒2500克，密封于罐内10天后将黄酒分出，将药焙干，取药研末，装入胶囊，每粒0.3克。每天3次，每次服3粒，2个月为1疗程。每次用酒15～20毫升送服，以微微呈醉为度。上半身瘫痪者饭后服，下半身瘫痪者饭前服。

【荐方人】王伟

肉桂末等可治面瘫

【配方及用法】

肉桂末2～6克（冲服），附子、麻黄各4克，川芎6克，党参、白芍、杏仁、防风、黄芩、防己、白附子各10克，甘草5克，细辛3克，蜈蚣3条，地龙15克，陈巴豆（1～2

年内药效最好）10～13克。内服药水煎服。药渣趁热用两层纱布包敷熨患处，凉后加热再熨，反复多次。

【备注】

用药后最好睡觉，以利发挥药效。外敷药巴豆去壳捣烂如泥状（勿放水、油等物），按患者手心大小捏成饼状，置于患侧手心外，外盖敷料后绷带固定。24小时后将巴豆饼翻转再敷24小时，48小时后将巴豆饼取下捣烂，再做成饼状，再敷24小时，共3昼夜。敷药处一般有发痒、发热、起疱，甚至沿手臂到颈项、面部胀痛，眼睑浮肿等反应，均属正常，无须处理。反应太大可将敷药取下，反应很快减轻消失。若过后病未好转，可按原法再敷1次，治疗期适当休息。

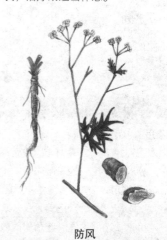

防风

透骨草、桑枝等可治面瘫

【荐方由来】

十几年前，我因受风致面瘫嘴歪，经人介绍用如下民间验（偏）方熏洗，配合针灸治好了。十几年来，不少患此病者依方试用后均已治好。今献给广大患者，以除病痛。

【配方及用法】

透骨草、桑枝、小茴香、红花、樟木皮、苍子各9克，以上6味草药，多添些水煎沸，趁热气熏洗麻痹的一面，最好头蒙上毛巾拢住热气，让药沸之热气熏蒸麻痹的面部，待药汁能下手时趁热洗面瘫部，每次熏洗15～20分钟。每隔4～5小时洗1次，每剂药(每日)洗用3次,最多不能超过5次。

【荐方人】尹凤林

半夏、全瓜蒌等可治面瘫

【配方及用法】

半夏、全瓜蒌、川贝母、白蔹、白及、川乌各10克,白附子9克、白芥子12克。上药共研成细末,加陈米醋湿炒热,装入用2层纱布做的袋内即可。取上药袋敷于面部健侧(左歪敷右侧、右歪敷左侧),绷带包扎固定。待药凉后,再炒再敷。

【功效】

祛风、温经、通络。

【备注】

本方不适用于脑血管意外和其他脑部疾患引起的面瘫。

黄鳝治面瘫

【配方及用法】

活黄鳝1条,面粉适量。将鳝鱼头剁去,倒悬沥血,和面粉调拌成厚糨糊状的膏药。使用前,先取一小撮长发,取中段编成细辫,环耳后。嘴向左歪,环右耳后;嘴向右歪,环左耳后,使发之两头散于面庞上。然后,将调好的膏药敷上,外面再用一纸贴上,以保护膏药不被擦去。

【荐方人】江苏 黄羽生

用蓖麻子仁贴手掌心治面瘫

【配方及用法】

蓖麻子仁(红皮)10克,乳香3克,没药3克(一次量)。上药共捣烂加工成膏,摊布上,贴手掌心(劳宫穴),左歪贴右,右歪贴左,每晚1次,5～10克,对口眼歪斜,屡治屡验。

【荐方人】山东 桂清民

灰焦油独头蒜治面瘫

【配方及用法】

灰焦油(系农村土坯火炕内层焦痂油垢部分,含土质)10克,独头蒜1枚。将磨成的糊膏均匀涂在纱布或纸片上,病人面瘫患侧皮肤贴上2层纱布,然后将药膏药贴上。令患者平卧,微汗。医者立一旁观察,见前门牙中缝与鼻唇沟对齐后立即将药膏取下。不可过度牵拉。一般1次即见功效。

【备注】

应用前患侧需清洁,药膏不可直接与皮肤接触,以免灼伤。若不慎起水疱者,可用灭菌针头刺破,预防局部感染。

【荐方人】山东 韩学忠

用雄蝉治疗面瘫

【配方及用法】

将能鸣叫的雄蝉用线绑住,吊在太阳下晒死晾干,然后放在瓦上焙成黄色,研成细末。每次3克,用黄酒一次服下。服药后盖被,睡一觉使身体发汗,汗出可愈。如不发汗,依据上方法再服1次。

【荐方人】宇峰

皂角、辣椒角可治面瘫

【配方及用法】

皂角7个,辣椒角7个,公鸽粪7块。将皂角、辣椒角捣烂,同鸽粪掺在一起,添1500克清水熬,熬至500克左右时,捞出配料,单熬药水,熬至滴水成珠(将膏汁滴入清水中凝结成珠而不散)时即可。将药汁摊在新白布上,往面瘫的相反方面贴,每次贴3天,连贴3次即愈。

【荐方人】河南 李耀东

天南星、蜈蚣可治面神经麻痹

【配方及用法】

鲜天南星(辽宁宽甸产)50克,生姜50克,蜈蚣1条,合为1剂。上药捣碎,外敷患处或牵正穴周围,每天1～2次,每次40分钟。药干后下次加冷水调和再用,每剂用3～5天。敷药时避免药液流入眼内,否则刺激眼结膜。一旦入眼,迅速用冷水冲洗后,点可的松眼药水。

【备注】

服药期间,忌食鱼、鳖、虾、蟹1周,忌食豆类、豆腐、小米饭4天,否则影响疗效。

【荐方人】辽宁 刘臣斌

癫痫（羊角风）

黄芪、防风可治癫痫

【配方及用法】

黄芪 10 克，防风 10 克，赤芍 10 克，水煎服，每天 1 剂，日服 3 次。

【荐方人】河南 史涵璋

当归、川芎等可治癫痫

【配方及用法】

当归 10 克，川芎 10 克，白芍 10 克，淮牛膝 10 克，白术 10 克，砂仁 6 克，肉豆蔻 5 克，黑姜 10 克，黄芪 10 克，肉桂 6 克，吴萸 10 克，桂圆肉 10 克，大枣 10 克，桔梗 10 克，党参 30 克，故芷 9 克，生姜 3 片。与"小黑狗"共煎服。

【备注】

故芷的别名为补骨脂、破故芷、黑故子。"小黑狗"系地方性土药名。

【荐方人】福建 苏菊花

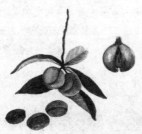

肉豆蔻

服大枣黄米面能治癫痫病

【荐方由来】

1965 年，我患了癫痫病，多方治疗却毫无效果。一次偶然的机会，一位老同志给我介绍了大枣治癫痫病的药方，按此方服用了 3 个疗程竟获痊愈，至今 20 多年病未复发。

【配方及用法】

大枣 7 枚，黄米面少许，白酒 250 克。首先把枣核从一端取出，然后用白水把黄米面和好，将和好的面塞满枣内，放在碗里，并加入白酒将其点燃，直至酒烧完为止。每天早晨取其 1 枚服用，7 天 1 个疗程。

【荐方人】侯伯安

全蝎鸡蛋可治癫痫

【配方及用法】

全蝎 3 个，鲜鸡蛋 3 个。先将活全蝎在盐水中浸 6～8 小时，再用盐水煮死阴干即可。取鲜鸡蛋破一缺口，放入全蝎，用厚湿草纸包裹 4～5 层，埋入木炭火中烧熟，去蛋壳连同全蝎食用，每天早、中、晚饭前各服药鸡蛋 1 个，连服 30 天为 1 个疗程，2 个疗程间停服 3～5 天。

【荐方人】张淑华

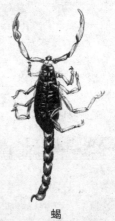

蝎

用酒烧鸡蛋治癫痫

【配方及用法】

鲜鸡蛋 3 个，60 度以上白酒 90 毫升。把酒和鸡蛋放在铁勺内，点燃酒，边烧边用筷子翻动鸡蛋，至七八成熟时，用筷子敲开蛋壳，继续烧至火灭蛋熟即可。趁热于每天早晨空腹一次吃完，连续吃 100 天不间断。如不好，可间隔 15～30 天，按此法开始第二疗程。

【荐方人】河南 陈淑英

草乌、木香等可治癫痫

【配方及用法】

草乌（制）5克，诃子50克，石菖蒲50克，木香50克，珊瑚25克，公丁香25克，肉豆蔻（煨）25克，沉香25克，禹粮土25克，珍珠母（煅）25克，磁石（醋煅）25克，白附子25克，金礞石25克，甘草25克，朱砂15克，麝香3克。以上16味，除麝香、朱砂另研外，其余共为细面，而后再合麝香和朱砂面，混合拌匀，用炼蜜做成丸，每丸重3克，日服1～2次，白开水送服。

【备注】

服药期间忌荞麦面、山羊肉、烟酒。小儿酌减，孕妇忌服。

【荐方人】内蒙古　白涛、白金明

戴胜鸟、枯矾治癫痫

【配方及用法】

戴胜鸟（又名屏姑姑）1只，枯矾10克，生姜30克。将戴胜鸟文火烤脆研细，加入枯矾粉拌匀，每次服1匙（约2克），每日3次，用生姜汁服，服1只为1个疗程。停1周再服。

【荐方人】云南　杨乔榕

螳螂子治癫痫

【配方及用法】

花椒树上的螳螂子30个，鲜桃树根白皮10克，槟榔、枳实各50克。螳螂子用剪子剪的时候，两头带花椒枝各2厘米长，再将桃根白皮、螳螂子共放锅内，沙土炒黄，再加槟榔、枳实，共为细末。上药末共分100包，每次服1包，日服1次，连服3～4个月。

【备注】

忌食羊肉3年。须长期服用，方可巩固。

贝母、胆南星等可治痫证

【配方及用法】

贝母、胆南星、竹沥、菖蒲、陈皮、半夏、云苓、天麻、僵蚕、麦冬各10克，朱砂3克（冲服），磁石（布包先煎）、地龙、乌蛇各30克，甘草6克，生姜3片（后下），小儿药量减半。上药水煎30～50分钟取汁，约200毫升，

冲服朱砂，日服2次。痰盛壅塞先用柿蒂1个，白矾3克取吐，以劫痰涎；气郁痰多加郁金10克，白矾3克，开郁化痰；痰火壅盛加大黄10～30克，以通腑泄热。

【荐方人】江苏　谭文廷

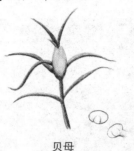

贝母

郁金、白矾等可治各型癫痫

【配方及用法】

郁金、白矾、炒枣仁各15克，炒远志、朱砂、胆南星各10克，龙涎香、酒曲、全虫、活血龙各30克，蜈蚣10条。上药共研为细末调匀，炼蜜为丸，每丸重6克，饭前服1丸，1日2次。温开水送下。服至百丸可痊愈，永不复发。

【荐方人】河南　吴振兴

羊虫子治癫痫

【配方及用法】

羊虫子7个（最好是春天从羊鼻子里爬出来的），炒黄研碎，黄酒冲服，有特效。

【荐方人】河北　王继文

陈石灰丸治癫痫病

【配方及用法】

陈石灰600克，朱砂、硼砂各100克。上药共研细末和匀，炼蜜为丸，每丸6克。早、晚各服2丸，浓姜汤送服。

服药期间禁食犬肉，生冷、刺激食物，须忌房事，戒烟酒。

【备注】

朱砂有毒，不宜长期服用。

蜥蜴粉治癫痫

【配方及用法】

活蜥蜴60条，放入瓦罐内，盖压后在

283

罐外用明火烤，至蜥蜴死后停火。取出蜥蜴，放在瓦片上焙干，研成细末。每3条为1包，每服1包，每天服1次，20天为1个疗程，不愈可再服第2个疗程，一般均在1个疗程内获效。

炸蚕蛹可治癫痫

【荐方由来】

我老伴患癫痫症20年，1973年底用单方治愈，到现在22年从未犯过。在患病期间，她一遇冷、热、生气和劳累或是受点儿刺激就会引起复发。病发时，"哇"的一声跌倒在地四肢抽搐，上下牙齿开始咀嚼，有时舌头会被咬破口吐血沫，而后牙关紧闭，不省人事。经过一阵呼叫，牙齿放开呼出一口长气。这时弄得小便失禁，仍是昏迷不醒。轻时半天，重时几天才清醒过来。

后来，在湖南省工作的侄儿得知消息寄回一个单方：炸蚕蛹1剂6～7个，白冰糖50～100克，用水煎服后，连水带蛹一起吃下。最好在患者觉得有发病预兆时吃药。我让她一连吃了4剂，效果显著。

【荐方人】河南 曲晓东

牵牛子散治癫痫

【配方及用法】

牵牛子250克，石菖蒲250克，枯矾120克，龙骨、地龙适量。以上药物加工成粉末备用，

或把药装入空心胶丸备用。每日3次，1次3克，开水吞服。

【荐方人】湖南 张继德

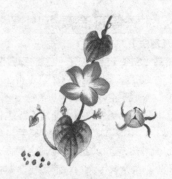

牵牛子

用公鸡腰治癫痫

【配方及用法】

公鸡腰（即肾）。从公鸡背上开刀，取出指头大小的红色鸡肾，用新鲜井水3～5勺（小勺），将鸡肾研碎，早上空腹服，每日1次。一般连服7天见效。

【荐方人】河南 王春坡

用猫头鹰药膳治癫痫

【配方及用法】

猫头鹰1只（可按其大小而定，每次可用约200毫克），菖蒲10克，僵蚕9克，泽泻10克，白蒺藜10克，川芎9克，鸡血藤12克。先将猫头鹰清炖约1小时，然后冷却再加上方中药共煎成汤约200毫升，每天1剂，每剂分3次口服，约4次为1个疗程。属风痰型略加半夏、竹茹以清热化痰；属痰火炽盛可加龙胆草、昆布；属心肾血虚时，略加合欢皮、浮小麦、党参，一般1～2个疗程显效，随后半年至1年以后加服1次。

【荐方人】安徽 陈桂仁

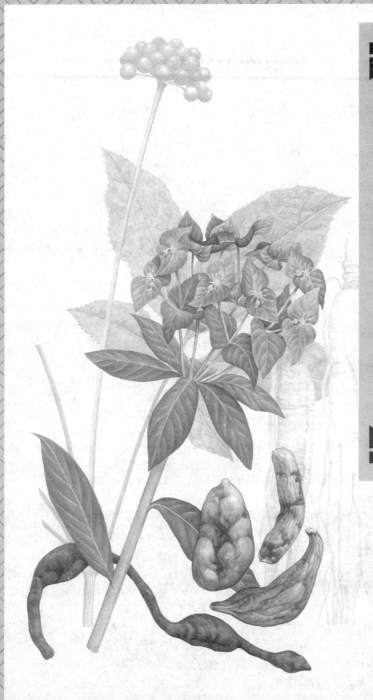

骨伤科及风湿性疾病

风湿性关节炎

桂枝、白芍治风湿病

【配方及用法】

桂枝 15 克，白芍 15 克，甘草 3 克，知母 12 克，附片 9 克，麻黄 6 克，防风 15 克，生姜 3 片。上药冷水浸泡半小时，熬开后文火煎煮 10 分钟。日服 3 次，饭前服 200 毫升，每日 1 剂，10 剂为 1 疗程。

【功效】

主治风湿引起的多种病症。

【备注】

服药期间忌食笋子、醪糟，尽量少在水中作业。

【荐方人】四川　郭桂明

用青蛙酒治风湿病

【荐方由来】

我患风湿病 22 年，用多种方法治疗无效。后来，我妻子的舅父传给我一个药方，经用此方治疗后，至今未复发。

【配方及用法】

土茯苓 250 克，青皮青蛙 1 只（活的）作药引子。用白酒将青蛙浸泡死，再加入土茯苓浸泡 1 周后服用，1 天 3 次。用量视患者酒量而定。

【荐方人】四川　张昌若

用酒烧鸡蛋法治风湿病

【荐方由来】

我患风湿病 5 年，起初是浑身瘙痒，后来发展为腰、膝盖、肩部关节又凉又痛，冬春更甚。吃过大活络丸、人参再造丸，可疗效甚微，病情愈加严重。岳母给我提供了一个偏方——酒烧鸡蛋。具体做法是：将 3 个红皮鸡蛋洗净擦干，放入铝盘（瓷盘也可），再倒入 50 度以上的白酒适量（以不浸没鸡蛋为宜）。盘底先加热一会儿，再点燃白酒，至

自行灭火。然后将鸡蛋和残酒一同吃完，上床蒙头发汗（时间在晚上）。轻者吃 1 次，重者吃 3 次。

经此方治疗，我腿不疼了，腰不凉了，肩也好了。以后又有几位多年的风湿病患者试用此方，都称其为灵丹妙药。

【荐方人】河北　宋瑜

牛膝、甘草等可治风湿病

【配方及用法】

牛膝、甘草、苍术、麻黄、乳香、没药、全蝎、僵蚕各 38 克，马钱子 30 克（要牛的），此为 1 料。牛膝、甘草、苍术、麻黄、全蝎、僵蚕用砂锅炒成黄色。乳香、没药用瓦（瓦洗净）炒去油（将油渗入瓦内），炒至基本没泡沫为度。马钱子先用砂锅煮，内放一把绿豆，绿豆煮开花时即为煮好，然后剥去黑皮，切成薄片（热者易切），经两三日晒干后，再用砂锅掺沙土炒至黑黄色。以上诸药合碾成面，即可服用。一般成人每次 2.4 ~ 2.8 克，6 ~ 15 岁小孩每次 0.6 ~ 1.2 克。每日 1 次，黄酒 100 毫升或白开水送下。睡前空腹服，服后应坐半小时再睡。

【备注】

如中毒发生牙关紧闭时，饮几口温水即可好转；用药期间及用药后 3 ~ 4 日内，忌腥荤、茶叶、生冷食物、绿豆等，并避冷风冷水浸身；身体生疮疖或有伤口时要忌用。

【荐方人】河北　辛龄香

喝醋蛋液治关节炎

【荐方由来】

我叫卢书俭，现年 71 岁。1963 年因患了关节炎、头痛、头晕、出冷汗等多种疾病（正常的活动都不能参加），组织上让我提前离休了。在此期间我曾到郑州、新乡、安阳、长春等地医院治疗，花了不少钱，也未能治好。

自去年我开始服用醋蛋液，服完3个醋蛋液后，收到意外的奇效：一是下肢的疼痛消失，4个脚趾麻木，走起路来脚下像踩着软垫似的现象没有了；二是头痛、头晕的现象有明显好转；三是白天出冷汗，冬夜盖一条被子也出大汗的现象消失了。现在我浑身充满活力，精神振奋，头脑清醒，腿脚轻松，确有万事如意之感。

【配方及用法】

将250毫升左右的食用醋（米醋用低度的，9度米醋应用水稀释）倒入铝锅内，取新鲜鸡蛋1～2个打入醋里，加水煮熟，吃蛋饮汤，1次服完。

【荐方人】河南　卢书俭

姜辣药汁熏敷治风湿性关节炎

【配方及用法】

干姜60克，干辣椒30克，乌头20克，木瓜25克，水2000毫升。将上药四味放入水中煮30～40分钟。用煎好的药乘热熏患部，药凉再加热，将药汁倒出，用干净毛巾蘸药汁敷于患部。如此反复2或3次，每日早晚1遍。

【功效】

温经散寒，除湿止痛。用治风湿性关节炎或慢性关节炎之遇寒痛甚、屈伸不利，伴有脚趾麻木。

【备注】

乌头（中药名），含乌头碱，有剧毒，主根经加工炮制后毒性减低，中医用作温经散寒、止痛药品。为此，蘸药汁使用过的毛巾，建议不再使用时应当丢弃，以防发生中毒。

做叉手操治风湿性关节炎

【荐方由来】

1984年我55岁时，小指关节突然肿痛，经治疗无效，结果关节僵直、扭曲。到1992年，我已有四个手指活动不灵，到友谊医院就诊，医生说可能是类风湿，但检查是阴性，否认了此病。因我患有牛皮癣，医生又判断是牛皮癣型关节炎，这等于给我的手判了死刑。从此，我每次一摸冷水就犯病。

后来我听一位老同事讲，经常叉手对治疗关节炎有好处，从此我便每天做叉手操。做法：十个手指自然张开，用力交叉插入手指缝中，共做32遍。再一个一个手指相交叉，即先将左手心向下，右手掌与左手成垂直状，手心向内，然后右手拇指与左手拇指相叉，做32遍，示指、中指、无名指、小指再做同样的动作。五个手指各做32遍。接着换手，右手在上，手心朝下，左手手心朝内，做同样动作。每天做一次此操。

坚持1个月后，我的关节痛明显好转，3个月后用冷水洗手也不犯病了。想不到，简单易行的叉手疗法治好了我的手关节炎。

【荐方人】北京　刘振民

用白芥子花椒治风湿性关节炎

【配方及用法】

根据患病部位的大小、多少，到药店买回中药白芥子。然后取与白芥子等量的花椒，与白芥子共同焙干碾细，再用红壳鸡蛋清调成糊状敷于患处，用草纸包好，并用毛巾包扎好，以免药液流失。包好后5～7小时患部开始发烫，发烫3～5小时后解开，不然患部要出现小疱。

【荐方人】四川　唐德文

白芥子、川乌等治风湿性关节炎

【配方及用法】

白芥子、川乌、草乌、江子霜、蟾酥、透骨草、杜仲炭各等份研为细末，以人乳调和成膏，摊布上，敷患处。约在20小时内，患处奇痒，或出现水疱时即去药。待水疱消失后，再敷之。此方适用于急慢性风湿性疼痛。

【荐方人】河北　董阴庭

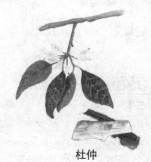
杜仲

风湿止痛汤治风湿性关节炎

【配方及用法】

黄芪、桑寄生、鸡血藤各 20 克，当归、威灵仙各 12 克，白术、穿山甲、地龙、乌梢蛇各 15 克，露蜂房 10 克，马钱子（炙）0.9克。上药煎 30 ~ 50 分钟取汁，约 500 毫升。每日 1 剂，分 3 次服。风偏盛者加寻骨风 20 克；寒偏盛者加附子 9 克；湿偏盛者加川萆薢 15 克，薏苡仁 26 克；热偏盛者加黄柏 10 克，忍冬藤 30 克；上肢疼甚加羌活、桂枝各 12 克；下肢疼甚者加牛膝 15 克；肩关节疼甚者加片姜黄 10 克；膝关节有积液者加泽兰、泽泻各 15 克；腰疼甚者加杜仲、川断各 15 克。

【荐方人】 *河南 王书湘*

用五枝煎治风湿性膝关节炎

【配方及用法】

桃枝、桑枝、柳枝、竹枝、酸枣枝各 30 克。上述五种枝以新枝为好，不能用干枝，精细似筷子，切成一寸长短，放水 3000 毫升煎煮。煎成的五枝液，趁热放入盆中。让病人躺下并用棉被盖严，不得漏风，双膝屈曲，盆放双膝之下，让蒸气蒸熏膝关节，以膝关节及下肢发汗为宜，时间约 1 小时。同时内服中药和西药。每天 1 次，连续 10 天为 1 疗程。

【荐方人】 *朱悦*

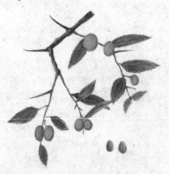

酸枣

祛风灵治风湿性关节炎

【配方及用法】

制首乌 15 克，制草乌 6 克，追地风 12 克，千年健 12 克，制马钱子 3 克。准备好白酒 500 毫升，将上药同时浸泡于白酒内，密封 48 小时，然后过滤。每次口服 5 ~ 10 毫升，每日 3 次。

【备注】

祛风灵具有补益精血、增强身体抗寒能力，强筋健骨，通经活络，祛风止痛之神效。

【荐方人】 *陕西 张开义*

天麻、牛膝等可治风湿关节炎

【配方及用法】

天麻 40 克，牛膝、制川乌、制草乌、乌梅、甘草各 20 克。将上述药物放大碗中，用白酒 500 毫升浸泡，7 天后，每天服用一杯（不超过 50 毫升），连服 10 天即愈。停药 3 天之后再服 1 剂，以巩固疗效。

【备注】

方中川乌、草乌均有大毒，必须用炮制过的熟品。

桂枝、防风等可治风湿性关节炎

【配方及用法】

桂枝、防风、地风、木瓜、牛膝、甘草、自然铜、杜仲、羌活、独活、千年健、乳香、没药各 9 克，马钱子（去毛油炒）、麻黄各 120 克。研细末，炼蜜丸，每丸 6 克。每天早晚各服 1 次，每次 1 丸，黄酒或温开水送下。

【备注】

马钱子有毒，不宜长期大剂量服用。

【荐方人】 *北京 王金海*

麻黄、牛蒡子、乌鸡治风湿关节炎

【配方及用法】

麻黄、牛蒡子各 12 克，雌乌鸡 1 只。先将乌鸡捏死或吊死，勿见铁器，去毛及内脏，洗净，放入砂锅或铝锅内，加水淹没鸡为度。用纱布将麻黄、牛蒡子包裹，同时放入锅内炖煮，可加少量食盐调味，勿加别的调味品，以肉熟烂为度，取出麻黄、牛蒡子，食乌鸡肉喝汤各半碗（汤约 500 毫升），早、晚各服 1 次。

【荐方人】 *黑龙江 冯继武*

用当归、赤芍等治风湿性关节炎

【配方及用法】

当归、赤芍、秦艽、五加皮、荆芥、防

风、木瓜、牛膝、苍术、茯苓、威灵仙各 9
克，红花 6 克，防己、桑寄生各 12 克，丝瓜
络 15 克，黄酒 100 毫升，红糖 50 克。以上
诸药盛砂罐内加水浸泡后，置有水的锅内蒸
煎 2 次，然后滤出药液放入黄酒、红糖。早、
晚 2 次分服。服药后微汗。

【荐方人】河南　王桂英

狗骨酒治风湿性关节炎

【配方及用法】

狗骨（炒）100 克，38 ~ 60 度白酒 500
毫升。将狗骨研细面，与白酒共置于密封瓶
中，浸泡 15 ~ 20 天后开始饮用。每次 5 ~ 15
毫升，每日 3 次。一般服用 3 ~ 5 天症状好转，
服完 500 毫升后症状消失而愈。

【备注】

狗骨性温，味辛、咸，无毒，具有健脾活络、
除风祛湿、消肿止痛的功效。

【荐方人】内蒙古　王利

穿山甲、川牛膝等可治关节炎

【配方及用法】

穿山甲、川牛膝、青风藤、海风藤、茵芹子、
追地风各 15 克。上药用 1500 毫升白酒浸泡
密闭 1 周，然后每天早、晚各服 1 次，每次
300 毫升。连服 3 剂即愈，4 剂根除。

【备注】

各味药缺一不可，勿用相近药代替，否
则无效。

【荐方人】山东　王军峰

用沙蒿子治风湿性关节炎

【配方及用法】

用沙蒿子适量，加冷开水调成糊状敷
患处。

【备注】

体外肿疖，中间破了流脓，可在周围敷药，
以防脓口感染。此药无毒副作用。

麻痛灵治风湿麻木

【配方及用法】

麻黄、青风藤、灵脂、元胡、牛膝、苍术、

乳香、没药、川乌、草乌、全虫、僵蚕、羌活、
独活、桂枝、甘草、丹参、曼陀罗花各 20 克，
蜂蜜 400 克。诸药微炒，研细过罗，炼蜜为丸，
每丸 2 克。体壮者每次 2 ~ 4 克，年老体弱
者每次 1 ~ 2 克。7 ~ 15 岁每次 0.5 ~ 1 克，
7 岁以内者每次 0.25 ~ 0.5 克。一般每日 1 次，
晚上睡前服，黄酒作引。不能饮酒者开水送服。
一般病症用此方 1 剂或半剂即可痊愈，新患
病人服数次即愈。

【备注】

服药期间至服药后的 4 日内禁食大肉、
茶叶及生冷食物，同时要避风护身，忌冷水
洗涤。疮疡、刀伤患者及孕妇忌之。麻痛灵
三世秘传，治麻木疼痛效果特好。

【荐方人】刘本善

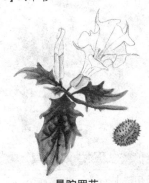

曼陀罗花

当归、台参等可治风湿骨痛

【配方及用法】

当归 15.5 克，台参 31 克，防风、川芎、
桂尖、秦艽、炙甘草各 15 克，焦白术、牛膝、
苍术各 18 克，寄生、白芍、木瓜、茯苓、钩藤、
元肉、红枣各 31 克，熟地 62 克，三花酒泡
1 个月。每日早、晚用，每次 30 ~ 60 克。

【荐方人】广西　易新

羌活、秦艽治风湿性腰腿痛

【配方及用法】

羌活、秦艽、黄精各 30 克，独活、寻骨
风、活血藤、石楠藤、伸筋草、牛膝各 20 克，
细辛 10 克，杜仲 15 克。将上药用干净布包好，
浸入纯谷酒中，7 天后即可饮用。如患者骨
节疼，加松节 20 克劈开浸入白酒内。每日饮

用 2 ~ 3 次，每次 3 ~ 5 盅。

【荐方人】湖北　李旺龙

用蓖麻子灸治风湿疼痛

【配方及用法】

取干蓖麻子去掉外硬壳，再配以 1 / 3 的生草乌。将蓖麻子（整粒）和生草乌浸入三花酒中 7 日后把蓖麻子取出晒干备用。使用时，在患者痛处贴上生姜片，再以钳子夹取制好的蓖麻子，点火在患者贴有姜片的患处上来烧灸，使热透入患处。通常灸后症状可马上减轻，轻者一次即告痊愈。

【荐方人】广西　唐汉章

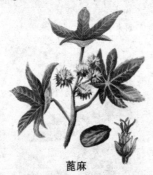

蓖麻

两面针煮鸡蛋祛风止痛

【配方及用法】

两面针（入地金牛）10 克，鸡蛋 1 个。将两面针与鸡蛋同煮，蛋熟去皮再煮片刻。饮汤食鸡蛋。

【功效】

定痛。用治风湿骨痛、胃痛、牙痛以及挫伤疼痛等。

【备注】

虽然两面针有较好的止痛作用，但过量可致头晕、眼花、呕吐。

樟脑燃灸治风寒湿疼痛

【配方及用法】

天然樟脑。①取天然樟脑 1 克，用少许脱脂棉包裹，搓紧为樟脑棉球。②用 40 厘米 × 24 厘米细草纸一张对叠 3 次成为 8 层正方草纸垫。③用清水将草纸垫完全浸湿后，夹在干毛巾中将水挤干，使之成为湿润草纸垫备用。④将湿润草纸垫置于所需燃灸穴位处，在草纸垫中心放樟脑棉球一个点燃。⑤当温度随樟脑棉球燃烧升高，患者感到皮肤微烫时，术者即用手指将樟脑棉球按熄，并略加压力数秒钟。一个樟脑球可反复燃灸 5 次。注意在燃灸时不要烫伤患者皮肤。⑥若治疗需大面积燃灸，可用毛巾浸湿拧干，将天然樟脑用白酒调化均匀撒在毛巾上置患处，点燃后温度升高使患者感到微烫时，术者即用手掌扑按至熄，并略加压力数秒钟。

【荐方人】四川　胡华建

蒸汽治疗关节疼痛

【荐方由来】

自去年秋开始，我感到右手指掌关节轻微疼痛，使筷运笔不太灵活。开始不怎么在意，但渐渐严重，于是我就开始自行用药，活络油、狮子油、跌打膏等都各用过好长一段时间，但就是不见效。春节期间，天气特冷，有一晚看书时我用右手罩在刚注满滚水的杯子上取暖，不经意间发现指掌渐舒，疼痛减轻。于是，我就改用蒸汽治疗关节疼。办法是，用大杯注满滚水，把疼痛的指掌罩在杯口上，让蒸汽烘。每天早、晚各一次，每次约 20 分钟，持之以恒。约 3 个月过去了，关节就不疼了，使筷运笔也灵活自如了。

【荐方人】王炳振

类风湿

用蚂蚁粉治类风湿病

【荐方由来】

1992 年春天，我忽然患了严重的类风湿关节炎，发病以来，几乎完全丧失活动能力，并有逐渐加重的趋势，最后发展为全身各关节红肿，衣食住行均需要人护理。为了给我治病，家人多方奔走，寻名医，觅偏方，但效果均不佳。我几乎丧失了生活的信心。

这时候，一位远方的亲属来探望我，言谈中说到山蚂蚁粉对治疗类风湿有一定疗效。于是，抱着试试看的心理，我服用了 500 克蚂蚁粉，1 个月后病情开始好转，我便开始每月坚持服用蚂蚁粉，2 个月后，我的病开始逐步缓解，可以自己穿衣裤，做一些轻便的家务。4 个月后，疼痛完全消失，可以同家人一同下地劳动，而且吃饭香了，睡眠也好了。经过半年的治疗，病完全治愈。

【荐方人】黑龙江　张久延

用黄芪、党参等治类风湿

【配方及用法】

黄芪 50 ～ 100 克，党参、苍术、茯苓、秦艽、松节、桑枝、蚕沙、忍冬藤各 15 克，当归 10 ～ 20 克，白术、路路通、蜂房、防己、赤芍各 10 克，甘草、草乌、川乌、乳香、没药、红花、土鳖、附子各 6 克，灵仙 15 ～ 30 克，白芍、虎杖各 20 克，蜈蚣 3 克。每天 1 剂，其中除蜈蚣、蜂房、土鳖研成粉外，余药水煎服，日服 2 次。在服煎剂的同时，把蜈蚣、蜂房、土鳖粉分 2 次服。

【备注】

服药期间忌食腥、酸、辣的食物。服药初期可出现腹胀、食欲缺乏、轻微腹泻，有的患者还可出现疼痛加剧。

【荐方人】广西　李元龙

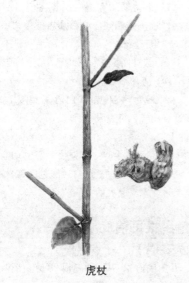

虎杖

用雷公藤、生二乌治类风湿

【配方及用法】

雷公藤 250 克，生二乌各 60 克，当归、红花、桂枝、羌活、地枫各 18 克。首先将诸药用水浸泡一会儿，然后添水 2500 毫升，煎成 1000 毫升，过滤弃渣，加糖 250 克。待药汁冷却后，再兑入 55 度左右的白酒 2000 毫升搅拌均匀，装瓶备用。成人每次服 30 ～ 50 毫升，每日 3 次，老人酌减。

【备注】

因本方毒性大，有胃、心、肝、肾病者及孕妇禁用，其他人也应慎用。

【荐方人】河南　黄福林

用黄柏外洗治类风湿关节炎

【配方及用法】

黄柏 20 克，苦参、浮萍、地肤子、蛇床子各 10 克。上药加清水煎沸后，将药液倒入盆内，备用。用消毒毛巾蘸药液擦洗患处，每次擦洗 5 ～ 10 分钟，每日 3 次。

【荐方人】河北　赵士良

二乌酒治类风湿关节炎

【配方及用法】

川乌（制）、草乌（制）、乌梅、金银花、甘草、川牛膝、川木瓜各 10 克，蜈蚣 4 条，全蝎 7 个。先将川乌、草乌敲成碎块，用煎好的绿豆汤（用 100 克绿豆煎煮，去豆取汤）浸泡 24 小时后，取出药与诸药混合，用白酒（粮食酒）500 毫升装瓶浸泡 7 天，过滤出的药酒加红糖 50 克，搅匀。每日早、晚各服 10 毫升，25 日为 1 疗程。最少服 1 个疗程，最多 4 个疗程。服药期间偶有头晕、咳嗽，停药后即可消失。如有周身麻木感为中毒反应，可用绿豆 100 克，甘草 40 克煎汤服用，1 ～ 2 次即愈。反应过后可继续减量服用。

【荐方人】内蒙古　高翔

用千年健、青风藤等治类风湿性关节炎

【配方及用法】

千年健、青风藤、海风藤、穿山甲各 10 克，50 度白酒 500 毫升。将酒和药放入大口

瓶内密闭浸泡 7 天即可服用，每日服 35 毫升，分 2～3 次温服，连续服用 2～3 个月。

【功效】

本方中千年健善搜风祛湿，消肿定痛，壮筋骨；穿山甲祛风活络；青风藤、海风藤专祛风湿。四药以辛温醇酒合之，具有祛风除湿、逐瘀活络、消肿定痛之效，可稳定病情，止痛效果尤佳。

【荐方人】山东　肖致意

祛风止痛散治类风湿

【配方及用法】

西红花 18 克，血竭 95 克，桂枝 25 克，制首乌 30 克，木香 25 克，独活 25 克，三七 14 克，骨碎补 20 克，海风藤 30 克，牛膝 25 克，土虫 40 克，龟甲胶 15 克，制马钱子 20 克，冰片 20 克，自然铜 20 克。分别将上述 15 味药干燥后粉碎，并分别过 100 目筛，然后一同混合均匀，分装成每包 5 克，即成祛风止痛散。治风湿痹痛病，每天可服 10 克，分 2 次服。

【荐方人】湖北　陈志超

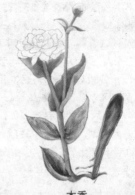

木香

用血藤祛痹汤治类风湿性关节炎

【配方及用法】

鸡血藤 50 克，威灵仙、秦艽、益母草、乌梢蛇各 30 克，黄芪、当归各 20 克，川乌（制）15 克，桂枝、防风、白芍、乳香各 10 克。上药煎 20～25 分钟，取汁约 300 毫升，日服 3 次。偏热者加生石膏、知母各 30 克；偏寒者桂枝加倍，加细辛 10 克；寒热错杂者加首乌、豨莶草各 20 克，治疗时禁忌酸辣之品。

【荐方人】四川　谭正

肩周炎

黄芪、桂枝等治肩周炎

【配方及用法】

黄芪 30 克，桂枝、赤芍、羌活、姜黄各 6 克，桑寄生 9 克，地龙 10 克，当归 6 克。水煎服，每日 1 剂。

【功效】

益气补血，温经和营，祛风利湿，活血通络。

【备注】

在治疗过程中，配合肩锅、曲池、外关、合谷穴针刺治疗，效果甚佳。

治肩周炎妙方

【配方及用法】

方一：桑枝 50 克，切碎，以水 3 碗煎至 1 碗，温服，每天一次，连服 4 日。

方二：老生姜 50 克、葱白 3 克、白酒 15 克，共捣烂，炒热敷痛处，冷后加热再敷，每天数次，连用三四日。

方三：威灵仙 12 克、汉防己 9 克，水煎服，每天一次，连服 3 日。

方四：追地风 10 克，用白酒 60 克浸 1 周，每天饮一小杯，可连服一两周。

【备注】

肩周炎患者平时应加强肩关节的功能锻炼，避免重体力劳动。忌食过酸过咸等食物，多吃易消化富有营养的食品。

五角星根可治肩周炎

【配方及用法】

五角星根 40 克，倒崖根 20 克，韶叶细辛、桂皮、川芎、茜草、指甲花各 15 克。这 7 味药无毒。五角星根、倒崖根可到山上采挖，指甲花又名凤仙花（其子又名急性子，但子不能代替）。这 7 味药用 50 度以上白酒浸泡 1 周后，每日服 3 次，每次 50 毫升。服药时倒一点儿药酒加热后擦患处至发热。最多 2 剂即可根除病痛。该药方还可治风湿性关节炎。

【荐方人】湖南 汪家荣

故纸、防风治肩周炎

【配方及用法】

故纸、防风、防己、炮姜、乳香、没药、秦艽、杜仲、元胡、独活、茯苓、桃仁、红花各 15 克，川断、当归、地龙各 20 克，鸡血藤、苡仁各 30 克，肉桂枝、细辛各 10 克，木瓜 25 克。上药粉碎成极细面，每次 6 克，温开水送下。每日 3 次，20 天为 1 疗程。类风湿加蜈蚣 15 克，全蝎 10 克，炙川乌 10 克。

【荐方人】辽宁 白宝成

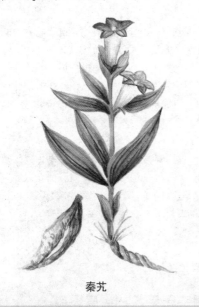

秦艽

用辣椒灸治肩周炎

【荐方由来】

我朋友的母亲患有肩周炎，手不能上举，也不能弯曲，连脱穿衣服都要人帮助。她去了许多家医院治疗，都未能治愈。后来听人

说"朝天椒"烤灸可治肩周炎后，她回家一试，不到 2 个月的时间肩周炎就好了。她将此法介绍给几个同病患者试用，也收到了同样的好效果。

【方法】

患处洗净，将朝天椒（七星椒）干品用火点燃灸患部，以有灼痛感觉为度。最初每天灸 1 次，病情好转后 2～3 天灸 1 次。为巩固疗效，症状消除后再灸 2～3 次，防止复发。

【荐方人】四川 谢荣才

用刺血拔罐法治肩周炎

【方法】

在患者曲池、阿是穴（肩部疼痛点）进行常规消毒，以中号玻璃拔火罐拔吸 6 分钟起罐，用七星针（也叫皮肤针）在预拔罐的部位内叩击 50 次，见有微出血时，再在此处拔罐 15 分钟，见有一颗颗像黄豆大的水珠（即风水）冒出即可起罐，然后用消毒棉球擦洗净。每次连续拔三罐，如需进行第二次拔罐治疗，须隔 3 天。

【荐方人】广西 唐汉章

用热水袋熨烫治肩周炎

【荐方由来】

我患肩周炎 9 个多月，左肩部胀痛难忍，穿脱衣服常因手臂不能伸直而感到困难，晚上睡觉胀痛不安，进入寒冬，疼痛加剧。在万般无奈的情况下，我试用热水袋装热水（90℃）熨烫患处，每晚睡觉时热敷 2 小时。坚持 20 多天的治疗，肩周炎彻底治好了，手臂伸屈自如。

【荐方人】浙江 竺苏尘

用螃蟹泥治肩周炎

【配方及用法】

取活螃蟹 1 个（小的可取 2 个），先让螃蟹在清水中泡半天，待其把腹中的泥排完，取出捣成肉泥，待用。将捣好的螃蟹泥摊在粗布上，直径不宜超过 8 厘米，贴敷在肩胛最痛的部位。晚上 8 点贴上，第二天早晨 8

点取掉，疼痛就可以消失。

【荐方人】四川 曾广庆

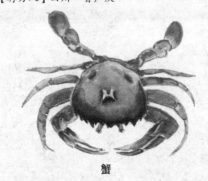

蟹

吃山蚁粉治肩周炎

【荐方由来】

1994年12月，我患了肩周炎，疼痛难忍，生活都不能自理。这时我从《健康指南》杂志上看到山蚁粉能治疗风湿或类风湿关节炎，心想或许也能治肩周炎，便买了500克山蚁粉。服了3天后，疼痛便减轻了许多，连服1个月，我的肩周炎彻底好了，拿东西、写字都不痛了，生活也能自理，心情十分高兴。从此我了解了山蚁粉的神奇功效，又连续服了4000克蚁粉，结果，膝关节红肿消失了，走路也不疼了，连一些多年的老病也治愈了。现在我明显感到精力充沛，食欲增加，又恢复了晨练。蚂蚁粉真成了我的救星。

许多同志得知我治愈了几十年的老病，纷纷到我家探问，问我吃什么药治好的，我说就是服了山蚁粉，没有服其他药。他们也准备服用山蚁粉。现在我走在大街上，有人问我，你五十几岁？我说都73岁了，别人都说我不像。蚂蚁粉使我又恢复了青春。

【荐方人】山西 霍淑屏

用耸肩法治肩周炎

【荐方由来】

我患左侧肩周炎多年，左前臂和左手麻木，经过针灸、按摩和内服中西药物等多种方法治疗，效果不显著。去年一位经常扭秧歌的老年朋友介绍说，扭秧歌耸肩能缓解肩臂疼痛，以后我也学着他的样子经常做耸肩运动，不到3个月，我的左侧肩周炎和左臂左手麻木等症状基本消失了，高举和前后运动不疼了，恢复了正常活动。

【方法】

每天晨起到公园活动时，边走边做两肩上提，颈微缩，腿脚和腰部都一齐扭起来，两手随着也前后左右摆动起来，形似扭秧歌的姿势，但不管你怎么扭怎么动都别忘了耸肩。除早、晚定时去公园活动外，其他时间地点场合也做，比如坐办公室累了，可放下笔，站起来耸耸肩伸伸腰活动活动，可提高工作效率。又如在家闲时或临睡觉前，都可做一些耸肩活动。建议有肩周炎和上肢麻木的人坚持下去，必有好效果。

【荐方人】润生

用抡臂法治肩周炎

【荐方由来】

几年前，我患有肩周炎，臂既不能高举，也不能后伸，活动受限。经过服药和理疗，症状虽有缓解，但仍不能痊愈，给生活带来诸多不便。

后从一本杂志上看到"自我抡臂内旋外转活动方法"，于是照此方法进行练习，做了一段时间后，我的肩周炎痊愈了。此后，我每见到患有此病的老同志，都向他们介绍此法，经试用都反映疗效显著。这种方法简便，患病者可治病，没病可防病健身。

【方法】

患病肩做上臂内外旋转活动（或反复上伸），每次内外各旋转50圈。反复锻炼，每天可多做几次。开始时有疼痛感，可缓慢进行，如能坚持，很快会缓解或痊愈。

为了预防肩周炎，平时可双肩轮换旋转上臂。经常坚持锻炼，可防止复发。

【荐方人】辽宁 王本义

用头压手掌法治肩周炎

【方法】

晚上睡前和早上起床前，仰躺在床上，两腿直伸，手掌向后伸至头下，手掌心向上，手掌背向下；用头紧紧压在手掌中心（哪边肩周疼就压哪边手掌），每次压20分钟。开始做的头几天，肩周还痛，手臂不能变度过大，手臂很难向后伸至头下，可先用手臂变度较小、侧睡头压手掌的办法，经多次锻炼后，才能用仰睡头压手掌的办法。只要依照方法认真去做，定能收到良好的效果。

【荐方人】山西　杨惠山

跌打损伤

乳香、没药等可治软组织损伤

【配方及用法】

乳香、没药、三棱、莪术、木香、延胡索各250克，当归、羌活、丁香、甘松、山柰各200克，地鳖虫、生川乌、生草乌、红花各300克，血竭400克，煅自然铜500克，冰片100克。上药除冰片外，全部晒（烘）燥后，碾成粉末，拌入冰片细末和匀。用适量液状石蜡油（或凡士林、鸡蛋清均可），将药末调成糊状（不松散为度），装入药罐内备用。根据伤痛部位大小，将软膏均匀地摊在棉垫上，表面再放入适量的冰片粉末。纱布外层最好衬上一层塑料薄膜，以免药液渗出。一般2～3天换药1次，直至病愈。骨折、脱位患者，应先行复位固定，再使用软膏为妥。

【功效】

主治软组织损伤。

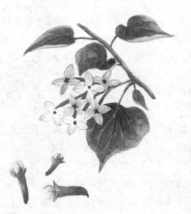

丁香

川乌、栀子治软组织损伤

【配方及用法】

生川乌、生栀子、赤芍各1000克,生南星、川续断、紫荆皮、白芷、泽兰各500克。上药共研细末、过45目筛，每300克药粉加凡士林150克，蜂蜜500克，混合调匀成膏（先将蜂蜜、凡士林加热熔化后逐渐下药搅拌调匀），贮罐备用。用时根据损伤部位大小，将膏药摊在棉垫（或牛皮纸）上，摊的药膏无须过多。损伤处若有皮肤破损者，须先用敷料盖住，然后再敷药膏，以防感染。余则贴敷伤处，敷药后用绷带包扎固定。3～4日换药1次。换药前先洗净患处原敷的药膏。敷药后局部皮肤出现疹痒等反应，应停止用药。

【功效】

消肿止痛。

生栀子、石膏治软组织损伤

【配方及用法】

生栀子10克，生石膏30克，桃仁9克，红花12克，土鳖虫6克。将上药焙干，共研为细末，装入瓶内备用。用时，取药末用75%酒精浸湿1小时后，再加入蓖麻油适量，调成糊状。依患部范围大小，取药摊适量厚度于纱布上，直接贴敷患处，用绷带包扎固定，隔日换药1次。

【荐方人】陕西　姜旭峰

绿豆、鱼腥草治软组织损伤

【配方及用法】

绿豆50克，鱼腥草30克，生大黄10克，泽兰10克，生草乌4克，冰片2克，生栀子15克，桃仁10克，红花10克。上药晒干分别研细末，过筛备用。按损伤部位大小取药粉适量，混匀，加蜂糖及适量面粉调成糊状，敷于患处，然后用纱布绷带包扎。每日换药1次，3天为1疗程。

【备注】

局部伤口较深及缝合者、皮肤过敏、湿疹、

伤部近面目部、伤口近阴部禁用。

【荐方人】广东　庞仲常

桃仁、双乌治软组织损伤

【配方及用法】

桃仁、生川乌、生草乌、玄胡各500克，栀子、地龙、乳香、没药各250克。上药研末，用陈醋、医用凡士林调成糊状，外敷患处，2天后再换敷，痊愈为止。

【备注】

使用该散外敷，对局部皮肤有刺激性，少数患者敷药后如有皮肤发痒则应停止用药。

【荐方人】湖北　蔡和益

蓖麻叶、七叶一枝花治软组织挫伤

【配方及用法】

蓖麻叶500克，七叶一枝花1000克，旱烟丝1000克，金盏银盘（又名方枝苦楝）1000克，鹅不食草1000克，山枝子1000克，两面针500克，厚香草头500克。以上均为干品，烘干碾细末袋装备用；根据损伤情况，如系关节或肌腱错位者，需先纠正关节位置及理顺肌筋后，按损伤范围的大小，取药粉适量，用酒、醋各半调药末成糊状（儿童用蜜、水各半调药）涂于纱布或绵纸上，厚约0.5厘米，敷于患处，再用绷带包扎，每日换药1次。

【功效】

本方具有消肿散瘀快，止痛效果好，药源广，经济简便，无副作用等优点，适用于急性闭合性软组织挫伤、关节扭伤、热毒痈肿等。

【荐方人】广东　陈培龙

土鳖、川芎等治软组织损伤

【配方及用法】

雄土鳖、川芎各12克，胆南星、血竭、红花、防风、白芷、升麻各15克，没药24克，马钱子（微炒）9个，龙骨、羌活、螃蟹壳、当归、菖蒲各9克，净乳香30克。将上药共研为极细末，装瓶内贮藏备用。用时，以凡士林适量将药末调成糊状，根据损伤面

积大小及不同部位，将软膏摊在油纸或纱布上，厚0.2～0.3厘米，敷于损伤部位，每3天换药1次。

【荐方人】河北　侯健

黄枝子、乌药等治跌打损伤

【配方及用法】

黄枝子2份，乌药1份，桃树枝心1份，樟树枝心1份。将上药分别晒干，研成细粉，分装保存备用。用时，以水和50%酒精调成糊状，再加上适当的面粉，混合搅匀。然后摊在塑料布上（用药量根据扭伤的面积而定），厚约0.3厘米，外敷于患处，用绷带包扎固定，以防药液外溢。冬季可2～3天换药1次，夏季1～2天换药1次，以保持其湿润。

【荐方人】四川　李平

硼砂、土鳖虫等可治跌打损伤

【配方及用法】

硼砂、土鳖虫、自然铜（醋淬7次，醋淬指将煅红透的药材迅速投入醋中待凉取出）、血竭各24克，木香18克，当归15克，桃仁9克，白术15克，五加皮（酒炒）15克，猴骨（醋制）15克，延胡索（醋炒）12克，三棱（醋炒）12克，苏木12克，五灵脂（醋炒）9克，赤芍9克，韭菜子9克，生蒲黄9克，熟地9克，肉桂6克，补骨脂（盐炒）9克，广陈皮（炒）9克，川贝9克，朱砂9克，葛根（炒）9克，桑寄生9克，乌药6克，羌活6克，麝香1.5克，杜仲（盐水炒）6克，秦艽（炒）6克，前胡（炒）6克，蛴螬6克，青皮（醋炒）6克。以上33味药，先取麝香、硼砂、血竭、自然铜分别研细，再将其余29味药共研成细粉，掺入麝香等细粉调匀，然后取黄米粉120克煮糊，泛药粉制丸如豌豆大，晾干，装瓶备用。成人每日3次，每次9克，用黄酒冲服。

【功效】

活血祛瘀，通经活络，消肿止痛，舒筋壮骨。对于一切跌打损伤、毒邪恶疮、风湿腰腿疼、四肢麻木、偏瘫，均有良效。

当归、桃仁等可治跌打损伤

【配方及用法】

当归、桃仁各 30 克，乳香（醋制）、没药（醋制）、大蓟、小蓟各 15 克，血竭、白芷、川黄连、枳壳、生甘草各 12 克，金银花 21 克，穿山甲 9 克，自然铜（醋淬 7 次）、广木香各 6 克，丹皮、白芍各 18 克，丁香 3 克。以上 18 种药共碾碎成细粉，取米泔水泛丸如豌豆大，阴干即可。成人每次服 1～3 克，日服 2 次，用黄酒冲服。

【功效】

破瘀软坚，理气止痛，解毒，排脓生肌。

三七、大黄可治尾骨跌伤

【配方及用法】

三七、大黄、丹皮、枳壳、大蓟、小蓟各 15 克，当归、白芍、生地各 25 克，红花 5 克，桃仁 14 枚，用水酒各半煎服；再另取 6 克水蛭切碎，以烈火炒至焦黑，研末，放入上药中口服。最多 3 剂，不再疼痛。

【备注】

水蛭必须炒黑，万不可半生，否则对人体有害。

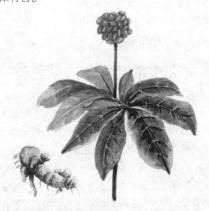

三七

用酸枣树根治各种皮肤损伤

【方法】

取酸枣树根洗净泥土，剥取根皮切成小块，然后烘干，碾细成末备用。用药前先用毛巾蘸温水擦净皮肤损伤部位的污物，然后将所制的细末药粉撒在损伤部位，并用

纱布包好。同时注意不要用水洗患处，保持其清洁与干燥。2 天后，患部就会变干，结痂，随即痊愈。

【荐方人】四川 吴隆杰

用麸醋热敷解痛方治跌打损伤

【配方及用法】

麸皮 1000 克，米醋 300 毫升（或酌情定量）。将米醋均匀拌入麸皮内，分 2 次放锅内炒热，用布包扎后，于患处局部热敷，两包交替使用，每次热敷 1 小时左右，每日 1～2 次。

【备注】

使用中要注意烫伤，始用热度较高，可酌情隔垫软布。用后若醋量不足，可适当加入后再炒用。

【荐方人】山东 宋会都

用当归汤治未破口的跌打损伤

【配方及用法】

当归、泽泻各 15 克，川芎、红花、桃仁、丹皮各 10 克，苏木 6 克。上药与一碗半水、一碗半白米酒放入砂煲里共煎，煎至一碗后，倒出温服。吃 1 剂后，如觉得内脏还痛，再如法煎 1 剂，直到吃好为止。头伤者加藁本 3 克，手伤者加桂枝 3 克，腰伤者加杜仲 3 克，肋伤者加白芥子 3 克，脚伤者加牛膝子 3 克。

【荐方人】广东 黄世藩

铜钱、乳香治跌打损伤

【配方及用法】

铜钱 7 个，乳香 100 克，没药 100 克，虎骨 25 克，红花 100 克，黄瓜子 150 克，香瓜子 250 克，红公鸡爪 4 对，川断 150 克，香附子 150 克，甘草 200 克，土鳖虫 100 克。铜钱锉末，虎骨用香油酥，鸡爪焙干，土鳖虫用童尿炒，上药共为末制成散剂。口服，每日 2～3 次，每次 6～9 克。轻者 3～5 天可愈，重者 7～15 天即愈。

【备注】

骨折、关节脱位者，应先行复位和整复后，

方可用药。

【荐方人】吉林 杨宏伟

用栀子、大黄等治跌打损伤

【配方及用法】

栀子、大黄各30克，冰片150克，芒硝60克，上药共为细末，备用。用时将上述药末用75%酒精或醋或鸡蛋清调成糊状，贴敷患处，外用塑料袋覆盖，包扎固定，干后揭下。如肿胀未完全消退，还可继续敷用。

【备注】

有伤口、流血者忌用。妊娠期忌用。

【荐方人】河北 张殿明

用透骨草等可治跌打损伤

【配方及用法】

透骨草30克，刘寄奴30克，鸡血藤25克，桑枝15克，桂枝15克。将这5味药同放在一个容器里，加水适量放在炉上烧开，然后闭火。把患处放在烧开的药液上用蒸汽熏，直到药水不太热。然后用药水洗患处，洗到药水凉了为止。下次继续用此种方法。每天3次，每剂药用1天，一般2～3天就能治愈。

【荐方人】四川 郭正川

用元寸、血花治跌打损伤

【配方及用法】

元寸1.5克，血花30克，珍珠3克，牛黄1.5克，琥珀6克，藏红花6克，三七9克，高丽参9克，乳香（炒，去油）3克，没药（炒，去油）3克，冰片1.5克。上药共碾为极细粉末，过罗，装瓶备用。用时将少许药粉匀撒于患处，用拇指或鱼际处按摩患处，用力宜轻，逐渐加重，使药粉进入皮下即可。

【荐方人】浙江 王星田

腰椎间盘突出、骨质增生

用雷公藤、牛膝等治腰椎间盘突出症

【配方及用法】

雷公藤、牛膝各15～30克，龙须藤、白芍、熟地、肉苁蓉各20～30克，青风藤、海风藤、狗脊各30克，蜈蚣2～4克，杜仲、地龙各15～20克，制乳香、没药各12～15克。以上为基本方，可根据患者病情及身体状况加减。每日1剂，早晚各一煎，饭后服，15天为1疗程。

【荐方人】江苏 蔡俊

伸筋草、透骨草等可治腰椎间盘突出症

【配方及用法】

伸筋草、透骨草各15克，五加皮、海桐皮、刘寄奴、红花各10克，苏木、川断、黄柏、牛膝各6克。将上药装入纱布袋内，每次2包。每包加入白酒10～15毫升，置入空罐内盖好，放入水中炖热。先取一包热敷患部，凉后再换一包热敷40分钟，1个月为1疗程。

【备注】

皮肤病或溃破者勿热敷。

【荐方人】福建 陈水成

用白面酒糊治腰椎间盘突出症

【荐方由来】

今年5月，我突感腰疼难忍。此时想起在1968年我患过腰椎间盘突出症，经一位老太太指点，用白酒和白面在腰部连续糊了五昼夜，使症状消失，解除了痛苦。此次仍用此法在患部涂糊白面酒糊，昼夜不停，面干了更换接着糊，三四天后，痒得难受。为防手挠感染，用火罐拔，拔完再糊，糊完再拔，连续治疗半个月，疼痛症状消失，现已活动自如。

【荐方人】辽宁 王景春

用地龙、土元等治腰椎间盘突出症

【配方及用法】

地龙12克，土元、穿山甲、当归、川牛膝、

川断各 10 克，全虫 6 克，制川乌、制草乌各 3 克，甘草 6 克，独活 9 克，桑寄生 20 克。水煎服，每日 1 剂，早、晚各服 1 次。

【荐方人】河南　郭永昌

地龙、白花蛇等可治腰椎间盘突出症

【配方及用法】

地龙、白花蛇各 50 克，土鳖虫、全蝎各 25 克，穿山甲、蜈蚣各 15 克。上药共为极细面，每次服 3 克，每日 2～3 次，开水冲服。1 个月为 1 疗程，一般用药 2～3 个疗程。

【荐方人】吉林　邹福田

土鳖虫、川牛膝等治腰椎间盘突出症

【配方及用法】

土鳖虫、川牛膝、甘草、麻黄、乳香、没药、全蝎、僵蚕、苍术各 720 克，生马钱子 6000 克。将生马钱子置铁锅中，加水慢火煮沸 8 小时后取出，剥去外皮，切成 0.5～1 毫米厚之薄片，晾干，炒至棕褐色。乳香、没药置铁锅内加热，并以灯芯去除油质，烘干。全部药物混合粉碎过 100 目筛，粗渣再次粉碎，使全部过筛成末。混匀，分装胶囊，每粒含散剂 0.25 克。每晚临睡前服药 1 次，初次 5 粒，以后每晚增加 1 粒，至服药后出现腰痛加重或腰背有紧麻感反应时不再增加，但最多每次不超过 10 粒。用黄酒 30～60 毫升加适量白开水送服，忌饮茶。服药后安静卧床，当晚不宜多饮开水。服药半个月后须停药 2～3 天，病情缓解后每晚可减 1～2 粒，续服 2～3 周以巩固疗效。服药期间不宜做剧烈运动。

【备注】

服药 1 小时内可有头晕、背麻等症状，无须处理。如反应重，可饮白开水一碗或肌注苯巴比妥钠 0.1 克。服药 1 周左右有轻度瘙痒或出现粟米样红疹，数天可自行消退。有严重心、肝、肾疾患者及孕妇忌服。马钱子有大毒，不宜长期服用。

金钟花根、生地等治腰椎间盘突出症

【配方及用法】

金钟花根、生地各 500 克，鸡血藤 250 克，

杜仲、桂枝各 200 克，白酒 5 升。将白酒入药中浸泡 7 天即饮。每次 10 毫升，每日 3 次，逐渐增量，至四肢有麻木感为最佳的治疗量，以此为限，服 1 周后逐渐减量至维持量（每次 10 毫升，每日 3 次）。

【荐方人】吉林　刘素云

壁虎、辰砂治骨质增生

【配方及用法】

壁虎 6 个，辰砂（朱砂）4 克。用镊子把活壁虎口张开，每个喂一些辰砂，放入瓶内，不久将食用辰砂死去的壁虎焙干，研末即成。用时取适量药粉，用醋调成糊状，敷于增生疼痛处，外用麝香膏固定，隔日换药。敷后疼痛立即减轻。2 日为一疗程，隔 3～5 日可继续下一疗程，直至疼痛消失为止。

【功效】

祛风定惊、消痕散结。用治常发于颈、背、腰及足跟等处缠绵难愈的骨质增生症，症见局部疼痛麻木、活动受限等。

生川乌、川芎等治腰椎骨质增生

【配方及用法】

生川乌、川芎、樟脑各 15 克，细辛、小牙皂各 5 克，制马钱子、仙灵脾、石猴子、甘遂、莞花各 10 克，威灵仙、穿山龙各 20 克。上药共研末，用陈醋浸透，装布袋内缝牢，摊在患处，然后用热蜡袋放在布药袋上加热，

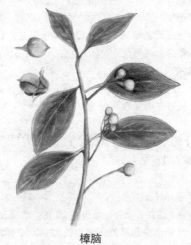

樟脑

使药物向肌骨渗透，保持约3小时，热消后连续袋取去。每日1次，连用5天换药一次，15天为1疗程。

【荐方人】江西　华尚福

川芎末醋调外敷治骨质增生症

【配方及用法】

川芎末6～9克，山西老陈醋适量，药用凡士林少许。将药末加老陈醋调成浓稠糊状，然后混入少许药用凡士林调匀。随即将配好的药膏涂抹在患者增生部位，涂好后盖上1层塑料纸再贴上纱布，用宽胶布将纱布四周固封。2天换药1次，10次为1疗程。

【荐方人】北京　王金海

白花蛇、威灵仙治骨质增生

【配方及用法】

白花蛇(学名银环蛇)4条，威灵仙72克，当归、土鳖虫、血竭、透骨草、防风各36克。共碾细末，过筛。每次服3克，每天服2次，开水送服。以上为一个月药量，服完即症状消失。

【功效】

治疗骨质增生症。

威灵仙、肉苁蓉治足跟骨质增生

【配方及用法】

威灵仙15克、肉苁蓉15克、熟地15克、青风藤15克、丹参15克。上肢麻、痛者加姜黄10克；下肢麻痛加怀牛膝10克。每天1剂，煎2遍和匀，1日2次分服。或研末炼蜜为丸，每粒10克，每服1粒，日2次。

【功效】

主治颈椎、腰椎及足跟骨质增生，老年骨关节炎疼痛等。

川芎、没药等外敷治骨质增生

【配方及用法】

川芎、没药、乳香、红花、白芍各60克，草乌、川乌、防己、杜仲、川续断、牛膝各30克，羌活、白芷、干姜、秦艽各20克，冰片3克。若伴颈椎病和高血压者，去白芷、干姜，加

葛根、透骨草各20克；若腰酸痛者，加鸡血藤、狗脊各20克。将上药共研为细末，用陈醋和白酒各半调药末成糊状外敷患处，每日换药1次。1周为1个疗程。

【荐方人】山东　唐晓功

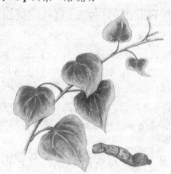

防己

威灵仙、穿山甲等治骨质增生

【配方及用法】

威灵仙60克，乌梢蛇、穿山甲、土鳖虫各30克，白花蛇2条，皂角刺、透骨草、生川乌、生草乌、细辛、生乳香、生没药、川芎、稀莶草各50克，冰片15克。将上药共研为极细末，置于瓷碗内，用米醋或黄酒调成糊状，外敷患处，隔日换药1次。1周为1个疗程。

【荐方人】江西　李桃园

用穿山甲、川牛膝治颈腰椎骨质增生

【配方及用法】

穿山甲、川牛膝、全蝎、甘草各20克，桃仁、红花各10克，川楝子12克，蜈蚣6条。上药烘干研末，分装240粒胶囊，早晚各服4粒，黄酒送服。上药为1疗程的药量。

【荐方人】孙娟

生草乌、细辛等泡酒治骨质增生

【配方及用法】

生草乌10克、细辛10克、洋金花6克、冰片16克。先将前三味药研末，用50%酒精300毫升浸入，冰片另用50%酒精200毫升浸入，每日搅拌一次，约1周后全部溶化，滤净去渣，将二药液和匀，用有色玻璃瓶贮藏。每次用棉球蘸药液少许涂痛处或放痛处片刻，

痛止取下，每天 2 ～ 3 次。

【功效】

草乌、细辛祛风散寒止痛，洋金花解痉活血止痛，冰片通窍善于走窜，消肿止痛，浸酒外用，直接作用于局部，见效较速。

【备注】

本方药性毒烈，只能外用少许不可内服，皮肤有破损者及孕妇忌用。

粉葛、秦艽等治骨质增生

【配方及用法】

粉葛、秦艽、灵仙、当归各 20 克，白芍 30 克，延胡、制川乌、独活各 10 克，蜈蚣 3 条（去头足），天麻 6 克（为末吞服）。若偏寒者，加桂枝、细辛、白芥子、制附片、淫羊藿；若偏热者，酌加板蓝根、银花、连翘；若偏湿者，酌加茯苓、薏苡仁、苍术；若气虚血滞者，加入党参、丹参；若肾虚者，加枸杞子、巴戟。将上药水煎，分 2 ～ 3 次口服，每日 1 剂。

【荐方人】湖南　张冬兰

当归、白芍等外敷治骨质增生

【配方及用法】

全当归、白芍各 40 克，川芎、炒艾叶、地龙、灸川乌、五加皮、木通、川花椒、萆薢、防风各 30 克，生姜汁 100 毫升，陈醋适量，冰片 5 克。将上药共研为极细末后，加入姜汁、陈醋成糊状，贮瓶内备用。用时，以此药糊敷患处，每日换药 1 次。1 剂药一般可用 2 ～ 3 天。2 剂药为 1 个疗程。

【荐方人】广西　李元龙

用陈醋搓可治腰椎骨质增生

【荐方由来】

我老伴今年 60 岁，患腰椎间盘骨质增生 20 余年，疼痛难忍，经多方治疗效果不佳。1996 年 9 月《晚晴报》登载了"用陈醋搓治骨质增生"的方法，我看后认为该方法简便易行，就买了一瓶山西陈醋，在老伴骨质增生部位早、晚各搓 1 次。用此法 1 周后，老伴腰痛明显减轻，半月后基本痊愈，1 个月彻底治好。

【方法】

先用热湿毛巾拭干净患处，然后将 2 ～ 3 汤匙醋倒在一个小碗里，先用手指蘸醋涂患处，接着用手掌由轻到重地来回搓，觉着发黏发干时，再涂再搓，直至把醋搓完；再用一块塑料布盖上，用拳头轻轻打 2 ～ 3 分钟，将塑料布取下，用热湿毛巾拭干。

【荐方人】辽宁　刘立埠

用醋拌钢末治脊椎增生症

【方法】

收集锯钢落下的钢末，用水洗净油污，放在铁锅内炒红，倒出摊凉至呈蓝色。取 1 千克炒过的钢末倒入 50 毫升醋（越陈越好）中，然后装入布袋（钢末与醋占布袋的 1/3）用两手揉搓，使醋拌匀，钢末发热，再搓约 10 分钟即可捂患处。把布袋拍平，垫一块塑料布，放在布上，用患处压住布袋。最好用毛巾裹住布袋，以免烫伤。一次捂 6 小时，每天 1 次，连捂 7 天。每次都要用新炒钢末。如果脊椎增生节数多，应增加钢末和醋的用量。

【荐方人】河南　唐茂林

用蜊蛄酒治腰骨增生症

【荐方由来】

我是一名退休工人，几年来经常腰痛，翻身都难，在县医院确诊为骨质增生。各种药吃了不少，总不见好。后来有一位朋友告诉我一个验方，我服用后效果显著，现在什么活都能干。

【配方及用法】

7 个活蜊蛄（河里有）用 500 毫升白酒（60 度）泡 7 天后饮用，每天三四次，一次饮一大口即可。

【荐方人】辽宁　刘万江

用铁粉、红花治髌骨增生症

【荐方由来】

我老伴前几年髌骨后侧上下缘均发生骨质增生病变，走路困难，坐卧时有阵痛感。曾多次服用中西药，收效甚微。近日觅得一偏方，用后收效良好。

【配方及用法】

铁粉 250 克，红花 5 克，用好醋 50 毫升滴入拌匀，装入布袋中。待铁粉升温至 30℃左右时，放在患处热敷约 3 小时。每日 1 次，连续三五次即可见效。热敷总次数多少，可视具体病状而定。

【荐方人】河北 王占英

用红花、当归治骨质增生

【配方及用法】

红花 60 克，当归 80 克，制何首乌 60 克，鸡血藤 80 克，乌梅 60 克，50 度以上白酒 2500 毫升。将上药制为粗末，入绢袋盛之，把口扎紧，浸入酒中，20 天后取药酒饮之。每日早、晚各 1 次，每次 20～30 毫升，最大量不超过 50 毫升。

【荐方人】山东 徐志强

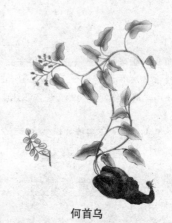

何首乌

用苍耳子水烫洗治骨质增生

【配方及用法】

苍耳子 100 克，加水一碗，三沸后略停片刻。用干净布蘸洗患处数分钟，每日 3 次。

【荐方人】河南 赵世清

骨折

当归尾、桃仁治骨折

【配方及用法】

当归尾、桃仁、红花、苏木、炮穿山甲各 15 克，瓜蒌、生地黄、自然铜、杜仲、骨碎补、枳实、乳香、没药、生甘草各 10 克。将上药水煎 3 次后合并药液，分 2～3 次温服。每日 1 剂。1 个月为 1 个疗程。

【荐方人】湖北 徐守正

虎骨、龙骨王治骨折

【配方及用法】

虎骨 30 克，龙骨王 50 克，公丁香 20 克，土鳖 50 克，续断 50 克，青皮 40 克，川乌 30 克，油朴 30 克，台乌 50 克，苏木 40 克，大黄 100 克，没药 30 克，自然铜 30 克，红花 30 克，赤芍 40 克，猴骨 50 克，血竭 20 克，香附 30 克，乳香 30 克，姜黄 100 克，山药 30 克。虎骨、猴骨沙炒，血竭另碾放入，乳香、没药去油，自然铜醋煅，诸药碾细成末，和匀瓶装备用。本方外敷、内服均可。内服每次 5 克，每日 3 次，小儿酌减。

【备注】

新鲜骨折瘀肿者，宜开水调，温敷伤处；陈旧性骨折以活血酒调敷伤处。痹症属风湿者，以药酒、开水各半调敷患处；痹症属寒湿者，以开水调敷患处。软组织损伤，初期宜用开水调敷伤处，中后期宜用药酒调敷伤处。骨质增生、肩周炎，内服外敷，并配合按摩效果更佳。敷药后，局部有痒感者，忌用手抓。孕妇禁服。

【荐方人】四川 王兴荣

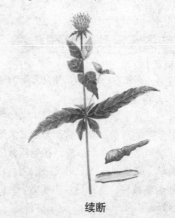

续断

旋覆花白糖治骨折

【配方及用法】

旋覆花 15 克，白糖 31 克（按伤部大小加减）。将旋覆花为末，和白糖放入锅内，加适量水熬成浓膏，涂于筋断处，10 日后解开，视筋断处两头各生一小疙瘩，再敷 20 日即完好如初。

【荐方人】湖北　张松岩

马钱子、枳壳等治骨折

【配方及用法】

马钱子（制）300 克，枳壳（制）150 克，煅自然铜 200 克。上药制马钱子、枳壳混在一起，煅自然铜单包，两种药末分别贮存，临时配用。10～20 岁两种药末各用 0.6 克；20～30 岁各用 0.9 克；30～40 岁用制马钱子、制枳壳 1.8 克，煅自然铜 0.9 克；40～60 岁用制马钱子、制枳壳 2.1 克，煅自然铜 0.01 克，将两种药末混合后用引药煎酒调服，7 天为 1 疗程。如骨未接好再服 1 疗程，至骨痂形成，接好为止。伤在头部者，以升麻、川芎各 9 克为引；伤在上肢者，以桂枝、桑寄生各 9 克为引；伤在下肢者，以牛膝 15 克，木瓜 9 克为引；伤在胸前者，以枳壳、桔梗各 15 克为引；伤在下腹者，以大腹皮 9 克为引；伤在背部者，以独活 9 克，麻黄根 3 克为引；伤在腰部者，以杜仲 9 克为引。用时以水、酒各半煎引药调服药味。服后盖被睡卧（早、晚各服 1 次），不可见风。如未破口者则将药末用酒调敷患处，若已破口出血者则将药末撒布患处，外以纱布盖贴固定，有止血、定痛、消肿之功。并配合内服药。

【备注】

服用接骨散的患者，骨折必须先整复。此药服后患部必然发生跳动，体弱者当日即可发生，体强者服后 2～3 天发生。在服药后平均跳动 1～2 天，每天 1～3 次，每次 2～10 分钟，如药物剂量不足则不发生跳动。

【荐方人】辽宁　董汉杰

双乌、附子治锁骨骨折

【配方及用法】

川乌、草乌、附子、姜黄、桂枝、白芷、山栀、黄芩、细辛各 20 克，乳香、没药、儿茶、土鳖虫、自然铜各 15 克，三七、血竭各 25 克。上药共研细末，凡士林调外敷，胶布固定后外用毛巾固定（先将 2 条毛巾做成 2 个略大于肩周径的圈，将毛巾圈分别套入双肩部，嘱患者双手叉腰挺胸提肩，术者站在患者背后拉紧毛巾圈，用 2 条短布带将毛巾圈的上部及下部相对扎紧，最后用 1 条长布带系住胸前的毛巾，防止滑脱，但不宜拉紧）。

【荐方人】黑龙江　陈佰奎

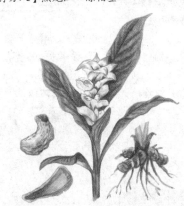

姜黄

用当归、乳香等治早中期骨折

【配方及用法】

当归 12 克，乳香 6 克，陈皮 6 克，没药 6 克，生地 6 克，川牛膝 6 克，甘草 6 克，熟地 6 克，川芎 6 克，全虫 5 克，血竭（冲服）5 克，穿山甲（炒）5 克。加凉水 400 毫升，将药浸泡 30 分钟。第一次煎 15 分钟，取汁 200 毫升；第二次加凉水 400 毫升，煎 20 分钟，取汁 200 毫升，分 2 次服。上肢骨折饭后服药，下肢骨折饭前服药，间隔 6 小时服 1 次。血竭用 1 岁半到 3 岁童便拌湿，汤药冲服。上肢骨折加川芎 12～15 克，下肢骨折加川牛膝 12～15 克，肋骨骨折加陈皮 10～12 克。疼痛肿胀加乳香、没药各 10～12 克。

【功效】

本方可活血祛瘀，消肿止痛，续筋骨，适用于一切早中期骨折及跌打损伤。

【荐方人】陕西　陈文友

当归、续断、五加皮等治骨折

【配方及用法】

当归、续断、五加皮、菟丝子、刘寄奴各 60 克，熟地 120 克，川芎、白芍、杜仲、桂枝、三七粉、木瓜、党参、补骨脂各 30 克，黄芪（炙）15 克，骨碎补、地鳖虫各 90 克。上药共研细末，用糖水调制成水丸晾干。每次服 12 克，每日服 2～3 次，黄酒送服。

【荐方人】山东 刘冠军

绵黄芪当归等治骨折脱位

【配方及用法】

绵黄芪 600 克，当归 300 克，地鳖虫 300 克，血竭 150 克，马钱子炭 300 克，炮山甲 100 克，制乳香、没药各 100 克，杜仲 200 克，骨碎补 150 克，醋煅自然铜 200 克。上药晒干，如法炮制，碾成细末，调匀后以蜜化水泛丸如桐子大。每次服 10 克，日服 2 次（严重者日服 3 次）。再配合手法整复。

【荐方人】江苏 夏金陵

骨碎补、当归治骨折

【配方及用法】

骨碎补 25 克，当归 25 克，制乳香 15 克，没药 15 克，血竭 10 克，儿茶 5 克，自然铜（醋淬 7 次）20 克，土鳖虫 24 个。上为接骨专药，主要用于外伤骨折。先将患者伤骨整理妥当（复原），用两块小夹板固定，以带捆好，不可移动。再将后 2 味研制好的细面药粉同前 6 味药共煎浓缩汁冲服（必须固定夹板，否则服药后就有麻烦了）。服药半小时至 4 小时，听到局部有响声为验。

【荐方人】贵州 刘平

骨碎补、续断等治骨折

【配方及用法】

骨碎补、续断各 18 克，制乳香、制没药、元胡、五灵脂、肉桂各 12 克，麝香 2 克。上药麝香除外，余药入 750 毫升香油中浸 2 天，文火煎 45 分钟去渣加麝香 2 克（研为细末）后，入黄丹 380 克收膏。将膏药入冷水中拔去火毒后，摊于棉布上，每块布摊膏约 0.25 厘米厚，直径为 15 厘米的圆形。用时，将膏药加热软化后贴患处，7 天换一次。

【备注】

骨折者进行用药固定后，还需骨科透视，如骨折已复位，固定正确即可，否则重新处理；使用该药 14 天后不显效者，宜尽快采取其他相应措施；皮肤损伤、过敏者勿用。

【荐方人】江苏 潘俊山

玄胡土鳖虫等治骨折

【配方及用法】

玄胡 30 克，土鳖虫 5 克，三棱 15 克，莪术 5 克，白芷 15 克，血竭 10 克，黄柏 30 克，五倍子 15 克，黄芩 10 克，大黄 15 克，木香 25 克，半边莲 15 克，芙蓉叶 25 克，当归 30 克，羌活 15 克，独活 15 克，王不留行 15 克，赤芍 10 克，生南星 30 克。先将上药用白酒浸泡 1 周，然后焙干，研细末。

【备注】

本方主要用于外敷，按照损伤部位大小用山西产老陈醋调好后，摊于油纸或纱布上，贴于患处。24 小时换药一次或 2 天换药一次均可。对陈醋过敏的患者，可改用白开水或少量蜂蜜调和。

【荐方人】宁夏 余林涛

公牛角治闭合性骨折

【配方及用法】

公牛角 1 个，榆树内层皮 46 克，大杨树叶 30 克，花椒 10 克，醋 250 毫升。用炭火烤公牛角至黄色，用刀刮其外层，反复多次，刮完为止；将榆树皮、杨树叶、花椒共为细末；将醋放锅内煎熬数沸，放入上述粉末熬成膏，摊在白布上，贴敷患处，周围对拔，外用夹板固定，5～7 天去掉即可。

【荐方人】山西 钟久春

桑白皮、五加皮等治胳膊骨折

【配方及用法】

桑白皮、五加皮、血竭花、儿茶、海螺蛸、乳香、没药、煅牡蛎各等份，成人各 50 克，小儿减半。用乌鸡 1 只，去毛去内脏后，连肉带骨血油等与上药共捣如泥状，摊在药布上待用。将骨折处先整理好，用摊在药布上的药包好，再用夹板固定，记好时间，到4小时把药去掉。不可超过时间，否则骨痂增大影响疗效。如患处出血，可少加麝香于药内。

【荐方人】辽宁　石明远

颈椎病

全当归、细辛等治颈椎病

【配方及用法】

全当归、三七、红花各等量。将上药共研为极细末，过120目筛后，装瓶备用。用时，每次服3克，用黄酒或温开水送服。本方也可做成胶囊吞服，每粒重0.5克，每服4~5粒。每日3次。10天为1个疗程。

【荐方人】贵州　刘朝宏

桂枝加葛根汤治疗颈椎病

【配方及用法】

桂枝、白芍各18克，甘草12克，葛根25~40克，生姜6克，大枣6枚。局部凉甚加附子；颈项沉困加羌活、独活；手臂麻木加当归、川芎、川牛膝；病程较长加天麻、全蝎、地龙；肾虚者加鹿角霜、山茱萸、威灵仙。水煎服。每天1剂，20天为1疗程。

【功效】

颈椎病良药。

全蝎、蜈蚣等治颈椎病

【配方及用法】

全蝎9克，蜈蚣2条，鹿含草30克，乌蛇、当归、川芎、自然铜各15克。若上肢麻木疼痛较重者，加桑枝；若颈部强直疼痛重者，加葛根；若眩晕者，加地龙、钩藤、泽泻；若气候剧变时症状加重者，加汉防己、秦艽。将上药水煎，分2次口服，每日1剂。

【荐方人】河南　王桂英

葛根、丹参等治颈椎病

【配方及用法】

葛根、丹参、白芍、威灵仙、防风各50克，川芎、乳香、没药、川椒、五加皮、桂枝、桑枝、荆芥、生甘草各20克，细辛3克，全蝎、蜈蚣各10克。将上药研为极细末，装入瓶内备用，每次服3克，黄酒或温开水送服。每日3次。

【荐方人】河北　贾春生

乌梢蛇、甘草等治颈椎病

【配方及用法】

乌梢蛇、甘草各15克，蜈蚣2条，穿山甲12克，全蝎8克，川芎、自然铜、木瓜各10克，细辛3克，葛根40克，白芍50克。将上药水煎3次后合并药液，分早、中、晚3次饭后服，每日1剂。5剂为1个疗程，直至痊愈。

【荐方人】河南　梅学东

用臭梧桐根治颈椎病

【配方及用法】

根据病人具体情况不同，取臭梧桐根30~60克，体质好、症状重者用量可大些，反之则小些。水煎取汁，每日服2次，5天为1疗程，同时配合卧床休息、颈部保暖等措施。

【荐方人】上海　王利群

当归、川芎等治颈椎病

【配方及用法】

当归、川芎、桂枝、川乌、鸡血藤、红花各10克，白芷12克，苏木15克，仙鹤草9克。将上药共研细末，混合均匀后装入布袋内，并将袋口缝合备用。将药袋放在颈部，用细绳固定，白天用之，夜间摘掉。一般用此药袋治疗3~5天后，局部疼痛明显减轻，半个月可达到治愈的效果。如患腰腿痛时，将药袋固定在疼痛部位，同样可获得很好的疗效。

【荐方人】河北　冯国庆

用甲角藤汤治颈椎病

【配方及用法】

山甲珠、鹿角胶（烊化）、牛膝、川芎、炙白芍各12克，忍冬藤30克，桂枝9克，甘草6克。上药先用水浸泡30分钟，然后再放火上煎30分钟，每剂煎2次。将2次煎好的药液混合，日服3次。气血不足者加黄芪30克，当归12克；腰酸腿软者加杜仲15克，寄生30克。

【荐方人】山东　马玉静

服醋蛋液治颈椎病

【荐方由来】

我对醋蛋液的食疗作用是确信无疑的，但是否能治好我的病，我只是抱着碰碰运气的态度。我患颈椎综合征已数年，颈椎僵硬，低头伏案写字、仰头观月皆感僵硬并疼痛难忍，而且感到脑供血不足，读书用脑不能持久。常年做自我按摩和体育锻炼均未收效。经连续服用3周醋蛋液后，颈椎疼痛、僵硬解除了，而且还把数年的大足趾跖关节骨质增生性疼痛治好了。

【配方及用法】

将250毫升左右的食用醋（米醋用低度的，9度米醋应用水稀释）倒入铝锅内，取新鲜鸡蛋1～2个打入醋里，加水煮熟，吃蛋饮汤，1次服完。

【荐方人】黑龙江　张英圣

用头写"米"字治颈椎病

【荐方由来】

友人朱某患颈椎病，到医院治疗多次，虽稍有好转，却未能治愈，常感到头晕，手臂发麻，肩背放射性疼痛。我曾在杂志上看到过某地有人用头部写"米"字的方法治愈了此症。于是将此法教给他。他认真习练，1个多月就治愈了颈椎病，至今未见复发。

【方法】

先将两掌搓热，擦后颈和颈部左右侧，使整个颈部血流通畅。然后两脚并立，吸气时提肛收腹，头向后仰，同时两手在身后互握，逐渐用力向上提，呼气时放松还原。接着两脚与肩同宽站稳，两手叉腰，以头部带动颈部写"米"字，按笔画顺序写，做八个方位的旋转，共默数八拍，一横为两拍，一竖为两拍，其他四笔均为一拍，这样默数拍子是为了使动作有节奏。书写的动作要自如、连贯、缓慢、柔和，用力适当而柔中有刚。幅度要略大一些，两眼随笔画走，认清所写的"米"字。头部旋转时，笔画一定要到位，方能见效。画上10多个"米"字后，可以自由活动一下。每日早、晚各做1次，工作间歇还可加做一次。

【荐方人】江苏　俞晓明

用电吹风温熨法治颈椎病

【方法】

首先，自己以正坐位姿势，用左手先在颈部扪及压痛点，随后将右手握着的吹风机接通电源，将热风对着压痛点频频温熨，并使颈部做左右旋转。前后俯仰动作，再用左手指轻轻按摩压痛点。如熨时局部有灼热感，则可能电压偏高，或熨时过长，或吹风机距皮肤太近。为防皮肤灼伤，可关上开关，暂停操作，待灼热感消失后，续用前法，感到热风作用于皮肤的温度适宜，持续一刻钟左右即可。除炎热天气外，每天早、晚按上法分别操作一次。

【荐方人】贵州　赵永海

用转体摆臂后瞧法治颈椎病

【荐方由来】

我患颈椎病20多年，也到不少大医院治疗和按摩过，但效果不佳。随着年龄的增长，颈椎病越来越重，也就无心治疗。看了去年12月份《验方集锦》专栏里的《转体摆臂往后瞧治肩周炎和颈椎病》一文，我就按照其方法步骤进行锻炼，不到1周便好转。我还把这个方法介绍给其他人，其他人照此方法来做，都有明显效果。

【荐方人】河南　李明阳

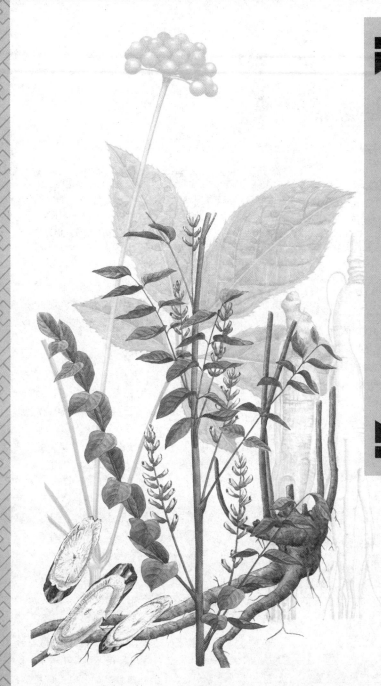

五官科疾病

眼疾

猪肝夜明汤治诸眼疾

【配方及用法】

猪肝 100 克，夜明砂 6 克（中药店有售）。将猪肝切成条状，锅内放入一碗水，同夜明砂以文火共煮。吃肝饮汤，日服 2 次。

【功效】

补肝养血，消积明目。用治小儿出麻疹后角膜软化，贫血引起的眼朦、夜盲、视力减退。

用黑芝麻治眼睛昏花

【荐方由来】

人步入中老年，因肝肾逐渐虚弱，容易发生眼睛昏花。内经云："视物不明肾气衰。"就指出了眼睛昏花的致病原理。黑芝麻有补肝养血之功效，常吃可以补益肝肾。吃法是：将黑芝麻炒后研粉，早晨起床后以及晚临睡时，各服一汤匙（约 20 克）。1980 年初，我年逾 50 岁时，眼睛视物逐渐昏渺，不得不借助老花镜写字、看报。此后我经常吃黑芝麻，2 年后，不再戴眼镜，眼睛保持明亮，直到现在已有 13 年。

【荐方人】 四川 邓朝纲

用搓脚心法治两眼昏花

凡患有两眼昏花者，不论老少都可用。每晚临睡前用手搓脚心，两脚都搓，每只脚搓 100 下。在早上要起床时还是同样进行。天天如此，不要间断，若揉搓 2 个月，效果很好。

【荐方人】 河南 刘承伟

吃生花生治老花眼

【荐方由来】

沈阳 74 岁退休干部张先生，从 43 岁时眼睛开始老花，先戴 150 度花镜，后发展到 350 度。1982 年初开始，每日饭中吃 15 克左右生花生米，从未间断。1983 年冬，视力彻底恢复，能看报了，现已 11 年了。

【荐方人】 贵州 胡定绶

吃药黑豆可治两眼昏花

【荐方由来】

我今年 76 岁，以往有看书的习惯，可是两眼昏花，戴 400 度的花镜只能看 10 多分钟，头晕目眩不能坚持，只有休息一会儿再看。在 1993 年冬听友人介绍，吃药黑豆对眼花、眼昏及眼的小毛病——眼角烂、红都可治，并能增强脑力。我连用一年多，确实有效。现在看一两个小时书报也没事，用 250 度的花镜也可以。

【配方及用法】

先将药黑豆杂质拣去，然后用冷水将豆淘洗净，每 500 克豆另加 50 克枸杞子，一并放入锅内用水煮。水适量，先大火煮，后用小火浸煮，至水烧完，豆已熟时，再加 100 克红糖，糖化再浸煮，至无水即可。放冷后保存备用。豆、糖、枸杞子都属热性，不能多用，每日早晚各用两羹勺，细嚼食用，喝点儿开水。

【备注】

要经常用，冷天豆容易保存，热天豆可放在冰箱内。没有冰箱可少煮点，用瓶子装好放在通风阴凉处。用 1 个月即可见效，但应经常服用。

【荐方人】 河南 曲海岳

米酒可治老花眼

【荐方由来】

河南王先生今年 57 岁，看书报戴花镜已有 6 年之久，可是现在不用戴花镜了。秘密何在呢？原来，他有个秘方：自做米酒，也叫黄酒（用小米煮粥加入陈曲"麦曲"制成）。米酒内泡入适量党参或生熟地，每天喝 50 ~ 100 克，坚持 2 年，看书报不用戴花镜了。

【荐方人】 河南 岳建雷

唾液抹眼防老花眼

【荐方由来】

　　山西有个 80 岁老人杜先生，从 60 岁那年开始，每天清晨坚持用自己的唾沫抹眼，不仅没有患过任何眼疾，而且连原来戴过的老花镜也可扔掉。即使晚上在灯下看报，最小的字也看得十分清楚。

【荐方人】 云南 普华

黑豆桑葚可治眼前黑影症

【配方及用法】

　　先将桑葚熬汁，去渣，再将干净黑豆倒入桑葚汁中一起煮，火不要太大，使汁完全浸入黑豆中，最后晒干收藏备用。一天 3 次，每次用盐开水冲黑豆 100 粒。我共用黑豆 2500 克，桑葚 2500 克，服了 3 个月，眼前的黑影已完全消失，而且感到眼睛也比以前好了。

【荐方人】 河南 吴甲南

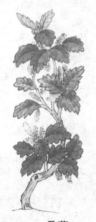

桑葚

睛明饮治眼前飞蚊症

【配方及用法】

　　生地、茯苓、当归、青箱子、夜明砂各 15 克，山萸肉 10 克。每天 1 剂，水煎服。

【出处】 《湖北中医杂志》（1990 年第 3 期）《单方偏方精选》

熟地、白芍等可治瞳孔散大

【配方及用法】

　　熟地、白芍、当归、杞果、菟丝子、山萸肉、

天冬、寸冬、盐黄柏、盐知母、粉丹皮、泽泻、菊花、草决明各 9 克，川芎 1.5 克，五味子 6 克，青葙子 13 克，薄荷 3 克。清水煎服，每口早、晚各服 1 次。早期治疗有特效。

【备注】

　　服药期间禁食鸡、鱼、羊肉及辛辣之物。

【荐方人】 河北 张元衡

羊肝、兔脑可治视神经萎缩

【配方及用法】

　　羊肝 250 克，兔脑 2 具，生、熟地各 31 克，枣皮、生石决明、枸杞、淮山药、磁石、天麻、刺蒺藜、青箱子、首乌、文党参、嫩耆各 62 克，杭菊、甘草各 31 克，朱砂 16 克。将以上药物，水煎后去渣，加适量蜂蜜，收贮待用。每次服 1 匙，日服 3 次，服半年方有效。此方曾在临床上获得显著效果。

【荐方人】 重庆 史方奇

马钱子、菟丝子等治眼肌重症肌无力

【配方及用法】

　　马钱子（先下）3 克，菟丝子、枸杞子、车前子（布包）各 20 克，丹参 30 克，覆盆子 15 克，五味子、地龙各 12 克。上药先煎马钱子 10 分钟，然后全药共煎 20 分钟取汁，约 300 毫升，日服 3 次。便溏乏力者加党参 30 克，白术 12 克；眩晕、脸部麻木者加黄芪 30 克，当归 12 克。

【荐方人】 四川 彭暾

六虫散治眼底病

【配方及用法】

　　土鳖虫、壁虎各 10 克，麝香 0.1 克，金蝎 6 克，蜈蚣 2 条，白花蛇 1 条。上药共研细末，每天服 2 次，每次 5 克，以温开水冲服。

【出处】 《陕西中医》（1991 年第 111 期）、《单方偏方精选》

苦黄汤治睑缘炎

【配方及用法】

　　苦参 20 克，黄连 6 克，黄柏 10 克。水煎，用棉球蘸药水洗涤眼睑缘患处，每剂洗 2 次，

每天洗 3 次。若睑缘奇痒，加花椒 3 克。

【备注】

用药期间，注意眼部卫生，禁止揉擦，忌烟、酒、辛辣及其他发物。

【出处】《四川中医》（1987 年第 4 期）、《实用专病专方临床大全》

用水井旁青苔治多例传染性红眼病

【配方及用法】

水井旁青苔。青苔洗净，取少许敷眼上，药热即换，连续数次。

【荐方人】福州 瘳香英

老姜预防红眼病

【方法】

如果周围的人得了红眼病，马上用老姜切片，贴在两边太阳穴，再用老姜在脑门上来回搓，可有效预防红眼病的传染。

【荐方人】魏德生

桑叶、蒲公英治疗红眼病

【配方及用法】

桑叶（或菊花）、蒲公英各 30 克，煎水当茶饮；也可冷却后用来洗眼睛。

【荐方人】华宝祥

用花椒酒治红眼病

【荐方由来】

江津市邱先生，用花椒酒治疗红眼病，效果较好。1989 年 3 月，邱先生患了红眼病，痛痒难忍。他买了氯霉素眼药水、金霉素眼膏点擦，均不见好转。后又买了吗啉胍眼药滴眼，仍时时反复。邻居陈大娘告诉他用花椒泡酒治疗。老邱买了 25 克花椒放入 250 毫升白酒内泡 3 天后，用棉签蘸擦眼角，早晚各 1 次，2 天后红眼病就好了。

【荐方人】四川 夏国忠

黄瓜可治火眼赤痛

【方法】

将刚摘下的老黄瓜 1 根，上部开一小孔，把里面的瓜瓤掏出，从孔填入芒硝，填

满为止，拿到阴凉处悬挂起来。待到芒硝从黄瓜内渗出，用刀将粉末轻轻刮下，便可作药用了。将少许粉末点眼，1 日 3 次，晚上临睡前再点 1 次，如此连用数天，半月则可痊愈。

【出处】《河北科技报》（1995 年 6 月 15 日）

黄连片浸奶滴眼治急性结膜炎

【方法】

黄连片 0.5 克，用奶汁浸泡，搽目内眦及滴入目中，每天 4～6 次，无须打针服药，忌食辛辣、荤腥等食物。

【出处】《黑龙江中医药》（1987 年第 6 期）、《中医单药奇效真传》

明矾治急性结膜炎

【配方及用法】

明矾 10 克左右，放在半碗（约 300 毫升）白开水中，搅拌使其全部溶解，待凉一次服完，每日早晚各服 1 次。

【备注】

此方系本人根据中医"肝开窍于目"的理论，肝胆郁热随肝气上充于目，则可致暴发"火眼"。临证用滋阴清热、解毒类方药，效果不佳。

【荐方人】河南 董丽华

黄柏、蜀葵子可治慢性泪囊炎

【配方及用法】

黄柏 25 克，蜀葵子 18 克，硼砂 12 克，冰片 4 克。上药加蒸馏水 500 毫升煮 1 小时滤出药液，再以同法煎取第二次药液。将两次药液合并浓缩至半流质状态冷却，加入 95％乙醇（为半流质状药液的 3 倍）静置 24 小时后，取上清液过滤 2 次，挥发至乙醇无味，加蒸馏水 1000 毫升，调 pH 值至 6，分装消毒备用。对慢性炎症者，先挤压泪囊部存留脓液，生理盐水冲洗后再注入上药 1 毫升；对单纯性泪囊狭窄者，可直接将上药注入泪道，每天 1 次。

【出处】《陕西中医》（1993 年第 2 期）、《单方偏方精选》

当归、大黄等治结膜炎

【配方及用法】

当归、大黄、赤芍、甘草各100克。上药分别研末，混合均匀即成。每天服3次，每次3克，饭后温开水送服。

【出处】《浙江中医杂志》(1986年第1期)《单方偏方精选》

川黄连、山慈姑治电光眼炎

【配方及用法】

川黄连、山慈姑各2克，人乳20毫升，猪胆汁5毫升。将黄连、山慈姑用人乳、猪胆汁磨汁，药汁澄清过滤滴眼，每天滴3~10次。

【备注】

药液以鲜为佳，超过2天则不宜用。

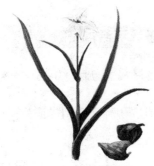

山慈姑

当归、红花治近视

【配方及用法】

当归1000克，红花500克。上药加入2000毫升清水煎，煮沸5分钟后，取滤过液滴眼。每日5~10次，每次1~2滴，1个月为1疗程。

【出处】《实用民间土单验秘方一千首》

用天茄棵煮汁浸眼治近视

【配方及用法】

取天茄棵250克煮沸，把煮的汁液倒入广口瓶内，同时把瓶口放在患者眼上（瓶口大于眼睛），抬起头，使药水浸入眼内1~2分钟。每天3次，5天为1疗程。治1疗程后，休息一两天，再进行第二个疗程。

【荐方人】河南 傅优优

石菖蒲、党参等治近视眼

【配方及用法】

石菖蒲6克，党参5克，远志6克，云苓12克，盐知母6克，盐黄柏6克，生地、熟地各15克，菟丝子、茺蔚子、五味子、车前子、枸杞子各10克，水煎服。伴有多梦多惊者加磁朱丸10~15克；伴有复视症状者加羌活6克，防风6克，细辛0.5~1克；伴有失眠者加柏子仁、薏米、枣仁；伴有肺病者加天冬、麦冬；伴有头晕头痛眼前发花者加石决明15~30克，杭菊花10克。

【荐方人】河北 郝德新

"三白散"可治白内障

【配方及用法】

白术、白及、云苓各50克，研为细末，经过细筛后，以10克为一包，可包制13~15包，待服用。主要采取食疗法，即于每天晚饭后、临睡前用制好的"三白散"药粉一包，加适量净水配1~3个鸡蛋煎饼食之。做时用植物油少许，亦可加入少量的面粉和适量食盐，注意药粉要与鸡蛋混合均匀，用文火煎成饼，切不可大火爆煎。

白内障患者若将一剂药粉服完一半或全部服完后，感到病情明显好转者，可继续再服一二剂或数剂，待完全恢复正常方可停药。一剂药粉可服13~15次，即15天为1疗程。

【备注】

（1）服药期间忌食刺激性食物（如辣椒、大蒜等）和生冷坚硬的食品。

（2）服药期间房事要尽量减少。

（3）正常情况下，一包药粉配3个鸡蛋煎饼。患者如系高血压病人，可在煎制药饼时，一包药配1个鸡蛋煎饼，亦可将大部分蛋黄去掉，光用蛋清。

（4）一剂药要连续服完，切忌中途停止。

（5）服药期间除要避免眼睛过度疲劳外，应注意加强营养，供给优质蛋白，注意摄取含维生素 B_1、维生素 B_2、维生素 C、维生素 E 等较多的食物和动物肝脏（如牛肝、猪肝、羊肝等），也要多吃含锌食物（如苹果、花生、柿子、牛奶、鱼虾、牡蛎及豆制品等）。除通过食物补给外，也可在医生指导下适量服用含上述成分的药物，以利延缓老年性白内障的发生。

【荐方人】安徽 黄子善

蝉蜕治早期白内障

【配方及用法】

蝉蜕9克。每天1剂，温开水或黄酒送服。

【出处】《医药卫生》（1976年第6期）、广西中医学院《广西中医药》增刊（1981年）

黑豆、枸杞子治早期白内障

【配方及用法】

黑豆500克，枸杞子50克，洗净混合倒入砂锅，加水1000毫升，煮沸至水干。取出分为20份，每天起床后和睡前各服1份，咀嚼后咽下。10天为1个疗程，连服3个疗程，有效者可继续服用。

【荐方人】河南 卫宣文

食用小米砂仁绿豆粥可治老年性白内障

【配方及用法】

小米50克，绿豆20克，砂仁10克。将上述3味同入砂锅内煮成米粥，每天2次，早晚食用。

【备注】

治疗本病是长期的任务，不能在短时间内收效，故药补不如食补。小米有较高的营养价值，绿豆和砂仁既可解毒消食又能健脾和胃、益气明目，为老年人服用佳品。

枸杞子酒治老年白内障

【方法】

将500克枸杞子平均装入3个空瓶内，再将黄酒倒入至满瓶，并将盖拧紧密封。两个月后开启服用。每天2次，晨起空腹和晚睡前要各喝一小杯，而且要连续服用，不可间断。

【备注】

（1）中老年有白内障或虚症时饮用枸杞子酒，会容易入睡，对平时食欲不振、头晕、视物模糊、易感冒等症状也会有明显改善。如果不胜酒力，可将枸杞子酒加少许水稀释后再喝。最好是晨起时先喝一杯凉开水或温开水，再喝枸杞子酒。枸杞子和黄酒要选优质的，长期服用，视力还会有提高。

（2）脾胃虚弱有寒湿、泄泻者，外感热邪时都不能吃枸杞子或喝枸杞子酒。

【荐方人】宁夏 李进辉

常饮熟地鳖甲酒可治老年性白内障

【配方及用法】

熟地、鳖甲各50克，白酒500毫升。先将熟地切成段，鳖甲捣碎放入白酒中贮存2年，之后每日饮一小杯，不超过30毫升。

【出处】河北科学技术出版社《灵验偏方治百病》

车前子汤可治青光眼

【配方及用法】

车前子60克，加水300毫升，一次煎服。

【功效】

用此方治疗青光眼有良好的疗效。

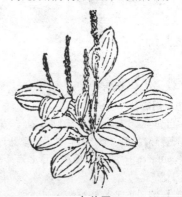

车前子

香附、葶苈子等可治慢性青光眼

【配方及用法】

香附、葶苈子、酸枣仁各10克，川芎5克，芦根25克，茯苓、夏枯草、车前子（布包）各20克，益母草15克，槟榔15克，生甘草3克，当归10克。上药水煎20～30分钟取汁约500毫升，分3次温服，每天1剂，30天为1疗程。肝肾阴虚及视力损害较著者加枸杞子 15 克，菟丝子 20 克，石斛 15 克；血压高者加石决明 20 克，菊花 15 克，丹参 15 克。

【荐方人】广东 叶宝祥

洁白皮硝能治新旧目疾云翳

【配方及用法】

洁白皮硝 31 克，正梅花冰片、广丹各 1.5 克（广丹可用可不用）。先将皮硝入铜锅内炒枯，隔日加冰片和广丹同入擂钵内，擂成极细粉末，置瓶贮存，勿令泄气，夏令时放避光之处，以免溶化。将点眼器外头用少许清洁水弄湿，再蘸药粉少许，点入眼角内。其反应，点时有轻微刺激，过后立刻清凉光亮。

【备注】

忌用手指点眼和食辛辣、鱼、鳝、葱、蒜、韭、酒、醋等品。

【荐方人】江西 许伯熙

当归、白芍等可治暴盲症

【配方及用法】

当归、白芍、焦术、茯苓各 6 克，银柴胡 5 克，甘草 3 克，黑栀子 4 克，丹皮 4 克，五味子 3 克，升麻 1.8 克，水煎服。

【荐方人】河北 庞传新

当归、怀生地等可治目中云翳症

【配方及用法】

当归 10 克，怀生地 12 克，黄芩 10 克，栀子 6 克，蝉蜕 6 克，谷精 6 克，杭菊花 10 克，川羌 6 克，防风 6 克，柴胡 6 克，青皮 10 克，胆草 6 克，水煎服。口渴加麦冬 10 克，花粉 12 克；眼珠憋胀加石决明 10 克，杭芍 10 克，粉丹皮 6 克。

【荐方人】湖南 曾社祥

猪胆丸纳目中去白翳神效无比

【配方及用法】

不落水猪苦胆 1 个，以小刀刮开取出苦水，弃去胆囊，将苦水置于铜勺内，在炭炉上煎令干，即为小丸如菜籽大，候冷，纳入目中，遇热仍化为水，能去翳障。早晚各纳

2 丸。

【出处】广西医学情报研究所《医学文选》

车前草的果实治疗夜盲症

【方法】

用车前草的果实和鸡蛋煎服，一天一次，吃三四次就会有效。

【备注】

（1）车前子除利尿通淋、清肺祛痰、止泻外，还能清热解毒、清肝明目。

（2）老年夜盲症有先天的，也有后天的，如果夜盲症的主要症状是特发性的夜盲，多数是因维生素 A 缺乏所致。对于这类夜盲症，只要补充足够的维生素 A（鱼肝油等），大致是能够恢复的。

【荐方人】江西 张明英

红番薯叶、羊肝治夜盲症

【配方及用法】

红番薯叶 150～200 克，羊肝 200 克。薯叶洗净，切碎，羊肝切片，加水同煮。食肝饮汤，连服 3 日，每天 1 次。

【功效】

补肝养血，表热明目。用治夜盲。

白毛水芹菜治眼珠生白点病

【配方及用法】

白毛水芹菜，量不拘。将芹菜洗净甩干水，捣汁用盅盛之，用时将汁点白疔上，每日点数次。

【备注】

用药期间禁食辛辣刺激食物。

【荐方人】江西 吉招生

用苍术羊肝汤治夜盲症

【配方及用法】

茅山苍术 30 克，鲜羊肝 100 克，谷精草 10 克，荠菜花 10 克（或鲜荠菜 50～100 克）同煮。每天 1 剂，每剂煎 2 次，饭后 1 小时左右服用，喝汤吃肝，可放少许香菜、酱油、食醋。

【出处】《中医药奇效 180 招》

用百草霜治夜盲症

【配方及用法】

百草霜（别名锅底黑灰、锅烟子）涂猪肝上服用。

【荐方人】四川 庄树森

胡萝卜汤防治夜盲症

【配方及用法】

胡萝卜（选用紫红色胡萝卜更佳）、牛脑各适量。煮汤。可加调料服食。

【功效】

养肝明目。防治夜盲症。

莶草散治夜盲症

【配方及用法】

豨莶草适量，猪肝（或鸡肝）15克。将豨莶草焙干研细末，每天取3克与猪肝共蒸服。

【出处】《湖南医药杂志》（1975年第4期）,《单方偏方精选》

猪肝、野菊花治夜盲症

【配方及用法】

野菊花叶12克，鲜猪肝60克。野菊花叶研为细末，装瓶备用。猪肝清蒸，熟后口服，每次15克与3克野菊花叶末同服。

【出处】《实用民间土单验秘方一千首》

用猪蹄冰糖治迎风流泪症

【配方及用法】

肥壮的猪蹄（后脚）7只，冰糖350克。每天用1只猪蹄加冰糖50克，放适量水，置高压锅内煮成稀烂，一次连汤服完，或分早晚2次服，连服7天。如没有根治的话，可再服7天。

【荐方人】林锦全

黑豆、黑芝麻可治迎风流泪症

【配方及用法】

黑豆、黑芝麻各50克。将黑豆和黑芝麻研细成末，每日冲服10克，白开水送下，分2次服。

【备注】

用本方时忌食生蒜、生葱、生姜、辣椒等刺激性食物。

【出处】河北科学技术出版社《灵验偏方治百病》

食海带、黑木耳治迎风流泪症

【配方及用法】

海带250克，黑木耳50克。将海带、黑木耳洗净，切成细丝，清水煮熟，每日食用20克。

【出处】河北科学技术出版社《灵验偏方治百病》

花椒可治沙眼

【配方及用法】

花椒皮10克,花椒子5克,清油10毫升。上三味用烧瓶煮沸30分钟，过滤2次，备用。每日滴眼2或3次。

【功效】

行癖、除湿、解毒。用治沙眼。

夜明砂、凤凰壳等可治沙眼

【配方及用法】

夜明砂3个，凤凰壳6只，草决明9克，虫蜕9克。以米醋将药煎后洗眼，每天2次。

【荐方人】曾清泉

用公鸡冠血可治沙眼

【荐方由来】

侯某患沙眼，几年来到处求医，效果不佳。后来本村老中医介绍此方，试点公鸡冠血10多天，明显好转。经眼科大夫检查，沙眼基本痊愈。

【配方及用法】

公鸡冠血适量。用浸过食盐水的针刺破公鸡冠，让血滴进干净的小瓶内（一次放血够两天用即可）。用小竹棍蘸血，每日3次点眼，每次2滴，点后闭目10分钟，连点15天左右，沙眼即可治好。

【荐方人】河南 侯新胜

用三黄汤治针眼

【配方及用法】

黄连、生大黄各10~15克,黄芩15克。

每天 1 剂，水煎，取 1/2 药液待温内服，余下药液趁热熏蒸敷洗患处。若热重者加金银花 30 ~ 60 克，血淤者加红花、赤芍各 10 克，眼痛牵引致头痛者加川芎、菊花各 10 克。

【出处】《湖北中医杂志》（1990 年第 2 期）、《单方偏方精选》

以木鳖子塞鼻法治倒睫

【配方及用法】

木鳖子 1 粒，敲开皮把仁打烂如泥，将消过毒的棉花少许摊开，如 1 元硬币大小，放木鳖子粉于棉上少许，把棉包裹如长圆形，以塞入鼻孔内不胀，能呼吸为宜。临睡时纳鼻内，左眼毛倒塞右鼻孔，右眼毛倒塞左鼻孔。而眼毛全倒者，左右鼻孔皆放药。初起不久者，放一夜，天明即愈。

【荐方人】王德辅

涂五倍子膏治倒睫

【方法】

用五倍子膏（五倍子 31 克，研成细末，

加入适量蜂蜜均匀调拌，调至稠糊为度）涂布于距睑缘 2 毫米处，每天 1 次。

【出处】《江苏中医》（1964 年第 8 期）、《中医单药奇效真传》

蛛网丝入眼用明矾水熏

【方法】

如果夜行之时不慎或遇风而使蛛丝入眼，其疼痛难耐之时，可将明矾放入盆中滚水内，俯首于盆上，以矾水之气熏之，则蛛丝便可落入水中。

【出处】陕西人民教育出版社《中国秘术大观》

石灰入眼白糖水可救治

【方法】

如有石灰入眼，则不仅疼痛难耐，而且还有可能导致失明，不可轻心。遇此可用极细之白糖，化为清水之后，取其中浓而清者，将入灰之眼皮展开，并用糖水滴入之，便可救治。

【出处】陕西人民教育出版社《中国秘术大观》

耳疾

枯矾、冰片治中耳炎

【配方及用法】

枯矾 5 克，冰片 3 克。共研极细末，装瓶备用。用时先以双氧水冲洗外耳，棉签吸干。再取本药少许，吹入耳内，每天 1 次。

【功效】

主治急、慢性中耳炎，听力减退，有脓液外溢者。

猪胆粉剂治中耳炎

【配方及用法】

猪胆 1 个，白矾 9 克。将白矾捣碎放入猪胆内，阴干或烘干，研成细末，过箩，先用 3% 的双氧水洗净耳，拭干脓液，然后用笔管吹入猪胆粉剂。每 2 ~ 3 天用药 1 次。

【功效】

清热解毒，消肿止痛。用治化脓性中耳炎。

用氯霉素眼药水滴耳并口服土霉素治中耳炎

【荐方由来】

3 年前我患中耳炎，出现聋、疼、流脓症状时，河南洛宁县医院五官科张大夫让我向患耳内点氯霉素眼药水，口服土霉素。每日点 3 次眼药水，每次口服土霉素 2 片。

【荐方人】河南 贾光奇

用明雄黄、白矾治中耳炎

【配方及用法】

明雄黄（雄黄）2 克，白矾 2 克，捣碎成粉末。用香油或菜油调均匀，然后用火柴棒缠上一点儿药棉，蘸上药将棉球放进耳朵

315

内，不要轻易取出，待稍干后取出，这样放进 2～3 次见效。一般药棉球放进后，在鼓膜会结上药痂，感到不舒服，千万不要乱掏，实在不行，用手在耳外揉搓几下。

【荐方人】陕西 李事斌

用蜈蚣黄连治中耳炎

【配方及用法】

蜈蚣 3 条，黄连 6 克，香油 50 克。先将香油倒入锅内，再将蜈蚣、黄连放入香油内，用小火慢炸，待药汁已浸入油，去药渣，把冰片 2 克加入香油内，溶解后滴耳。

【荐方人】王兆友

用明矾散治慢性中耳炎

【配方及用法】

取猪胆 1 个（猪胆不能破裂，原胆汁要保留在内），在胆上部开一小口，塞入一些明矾（医疗、化工商店有售），使明矾全部浸没在胆汁里，然后用线在开口处扎牢，再把猪胆挂在通风处阴干。经过一段时间，待胆汁干了后，就把胆内的明矾倒出，研成粉末，即成"明矾散"。使用时，取一段空心麦草秆，在麦草秆中放入少许药粉，叫另一人把麦草管的一头伸进患者的耳道里，另一头用嘴吹，把麦草管内的药粉吹入耳道深处。每天吹药 2～3 次，直到耳内没有脓液、耳道内干燥为止。

【荐方人】浙江 杜应松

用脓耳散治化脓性中耳炎

【配方及用法】

四川黄连 10 克，冰片 5 克，枯矾 20 克，龙骨 20 克，鱼脑石 20 枚。上药共研细末，装瓶备用。治疗时先将耳内脓液用双氧水洗净，再用消毒棉签将耳道拭干净，用纸筒（呈喇叭状）将药末装入，由他人轻轻将药末吹入耳内，然后用消毒棉球轻轻堵塞外耳道，以防药末脱出。每晚睡前用药 1 次，一般药末与脓液干结后可自行脱落掉出。

【备注】

使用该方，药物制作必须研成粉状细末，吹入耳内要让其药末与脓汁干结后自行脱落

掉出，若药末在耳内长期不脱出，可用双氧水反复浸泡冲出，不可用金属利器掏出，以防损伤局部黏膜引起炎症。

【荐方人】山东 李贵海

用增效联磺片治中耳炎

【配方及用法】

先用棉签蘸生理盐水将患耳内脓液洗净，保持耳内湿润，然后将增效联磺片研成细末，取适量药粉轻轻吹入耳内，每天 1 次。此法治疗化脓性中耳炎，具有药源广，简单易行，花钱少，收效迅速，愈后不复发，无副作用等优点。

【荐方人】刘加森

蛇胆蜘蛛治中耳炎

【配方及用法】

蛇胆 10 克，蜘蛛 10 克，枯矾 30 克，冰片 5 克。前 2 味药用新瓦焙干研面，与后 2 味调匀备用。用双氧水把患耳脓液洗净，干棉球擦干，把药粉吹入患耳内，每天 1 次。

【荐方人】山西 魏首鹰

虎耳草治中耳炎

【配方及用法】

取虎耳草叶 2～3 片，用清水洗净，将叶片捣出汁，然后取其汁液滴入患耳。

【荐方人】江苏 苏永春

黄鳝治中耳炎

【配方及用法】

黄鳝 1～2 条。将黄鳝用清水静养一昼夜，翌日用自来水或清洁水洗净，并以止血钳夹持其头部，用 75% 酒精擦拭消毒鱼体。嘱病人侧卧于床上，患耳向上。按常规清除外耳道积脓后，用消毒剪在黄鳝的肛门远端将其尾剪断，随即将鱼体断端对准患者外耳道，滴入其鲜血 5～8 滴。然后在耳屏前略施按压，促使黄鳝血通过穿孔之鼓膜渗入鼓室内。侧卧 15～20 分钟，待血凝固后再起床。

【出处】 广西中医学院《中医教学》（1974 年

核桃肉治慢性中耳炎

【配方及用法】

核桃肉（适量）。取核桃肉油滴耳用，每天 2 次。核桃肉沥油后放置时许，去除底部的沉渣部分，将患耳脓液洗净，将油滴入耳道。

【荐方人】湖南 张岐

马钱子油塞耳可治中耳炎

【方法】

用马钱子 1 粒，打碎，放入碗中，加入茶油少许，用文火炖数十沸制成马钱子油，配油 30 毫升。用时先将耳内脓液揩拭干净，然后用药棉蘸马钱子油塞入耳中，早晚各换药 1 次。

【出处】《浙江中医杂志》（1987 年第 11 期）《中医单药奇效真传》

用龙骨、枯矾治中耳炎

【配方及用法】

煅龙骨、枯矾各等份。上药分别研末，过 120 目细筛，然后将二药混合拌匀装瓶密封，放阴凉干燥处备用。用药前先用 3% 双氧水把耳道内脓液及分泌物洗净，患耳周围用 75% 酒精常规消毒，停 2 ~ 3 分钟后，用消毒棉签擦干耳道，然后取塑料管或麦秆蘸取药粉，轻轻吹入耳道，每天 1 次。如渗出液较多，可早晚各用药 1 次，直至痊愈。

【出处】《四川中医》（1991 年第 9 期）、《单方偏方精选》

白矾、食盐等治中耳炎

【荐方由来】

我叔叔陈纪明患中耳炎，长期治疗不愈，后从本乡医生胡连毅处得此方，2 次治愈。

【配方及用法】

白矾 3 份，食盐 1 份，樟脑 2 份，冰片 2 份，共为细末，装入瓶内备用。用药时，先将耳孔中脓液用干净棉花蘸净，再将黄豆大的药面撒入耳内，最后用约 1.5 厘米长的大葱塞住耳孔，每天 1 次。

【荐方人】河南 陈建辉

蚯蚓白糖液治化脓性中耳炎

【配方及用法】

活蚯蚓 30 ~ 40 条，白糖 31 克。取肥大的活蚯蚓，用清水洗净后置于消毒的容器内，再入白糖，用消毒镊轻轻搅拌。20 ~ 30 分钟后，白糖溶化，蚯蚓躯体萎缩卷曲，渗出清液，与白糖混合在一起，呈一种黄白色黏液，再用一层纱布滤过，将蚯蚓白糖液盛入消毒瓶内，备用（不宜存放时间过长）。使用前，用 3% 的双氧水清洗中耳内脓性分泌物，反复洗 2 次，用消毒棉球擦干。然后将蚯蚓白糖液滴入 3 ~ 4 滴，每日 2 ~ 3 次，滴药后在外耳道塞一无菌干棉球。

【出处】《吉林中医药》（1986 年第 5 期）、《实用专病专方临床大全》

耳疳散治慢性化脓性中耳炎

【配方及用法】

已出蛾蚕茧 10 个，冰片 0.15 克。将茧壳剪碎，置瓦上煅存性，加入冰片，共研极细末，贮瓶中备用。取耳疳散少许，吹入耳中，每天 2 次。

【荐方人】湖北 翟敬文

红升丹、冰片等可治化脓性中耳炎

【配方及用法】

红升丹 60 克，冰片 3 克，麝香 0.5 克。上药共研成极细末，用脱脂药棉搓成长 2 ~ 3 厘米，直径 0.1 厘米药捻，消毒备用。首先清除外耳道脓性分泌物，再以 2% 双氧水擦拭干净，然后以 75% 酒精浸湿药捻，将药粉沾匀，置于外耳道底部（注意药捻应与鼓膜保持约 2 毫米之距离，以免刺激鼓膜，产生不适）即可。日换药 1 次。每日换药 1 次，分泌物少时可隔日一换。

【功效】

清热解毒，散瘀利湿，宣窍收敛。治疗化脓性中耳炎。

蜈紫草治脓耳

【配方及用法】

蜈蚣 1 条，紫草、五倍子、连翘、大黄、苦参各 10 克，冰片 3 克，枯矾 4 克，麻油 120 毫升。先把麻油倒入铁勺或铁锅内（视制备药量多少而定）放在炉火或柴火上加热，再加入蜈蚣、紫草、五倍子、连翘、大黄、苦参炸焦变枯捞出，待油冷却后，再将已研为极细粉末的冰片、枯矾放入，搅拌均匀，储瓶备用。用时，先用3％的双氧水将耳内脓性分泌物清洗干净，以棉棒将局部拭干，滴入药液2～3滴，外耳用棉球堵塞，以免药液外溢，每日3次。

【荐方人】河南 熟延赞

以蛇蜕治耳流脓症

【配方及用法】

蛇蜕1条，冰片10克。将蛇蜕、冰片分别碾成细末，再与核桃油调成液体，装入瓶内保存。为了使用方便，可找一个眼药瓶装入此液，睡觉时向耳内滴入2～3滴。此药不仅能治耳流脓，对中耳炎、耳流水、外耳道炎、耳部湿疹也有疗效。治疗耳部湿疹时，可用药棉蘸上药液涂于患处。

【荐方人】陕西 王天福

用公猪肉丝加菖蒲治疗耳膜穿孔

【配方及用法】

公猪肉丝120克，菖蒲60克。上2味文火同煮，待肉熟烂后，肉、药、汤同吃。

【荐方人】河南 王发祥

鼻症

辛夷、蔻仁治鼻窦炎

【配方及用法】

辛夷（取心去壳）、蔻仁各3克，川黄连6克。上药共研极细末，贮瓶备用。以棉裹药，塞纳鼻中。

【功效】

化痰热，通鼻窍。副鼻窦炎，急性鼻黏膜炎，慢性肥厚性鼻炎，嗅觉迟钝或消失。

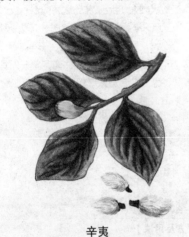

辛夷

辛夷花、白芷等可治鼻窦炎

【配方及用法】

辛夷花15克，白芷、苍耳子各10克，

桂枝5克。将上药烘干研木过筛，装瓶备用。每天晚饭后取药末1克，一三寸见方双层纱布2块，将药末分包成2个药球，以棉纱扎紧，并留线头0.3厘米左右，先塞1个药球于一侧鼻孔，用另一鼻孔呼吸；1小时后将药球拉出，将另1药球塞入另一侧鼻孔。一般5天左右即见好转。10天为1疗程，轻者2疗程可愈，重者亦可减轻诸症。

【备注】

使用上药容易出现打喷嚏及弃涕增多现象，药球每随喷嚏而出，重新塞入即可。

金银花、夏枯草等可治鼻窦炎

【配方及用法】

金银花、夏枯草、桔梗各15克，藿香15～20克，白芷、菊花、赤芍、川芎、苍耳子、炒防风、辛夷花各10克，生苡仁、蒲公英各30克，升麻10～15克，生甘草6～9克，水煎服，每天1剂。气虚者加黄芪30～60克；血虚者加当归10～15克，丹参20～30克。久治不愈的鼻窦炎患者不妨一试。

【荐方人】常怡勇

用精盐水点鼻可治鼻窦炎

【配方及用法】

精盐50克，开水50～100毫升。可随

便配制，没儿有严格要求，病重浓度大点儿，病轻浓度小点儿。把泡在盐水中的药棉拿出来塞在鼻孔内20～30分钟，此时不要仰卧床，淌水应流于鼻外。轻者3～5次，重者5～7次可治愈。不愈者多用几次，有特效。

【荐方人】辽宁 宋洪刚

加味葛根汤治急慢性鼻窦炎

【配方及用法】

粉葛根、桂枝（后下）、桔梗、赤芍各9克，炙甘草4.5克，鹅不食草、鱼腥草各12克，玉米须15克。上药水煎，取汁盛入一器皿中（口要小），每次均水煎取汁入器皿，备用。患者趁热将鼻孔对准盛药器皿口熏蒸，并令反复吸之。每日数次，熏后取药汁内服。若复发，再用有效。

【备注】

临床应随症加减，若头痛鼻塞甚者加蔓荆子9克，薄荷（后下）、细辛各3克；流浊脓涕、腥臭特甚者加苍耳子、辛夷花、升麻各6克；热重者加连翘、甘菊花各9克；湿甚者加苡仁15克；鼻衄者加侧柏叶、白茅根各9克；头晕甚者加苦丁香6克，夏枯草、旱莲草各9克。本方试用于急慢性过敏性鼻炎，亦有效。

【出处】《新中医》（1987年第10期）、《中药鼻脐疗法》

芙香辛冰散治急慢性鼻窦炎

【配方及用法】

芙蓉叶、香白芷、辛夷花各15克，细辛3克，冰片1克。上药共研细末和匀，贮瓶备用，勿泄气。使用前用药棉签将患鼻腔内的涕液拭干净后，取上药末适量吹入患侧鼻腔内，或用鼻吸入，每天3次，每次吹2～3下。

【出处】《四川中医》（1984年第2期）、《单方偏方精选》

辛夷花、苍耳治慢性鼻窦炎

【配方及用法】

辛夷花15克，苍耳10克，细辛、白芷、冰片各5克。上药共研成细末，装瓶备用。使用时取块药棉以开水浸湿（以捏不出水为度），沾药末塞入鼻腔，两侧鼻孔轮流塞，2个小时更换1次，每日用药8小时。连续用药3日后鼻塞通畅、头痛减轻、鼻涕减少，用药半个月左右可愈。

【出处】《老年报》（1997年9月18日）

用苍耳子汤治鼻窦炎

【配方及用法】

苍耳子10克，用半碗水煎汤口服，每天2次。病程短的1～2次见效，病程长的则多服几次。

【荐方人】江苏 朱定远

用鹅不食草治鼻窦炎综合征

【荐方由来】

我患鼻窦炎，久之出现综合病症：鼻塞、胀酸、流涕，咽喉常发炎。用鹅不食草粉塞入鼻腔30余日，每日3～5次，每次少许，后鼻镜检查鼻内炎症消除。

鹅不食草长在房前屋后，夏秋采集全草洗净晒干成细粉即可用，既经济有效又方便。

【荐方人】广西 肖铭新

用雄黄、冰片等治鼻息肉

【配方及用法】

雄黄15克，冰片6克，卤砂15克，鹅不食草15克，共研粉贮瓶备用。棉球蘸湿拧干，蘸药粉塞入鼻孔内，左右交替，塞后5分钟流涕、打喷嚏。配合内服桑叶、甘菊各9克，龙芽草15克，水煎服。

【荐方人】福建 马长福

焦山楂治声带息肉

【配方及用法】

焦山楂24～30克。上药煎2次，得汁1500毫升，凉后慢慢服完。服药期间勿大声喊唱，以使声带得到充分休息。

【出处】《天津医药》（1977年第6期）、广西中医学院《广西中医药》增刊（1981年）

用乌梅肉、冰片治疗鼻息肉

【配方及用法】

个大肉多乌梅适量，冰片少许。将乌梅用清水浸透，把肉剥下，焙干研为极细末，加冰片混匀贮瓶备用。用时以消毒棉签或棉球蘸药末敷撒患处，每天3～4次，至息肉脱落为止。

【出处】《国医论坛》（1989年第6期）、《单方偏方精选》

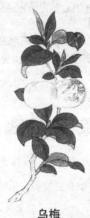

乌梅

狗头骨灰、乌梅肉炭等治各型鼻息肉

【配方及用法】

狗头骨灰50克，乌梅肉炭25克，人指甲炭9克，硼砂6克。将狗头骨（去净肉，不见生水）晾干后，放在一新土瓦上，用另一土瓦盖住，置炭火中（文火为宜）焙煅，待骨呈灰白色时连瓦取出放在地面上以祛火毒。乌梅（去核取肉）、人指甲用同一方法，分别焙煅（乌梅肉呈黑炭样，人指甲呈焦黄色）后取出。以上3味药分别研极细末，称准、和匀后入硼砂同研，瓶装密封备用，勿泄气。用本散少许（约0.15克，双鼻加倍）均匀吹于鼻息肉上，每2小时吹1次，每日至少吹6次。10天为

1疗程。1疗程后，停药1天再继续用药，直到痊愈。若为深部息肉可用玻璃棒沾药末均匀点在息肉上，或用药棉沾药塞入鼻息肉上，每次30～60分钟后取出，每日6次。无论何种用药方法，药要接触息肉。若病程长，息肉大者可加用本散内服，每次3～6克，每日3次。用辛夷花9克，薄荷6克或苍耳子9克，蝉衣6克，细辛2克煎水冲服，则奏效尤捷。

【出处】《中药鼻脐疗法》

真松花粉闻鼻治鼻炎流臭水

【配方及用法】

真松花粉，研末装瓶，勿泄气。用时揭开瓶盖，对准鼻孔（患鼻）闻之、吸之，每日闻3～6次。

【出处】《中药鼻脐疗法》

桑地藿草汤治嗅觉丧失

【配方及用法】

桑白皮24克，地骨皮12克，藿香叶（猪胆汁拌）16克，炙甘草10克，粳米1撮。每天1剂，水煎服。病好转则以本方4倍量研细末，水泛为丸服之。

【功效】

此方治疗嗅觉减退或丧失者有效。

【出处】《浙江中医杂志》（1991年第9期）

杏仁末加乳汁敷患处治鼻疮

【荐方由来】

张某鼻中生疮20余日不愈，鼻中疼痛刺痒，痛苦万分，经口服抗生素及局部涂用抗菌软膏无效。后用杏仁研末，乳汁调敷，1次即愈。

【出处】《浙江中医杂志》（1990年第1期）

喉疾

昆布、海藻等治腮腺炎

【配方及用法】

昆布15～30克，海藻15～30克，夏

枯草15～30克，板蓝根6～15克，煎服，一日3次。患者可根据年龄调配剂量，幼儿用少量，5～10岁用中量，成人用足量。

【荐方人】杨永

仙人掌、芦荟治腮腺炎

【方法】

　　将鲜仙人掌、芦荟捣烂，取其汁液外敷，兼服板蓝根冲剂，或兼用板蓝根 30 至 40 克煎服。

【荐方人】刘晓

仙人掌治腮腺炎

【方法】

　　仙人掌（植株越老掌瓣越厚大越好），去刺削皮，切成 1 ～ 2 厘米宽、4 ～ 5 厘米长的薄片，贴在患处，一天三四次。

【荐方人】段陆明

治扁桃腺炎六方

　　【方一】鲜石榴果一两个，取其肉（带肉的种子）捶碎，开水浸泡过滤，凉冷后，一日含漱数次。

　　【方二】每天咀嚼橄榄 10 ～ 20 颗，或打碎煎水作饮料，有消炎退肿的功效。

　　【方三】苦菜 1 ～ 2 两、野菊花 5 钱，水煎服有效。

　　【方四】咽喉痛患者，每天生食阳桃两三次，每次一个，有效。

　　【方五】喉痛肿，以致饮食难进，急将韭菜（无定量）捣碎敷顶尖，可见效。

　　【方六】知母、桔梗、天门冬各 15 克，金银花 25 克，射干 5 克，生甘草 10 克。水煎，分早午晚三次服，每次同服土霉素两粒。

【荐方人】苏远舟

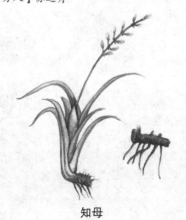

知母

二根汤治急性扁桃体炎

【配方及用法】

　　板蓝根 20 克，山豆根 15 克，土茯苓 20 克，射干 12 克，银花 12 克，蒲公英 10 克，黄芩 10 克，防风 10 克，甘草 4 克，每天 1 剂，水煎，分 2 次内服。

【出处】《湖南中医杂志》(1987 年第 5 期)《实用专病专方临床大全》

红根草治扁桃体炎

【配方及用法】

　　鲜红根草 100 克（干品 50 克），加水 500 毫升，煎成 250 毫升，每天 2 次分服。

【出处】《人民军医》(1983 年第 8 期)《单味中药治病大全》

雄黄、月石治扁桃体炎

【配方及用法】

　　雄黄 9 克，月石 28 克，苦瓜霜 4.6 克，正二梅片 2.4 克，薄荷脑 1.6 克。共研极细粉，以喉枪吹入，每天 3 ～ 6 次。

【荐方人】江西 黄毅然

用喉症丸治扁桃体炎

【配方及用法】

　　喉症丸 20 ～ 30 粒，压碎，研成面，放入容器中，用米醋浸泡，大约 5 分钟，搅匀倒在纱布上，敷于两侧扁桃体。

【备注】

　　此方对于感冒引起的咽喉肿痛、扁桃体炎疗效甚佳。

【荐方人】黑龙江 康洪

壁虎粉吹喉治扁桃体炎

【配方及用法】

　　壁虎适量。夏秋将壁虎捕捉后，立即去内脏，晒干研粉备用（无须消毒）。使用时，令患者张口，每用少许吹入咽喉。

【备注】

　　以夜间灯光诱捕壁虎为妙，捕得后即剖腹去内脏，用竹片贯穿头腹，将尾用绳固定于竹片上，然后晒干研粉，采集加工时，注意勿使尾部脱落。

马鞭草治疗流行性腮腺炎

【方法】

马鞭草 50 克，水煎后分 2 次服用，连服 4 天，即可治愈。

【备注】

（1）马鞭草又叫铁马鞭、自马鞭、疟马鞭，为马鞭草科多年生草本植物马鞭草的全草或根。我国大部分地区均有分布。具有清热解毒，截疟杀虫，治痢，利水消肿，通经散瘀之功效，故临床应用比较广泛。

（2）马鞭草还可治疗疟疾、白喉、小儿百日咳、产后恶露不尽。

治久咳失音、咯血良方

【方一】 百合 100 克，冰糖 250 克，炖烂，夜间临睡时服。

【方二】 鲜藕榨汁 150 克，加蜂蜜 30 克，调匀，每天 2 次，连服数日，可愈。

【荐方人】 秦碧华

指甲、土牛膝治暴喑病

【配方及用法】

人指甲若干，土牛膝根 46 克。用人的指甲 3 或 7 个（先洗净，擦干手后剪下），以纸卷之成卷烟状，再点火吸此卷烟如抽香烟状数口，一会儿声出，再煎服土牛膝根，可煎 1～2 次，频频饮之。

【出处】《家庭中医药杂志》（1996 年第 4 期）

生龙骨治鱼骨鲠

【配方及用法】

生龙骨。选择色白质佳的生龙骨块，放入药缸捣成细末（其间有微小颗粒无妨）。成人每次用量 25～30 克，小儿酌减。把药末倒在一张小纸上，然后折纸一次性倒入咽部中，用事先准备好的凉开水吞冲咽下。轻者，即刻就愈；重者，可连服 1 次，或晚睡前再服 1 次。

【荐方人】 黑龙江 朱希嘉

橄榄核散解骨鲠

【荐方由来】

据《本草纲目》载：一富人食鳜鱼被鲠

在胸中，不上不下，痛声动邻里，半月余几死。忽遇渔人钱九，令取橄榄与食，时无此果，以核研末，急流水调服，骨遂下而愈。

【配方及用法】

橄榄核。捣碎研成细粉末。饮服。

橄榄治鱼刺鲠塞食道

【荐方由来】

一次吃鱼时，不慎将细鱼刺卡在咽喉部食道中，拿不出，咽不下，一有吞咽动作尤为难受。急切之中，采用平时报纸上介绍的办法：口含几片维生素 C 片，含化后无明显效果；又找来韭菜，烫后不切就强吞下咽，也没有带走鱼刺，反而卡得更深。无奈中想到《本草纲目》中用橄榄治鱼鲠的记载。随即取来两枚家中刚买来的新鲜橄榄，慢慢嚼之徐徐下咽，片刻之后，咽喉部的难受感全然消失。为了证实其效果，又做了几次吞咽动作，不再难受，吃饭也无影响，证明橄榄治鱼刺鲠确实有效。

【荐方人】 李俊

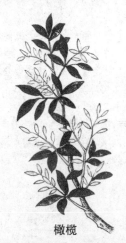

橄榄

双白可治鱼骨卡喉症

【配方及用法】

白灰面 120 克，白砂糖 60 克。先将白灰面用冷水调敷在两膝头上，再每隔 20 分钟含一满口白糖，令其自消。连含 3 次，其骨立化。

【荐方人】 云南 黄代祥

蒜塞鼻治鱼骨卡喉

【配方及用法】

大蒜1瓣，白糖适量。大蒜去皮，由横捏断，塞入双鼻孔勿漏气，干咽白糖1匙勿饮水，如不见效再咽1匙可愈。

【功效】

用治鱼刺卡在咽喉部，疼痛难忍。

鳜鱼胆治鱼骨卡喉

【配方及用法】

鳜鱼胆1个，黄酒少许。将鱼胆晒干，研碎末。需要时取如黄豆大一块碎末，以温黄酒煎化服。

【功效】

治鱼骨卡喉。

威灵仙、草果治鱼刺卡喉

【配方及用法】

威灵仙、草果各45克，砂仁30克。将上述草药加水两碗，文火煎熬，当熬至约有一大茶杯时即可。等待放凉后，在20~30分钟内慢慢饮完，鱼刺即可被软化，顺流而下。

【荐方人】 河南 陶菊欣

醋治细骨卡喉

【配方及用法】

醋120克。将醋稍温，趁热徐徐喝下，然后大口嚼食馒头，咽下。

【功效】

用治细骨刺卡于喉中不下。

荸荠核桃仁治误吞铜物

【配方及用法】

荸荠250克，核桃仁120克。上两味生嚼食之。

【功效】

用治误吞铜钱、铜物。

羊胫骨治误吞铜及金

【配方及用法】

羊胫骨适量。烧黑，捣碎研末。每次服15克，米汤送下。

【功效】

用治误吞铜、铁、金等金属物。

蚕豆、韭菜治误吞针入腹

【配方及用法】

蚕豆、韭菜各适量。煮蚕豆同韭菜食之，针自大便便出。

【功效】

治误吞针入腹。

韭芹制剂治误吞金属

【配方及用法】

鲜韭叶30克（去白不切），鲜芹茎30克（去叶不切），藕粉（干）30克，莲房炭50克。以上四味，加水四碗以煮熟为度，将莲房取去。日3或4次菜与激发圆界限吞服。

【功效】

行瘀破滞。用治小儿误金属异物。

牙痛

破故纸、白蒺藜等可治牙痛

【配方及用法】

破故纸10~12克，白蒺藜9~12克。痛甚加防风、荆芥各6克；血痕加桃仁9克，红花、川牛膝各12克；便秘加大黄9~12克；小便黄赤加栀子6~9克，竹叶6克；牙齿松动加玉女煎；牙龈肿痛，口气臭秽加清胃散；小儿龋加生石膏15~30克，细辛2~5克，熟地10~20克；伴发热加银花30~60克，连翘12~30克，玄参15克；夜间口咽干燥加熟地30~60克，巴戟天12~20克，麦冬10克，茯苓9克，五味子5克；牙痛昼轻夜甚加当归15~30克，知母15克；遇冷痛剧加麻黄10克，制附子6克，细辛3克。水煎服，每天一剂。

【功效】

消炎、止痛。

石地丹黄汤治牙痛

【配方及用法】

生石膏 30 克,鲜生地 12 克,丹皮 10 克,川黄连 9 克。每天 1 剂,痊愈为止。

【功效】

消炎、去痛。

牛膝、木津治牙痛

【配方及用法】

牛膝(去芦)500 毫升,木津 1250 毫升,黄茄(细切)20 个,郁李仁 640 克,麝香空皮子细挫 100 个。以上 5 味捣碎入罐子内,上用瓦片盖口,留一小窍,用盐泥固济,烧令通赤,候令白色,即住火,以新土埋一伏时取出,入下药,升麻、细辛(去苗)各 500 毫升,上药俱为细末混匀,贮瓶备用。以少许涂敷患处。

【功效】

固齿止痛。牙痛动摇,风火疼痛。

【出处】《和剂局方》

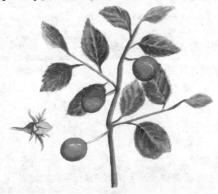

郁李

白信、川黄柏治牙痛

【配方及用法】

白信、川黄柏、甘草各 5 克,红枣 50 克,青黛 10 克,硼砂 20 克,乳香、没药各 2.5 克,冰片 7.5 克。先将红枣去核切片,白信研末加入拌匀于瓦上,以炭火炙至信枣烟尽为度,取出候冷研细,其他各药则分别研细除冰片外皆调匀后收藏,先将患部洗净,然后把收藏的药加入冰片后,取少许撒敷患处,每日 5 或 6 次。

【功效】

清热解毒,化痕止痛,祛腐生肌。牙疳。

防风、细辛等可治各种牙痛

【配方及用法】

防风、细辛、荜茇、荆芥、硫黄各 6 克,冰片 33 克。上药共研细末,取玻璃杯 1 只,砂纸 1 张,将砂纸包在杯口上,系之,将药粉放在砂纸上,堆成圆柱形,然后在顶上点火,令药粉慢慢燃烧,待烧到药堆到底部(注意不要烧到砂纸)把药灰和砂纸除去,刮下玻璃杯内壁上的降丹,贮瓶备用。取降丹少许放在棉花中,再将药棉贴于牙痛处,咬紧即可。

【功效】

祛风、消炎、止痛。各种牙痛。

姜矾粉止牙痛

【配方及用法】

老姜、枯矾等份。老姜用瓦焙干,矾末,枯矾研细,与姜末调匀。涂搽病牙。

【功效】

止牙齿疼痛。

韭菜根、花椒止龋齿痛

【配方及用法】

韭菜根 10 根,花椒 20 粒,香油少许。洗净,共捣如泥状,敷病牙侧面颊上。

【功效】

止痛。

胡椒、绿豆治牙痛

【配方及用法】

胡椒、绿豆各 10 粒。将胡椒、绿豆用布包扎,砸碎,以纱布包作一小球,痛牙咬定,涎水吐出。

【功效】

清热,止痛。用治因炎症和龋齿所引起的牙痛。

用海椒面治牙痛

【荐方由来】

牙痛不算病,痛起来真要命。我于 1978 年患牙痛病,尝到了要命的滋味。当时由于经济条件所限,没有到医院求医。后经人介绍一偏方，试后果真灵验。至今 1 年多，我的牙齿完好，没有再痛过。

【配方及用法】

海椒面 250 克，红糖 250 克，猪油 250 克。先把海椒面放在锅里炒焦，起锅，再把猪油放到锅里熬化，加红糖，待红糖溶化后，将炒焦的海椒面倒入锅内混合搅匀，起锅待凉。牙痛时，将混合的海椒面取一撮按在痛处，过一会儿咽下，再按，重复多次，直到把海椒面吃完为止。

【荐方人】四川 胡里仁

用花椒粒止牙痛

【方法】

用干花椒 1 ~ 2 粒，去子放在患处（如手放不方便，可用舌尖舔到患处）。花椒放在患处约 1 刻钟，即发挥效用，感觉患处及患处附近肌肉有麻木感，此时疼痛即减轻，随着药效继续发挥，疼痛即可停止。花椒入嘴后产生的唾液，可以吐出也可咽下，对人体均无妨碍。我用此单方，每次都有效。

【荐方人】安徽 连方

生地、元参治牙痛

【配方及用法】

生地、熟地各 30 克，元参、二花各 15 克，骨碎补 9 克，细辛 3 克。每天 1 剂，水煎服。

【出处】内蒙古科学技术出版社《中国验方全书》

用"牛奶子"治牙痛

【荐方由来】

年过花甲的我，常有牙痛之患。虽经多家医院治疗仍久久不愈，焦虑万分。大约在 1995 年 11 月中旬的一天上午，我的牙痛得特别厉害，脸颊也红肿了，不得不硬着头皮朝医院走去。在路过一家零售报摊前，顺便买了一份《家庭医生报》看看，想借它转移注意力以缓解牙痛。话说来就那么巧，当我拿过报纸，展开粗阅标题时，"牛奶子"根治牙痛有奇效的醒目字样首先跳入我的眼帘，顿时这篇文章就像磁铁般吸引着我的视线，不由自主地取出老花眼镜戴上，站在街沿聚精会神地看了 2 遍。读之后，我抱着试试看的心理，连医院都没

去直奔草药摊前，买了"牛奶子"根带回家里，让老伴帮我洗干净，然后把牛奶子根上的小肉剪下来砸破放在痛牙的牙龈处。大概只有一两分钟的时间，牙痛神奇般地消失了。为巩固疗效，我又用了一次药。现在已经过去了 1 个月有余，我的牙齿牙龈一直没有再痛过。

【荐方人】四川 郭正川

用枸杞、蒺藜治牙痛

【配方及用法】

枸杞、蒺藜各 30 克，生、熟地各 15 克，全虫、骨碎补各 10 克。每天 1 剂，水煎，分 2 次服。若偏头痛者，加蜈蚣 2 条，僵蚕 10 克，赭石 30 克；若胃火牙痛者，加生石膏 30 克；若牙宣者，加马鞭草 30 克，人中白、黄柏各 10 克；若虫牙患者，加花椒 5 克，乌梅 10 克；若牙痛者，加黄芪 30 克，白芷、王不留行各 10 克。

【出处】内蒙古科学技术出版社《中国验方全书》

脱脂棉浸人乳治牙痛

【配方及用法】

用医用脱脂棉花（普通新棉花也行）浸足人的乳汁，于睡前放于牙痛处。

【荐方人】辽宁 张新春

用茄子皮灰治牙痛

【方法】

用生茄子皮化灰，放于避风处过夜去其火气，与蜂蜜拌匀，涂于痛处，立即见效。

【荐方人】河南 何永全

用八爪丁治牙痛

【方法】

当牙痛时，即将"八爪丁"中药切碎含在痛处，待 10 ~ 20 分钟后，将热涎吐出，其痛慢慢减轻；如再出现牙痛，再照法治之，牙病自除。

【备注】

八爪丁素有"开喉剑"之美称，是治疗口腔咽喉疾病的消炎良药。

【荐方人】湖南 高根普

用红皮大蒜敷虎口穴治牙痛

【荐方由来】

我老伴突患牙痛，唉声不止，饭、水不入，半边脸浮肿。后得一方试之，效果很好。用红皮大蒜一头，剥皮捣成蒜泥，敷至右手虎口处，用纱布缠牢。第二天除掉，会有水疱生起，越起越大。这时不要害怕，2天后水疱老化成熟，用穿线大针横穿拉过去，随即黄水溢出，水疱消失，牙痛病除。

【荐方人】贺培银

用巴豆大蒜膏塞耳法治牙痛

【配方及用法】

巴豆1粒，大蒜1头。二药同捣为膏，取膏少许，以适量棉花包裹塞于耳中。左牙痛塞左耳，右牙痛塞右耳，8小时换药一次。此方治疗牙痛，一般3~5分钟即可止痛，连用2~3次病可痊愈。

【出处】《浙江中医杂志》(1987年第8期)《单方偏方精选》

独头蒜煨熟治风虫牙痛

【配方及用法】

独头蒜2~3头。将蒜去皮，放火炉上煨熟。趁热切开熨烫痛处，蒜凉再换，连续多次。

【功效】

消炎杀菌，解毒。用治风虫牙痛。

酒泡大黄治牙痛

【配方及用法】

大黄、白酒各15克。将大黄放入茶缸内，然后将白酒倒入，浸泡10分钟后，再倒入开水一满缸，待半温后饮用，喝完再倒热开水连续喝一天，喝五六茶缸。第二天，再换新大黄和白酒，仍按此方法使用，直喝到牙不疼为止。

【荐方人】河南 赵国池

用烟油治牙痛

【荐方由来】

我曾结识了一老农，他向我介绍了用烟油治牙疼的验方，而且还带我走访了用本法

已治愈的20多名患者，他们都说此法效果好且不花钱。

【方法】

找一个经常用旱烟袋吸烟的人，把烟杆里的烟油弄出来，让患者把嘴张开，将烟油放于痛处，四五分钟后疼痛即可减轻并逐渐好转。疼痛消除后，可刷牙把烟油清除掉。

【荐方人】山东 孙常君

用车前草治牙痛

【荐方由来】

牙痛的滋味我深有体会，并深受其害。少时嗜糖如命，常常躲在被窝里偷偷吃，上了岁数后牙痛便接二连三地光顾。经常是一痛半个月，一肿半边脸。为此我想方设法多方寻医问药，针剂注射过，药剂口服过，土法偏方屡次尝试，却往往是"按下葫芦起来瓢"。5年前得一偏方：仲秋时节从野外采摘大量车前草，连根拔起，洗净晒干。择两株车前草配以两块似核桃大的冰糖煎煮，文火熬制一茶杯汤水口服。每日3次，7天为1疗程，一般2个疗程痊愈。我试用此法后（连服2个疗程），长达7年之久的顽疾牙痛终于根治了。而听我介绍使用此法的患者也一一报告喜讯，分文未花，顽疾除根。

【荐方人】新疆 罗雪玲

用熟地、生地等治牙痛

【配方及用法】

熟地、生地各50克，大黄5克，升麻、卜子、荆芥、防风、甘草、双花各10克，水煎服，每天1剂。

【荐方人】河南 师清民

用了刁竹酊治疗各种牙痛

【配方及用法】

将了刁竹、两面针、樟脑、冰片等药浸入75%酒精500毫升内，泡15天后，过滤而成。先用棉签将牙洞清理干净，然后用药棉做成牙洞大小棉球蘸了刁竹酊后塞进牙洞内，无洞的患牙可用棉签蘸药液擦放于牙龈周围。

【备注】

放药液时的流涎要吐出，不能吞。

【荐方人】广西 黄运拼

用薄荷、肉桂等治牙痛

【配方及用法】

薄荷、肉桂、细辛、良姜各10克。上药10克为3剂药量，把10克各分成3份（即每剂为3.333克），水煎早晚分服。

【荐方人】河南 王传华

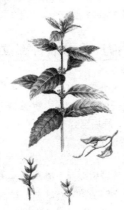

薄荷

用两面针治各种牙痛

【配方及用法】

两面针干品20克，独行千里干品15克，鲜蔷薇花嫩叶60克，鲜雷公根60克。上4味加入清水800毫升浸泡10分钟后，以武火煎沸约5分钟，改用文火，待药液煎至约300毫升左右停火，并倒出药液待用。先饮药液于口内，然后在口中慢慢地边含边漱，5分钟左右再将药液徐徐咽下，如此一口一口地慢慢含漱，咽下，直至把药液服完为度。若为重症者每天服2剂，轻症者每天服1剂。

【备注】

两面针：芸香科植物，微毒，不可过量。独行千里：又称膜叶槌果藤，白花菜科植物。蔷薇花：蔷薇科植物。雷公根：又称崩大碗，伞形科植物。

【荐方人】广西 唐业建

荆芥、黄芩等可治牙痛

【配方及用法】

荆芥15克，黄芩6克，防风、升麻、连翘、生地、栀子、大黄、甘草各9克，竹叶为引，水煎服。

【荐方人】河南 张晓阳、谢怀盈

用公丁香治各种牙痛

【配方及用法】

取公丁香数十粒，研细末，贮瓶中备用。牙痛者可将丁香粉纳入龋洞内或牙隙处。用后约数秒钟即能止痛，重者可连续使用2～3次。

【荐方人】四川 沈吉义

用瓦松、白糖治牙痛

【配方及用法】

瓦松1把，白糖100克。将瓦松（有的地方称瓦棕）用水洗净，放入锅内，加水一大碗，煎至半碗，将瓦松捞出，把药液倒入白糖碗内喝下。

【荐方人】河南 曲书祥

马蜂窝可治牙痛

【配方及用法】

马蜂窝1个，烧酒小半碗。把蜂窝撕成像槽牙一样大的块（五六块）放到酒碗里，点燃烧酒，待酒烧沸时，用筷子夹一块蜂窝置痛牙上咬住闭嘴，等到口中的蜂窝没有热度了吐出，再从燃烧的碗中夹一块蜂窝趁热换上（不要怕烫）。如此不过三块，牙痛立止。

【荐方人】北京 谢德春

用煅石膏、生地等治各种牙痛

【配方及用法】

煅石膏2.1克，生地6克，荆芥3克，防风3克，丹皮3克，生甘草2.1克，青皮1.8克，水煎服。上门牙痛属心火；加半夏2.4克，麦冬3克；下门牙痛属肾火，加知母3克，炒黄柏3克；两边上牙痛属胃火，加白芷2.4克，川芎3.6克；两边下牙痛属脾火，加白术2.4克，白芍3.6克；左边上牙痛属胆火，加羌活3克，龙胆草2.4克；左边下牙痛属肝火，加柴胡3克，炒栀子3克；右边上牙痛属肠火，加炒枳壳3克，大黄3克；右边下牙痛属肺火，加桔梗3克，炒黄芩3克。

【荐方人】北京 侯士林

块樟冰、生石膏等可治各种牙痛

【配方及用法】

　　块樟冰、生石膏、大青盐各50克，花椒15克，薄荷冰50克。将前4味药共研细末，用连颈葱根100克打汁，和药末放入铜勺内置炭火上烧之。溶化后，待药面翻泡微冒烟，再将薄荷冰兑入拌搅数次离火，待冷，研细备用。用时以湿棉球蘸药敷患处。如因牙周炎引起的疼痛，将药敷在牙根部的牙龈上；如牙根残部肿疼，须将药敷在残根上；如龋齿疼痛，将药棉球塞于蛀孔中即效。一般用药后不到1分钟即可止痛，龋齿病人用药后常数月乃至数年不再作痛。个别牙周炎病人用药后数小时或数日再痛，可以上药重复使用。

【功效】

　　本方具有祛风散火、杀虫止痛之功。

用石膏、花椒治牙痛

【配方及用法】

　　石膏30克，花椒15克，共研细末，装瓶密封备用。用时抹牙痛处。

【荐方人】山东 李修成

用生石膏当归治牙痛

【荐方由来】

　　我于1988年出差到昆明，住在翻胎厂旅社，见该旅社一服务员因牙痛异常，以致休克，注射青霉素无效，后用此方治愈。于是我虚心求教而讨得此方。去年，我曾用此方治好了一位严重的牙痛病患者。

【配方及用法】

　　生石膏15～30克，当归15克，升麻5克，黄连5克，生地15克，丝瓜15克，丹皮5克，牛蒡子10克，煎服，每日3次。可治牙齿剧烈疼痛。

【荐方人】云南 杨家仁

生地、丹皮等可治牙痛

【配方及用法】

　　取生地、丹皮、甘草、熟石膏4味药，并可因不同齿痛另加2味药，即上庭四齿属心，痛则加川连、麦冬；下庭四齿属肾，痛则加黄柏、知母；左上盘牙属胆，痛则加羌活、胆草；左下盘牙属肝，痛则加柴胡、山栀；右上盘牙属大肠，痛则加枳壳、大黄；右下盘牙属肺，痛则加白芷、川芎。以上六方，各6味药，每味药各取6克，不得代替。

【荐方人】广西 王世和

防风、青皮等可治各部位牙痛

【荐方由来】

　　我常患牙痛，其苦难言。去年春节，陕西潼关县一朋友闻知后，寄此药方，据说是家传秘方，服后至今未痛。

【配方及用法】

　　防风、青皮、丹皮、当归、生地各9克，升麻3克，灯芯少许，薄荷少许。根据牙痛的部位，分别加以下几味药。牙齿全部痛者加川芎、白芷、白术各9克；上门齿、犬齿痛者加黄连3克，寸冬15克；下门齿、犬齿痛者加知母12克，黄柏15克；左上边前臼齿、臼齿痛者加羌活、胆草各15克；左下边前臼齿、臼齿痛者加柴胡、栀子各15克；右上边前臼齿、臼齿痛者加枳壳15克，灵军（大黄）9克；右下边前臼齿、臼齿痛者加黄芩15克，桔梗12克。水煎服，服后睡觉。

【荐方人】河南 刘顶牢

用仙人掌贴脸可治牙痛

【方法】

　　牙痛时，取一块鲜嫩肥大的仙人掌，用水洗净，剪去表面的针刺，再对剖成同样厚的两片，把带浆的一面贴在牙痛部位的脸上。

【出处】《老同志之友》（1992年第5期）、《中医单药奇效真传》

山奈子末熏吹鼻治牙痛

【配方及用法】

　　山奈子研末，每用少许，摊在纸上卷筒

成香烟状，点燃后吹灭，先熏鼻，随即趁热取药粉吹入鼻中，牙痛即止。

【出处】《中药鼻脐疗法》

四辛茶叶酊塞鼻治各种牙痛

【配方及用法】

生石膏45克，细辛、川芎各3克，川椒、茶叶各5克，75％酒精300毫升。上药共研细末，入酒精内浸泡1周后，将药盛瓶放锅中隔清水煮沸30分钟，取出自然冷却，滤出药渣即成酊剂。取医用消毒棉球多个，放入本酊液中浸之，用时用钳子夹起，迅速放入牙痛部位，上下牙咬紧，再取另一棉球塞入患者痛牙对侧之鼻内（即左牙痛塞右鼻孔，右牙痛塞左鼻孔，两侧牙痛塞任何一鼻孔内），痛止后5～10分钟取出药棉即可。

【出处】《新中医》（1990年第3期）、《中药鼻脐疗法》

蓖麻仁、五倍子等可治各种牙痛

【配方及用法】

蓖麻仁200克，五倍子1000克，威灵仙15克，细辛30克，白芷50克，羌活50克。共烘干研细末，过100目筛混合调匀，装入瓶中密封备用。用时取一粒胶囊装入药末，将胶囊一端用针刺几个小孔，有孔端向内，放置于牙痛一侧的外耳道内。留置10～20分钟后取出，疼痛即止。注意留置时间不宜过长，以防局部出现瘙痒，瘙痒感在停药后即可消除。

【功效】

本法适用于各种牙痛，对胃火牙痛有显效。

【荐方人】保钟有

用苏叶、乳香等治牙痛

【配方及用法】

苏叶、乳香、白芷、细辛各1份，冰片半份，共研细末后，装入0.5克的空心胶囊内备用。这是1剂药量，一天内服完（可分2次服）。如果弄不清1份和半份量的问题，可按苏叶、乳香、白芷各5克，细辛2克，冰片0.05克量来配制。按上法配药服用而牙痛未愈时，可再继续配药连服2日。

【备注】

本方适用于风冷牙痛，症见牙龈无红肿，遇冷痛甚；风热牙痛禁用；孕妇忌服；服药期间忌食辛辣之品。

【荐方人】吉林 孔令举

将雄黄、乳香等研末吹鼻可治牙痛

【配方及用法】

雄黄10克，乳香6克，胡椒10克，麝香0.5克，荜茇6克，良姜9克，细辛5克，共研细末，分装密封保存。用时将少许药吹鼻中（男左女右），用药后牙痛立止，有特效。

【出处】《中药鼻脐疗法》

用露蜂房煎汁漱口治牙痛

【荐方由来】

严某，男，50岁。1980年3月2日初诊，多年来反复牙痛，时有牙龈红肿疼痛，寝食俱废。方用露蜂房20克，煎浓汁，含漱口，几次即愈。几年来，未见复发。

【出处】《四川中医》（1985年第6期）、《中医单药奇效真传》

醋煮蜂房漱口治牙痛

【配方及用法】

露蜂房1个，醋500毫升。将蜂房浸泡醋内于锅内煮沸，待凉后漱口，每日数次。

【出处】《实用民间土单验秘方一千首》

用白芷、细辛、冰片治牙痛

【配方及用法】

白芷30克，细辛15克，冰片6克。将细辛焙黄，与白芷、冰片共研成细面，用药棉包裹，塞入鼻孔，每次0.5克，止痛后即可取出。

【荐方人】湖北 陈志明

皮蛋泥外敷治牙痛

【方法】

取皮蛋的泥（粘在皮蛋外面的泥）用水调成糊状，敷在患侧，一般3～5分钟止痛，15～20分钟去掉（超过时间局部会起疱）。再连续吃3～4个皮蛋，无论对蛀牙痛还是火牙痛都有显著的止痛效果。

【出处】《浙江中医杂志》（1996 年第 12 期）

用生地、元参、猪肉治牙痛

【配方及用法】

生地、元参各 30 克，猪肉 250 克。水煎煮，食肉喝汤，每天 1 剂。

【荐方人】福建 余景峰

用香椿树皮加糖口服治牙痛

【配方及用法】

香椿树皮 30 克，白糖适量。香椿树皮加水煮沸后去皮加糖口服。

【荐方人】广西 陈小玲

刺激手部穴位治牙痛

【方法】

齿髓炎发作时最好的治疗方法就是刺激位于掌内小指—关节上的肾穴。如有发炎时，用牙签刺激肾穴，可降低疼痛感。其次是齿黏膜的疼痛。如果是齿黏膜疼痛，最有效的方法就是刺激合谷穴，这样有很好的疗效。另外，刺激齿痛点也很有效果。齿痛点位于中指和无名指交叉处，即在感情线的上方。刺激上述两个穴位对治疗齿髓炎的疼痛有很好的效果。还有就是令牙科医生也头痛的齿面疼痛，在冬天时牙齿难挡风寒，瞬间感到刺痛，这种疼痛的原因至今不明。不过，使用手掌按摩法治疗却很有疗效，即强刺激掌内无名指上第二关节的肝穴。

【备注】

因为中医学把肾脏失调也看作是齿痛的原因之一，所以刺激和肾脏密切相关的肾穴也有很大的疗效。

青矾煎白醋可治虫牙痛

【配方及用法】

青矾 10 克，煎白醋含漱，效果显著。

【荐方人】广东 陆志园

用柏树皮治虫牙痛

【配方及用法】

取柏树二层皮适量，焙干、揉碎（不能

过碎），装在旱烟袋内。吸满口烟，噙在嘴里（切记不要咽烟气），停一会再吐出烟气。如此吸 2 袋烟，疼即缓解。

【荐方人】河南 雷天佑

黑松可治龋齿痛

【配方及用法】

黑松（也叫油松）节（就是剪下的松树分杈节部分），剁成小块，取 50 ~ 100 克，用搪瓷缸装水，文火煮半小时，口含松节水漱口 20 分钟。

【荐方人】安徽 余萍

蟾酥丸可治龋齿疼痛

【配方及用法】

蟾酥 0.025 克，冰片 0.03 克，樟脑 0.03 克，白芷 0.5 克，荜茇 0.5 克，公丁香 0.2 克，细辛酊（适量细辛浸泡在 65% 医用酒精液中，7 天后过滤，取液即可）适量。将冰片、樟脑、白芷、荜茇、公丁香诸药微烘干，共研为细末，将蟾酥加入其中拌匀，再加入适量细辛酊搅拌成糊状，做成粟米大小样颗粒，烘干备用。使用时先将患牙龋洞内的食物残渣去除干净，再将药粒塞入龋洞内即可，每天 1 ~ 3 次。

【备注】

孕妇忌用。用药后口中涎沫吐出，不宜咽下。

【荐方人】湖南 唐本发

用干茜草根治龋牙痛

【配方及用法】

干茜草根 1 克，用纱布包好放在碗内消毒，加乳汁 10 毫升，浸泡数分钟，待液体成淡红色即可应用。用时将浸液滴入牙痛患者双眼的泪囊口处，每 1 ~ 2 分钟滴 1 次。

【出处】《新医学》（1974 年第 10 期）、《单味中药治病》

用韭菜子、香油治蛀牙疼痛

【配方及用法】

韭菜子 25 克研成末，与香油 25 毫升混合，放杯内，用火在杯内烧，至发出香气。再将

葱或竹管一头放到蛀牙处，用嘴吸香气，20
分钟后即可。

【荐方人】辽宁 杨永利

吃水煮新鲜地骨皮根可治虫牙痛

【配方及用法】

取新鲜地骨皮根62克，加水1000克，
用砂锅煮沸后再改文火煮30分钟，然后再取
4个新鸡蛋，将新鸡蛋上面用针各扎几个小孔，
放入锅内煮熟。吃完鸡蛋后，再用锅内的药
水漱口，每次漱1～2分钟，直到把药水漱
完为止。但要注意的是，不要把漱口水咽下。
用此方2～3天后即可见效。根据病情，多
用几剂，方可除根。

【荐方人】陕西 汝东

用土豆片贴腮治虫牙痛

【荐方由来】

我以前常因牙有小洞疼痛难忍。有时牙
根也肿起来，不敢吃东西。吃药也不见效，
输液也没解决问题。后来采用土豆片贴腮法
治疗，果然见效。

【方法】

将生土豆片在凉水中泡一会儿，贴于患
牙根腮帮部位，反复换两三次就能止痛消肿。

【荐方人】辽宁 王凤言

韭菜子烟可治虫牙痛

【配方及用法】

取韭菜子25克，用纸卷成烟条状，再用
火点燃，放在口中，像抽烟一样地吸；或者
捣烂用醋调，敷在虫牙上；或将韭菜子放在
烧红的瓦上，用漏斗罩住，引烟熏虫牙。本
方在许多朋友当中试过，虽讲不出多少理论，
但经实践极为灵验。

【出处】《神医奇功秘方录》

八角粉当烟吸治虫牙痛

【配方及用法】

香烟1支，八角粉适量，5厘米×10厘
米纸条一张。撕开烟纸，取其烟丝，将八角
粉拌入烟丝内，以纸条卷烟1支。点火吸烟，

吸一次后，闭口稍停后吐出烟，间断吸烟，
往往1支烟未吸完，痛止。再吸1支，巩固
疗效。不论会吸烟或不会吸烟，男女老少皆宜。

【荐方人】云南 刘元民

用苦参治龋齿疼痛

【方法】

龋齿疼痛时，患者每日可用苦参15～20
克（鲜者用量可略大），放入有盖瓷杯或保温杯
中，用滚开水冲泡，不烫口时便可含漱。含漱
时间尽量长一点儿，含漱次数不限。一般一日
药加水3～4次。含漱后疼痛减轻，有的一
漱就见效。如果能坚持含漱3～5天,效果更佳。

【备注】

苦参味苦、性寒，有清热解毒、去湿、
杀虫等功效。含漱后口中有苦味，可用温开
水漱口，但要注意短时间内不宜吃甜食，以
免影响疗效。此药药店、医院都可买到，价廉，
不需煎煮，无副作用。

【荐方人】曹河山

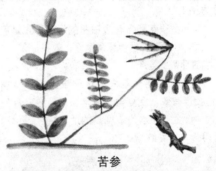

苦参

用雄黄香油治龋齿牙痛

【配方及用法】

雄黄100克，香油50毫升，调成糊状，
涂抹于患牙处,痛止后用清水漱口。立即见效。

【荐方人】安徽 王瑞国

口服苍耳鸡蛋治龋齿牙痛

【配方及用法】

苍耳9克，鸡蛋2个。将苍耳炒黄去外
壳，子仁研成糊，再与鸡蛋同煎(不用油和盐)，
待煎熟后1次口服。

【出处】《实用民间土单验秘方一千首》

冰辛花散治牙周脓肿

【配方及用法】

冰片、细辛、花椒等量。上药研末，置器具中加热，取盖内表面升华粉末备用。使用前用3%双氧水冲洗患牙周脓肿的牙周袋，取探针蘸少许丁香油，再蘸上药散，送入牙周袋中，可以重复放置。

【引自】《陕西中医》（1989年第5期）、《单方偏方精选》

用大蒜治老年牙龈萎缩

【方法】

取大蒜头适量，捣碎，加入95%酒精浸泡1周，即成大蒜酊。先用消毒纱布擦净牙齿周围口水，再用小棉球蘸大蒜酊涂于牙根部，吹干后再涂，如此反复几次。每天1～2回，连用5～10日可愈。

【荐方人】四川 曹鸿根

金银花治疗牙龈肿痛

【方法】

取金银花和含有金银花的牙膏，先是煎金银花水含漱，再用牙膏刷牙，效果惊人。

【备注】

金银花叶有涩味，对牙龈炎及牙周病均相当有效。反复含漱或含服均可收获良好效果。金银花水的浓度高的话，效果会更好。

【荐方人】安徽 曹玉德

含醋地骨皮液治龋齿牙痛

【配方及用法】

鲜地骨皮60克，食醋250毫升。将地骨皮洗净加入醋内浓煎，去渣取液，连续口含数次，30分钟后牙痛可愈。

【出处】《实用民间土单验秘方一千首》

用石地丹连汤治牙痛

【配方及用法】

生石膏30克，鲜生地12克，牡丹皮10克，川黄连9克，水煎服，每天1剂，分2～3次服。

【荐方人】苏晓燃

黄芪、甘草治气虚牙痛

【配方及用法】

黄芪100克，甘草50克。水煎服。

【荐方人】河北 袁增喜

牛膝、生地治火邪牙痛

【配方及用法】

牛膝30克，生地、玄参、麦冬各20克，知母（炒）12克，黄柏（炒）、荜茇各10克，细辛3克。将上药用冷水浸泡30分钟，再煎沸20分钟后取汁，约200毫升。成人每天1剂，煎3次服3次。小儿可酌情减轻药量。实火牙痛者加生石膏（先煎）40克，虚火牙痛者加骨碎补15克。

【荐方人】云南 苏忠应

口疾

用灯芯草粉涂治口腔溃疡

【方法】

将灯芯草干品15克放入生铁小平锅中，在火上烧，直至锅内药物黄焦或黑末燃着为止，然后取出研末，涂抹于患处，每天2次。

【荐方人】四川 喻学瀚

青黛、硼砂治口腔溃疡

【配方及用法】

青黛30克，硼砂30克，薄荷15克，人中白30克，玄明粉15克，粉口儿茶30克，马勃15克，冰片6克。上药共研粉过细筛，装瓶密封备用。用冷盐开水口腔含漱后，将药粉撒布患处。每日3次，不易涂布之患处可用芦管吹之。

【荐方人】江苏 韩志

用蜂蜜治口腔溃疡

【方法】

晚饭后，先用温开水漱净口腔，再用一勺蜂蜜（最好是原汁蜂蜜）涂敷在口腔中的溃疡面处，待1~2分钟后吞下，重复2~3次。用此方法治疗后，第二天疼痛感减轻，连续使用2~3天，口腔溃疡即可痊愈。

【荐方人】黑龙江 李再国

用明矾摩擦患处治口腔溃疡

【方法】

取一小块一头略尖的明矾，将其放在患处稍用力来回摩擦（摩擦时有疼痛感）。5~10秒钟，由于药物的作用溃疡边缘与正常组织之间形成一圈较明显的分界线（倘若能将溃疡周围的一圈微白色边缘摩擦掉，效果将会更加理想，且容易得到根治），此时即可停止摩擦。每天早晚各摩擦1次，一般情况下，病人只需摩擦2次，便可获得较好疗效。症状较重者，连续摩擦3~4次也可获良效。

【荐方人】江苏 陈志春

喝核桃壳汤治口腔溃疡

【荐方由来】

2个多月前，我患了严重的口腔溃疡。正当我病痛难熬时，《老年报》"送"来了一个良方——核桃壳煎汤治口腔溃疡，这真是雪中送炭。于是，我就按报纸上介绍的方法，每天取核桃壳10个左右，用水煎汤口服，每日3次，连续服用。我连服9天，溃疡痊愈。

【荐方人】河南 侯振荣

用黄柏治口腔溃疡

【荐方由来】

我已年逾古稀，3个多月前患了口腔溃疡，曾去知名大医院医治2个多月，没有效果。我从《老年报》上看到介绍用黄柏治疗口腔溃疡的方法后，便到中药店买了30克黄柏，放到家用小电烤箱中烘烤。待黄柏呈淡焦色便取出凉凉，粉碎后添加三四匙蜂蜜调成糊状存放在小一玻璃罐中，每日涂溃疡处3~5

次，仅1周时间，口腔溃疡就治愈了。

【荐方人】黑龙江 陈继伦

用酒精治疗口腔溃疡

【配方及用法】

用棉签点上95%酒精，轻压口腔溃疡点，并轻轻转动棉签除去溃疡面上的腐败组织。每天2~3次，每次时间20~30秒，不服任何药物。

【出处】《实用西医验方》

矾糖膏治顽固性口腔溃疡

【配方及用法】

白矾6克，白糖4克。将上药放入器皿内，文火加热，待其熔化成膏后稍冷却即可使用。气候寒冷时需加温熔化再用。用棉签蘸本药膏涂于溃疡面上，每天1次，用药后，溃疡处疼痛增剧，口流涎水，一般3~5分钟后涎水即可消失。

【备注】

口中流出的涎水不可入肚。

水煎女贞叶连服可治顽固性口腔溃疡

【荐方由来】

罗某，女，57岁。患口腔溃疡，反复发作，经中西医治疗无效。此次复发已半月，口腔、唇周广泛糜烂，疼痛难忍，饮食时痛苦更甚。即嘱自取鲜女贞叶7片，水煎服，每日3剂，连服3天而愈，至今未见复发。

【出处】《浙江中医杂志》（1990年第7期）《中医单药奇效真传》

木附子、青黛治口腔炎

【配方及用法】

木附子35克，飞青黛20克，猪胆矾（猪苦胆装入枯矾粉阴干）25克，瑞龙脑10克，白秋霜10克。上药分别研成细粉后，按比例兑在一起，掺和均匀，贮瓶密封备用，或分成2~5克装小瓶，便于病人携带。用时用纸筒或竹管将药粉吹入患处，轻者日吹2~3次，甚者日吹5~6次。一般轻者1~2日显效，3~5日痊愈，甚者1~2周内可获康复。

【备注】

该方对口腔黏膜病变等疗效卓著，对细菌性或其他复杂因素所致的黏膜损害，以及久病寒盛的患者，需进行辨证施治，根据病情，适当配合内服药物，才能取得显著的疗效。治疗期间忌烟酒及辛辣厚味之品。

【荐方人】 江苏 李学声

山豆根、大黄治口腔炎

【配方及用法】

山豆根、大黄各30克，黄连15克，人中白2克，青黛20克，砂仁10克，孩儿茶、枯矾、没药各15克，冰片3克。上药共研细末，过100目筛，装瓶消毒备用。口腔消毒，用2%甲紫调敷患处。

【功效】

消炎止痛。

西瓜硝、西月石等可治口腔炎

【配方及用法】

西瓜硝120克，西月石120克，朱砂3.3克，龙脑（冰片）0.3克。先将西瓜硝、西月石共研极细末，过120目筛，再放入朱砂同研极匀，最后再加龙脑末和匀，密封放阴暗处保存。取少量药末喷于患部，每日3～4次，重症可每2小时1次。

【备注】

西瓜硝制法：夏季收西瓜放置阴凉透风处，大寒季节取完好无损者15千克，连皮切块，另取含水分较多的白萝卜15千克，切法同上。先加水30千克煎煮西瓜1小时后，加入萝卜继续同煮1小时，过滤去渣。加入朴硝5千克，搅拌溶尽，移置阴暗处，液面上用干净麦秆纵横覆盖，候溶液冷却，麦秆上即出现白条状结晶附着，取下平摊竹匾上，风干即成。

【荐方人】 江苏 陈起云

用绿豆汤冲鸡蛋治烂嘴角病

【配方及用法】

取绿豆30克洗净，放在一碗冷水中浸泡10分钟，然后加热煮沸5分钟（煮沸时间不宜过长），再将此汤冲入早已打好的一个新鲜鸡蛋液中，趁热空腹喝下，早、晚各服1次。每次都换新绿豆，用过的绿豆可做他用。

【荐方人】 河北 殷玉清

乌梅炭、枯矾等可治烂嘴角

【配方及用法】

乌梅炭10克，枯矾10克，儿茶10克，硼砂3克，珍珠1克，冰片3克。将乌梅放铁锅里用烈火煅，使乌梅肉变成黑褐色即可，不可过火。再将各药研成极细面（越细越好，里边不可有药渣），最后兑在一起，加入冰片，混匀即成，装在能密封的瓶中备用。用药前，先用淡盐开水漱口，再将少许药面敷于患处，闭口2～3分钟后把分泌的口水吐出。每天用药3～4次。

【荐方人】 河南 吴甲南

用蜂糖冰硼散治烂嘴角

【配方及用法】

用棉球蘸蜂糖，再沾上冰硼散涂患处，每日饭后睡前将口角洗净，涂抹2～9次，连续几天即愈。

【荐方人】 广西 林贞元

蛋黄油治嘴唇干裂

【配方及用法】

用熟鸡蛋黄1个，放入勺中，边加热边碾碎，使出油成焦黑色，加适量香油调匀，涂在患处。每天2～3次，多次更好，特别是夜间，几天便愈。

【荐方人】 辽宁 汤洪贵

红枣、青矾治重舌

【配方及用法】

红枣去核，青矾适量。红枣破开纳入青矾，焙干、研粉撒敷重舌上。

【荐方人】 广西 刘海泉

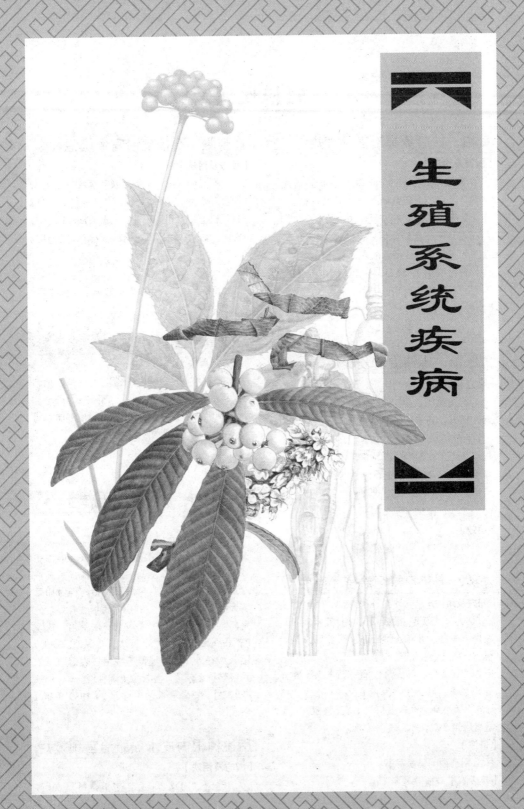

生殖系统疾病

妇科疾病

黄柏、炒蒲黄等治宫颈糜烂

【配方及用法】

黄柏 7.5 克，炒蒲黄 3 克，五倍子 7.5 克，冰片 1.5 克。上药共研细末，装瓶备用。先用 1% 绵茵陈煎剂冲洗阴道并拭干，再将上药粉喷洒于子宫口糜烂处，以遮盖糜烂面为度（如果阴道较松者再放入塞子，保留 24 小时，自行取出）。隔日冲洗喷药 1 次。10 次为 1 疗程。治疗期间停止性生活。

【功效】

消炎拔毒，收敛生肌。

鱼腥草、麻油治宫颈糜烂

【配方及用法】

鲜鱼腥草、麻油各 500 克，蜜蜡 60 克。麻油煎开，将洗净晾干的鱼腥草放入油内共煎，5 分钟后用纱布过滤去渣，再将蜜蜡放入滤液内，冷却后成糊状备用。用 1/5000 的高锰酸钾溶液冲洗阴道，除去宫颈分泌物后，用消毒带尾的棉球涂上此膏贴在宫颈糜烂处。每日 1 次，至愈为度。

【功效】

清热解毒，生肌定痛。

公英、土茯苓等可治宫颈糜烂

【配方及用法】

公英、土茯苓、败酱草、黄柏、苍术、甘草、珍珠、朱砂、儿茶、煅石膏、煅蛤粉、炉甘石、冰片、连翘、雄黄各 5 克。将各药研成面，用香油调成膏。取长约 20 厘米纱布条，将药膏均匀摊在纱布上，厚度 0.6～1 毫米，将纱布条塞入阴道。轻者每日 1 次，约 10 小时，重者可用 2 次，早、晚各 1 次。

【备注】

用药期间禁忌房事。

【荐方人】山东 李遵华

猪苦胆、石榴皮治宫颈糜烂

【配方及用法】

猪苦胆 5～10 个（吹干后约 30 克），石榴皮 60 克。共研成细粉，用适量花生油调成糊状，装瓶备用。用前先以温开水清洗患部，擦干宫颈分泌物，再将有线的棉球蘸药塞入宫颈糜烂处。每日 1 次，连用多次。

【功效】

解毒，杀虫，生肌。有较强的抗菌作用。主治宫颈糜烂。

三炭青黛治宫颈糜烂

【配方及用法】

柿饼炭 50 克，椿树根皮炭 50 克，杜仲炭 50 克，青黛 10 克。前 3 味药共研细末与青黛调匀备用。每次 10 克，红糖水冲服，每日 3 次，连服 9 天为 1 疗程。

【备注】

忌生气和辛辣食物。

用紫草根、黄柏治宫颈糜烂

【配方及用法】

紫草根 9 克，黄柏、生大黄各 15 克，芝麻油 150 克。先将前 3 种药物放入麻油中浸泡半天，再倒入小锅中炸枯去渣，待药油温后装瓶备用；同时用消毒脱脂药棉做如荸荠大小之棉球 10 个，并以消毒棉线扎好，分别将棉球放入药油中浸泡 1 日后备用。每晚临睡时取药棉球 1 个，塞入阴道深部宫颈处，留长线在外，并用消毒药棉堵住阴道口，以月经护之就寝，翌晨拉出药棉球。

【出处】《安徽中医学院学报》（1989 年第 1 期）、《实用专病专方临床大全》

用桃树根内皮水煎服治宫颈糜烂

【配方及用法】

桃树根内皮 200 克，水煎，每日 1 剂，分早晚 2 次服，连用 3 ～ 5 天。

【出处】《实用民间土单验秘方一千首》

用红藤汤治急慢性盆腔炎

【配方及用法】

红藤、败酱草各 30 克，桃仁、赤芍各 15 克。上药浓煎 2 次，共取药液 400 毫升，早或晚灌肠 1 次。每次灌肠后卧床休息 1 小时，一般 7 天为 1 疗程。

【出处】《陕西中医》（1993 年第 6 期）、《单方偏方精选》

败酱草、附子等可治盆腔脓肿

【配方及用法】

湿热型：败酱草 30 克，附子 3 克，薏苡仁 10 克，丹参 15 克，赤芍 15 克，桃仁 6 克；气滞血瘀型：丹参 20 克，赤芍 20 克，桃仁 6 克，海藻 6 克，昆布 6 克，三棱 6 克，莪术 6 克。上药水煎 15 ～ 20 分钟取汁 200 ～ 300 毫升。日服 2 次，每日 1 剂。湿热型治疗以清热解毒利湿为主。气滞血瘀型治疗以活血化瘀为主，软坚散结为辅。食欲不振加焦三仙 10 克，腹胀者加厚朴、枳实各 6 克，便秘者加大黄 3 ～ 6 克（后下）、芒硝（冲服）2 克。

【荐方人】山西 李惠

坤草、桃仁等可治子宫肌瘤

【配方及用法】

坤草 30 克，桃仁、生蒲黄、生茜草各 15 克，生水蛭、乌药各 12 克，土鳖虫 9 克，三棱、莪术、炮甲、三七各 10 克，生大黄 5 克，白茅根 20 克。上药水煎 20 分钟取汁约 300 毫升，日服 3 次。气血亏虚者加党参 10 克，黄芪 18 克，熟地 10 克；黄带有热者加黄柏 10 克，丹皮 10 克，败酱草 15 克，生薏米 15 克；宫寒腹痛者加黑附子 5 克，肉桂 3 克。

【荐方人】吉林 李庆丰

六神丸外用治滴虫性阴道炎

【配方及用法】

本丸是中成药，药店有售。患者临卧前用洁净开水清洗外阴，上床后仰卧位，取六神丸 15 粒塞入阴道，每晚 1 次，经期停用。6 天为 1 疗程，一般在 2 个疗程内痊愈。

【功效】

治阴道炎有疗效。

【荐方人】河南 张春花

白萝卜加醋治滴虫性阴道炎

【配方及用法】

醋酸，大白萝卜。用醋酸冲洗患处，再用白萝卜榨汁擦洗及填塞阴道。

【功效】

活血，解毒。用治滴虫性阴道炎。

青萝卜治滴虫性阴道炎

【配方及用法】

青萝卜 1 个。将青萝卜洗净，捣烂成泥糊，用消过毒的纱布包青萝卜泥两汤匙，做成纱布卷，卷的一端留长线。然后用手将卷送入阴道内，线留在阴道口外，以便拉线取出。在放入前须用高锰酸钾液将阴道内外的分泌物洗净，防止感染。秋天放 1 小时取出，冬天放 4 ～ 10 小时取出，每日 1 次。

【荐方人】山西 黄文海

黄柏、枯矾治阴道滴虫

【配方及用法】

黄柏 15 克，枯矾、雄黄各 10 克，轻粉、冰片各 5 克。上为细末，用凡士林 60 克调成软膏，备用。先用鲜大青叶 100 克，蛇床子、地骨皮、五灵脂各 50 克。煎水冲洗阴道后（每天早晚各 1 次），再取此膏涂敷患处。每日 1 次。

【功效】

解毒、燥湿、杀虫。

【出处】《新中医》（1985 年）

大蒜治阴痒

【配方及用法】

大蒜 2 头。大蒜去皮，捣碎，加水熬汤。每日局部浸洗 2 或 3 次。

【功效】

杀菌，消炎，止痒。用治阴痒及妇女滴虫病。

猪肝马鞭草治阴痒

【配方及用法】

猪肝60克，马鞭草30克。将猪肝及马鞭草切成小块拌匀，用盖碗盖好，放蒸锅内蒸半小时即可食用。一次服。

【功效】

清热，祛湿，解毒。用治妇女阴痒、白带过多及经闭、经少。

鲜桃树叶治阴痒

【配方及用法】

鲜桃树叶30克，灰藜25克。用水1000毫升，将上述二味煮沸20分钟。待稍温，用此液冲洗阴道。每日1或2次，连续1周为一疗程。

【功效】

杀滴虫，止阴痒。用治滴虫性阴道炎。

以黄芪、党参治阴吹

【配方及用法】

黄芪、党参各30克，升麻、白术、陈皮各12克，当归18克，甘草6克。每天1剂，水煎服。

【出处】《河北中医》（1987年第3期）、《单方偏方精选》

蛇床子等治女阴瘙痒

【配方及用法】

蛇床子、白鲜皮、黄柏各50克，荆芥、防风、苦参、龙胆草各15克，薄荷1克（后入）。若带下多而黄者，黄柏加倍，有滴虫者苦参加倍、霉菌感染者龙胆草加倍。对各种因原发病因素引起的并发症加用其他药物治疗。将上药水煎，外用熏洗，每日2次。如阴道内瘙痒可熏洗阴道。10～15天为1疗程，一般1个疗程后即明显好转或治愈。

【荐方人】山东 陈胜军

芒硝等治阴痒

【配方及用法】

芒硝、苦参、蛇床子、黄柏、川楝各15克。将上药加水1500毫升，煎至约1000毫升，去渣，倒入盆内，至温热适度，坐浴，浸洗15～20分钟，每日1～2次。

【荐方人】胡倩

花椒等治阴痒

【配方及用法】

蛇床子、败酱草、白鲜皮、苦参各30克，百部、防风、透骨草、花椒各20克，冰片4克。若外阴溃烂者，加白矾40克；若外阴部疼痛，加白芷15克。将前九味中药水煎，约得药液2000毫升，加入冰片搅拌，趁热熏外阴15～20分钟，待药液稍凉后洗涤患处，每日1剂，早、晚各1次。

【荐方人】王贵生

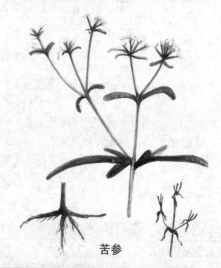

苦参

人参、生黄芪治老年经血复行

【配方及用法】

人参24克（宜酌量），生黄芪31克，熟地31克，焦术15克，胶珠3克，萸肉6克，香附3克，黑芥穗6克，甘草6克，木耳炭3克。水煎空腹服，每天1剂，每天可服2次。

【荐方人】吉林 蔡雨亭

水杨梅根、牛角腮治老妇行经

【配方及用法】

水杨梅根、牛角腮（先煎）、旱莲草各20～40克，女贞子20～30克，党参25～45克，仙鹤草15～30克，煅龙骨、牡蛎（均先煎）各 15～35 克，鹿衔草 10～15 克，象牙屑（先煎）10 克，生白术、十大功劳叶各 15 克，生地、茯苓各 20 克，红枣 30 克，炙甘草 3 克。水煎服，每日 1 剂。

【功效】

治老妇行经病症。

用黄芩、藿香治妊娠呕吐

【配方及用法】

黄芩 50 克，藿香 6 克，半夏 6 克，竹茹 10 克，生姜 10 克，水煎服，每日 1 剂。为了防止进药时恶心或呕吐，亦可将药煎好后 1 天内频频呷服。一般用本方 3 剂便可痊愈。

【荐方人】杜连生

代赭石、半夏治妊娠恶阻

【配方及用法】

代赭石 30 克，半夏 30 克，蜂蜜 100 克。每日 1 剂，先煎代赭石、半夏，煎至 300 毫升，再加蜂蜜煮沸，嘱病人频服代茶饮。临床加减：胃脘灼热，喜冷饮，口苦便干加生石膏 30～50 克；呕吐清水，胸脘滞闷，舌淡苔白腻加茯苓 10 克；伴头晕体倦，语声低怯，加西洋参 10 克；呕吐伴腰腹疼痛加白芍 15 克，川断 10 克。

【出处】《天津中医》（1992 年第 5 期）、《实用专病专方临床大全》

参橘饮治妊娠恶阻

【配方及用法】

党参、炙杷叶、苏叶、佩兰、寸冬、橘红各 10 克，白芍、竹茹各 15 克，玫瑰花、砂仁各 6 克，扁豆 25 克。上药加水 400 毫升，浸泡 30 分钟，煎 20～30 分钟，取汁 150 毫升；二煎加水 300 毫升，取汁 150 毫升，两煎混合，早、晚各服一半。痰盛而见呕吐痰涎者加半夏 6 克，生姜 3 片；津亏者加天花粉、生地各 15 克。

【荐方人】河南 曹学乾

丹参红花等治宫外孕

【配方及用法】

丹参 20 克，红花、赤芍、木香、川芎、桃仁、延胡索、灵脂、蒲黄各 10 克，桂枝 5 克。上药煎 15～20 分钟取汁约 200 毫升，日服 3 次。大便秘结者加大黄 5 克，肉苁蓉 10 克；气虚甚者加生黄芪 30 克，党参 20 克；汗多脉沉伏者加红参 10 克，山萸肉 20 克，龙骨、牡蛎各 15 克。

【荐方人】辽宁 杨家麟

当归、川芎等治胎位不正

【配方及用法】

当归、川芎、黄芪、党参、白术、白芍、川续断、枳壳、熟地、甘草各 10 克。将上药水煎，每日 1 剂，分 2 次服。

【荐方人】李香芹

当归、白芍治胎位不正

【配方及用法】

当归、白芍各 12 克，白术、茯苓各 15 克，川芎 6 克。每晚 1 剂，水煎服。

【出处】《山东中医杂志》（1988 年第 1 期）《单方偏方精选》

猪肉汤催生保胎

【配方及用法】

鲜猪肉 1 公斤。将肉切大块，急火煎汤，去浮油。令产妇尽量饮用。

【功效】

补肾益气，催生保胎。用治胎涩不下。

龟板、川芎催产

【配方及用法】

龟板 30 克，川芎、当归各 15 克，头发灰 10 克，蝉蜕 7 个（烧灰），蛇蜕 1 条（烧灰），车前子末 15 克，葱汁、芝麻油各适量。先将前 3 味药共研为细末，加入芝麻油熬煎数滚，将后 3 味药末和车前子末加入再煎熬 15～20 分钟，取出冷却，最后加入葱汁拌匀收膏，装瓶备用。用时取药膏 30 克摊于纱布中央，敷贴于患妇的脐孔上，外以绷带扎紧，嘱孕妇闭目静卧 1 小时左右。

【功效】

催产。

用大麻子催产

【配方及用法】

大麻子 30 克。将大麻子剥去皮，捣碎成泥状，备用。敷白布上，贴产妇脚心处（涌泉穴）。

【功效】

泻下通滞，出有形之滞物。

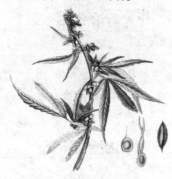

大麻子

用乌梅等催产

【配方及用法】

乌梅 1 粒，白胡 7 粒，巴豆 3 粒。上药共研为细末，以白酒适量调匀成膏状，备用。用时取药膏分贴于产妇的两侧三阴交穴上，外以纱布盖上，胶布固定。产下即去除药物。

【功效】

催产助产。

生地、当归、炒黄芩保胎

【配方及用法】

生地 256 克，当归、炒黄芩、益母草各 32 克，白术，川续断各 18 克，酒芍，黄芪各 15 克，甘草 10 克。上药用麻油 1000 克熬枯，去渣，下白蜡 32 克、黄丹 448 克收膏，入煅龙骨 32 克（研末）搅匀。摊膏备用。以缎摊贴。贴丹田，14 日一换。将产时 1 日一换。

【备注】

黄丹有毒，不宜过量。

用蓖麻子捣烂敷涌泉穴可助产

【配方及用法】

蓖麻子适量，去皮捣烂成膏，涂两足涌泉穴，用绷带固定，产后立即去掉。

【出处】《实用民间土单验秘方一千首》

明天麻、飞罗面治产后破伤风

【配方及用法】

明天麻（炒,研细末）15 克，飞罗面（炒）30 克，百草霜 30 克，京墨 1 锭。以水将京墨研浓汁，与上诸药和匀以手搓为丸，每丸约重 3 克。每次服 1 丸，日服 3 次，以黄酒 30 毫升送服，连服 1 周。

【荐方人】山东 尹旭君

谷子汤治产后感冒发热

【配方及用法】

谷子（未去皮的小米）1 握（约 50 克）。将谷子炒黄，加水 1 碗煎至剩半碗。趁热 1 次服下，盖上被子出汗即愈。

【功效】

祛风解表。用治产后感受风寒、发热恶寒。对一般感冒也有良效。

用党参、当归等治产后发热

【配方及用法】

党参、当归、川芎、白芍、炙甘草各 15 克。水煎服，每日 1 剂。风寒袭表者，有汗加桂枝 12 克，无汗加麻黄 6 克；往来寒热加柴胡 12 克；头痛加藁本 12 克；口渴加花粉 12 克，淡竹叶 6 克；气血虚加黄芪 30 ~ 50 克，地骨皮、鳖甲各 15 克；卫阳不固、产道不洁等，邪毒侵入者，加银花、鱼腥草、土茯苓各 30 克；伤食者，加焦山楂、建曲各 15 克；血淤者，加丹参、益母草各 15 克，红花 6 克；恶露少而腹痛者，加丹皮 12 克，桃仁 10 克。

【出处】《湖北中医杂志》（1993 年第 4 期）《实用专病专方临床大全》

山药汤治产后大喘大汗

【配方及用法】

山药 180 克。洗净煎汤。连服 3 日，每日 2 次。

【功效】

健脾，益阴，止渴，敛汗。用治产后因虚热引起的大喘大汗，身热劳嗽。

玉米秸芯煎服可治愈产后盗汗

【配方及用法】

干玉米秸秆（穗以下部分），剥去叶子和硬皮，取白瓤一把用水煎服，1 次见效，3 次可愈。

【荐方人】河南　陈立新

用孵鸡蛋壳粉治产后头痛

【配方及用法】

孵化小鸡后的蛋壳，放砂锅上焙黄焦，研成面，加黑糖少许，开水冲沏，稍捂一会，代茶饮，早、晚各服 1 次，即可见效。

【荐方人】河南　万坤山

鲫鱼治产后臂痛抽搐

【配方及用法】

活鲫鱼 1 条（以 250 克者为佳），黄酒 200 克。将鱼切成 6 厘米见方之块，不去鳞、肠，不用盐，用香油炸焦。将炸鱼干吃后，再渴热黄酒，取微汗。

【功效】

调胃，下气。用治产后臂痛或抽搐。

用香附、阿司匹林治产后腹痛

【配方及用法】

制香附 15 克，复方阿司匹林 0.5 克。香附研末，装瓶备用。用时，取香附 5 克与复方阿司匹林 0.5 克一起以温开水冲服，每日 1 次。

【出处】《实用民间土单验秘方一千首》

用人指甲治产后风

【配方及用法】

人指甲 6 克。洗净阴干，用阴阳瓦焙烤，以不焦枯存性为度，然后研极细末。用黄酒 100 毫升送服。

【荐方人】天津　曹一鸣

梨汁、人乳治产后小便不通

【配方及用法】

梨汁、人乳各 1 杯。将梨切碎榨取汁同人乳共饮。早晚各 1 次。

【功效】

清热降火，解毒利尿。

黄芪、当归等治产后尿潴留

【配方及用法】

黄芪、当归、车前子、人参各 15 克，升麻 12 克，猪苓 9 克，通草、附片各 6 克，沉香 3 克。每天 1 剂，水煎服。

【出处】《湖北中医杂志》（1989 年第 1 期）《单方偏方精选》

黄芪、银花等治产后尿潴留

【配方及用法】

黄芪 60 克，银花 20 克，蒲公英 30 克，麦冬、萹蓄、瞿麦、桔梗各 12 克，通草、甘草各 6 克。上药用清水浸泡 10 分钟后煎沸，取汁约 250 毫升，日服 3 次。如需加强利尿加木通、茯苓各 12 克；食欲差加焦山楂、炒神曲各 30 克，荷叶半张；子宫复旧不良加益母草 30 克。

【荐方人】四川　张维天

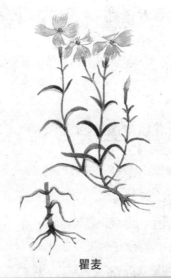

瞿麦

芒硝末治产后尿闭

【配方及用法】

芒硝 3 克，研末，贴水分穴。

【出处】广西医学情报研究所《医学文选》

黄芪粥治产后水肿

【方法】

用生黄芪 30 克煎汁，煮糯米半杯，成粥，淡食。

【出处】《范文甫专辑》、《中医单药奇效真传》

吃田鼠肉可治产后肌肉痉挛

【方法】

田鼠扒了皮将肉煮熟食，此病可愈。

【备注】

产后妇女肌肉痉挛者，系因产后气血虚弱，肝血不足，肝主筋，肝血虚则筋脉失养，故可出现肌肉痉挛，亦有受风寒湿之故。因田鼠肉为补养气血之佳品，故食之有效。

当归、泽兰等水煎服治产后阴道出血

【配方及用法】

当归 12 克，泽兰 12 克，杭芍 12 克，川芎 10 克，丹参 12 克，续断 12 克，炮干姜 10 克，荆芥 10 克，艾叶 10 克，炙甘草 10 克。水煎服，每日 1 剂。

【荐方人】黄云樵

用牛鼻散通乳

【配方及用法】

水牛鼻 1 个，洗净，加水文火久煮，煮成羹状服用。

【荐方人】张寿民

用麦芽饮内服法回乳

【配方及用法】

麦芽 120 克，车前子 15 克，每日 1 剂，煎汤代茶，不拘时服。一般 1 ~ 2 天即可回乳。

【备注】

麦芽能疏肝和胃，车前子利尿，使乳汁有出路，故能回乳。

用芒硝治回乳

【配方及用法】

芒硝 200 克。上药用纱布包裹，分置于两侧乳房上，用胸带固定，经 24 小时（天热 12 小时）取下。如 1 次未见效，可继续敷 1 ~ 2 次。

【出处】《中华妇产科杂志》（1957 年第 5 期）、《单味中药治病大全》

半夏闻鼻治急性乳腺炎

【配方及用法】

半夏 6 克，大葱根 7 个。共捣烂如泥，分 7 份，用纸卷筒状即成。先用手指按压健侧鼻孔，再将药筒放在患侧鼻孔闻之，如法将 7 份药筒闻完，一般半小时左右为宜。一般闻 1 ~ 2 次即愈。

【出处】《辽宁中医杂志》（1983 年第 4 期）、《中药鼻脐疗法》

水煎当归、川芎等治急性乳腺炎

【配方及用法】

当归、川芎、益母草、泽兰、苍耳子各 12 克。水煎，冲黄酒服。

【功效】

活血祛瘀通络，用治乳痈（急性乳腺炎）初起，尚未成脓者。

用全瓜蒌、赤芍治急性乳腺炎

【配方及用法】

全瓜蒌、赤芍、生甘草各 30 克，丝瓜络 15 克，水煎后加红糖适量趁热饮服，微出汗。每日 1 剂。

【荐方人】山东 梁兆松

【出处】广西科技情报研究所《老病号治病绝招》

用乳香、没药等治急性乳腺炎

【配方及用法】

乳香、没药、大黄、蜂房各 10 克，蜂蜜适量。将前 4 味药混合研细末，再加蜂蜜调成膏状，敷盖于乳房结块处，用布覆盖，胶布固定，每天换药 1 次。

【出处】《陕西中医》（1991 年第 5 期）、《单方偏方精选》

用鲫鱼草治急性乳腺炎

【配方及用法】

鲫鱼草 60 克。上药与酒捶烂榨汁，加温内服（服后食道可有热感）。第一天服 2 次，以后每天服 1 次。如病情重，兼用药渣敷于患处。

【出处】《广东医学》（1966 年第 2 期）、《单味中药治病大全》

公丁香塞鼻可治急性乳腺炎

【方法】

公丁香研末，裹于干棉球内，或用酒精药棉沾药，塞入健侧鼻孔中。每日换药 3 次，每次 6 小时。用于治疗急性乳腺炎有神效。

【出处】《中药鼻脐疗法》

陈皮、甘草治急性乳腺炎

【配方及用法】

陈皮 60 克，甘草 8 克。用砂锅水煎，每日 1 剂，分早、晚服。

【功效】

用于急性乳腺炎。

用芫花根皮塞鼻治急性乳腺炎

【配方及用法】

芫花根皮适量。将芫花根皮刮去皮毛，剔除木质心，剪成长约 3 厘米许的小段，置冲筒内打烂，或在青石板上用铁锤打烂，搓成一圆柱形小药团。取药团塞入鼻孔内（如刺激性大，可用香烟锡纸或蜡包裹后，剪去两头，塞入鼻孔内）。在鼻孔内产生热刺激感时（一般在 20 分钟左右消失），再待 5 ～ 10 分钟后取出。每日 1 ～ 2 次。

【出处】《赤脚医生杂志》（1975 年第 6 期）、《中药鼻脐疗法》

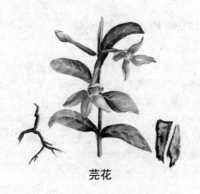

芫花

水煎赤芍、甘草治疗急性乳腺炎

【配方及用法】

赤芍 50 克，甘草 50 克，水煎，每日 1 剂，分 2 次饭后服，3 天为 1 疗程。局部脓性分泌物较多者加黄芪 30 克，局部湿疹瘙痒者加地肤子 20 克，乳房结核伴乳腺炎者加穿山甲 10 克，昆布 20 克。

【荐方人】湖南 贺方礼

白矾、大葱白治急性乳腺炎

【配方及用法】

白矾（研末）6 克，大葱白 7 节（根底部 2 厘米为一节），葱根（带须）7 个。将大葱白切碎捣成泥糊，与白矾末合在一起，分成 7 小堆，然后将 7 个葱根洗净放在碗内，用滚开水冲泡，待温后用葱根水送服药，分 7 日连续服下，服药后见汗即愈，一次成功。

【荐方人】王金海

用威灵仙治急性乳腺炎

【配方及用法】

鲜威灵仙根。将威灵仙平地面砍去泥土外的藤蔓，挖出长在泥土里的根须，去泥土，用冷水洗干净，切下根须约 50 克，用旧棉纱布包裹，以针线悬吊于内衣，使药囊贴近乳房肿痛处即可。

【备注】

本方所选为毛茛科多年生攀援性灌木威灵仙的新鲜根须，刺激性很强，易使皮肤发红起疱。

【荐方人】江西 汤振才

用乳香、没药治乳腺炎

【配方及用法】

乳香 30 克，没药 30 克，血竭 30 克，儿茶 30 克，大麻子 30 克，芒硝 15 克。上药共捣如泥，贴涂红肿疼痛之处。如药干燥可加少许香油调用，盖油纸，加纱布包扎。48 小时换药 1 次，3 次即愈。

【荐方人】山东 郭庆连

用大青叶、双花治乳腺炎

【配方及用法】

大青叶 30 克，双花 30 克，鹿角霜（研细末）30 克，米酒或白酒 30 毫升。水煎大青叶、双花约 300 毫升，去渣冲服研细末的鹿角霜，饮米酒或白酒 30 毫升，盖被出微汗即愈。每日 1 剂，3 剂 1 疗程。

【荐方人】山东 郭庆连

用仙人掌外敷治乳腺炎

【配方及用法】

新鲜而多汁的仙人掌 100 ～ 150 克，剥掉外皮切细，捣烂成糊泥状，加入鸡蛋清适量，和匀后，摊于布或敷料上敷于患处，用胶布固定。每日换药 1 ～ 2 次，一般敷 4 ～ 6 次就可以治愈。如有合并发热或腋下淋巴结肿大者，可加用抗生素药物治疗。

【出处】《四川中医》（1987 年第 3 期）、《单味中药治病大全》

瓜蒌、蒲公英等可治乳腺炎

【配方及用法】

瓜蒌 24 克，蒲公英 18 克，银花 9 克，白芷 6 克，归尾、乳香、没药各 4.5 克，甘草 2.4 克。上药水煎服，每日可服 2 次。另用酒水各半热敷患部。

【功效】

消炎散肿优于抗生素，不管患部未溃已溃用之疗效均佳。局部已切开者用之，伤口亦很快愈合。

【荐方人】福建 叶永云

芒硝外敷治乳腺炎

【配方及用法】

芒硝适量。根据患处面积大小，以能敷满患处，厚度约 0.25 厘米为宜。将芒硝用凉水搅拌均匀，敷于患处，外用白布裹之。药干燥时可掸之以凉水，务使经常保持湿润。每天换药 1 次，一般 3 天可见肿消痛止。

【功效】

治乳腺炎有疗效。

【备注】

凡皮肤破溃者禁用。

用全蝎馒头治乳腺炎

【配方及用法】

全蝎 2 只，馒头 1 个。用馒头将全蝎包入，饭前吞服。

【出处】《中医杂志》（1986 年第 1 期）、《单味中药治病大全》

砂仁塞鼻法治疗乳腺炎

【配方及用法】

砂仁 10 ～ 20 克。将砂仁研细末贮瓶备用。用时取糯米饭少许和砂仁末拌匀，搓成索条状如花生米大小，外裹以消毒纱布（必须是棉织品）塞鼻。左乳腺炎塞右鼻，右乳腺炎塞左鼻，亦可左右交替塞用。每隔 12 小时更换 1 次，直至炎症消失为止。

【功效】

治乳腺炎有良效。

用夜合草治乳腺炎

【方法】

取夜合草（又名一枝箭、截叶、铁扫帚、夜关门、一炷香，属豆科植物）鲜根切成 1 厘米长，用青布包好，黑线捆成书包带样，如小学生背书包一样佩带在身上，将药袋贴近于乳房。左侧乳痛药袋贴于左乳房，而佩带线则挂右肩；右乳痛药袋贴于右乳房，佩带线则挂左肩。一般 1 次即好，严重者 2 ～ 3 次痊愈。若发热恶寒严重，要取鸡蛋 2 个加黄酒或白酒（45 度）30 ～ 50 毫升和少许姜末，搅拌均匀放于蒸锅内蒸热，凉至不烫嘴时一次服用，其效果更速。

【出处】《老年报》（1996 年 10 月 3 日）

用鹿角粉治早期乳痈

【配方及用法】

取鹿角 1 根，以刀或锉刮取粉末，保存备用。每次取鹿角粉 3 ～ 5 克，清水煎沸 5 分钟，吞服，每日早、晚各 1 次。一般服用 2 ～ 3 次即可收效。如乳痈红肿热痛较甚，可配合蒲公英、天花粉、贝母、银花、连翘、地丁草等清热解毒、消肿散结药同用。

【荐方人】江西 黄雪萍

泥鳅、土豆外敷治乳痈

【配方及用法】

土豆 1 个（要选用无斑点者），泥鳅 1 条（约 10 厘米长为佳）。以上为 1 次量。将土豆洗净和泥鳅同时放入器皿中捣烂，捣至黏腻沾手时，取出做成小饼（大小视病灶）贴敷患处，每天 1 次，一般 2 次即见效。

【功效】

治乳痈有良效。

橘叶、蒲公英可化结乳痈肿毒

【配方及用法】

橘叶 20 克，蒲公英 30 克。将上药加水适量煎煮 15 分钟左右，撇药汁加水再煎 15 分钟取汁，同前药汁混合，分 2 次温服。

【出处】《小偏方妙用》

用皂刺、陈皮等治乳腺增生

【配方及用法】

皂刺、陈皮、水八角各 15 克，木莲藤、白蒺藜花、炮山甲各 30 克，昆布、海藻各 10 克，龙衣 5 克，共研细粉，加水搓为绿豆大小的药丸。每次服 5 克，每日 2 次，以黄酒 100 毫升冲服。一般 15 天见效，30～60 天痊愈。

【荐方人】河南　吴彩霞

用醋蛋液治乳腺增生

【配方及用法】

将 250 毫升左右的食用醋（米醋用低度的，9 度米醋应用水稀释）倒入铝锅内，取新鲜鸡蛋 1～2 个打入醋里，加水煮熟，吃蛋饮汤，1 次服完。

【荐方人】河北　王一民

不孕症

红花鸡蛋治不孕症

【配方及用法】

取鸡蛋 1 个，打一个口，放入藏红花 1～5 克，搅匀蒸熟即成。此又名红花孕育蛋。经期临后 1 天开始服红花孕育蛋，一天吃 1 个，连吃 9 个，然后等下一个月经周期的临后 1 天再开始服，持续 3～4 个月经周期。

【备注】

红花鸡蛋是个治不孕症的有效偏方，在民间流传很广，此方来自山西平遥县著名中医郭智老先生。他用此方治愈几百例不孕症患者。此方为健身强壮之佳品，无副作用，亦为调经安胎之妙方。

左归饮治不孕症

【配方及用法】

熟地 9～30 克，山药 6 克，枸杞子 6 克，炙甘草 3 克，茯苓 4～5 克，山茱萸 3～6 克（畏酸者少用）。以水二盅，煎至七分，食远服（离开正常进食时间较长时服）。

【功效】

补益肾阴。

狗头骨黄酒红糖治不孕症

【配方及用法】

全狗头骨 1 个，黄酒、红糖适量。将狗头骨砸成碎块，焙干或用沙炒干焦，研成末备用。服前测基础体温，有排卵的体温曲线呈双相型，即月经过去后 3～7 天开始服药。每晚睡时服狗头散 10 克，黄酒、红糖为引，连服 4 天为 1 疗程。

服药期间正常行房，忌食生冷之物。服 1 疗程未孕者，下次月经过后再服。连用 3 个疗程而无效者，改用其他方法治疗。

【荐方人】浙江　杜应松

桂枝茯苓丸治不孕症

【配方及用法】

桂枝，茯苓，牡丹（去心），桃仁（去皮、尖，熬），芍药，各等份。上药五味，研成细末，过筛混匀，每 100 克加炼蜜 90～110 克，制成大蜜丸。每于空腹时服 1 丸，最多加至 3 丸。

【功效】

活血化瘀，缓消症块。

米酒炒海虾治多年不孕

【配方及用法】

鲜海虾 400 克，米酒 250 克，菜油、葱花、姜末适量。把海虾洗净去壳，放入米酒，浸泡 10 分钟。将菜油放入热锅内烧沸，再入葱花爆锅，加入虾、盐、姜连续翻炒至熟即成。每日 1 次，每次 50 ~ 100 克。

【功效】

适用于肾阳不足，形寒肢冷，性欲冷漠者。

枸杞汁治不孕症

【配方及用法】

新鲜枸杞 250 克。将枸杞洗净，用干净纱布包好，绞取汁液。每日 2 次，每次 10 ~ 20 毫升。

【功效】

适用于肝肾阴虚，肝气郁结。症见多年不孕，腰膝酸软，两胁胀满等。

柚子炖鸡可治痰湿型不孕症

【配方及用法】

柚子 1 个，雄鸡 1 只，姜、葱、盐、味精、绍酒适量。将柚子去皮留肉，鸡杀后去毛，除内脏、洗净。将柚子肉放入鸡腹内，再放入锅中，加葱、姜、绍酒、盐、水适量，将盛鸡肉的锅置盛有水的大锅内，隔水炖熟即成。本品可供佐餐，宜常吃。

【功效】

适用于痰湿型不孕症患者。

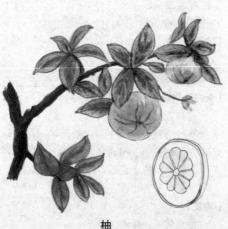

柚

蒸姜糖治宫寒不孕

[3#]【配方及用法】

鲜姜 500 克，红糖 500 克。鲜姜洗净切成片，捣烂如泥，调入红糖，放锅内蒸 1 小时，取出在烈日下晒 3 天，然后再蒸再晒，如此 9 次（三伏天每伏晒 3 天最好）。月经来潮头一天服用，每次一汤匙，每日 3 次，连服 1 个月。服药期间忌房事，不久即可受孕。如果配合针灸、按摩，效果更佳。

【荐方人】河北 赵景华

当归生姜治宫寒不孕

【配方及用法】

当归 30 ~ 50 克，生姜 15 ~ 30 克，羊肉 500 ~ 1000 克。羊肉切块，洗净，放滚水内先滚一下，取出。当归、生姜洗净切片，布包，与羊肉一起入锅煨汤，熟后去药包，饮用。1 个月后症状减轻，坚持 3 个月，经事可调。半年后可望得子。

【荐方人】窦国祥

当归、白芍等治妇女不孕

【配方及用法】

当归 18 克，白芍 21 克，川芎 9 克，红花 6 克，桃仁 12 克，芹子 18 克，泽兰 12 克，杞子 30 克，生地 24 克，香附 12 克，天茄子 24 克，穿山甲 12 克。上药水煎服，月经干净后每天 1 剂，连服 3 剂。3 剂为 1 疗程，需服 3 个疗程即可受孕。

【备注】

各味药缺一不可，勿用相近药代替，否则无效。

猪脊髓甲鱼治疗不孕症

【配方及用法】

猪脊髓 200 克，甲鱼 250 克，调料适量。将猪脊髓洗净，甲鱼用开水烫死，揭去鳖甲，除下内脏，放入锅内，加水、姜、葱、胡椒面，用旺火烧沸后，改用小火煮至甲鱼肉熟，再放入猪脊髓，煮熟加味精，吃肉喝汤。

【备注】

甲鱼又称鳖或团鱼，富含蛋白质、脂肪、

钙、铁、动物胶、角蛋白及多种维生素，是营养丰富的滋补品。亦可入药，其背壳具有滋阴补阳、散结平肝之功效，可治咳嗽、盗汗、肾亏、闭经等症。吞甲鱼胆可治高血压；其卵能治久泻久痢；血则能治小儿疳积，民间还流传着吃甲鱼能医治癌症之说。

大蒜酒治疗不孕症

【方法】

将1000克的大蒜去皮、切碎，准备4升的酒或烧酒，100克的老姜切碎或擦碎，1000克的砂糖，200克的大枣或红枣果肉（要除心），将这些材料混合、密封、泡浸1个月后可开启饮用。在上午10点或睡前即晚上9点左右饮用，亦可适当加热水稀释后饮用。

【荐方人】 钱芳

覆盆草、紫石英治不孕症

【配方及用法】

覆盆草500克，紫石英100克，鹿角霜、女贞子各500克，珍珠25克，紫河车、当归、肉苁蓉、茺蔚子、紫珠各500克。将上药研末混匀口服，日服3次，每次10克，3个月为1疗程。

【荐方人】 河南 陈跃中

男科疾病

用瞿麦、夜明沙等治前列腺炎

【配方及用法】

瞿麦30克，夜明沙30克，僵虫15克，甲珠20克（又名穿山甲），水蛭20克，蜈蚣3条，川芎30克，虫蜕20克，全蝎35克，黄芪25克，田七20克（冲细混入粉末药中吃），当归15克，珠沙莲50克，甘草3克。研末，每天吃3次，每次吃一汤匙。饭前用温开水送下。

【备注】

珠沙莲配不到，可在中草药摊子上配，此药切开为红色。若没有这种药不用亦可，但配上效果更佳。另外，用药期间，夫妻生活要控制；不吃辣椒，忌酒，禁吃豆花（豆腐可吃）。

【荐方人】 雷德孝

用山蚁粉治前列腺炎

【荐方由来】

我已经67岁，2年前突然患了前列腺炎。症状是小便细慢，解不净，时常把裤子弄湿。曾口服前列康、诺氟沙星，还用过热敷法等治疗都无效。1994年3月，我看《健康指南》介绍的蚂蚁可治疗前列腺炎，立刻邮购蚁干500克，按说明泡酒服20多天就见疗效了。就这500克蚁干泡酒服2个月，病已见显效。又邮购蚁粉1千克，白水送服每月250克，经过4个月，症状已消失。为巩固疗效，我现在500克蚁粉用三四个月，到现在已过1年多了，再也未复发。

【荐方人】 辽宁 陆真

按摩小腹治前列腺炎

【荐方由来】

20世纪80年代初，刚过不惑之年的我，患上了中老年人的常见病、多发病——前列腺炎。我用自我按摩小腹的方法，治好了这一疑难病症，至今已过了十多个春秋，一直没有复发。

当时，我不知道什么叫前列腺，前列腺炎是什么病更是一无所知，只是感到小腹下部阵阵发凉，隐疼难受，尿频尿急。我服用了好几种消炎药，治疗一段时间后，不但疗效不明显，还由于消炎药物的刺激，胃病反而更加严重了。那时，又听说前列腺在体内的部位深，药物的作用不易达到，因此，无好办法治疗。时间长了，还可能发展成前列腺肥大而得尿毒症。我的思想负担很重，甚至失去了生活的勇气。

正当我迷茫之时，在一本杂志上看到了介绍自我按摩治疗疾病的文章。于是，我开始试着用自我按摩小腹部的方法治疗前列腺炎，竟然取得很好的疗效。

【方法】

每晚睡前和起床前，排空小便，平卧屈腿，小腹放松，双手搓热，右手平放于脐下，左手压在右手背上，顺时针方向缓慢转动。

从开始每次按摩50圈，逐渐增加到100圈、200圈，后来每次坚持按摩300圈以上。

【荐方人】张建华

按摩会阴穴治前列腺炎

【荐方由来】

去年9月，我突然出现尿急、尿频、尿疼。经医生诊断，确诊为前列腺炎，我先后服用多种药物，又按报纸上的介绍，服用过三七粉、西洋参等，症状一直不减。今年春节后，军分区干休所的一位医生告诉我按摩会阴穴治疗该病。从那时起，我将药全停了，按照他说的办法，每早大便后坐在便池上，用左右手的中间三个指头，分别顺时针和逆时针按摩100～120次。说也怪，病情竟然慢慢有些缓解。现在上述症状已消失，我仍然坚持每天早晨按摩，以防止复发。

【荐方人】河南 张焕宇

按摩肚脐两旁治前列腺炎

【荐方由来】

我1994年患前列腺炎，经医生检查需做手术治疗。因是春节故迟迟未作。不久我二弟介绍用按摩治疗，如法行之，月余而愈，至今未复发。

【方法】

呈仰卧姿势，先将两手搓热，放在肚脐两旁，向下按摩120次，每日早、晚各按摩1次，以病好为度。

【荐方人】河南 孙在东

黄柏、车前子等治慢性前列腺炎

【配方及用法】

黄柏20克，车前子30克，苦参20克，

龙胆草30克，柴胡20克，吴茱萸50克，肉桂30克，小茴香50克，生姜30克，地肤子50克，麸皮50克，三棱30克，乌药20克，当归20克，莪术30克，食醋适量。将生姜捣烂，诸药加工成粗末，放锅内混合炒热，加适量食醋，干湿度以手握成团，松手即散为宜，趁热以布包敷于会阴穴，秋冬季可加棉垫护外以保温。每次热敷30分钟，早晚各1次。每剂中药可反复加醋炒4次，继用2天。7天为1疗程，连用4个疗程，每疗程可间隔2天。

【备注】

治疗期间忌食辛辣刺激性食物；性生活要节制、和谐、规律；穿宽松洁净柔软内裤，注意保持外阴清洁及大便通畅。

用大黄汤治慢性前列腺炎

【配方及用法】

大黄50克。取生大黄放入砂煲内加水400毫升，煎至200毫升左右，倒入瓷盆中熏洗会阴部。待药液不烫手时，再用毛巾浸药液擦洗会阴处，同时用手指在局部做顺时针的按摩，早、晚各1次，每次30分钟。熏洗完毕后取中极、会阴二穴，敷以生姜汁调制的熟大黄细末20克，胶布固定。此外，若体质强壮或有热象者，每天可用3～6克生大黄泡茶饮；年高体弱无明显热象者，每天可用3～6克制大黄水煎20分钟后饮用。以上各法同时治疗15天。

【出处】《浙江中医杂志》（1992年第11期）、《单方偏方精选》

乌药、麝香等可治慢性前列腺炎

【配方及用法】

乌药6克，麝香1克，香附9克，延胡索6克，小茴香6克。将上药共研为粉末，瓶装备用，取适量水调匀，敷于肚脐，外用胶布固定，2天后取下，每周2次，4次为1个疗程，一般需3个疗程。如兼有尿频、尿急者，加木通6克；兼有腰膝酸软、失眠多梦、遗精者，加枸杞6克；兼有腰酸膝冷、阳痿、早泄者，加补骨脂6克。

【备注】

　　忌不良饮食及生活习惯；忌辛辣或烟酒；性生活有规律。

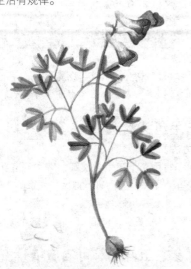

延胡索

用马齿苋治前列腺炎

【方法】

　　选新鲜马齿苋 500 克，洗净捣烂，用纱布分批包好挤出汁，加少许白糖和白开水一起喝下，每天早、晚空腹喝，1 周后即愈。

【荐方人】北京　王秀山

疏肝散结方治老年性前列腺肥大

【配方及用法】

　　柴胡、牛膝各 10 克，生牡蛎(先煎)30 克，丹参、当归、赤芍、海浮石（先煎）、海藻、昆布、夏枯草、玄参各 15 克，川贝粉（分冲）3 克，肾精子 5 粒（肾精子即牛膀胱之结石，以桂圆肉包裹，于第 1 次服药时吞服）。水煎服，每日 1 剂。

【功效】

　　治疗老年性前列腺肥大。

服南瓜子治前列腺增生

【荐方由来】

　　我已是 75 岁的老人，患前列腺增生 4 年有余，由于体弱多病而不愿手术治疗。对于激光治疗，听说有时几个月后又复发，令我也不敢问津。而服各种药物，或用"脐疗法"等，也无多少效果。去年 12 月报刊发表了马文学的《南瓜子治疗前列腺增生有奇效》一文，我即去信向他请教服用方法，很快就收到他的回信。我按他介绍的方法试用后，效果不错。每天服用 100 克生南瓜子（分 3 次服），才 3 天，原有的尿频、尿急、尿痛甚至尿失禁等症状大有缓解。原来每夜要小便三四次甚至五六次，近半个月每夜只尿 1 次，至多 2 次。由于睡眠好转，食欲增强，精神也好了，心里有说不出的高兴。这也说明中国的民间秘方对某些疾患确有神效。

【荐方人】林肇祥

用云母片治前列腺肥大

【荐方由来】

　　我 1993 年小便难解，经检查，是前列腺炎。服了前列康等药物无效。1995 年复查，前列腺已肥大如鸡蛋。医生说，既然服药无效，只好动手术。我已 75 岁，对动手术很顾忌。后来，同病房的老同志向我介绍了一老人用云母片和绿珠叶根混煮当茶饮的单方，治好了严重的前列腺肥大症的经过。我立即按他介绍的方法试服，服了 1 个月时间，我的前列腺肥大就痊愈了。

【配方及用法】

　　云母片 25 克，绿珠叶根多少不限，混煮约半小时分 3 次服。连续 3 天共服 9 次后换新药。按上述方法服半月后，如效果显著，再继续服即可痊愈，否则停服。

【备注】

　　绿珠（又叫"芦竹"）叶根，即中药苡仁（家种、野生均可）的根。苡仁的根具有清热利尿功效，可用于治疗肾炎等症。变性和野生的苡仁，各地叫法不同，如昆明等地叫数珠果（过去用其果实穿制念经用的灵敏珠），有的地方称为鸡嗉子果，果实比豌豆稍大，果壳坚硬。有中医说，如找不到苡仁的根，也可用苡仁代替。云母片，系鳞片状的矿物，化工商店有售。中药店有中药云母石一味，也有清热利尿作用。

【荐方人】云南　冯才隆

喝桃树叶水可治前列腺肥大

【荐方由来】

我患前列腺肥大病 3 年多了，白天症状好些，到夜晚排尿憋胀疼，排尿细长又淋漓不净。

1996 年夏天得一方：用土桃树叶熬水喝。每天晚上熬 20～30 片鲜叶子水，秋冬熬干叶，一次喝大半碗。2 个多月，就有明显好转，症状基本消失。坚持服用 8 个多月后，排尿时不舒服的感觉彻底消失。

【荐方人】河南 白凤昌

用王不留行、天竺黄等治前列腺增生

【配方及用法】

王不留行 150 克，天竺黄、虎杖、土贝母、没药各 100 克，蜂房 50 克。将上药用 4000 毫升水浸泡 2 小时，煎 30 分钟后，取滤液，然后再加水复煎 1 次，2 次滤液混合，浓缩成稠液，加益智 100 克，烘干压粉，装瓶备用。每次取药 0.3 克，放入肚脐中，上压一个棉球，用胶布固定，24 小时换药 1 次。用药 5 天停 2 天，2 周为 1 个疗程，连续治疗 1～4 个疗程。

【荐方人】山西 孙生德

用熟地、山茱萸治前列腺肥大

【荐方由来】

我是一名退休教师，患有多年前列腺肥大、尿频、尿急、尿痛、尿线细。3 年前多次犯病，小便不通数次导尿，非常痛苦。一个偶然的机会得知，中国医科大学樊正伦（硕士）来沈阳给推荐了此配方，经服 6 剂药，我病痊愈，3 年没再犯过，现在和正常人一样。为了解除前列腺肥大患者的痛苦，特荐此方。

【配方及用法】

熟地 40 克，山茱萸 20 克，山药 20 克，丹皮 15 克，云苓 15 克，泽泻 15 克，制附片 10 克，肉桂 10 克，车前子 10 克，牛膝 15 克，水煎服，日服 2 次。

【荐方人】辽宁 贾明坤

用大葱白、白矾治前列腺肥大性尿闭

【配方及用法】

大葱白 5 根，白矾 9 克。将白矾研成细末，再混入葱白，捣成糊状，取一块 6.5 厘米见方的塑料薄膜，将药全部撒在膜上，敷于肚脐处。

【荐方人】河南 杨朝本

用鹿仙草治遗精

【方法】

每日以鹿仙草 60 克煎服。

【出处】《李继昌医案》《中医单药奇效真传》

吃甲鱼头治遗精

【方法】

将甲鱼（用甲鱼头颈、尾，不用身腿）用香油炸焦，分别研为细面，将甲鱼头粉面混在麦面里，吃炸酱条。

【出处】《中医验方汇选》《中医单药奇效真传》

人参、五味子等可治遗精

【配方及用法】

人参、五味子、杞子、金樱子、石菖蒲。研细末，炼蜜为丸，每粒 10 克，每服 1 粒，日 2 次。

【功效】

人参大补元气，开心益智；石菖蒲宁心安神；杞子滋补肾阴；五味子、金樱子补肾固精。

【备注】

用药期间，切戒手淫，清心寡欲，注意体格锻炼。

蒸白果鸡蛋治遗精

【配方及用法】

生白果仁（即银杏仁）2 枚，鸡蛋 1 个。将生白果仁研碎，把鸡蛋打一小孔，将碎白果仁塞入，用纸糊封，然后上笼蒸熟。每日早晚各吃 1 个鸡蛋，可连续食用至愈。

【功效】

滋阴补肾。用治遗精、遗尿。

核桃、猪肾治梦遗滑精

【配方及用法】

核桃仁 30 克，猪肾（腰子）2 个，葱、姜各 5 片，食油、盐、酱油、味精各适量。

将猪肾片煸炒，取出沥尽污水。再次将锅烧热加食油，用葱、姜爆锅，放入猪肾片、核桃仁、盐、酱油等调料翻炒片刻，起锅前下味精即可。连服1周有效。

【功效】

滋阴补肾。用治腰酸腿痛、梦遗滑精等。

荷叶治疗梦遗滑精

【配方及用法】

荷叶50克(鲜品加倍)，研末。每服5克，每日早晚各1次，热米汤送服。轻者1或2剂，重者3剂可愈。

【功效】

清热止血，升发清阳。用治梦遗滑精。

煅龙骨、糯米、红糖可治遗精

【配方及用法】

煅龙骨(中药)30克，糯米100克，红糖适量。将龙骨捣碎，入砂锅内加水200克，煎1小时去渣取汁，入糯米再加水以600克、红糖适量，煮至米烂粥稠。早晚空腹热食，5天为一疗程，两三个疗程奏效。

【功效】

镇惊潜阳，收敛固涩。用治遗精等。

用海金沙藤治遗精

【配方及用法】

鲜海金沙藤(连叶)45～60克。上药煅存性，研末，每晚临睡前用开水冲服1剂。

【出处】《福建中医药》(1963年第6期)、《单味中药治病大全》

用桑螵蛸治遗精症

【配方及用法】

干桑螵蛸研末，早、晚用盐汤各送服1次，每天服5～10克，连服2～3天即愈。

【备注】

桑螵蛸别名螳螂子、刀螂子、团螵蛸，生于桑树上，秋末至来春均可采收。将采下的桑螵蛸去净树皮，放在蒸笼中蒸死螳螂子，取出晒干备用。

【荐方人】四川 周光庆

刺猬皮散治遗精

【配方及用法】

刺猬皮100克。将刺猬皮焙干研成细末，分为7包，每日1包，甜酒汁兑服。

【备注】

本品其性收敛固涩，适用于肾虚、精关不固引起的遗精，对阳火旺盛、梦遗患者则不适宜。

【荐方人】湖南 胡达坤

用金樱子、萹蓄治遗精

【配方及用法】

金樱子、萹蓄各30克(鲜品加倍)水煎内服，每剂服2天，日服2次。发作频繁者服2剂即可控制症状。症状控制后，为巩固疗效，可再用5剂。

【出处】《湖南医药杂志》(1979年第2期)、广西中医学院《广西中医药》增刊(1981年)

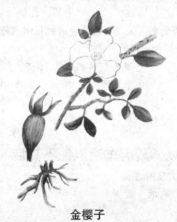

金樱子

鲜铁线藤可治遗精

【配方及用法】

采鲜铁线藤(又名蔓蔓藤)连叶46～62克，煅存性研末，冲开水服。每天临睡前服用1次。

【荐方人】福建 夏东僧

白茯苓末可治遗精

【配方及用法】

白茯苓末3克左右，用热水冲服，每天清晨皆服之，便会有效。

【备注】

用此方期间，宜中断半年左右房事。

金樱子、菟丝子等治不育症

【配方及用法】

金樱子、菟丝子各 30 克，淫羊藿、枸杞子各 12 克，破故纸、熟地、川续断、狗脊、党参各 15 克，仙茅 10 克，肉苁蓉 15 ~ 20 克。气虚者加北芪，腰痛者选黄精、桑寄生、乌药等，早泄可加牡蛎、山萸肉、五味子；脾虚纳少可加淮山药、云苓等，具体剂量请遵医嘱。水煎服，每日 1 剂。

【荐方人】 高军彦

麦冬、白芍等治无精子症

【配方及用法】

麦冬、白芍、菖蒲、合欢皮、茯苓、羊藿叶各 15 克，枸杞子、知母各 20 克，淮山药 10 克，蛤蚧 1 对。水煎服，每剂煎 2 次，每天分 2 次服，早饭与晚饭后服用 50 毫升。3 个月为一疗程。若气血两虚可加冬虫夏草 10 克；肝经湿热下注加萆薢 10 克，灯芯草 3 克；心神惊恐加萱草、竹叶、远志各 10 克。

【功效】

益肾填精，助气安神。

熟地、紫河车治男性不育症

【配方及用法】

熟地、紫河车各 20 克，枸杞子、淮山药、山萸肉、菟丝子、杜仲、肉苁蓉各 10 克，巴戟天、蛇床子、五味子各 6 克，鹿茸 3 克。各药单味研末，混匀收储备用。每次服 5 克，每天 3 次，用药汤送下。

【功效】

滋阴补肾。

【备注】

火盛或湿热蕴结者禁用；生殖系统生理缺陷服之无效；服药期间禁房事为宜。

地黄、天门冬等可治男性不育症

【配方及用法】

熟地黄、生地黄、天门冬、杜仲、黄柏、五味子、当归、枸杞子、牛膝、肉苁蓉、锁阳、紫河车，具体剂量请遵医嘱。服 1 个月为 1 疗程，连治 4 个疗程。每疗程进行精液检查 1 次，有前列腺炎者进行前列腺液检查。

【功效】

大补真元、填精益髓。

五味子等可治男性不育症

【配方及用法】

五味子、菟丝子、茯苓、黄柏各 10 克，车前子、淮山药、熟地、金樱子各 20 克，枸杞子、蛇床子、党参、黄芪各 15 克，鲜石斛 30 克、山萸肉、肉苁蓉各 12 克，巴戟 6 克，熟附子 3 克。水煎服，每天 1 剂，1 月为 1 疗程。另取五味子 300 克，焙干碾末，在第 1 疗程中，与上方同时吞服，每次 6 克，每天 2 次，服完为止，第 2 疗程不需再服。

【功效】

治不育症。

人参、鹿茸治男子不育症

【配方及用法】

人参、鹿茸、五味子、仙灵脾各 30 克。上药研细末，炼蜜为丸，每粒 2 克，每服 1 粒，日 2 ~ 3 次。或用白酒 500 毫升泡 2 周后，每服 5 ~ 10 毫升，日 2 ~ 3 次。

【功效】

人参大补元气，五味子益气生精，鹿茸生精益髓，仙灵脾补肾壮阳，四药合用，相辅相成，疗效益彰。

【备注】

服药期间适当减少房事；阴虚燥热者勿服。

人参、车前子等可治不育症

【配方及用法】

人参 10 克，车前子、覆盆子、菟丝子各 50 克，女贞子、五味子各 40 克，黄芪、枸杞子、巴戟天各 30 克，附子 15 克，补骨脂 25 克。若性欲减退者，加仙茅、淫羊藿各 15 克；若阳痿者，加龟胶、鹿角胶各 10 克，阳起石 15 克；若滑精或早泄者，去车前子，加黄芪至 60 ~ 80 克；若食欲不振者，加山楂、神曲、鸡内金各 15 克；若腰痛者，加川续断、杜仲、鸡血藤各 15 克；若失眠者，加远志、合欢花、酸枣仁各 10 克；若尿频、尿痛者，加川柏、竹叶、茯苓各 10 克；若大便秘结者，加川军（后下）10 克。将上药水煎两次后合并药液，分早、晚空腹服，每日 1 剂，1 个月为 1 个疗程。

【荐方人】石小梦

肉苁蓉、山药等治男性不育症

【配方及用法】

肉苁蓉、山药各 30 克，羊肾 2 对，鹿角霜 20 克，车前子、仙灵脾、枸杞子各 10 克，巴戟天 15 克，胎盘 60 克，熟地 12 克。将上述药物共研成细末，用蜂蜜炼成丸，每丸重 10 克，口服，每日 3 次，每次 1 丸，2 个月为 1 疗程。无任何毒副作用。

【荐方人】河南 陈耀中

用枸杞子治男性不育

【配方及用法】

红杞果（即枸杞子）15 克。每晚嚼碎咽下，连服 1 个月为 1 疗程，一般精液常规转正常再服药 1 个疗程。服药期间适戒房事。

【出处】《新中医》（1988 年第 2 期）、《单味中药治病大全》

炮天雄可治男子不育

炮天雄 16 ～ 19 克，熟地、菟丝子、怀牛膝、枸杞子各 20 克，炙甘草 6 克，仙灵脾 10 克。水煎服，日 1 剂，1 日 2 次。

【功效】

炮天雄主治肾阳不足，命门火衰，阳痿尿频，畏寒肢冷及风寒湿痹、周身骨节疼症等。

【荐方人】广东 陈锦心

知母、黄柏等可治早泄

【配方及用法】

知母 10 克、黄柏 10 克、五味子 6 克、金樱子 10 克、杞子 10 克。每天 1 剂，煎 2 遍和匀，早晚分服，或研细末炼蜜为丸，每粒 10 克，每服 1 粒，日 2 次。

【功效】

知母、黄柏滋肾阴泻相火；五味子、金樱子固肾涩精；杞子补肾益精。

【备注】

适当节制房事，加强体格锻炼。

五倍子治早泄

【配方及用法】

五倍子 20 ～ 30 克。将上药用文火水煎 30 分钟，再加入适量温开水，趁热熏蒸龟头，待水温降至 40℃左右，可将龟头浸入其中 5 ～ 10 分钟。每晚 1 次，半个月为 1 个疗程。治疗期间忌房事。

【荐方人】广西 关彩文

五倍子、白芷等治早泄

【配方及用法】

五倍子 15 克，白芷 10 克。将上药共研为细末，用醋及水各等份，调成面团状，临睡前敷肚脐（神阙穴），外用纱布盖上，胶布固定，每日 1 次，连敷 3 ～ 5 日。

【荐方人】胡涛

芡实莲子饮治早泄

【配方及用法】

大米 500 克，莲子 50 克，芡实 50 克。将大米淘洗净。莲子温水泡发，去心去皮。芡实也用温水泡发。大米、莲子、芡实同入铝锅内，搅匀，加适量水，如焖米饭样炔熟。食时将饭搅开，常食有益。

【功效】

健脾固肾，涩精止遗。

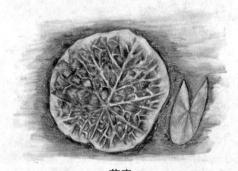

芡实

锁阳鸡治男子早泄

【配方及用法】

锁阳、金樱子、党参、怀山药各20克，五味子15克，小公鸡1只。将鸡开膛去内脏杂物，洗净，连同上述药物一并放入大炖盅内，注入开水，注入开水八成满，盖上盅盖，放入滚水锅中，隔水炖4小时即成。

【功效】

固肾止遗，滋阴壮阳。

肾鞭汤治见色流精

【配方及用法】

羊肾2个，羊鞭（公羊的生殖器）2条，肉苁蓉12克，枸杞10克，巴戟天12克，山药15克，熟地10克。羊肾剖开取去网膜及导管后切条，羊鞭里外洗净，肉苁蓉等五味用纱布包好，锅内放水同炖，开锅后改文火，吃肉饮汤，日服1次，连续食完。

【功效】

补肾壮阳。用治阳痿不举或举而不久、不坚，对见色流精有较好的疗效。

【出处】《食疗保健》

用细辛、丁香泡酒精治早泄

【配方及用法】

细辛、丁香各20克（中药房有售），加入95%酒精100毫升，浸泡半月即成。使用时，以此药液涂搽阴茎之龟头部，经2～3分钟后行房事。

【荐方人】钟久春
【出处】《广西科技报》（1995年4月1日）

炸麻雀治早泄

【配方及用法】

麻雀4只，花生油、盐末各适量。将麻雀去毛及内脏杂物，洗净，晾干。将油放入锅内烧至五六层热，下麻雀炸呈金黄色取出，把油倒出，用原锅炒盐末少许即成。吃时蘸盐，每日2次，每次2只，可连用几天。

【功效】

补肾壮阳。用治早泄、阳痿、遗精，有较好疗效。

用细辛、公丁香等治早泄

【配方及用法】

细辛、公丁香、海马各5克，蛇床子、淫羊藿各3克，泡入75%医用酒精50毫升内30天，尔后将药液过滤装入空瓶或带喷嘴的花露水瓶中。每次房事前2～3分钟，向阴茎龟头涂擦或喷洒香露1～2次，每次用0.5～1毫升，一次可奏效。健康人应用，可增进夫妻性生活质量。

【荐方人】广西 林中

蜂白散治早泄

【配方及用法】

露蜂房、白芷各10克。将2药烘干发脆，共研细末，醋调成面团状，临睡前敷肚脐（神阙穴）上，外用纱布盖上，橡皮膏固定，每天敷1次，或隔天1次，连续3～5次。

【出处】《浙江中医杂志》（1991年第2期）《单方偏方精选》

用韭菜、地龙治早泄

【配方及用法】

韭菜全株适量洗净切段，大地龙（即蚯蚓，以韭菜田里掘出者最佳）2条，剖腹洗净切段，2味药物与油盐适量拌匀，隔水蒸熟，即可食用，无腥味，可常年服用。

【荐方人】上海 杜桧

牛睾丸鸡蛋治阳痿

【配方及用法】

牛睾丸2个，鸡蛋2个，白糖、盐、豆油、胡椒粉各适量。将牛睾丸捣烂，鸡蛋去壳，六物共拌均匀，锅内放少许食油烧热煎煮。佐餐。

【功效】

温补肾阳，生精益髓。

牛鞭杞子汤治阳痿遗精

【配方及用法】

牛鞭1具，枸杞子30克，盐少许。牛鞭洗净切段同枸杞子共炖熟，加盐。吃饮，分2次吃完。

【功效】

补肾壮阳，收敛精气。用治体弱肾虚，症见腰膝酸软、遗精、阳痿、夜尿多。亦可作老人调理补养食品。

牛鞭、韭菜子等治阳痿

【配方及用法】

牛鞭 1 根，韭菜子 25 克，淫羊藿、菟丝子各 15 克。将牛鞭置瓦片上文火焙干，磨细；淫羊藿加少许羊油，置于铁锅内用文火炒黄（不要炒焦），再将韭菜子、菟丝子磨成细面，然后将上药混匀后装瓶备用。用时，每天晚饭后用黄酒冲服 1 匙，或将 1 匙药粉加入蜂蜜为丸，用黄酒冲服。

【出处】《实用民间土单验秘方一千首》

当归牛尾汤治阳痿

【配方及用法】

当归 30 克，牛尾 1 条，盐少许。将牛尾巴去毛，切成小段，与当归同锅加水煮。后下调料。饮汤吃牛尾。

【功效】

补血，益肾，强筋骨。用治肾虚阳痿、腰痛、腰酸、腿软无力。

羊睾丸猪骨汤可治阳痿

【配方及用法】

羊睾丸去筋膜，切成薄片。烧锅置旺火上，倒入猪骨汤并加胡椒面、葱白、姜末、盐等煮开，放入羊睾丸煮 5 分钟，洒上香菜即成。

【功效】

益肾壮阳。用治肾虚之阳痿、遗精、头晕目眩等。

雀蛋羊肉汤治阳痿不举

【配方及用法】

麻雀蛋 2 个，羊肉 250 克，盐少许。先煮羊肉至八成熟，后打入雀蛋再煮，用时加盐。分 2 次吃完。

【功效】

补肾温脾，壮阳填精。用治脾肾阳虚之

阳痿、腰膝冷痛、饮食不振等。

【出处】《食疗保健》

狗阴茎、黄酒可治阳痿不举

【配方及用法】

狗阴茎 3 件，黄酒适量。将狗阴茎用瓦焙干，研为细末。每服 3 ~ 4 克，用黄酒送下。

【功效】

补精髓，壮肾阳。用治阳痿久不愈。

用狗睾丸治阳痿

【配方及用法】

新鲜狗睾丸 10 克（不去血），切成薄片，温开水送服，早、晚各 1 次。并配合按摩脚心及加强体育锻炼。按摩脚心于每日起床、临睡前各行 1 次，以左手心按摩右脚心 100 下，再用右手心按摩左脚心 100 下，动作要缓和、连贯。体育锻炼宜每日早晨先练太极拳或气功，然后慢跑 15 分钟，快走 25 分钟，晚饭后散步 30 ~ 60 分钟。

【备注】

阴虚阳盛兼有湿热者忌用，各种出血症属热性者亦忌用。

【出处】《浙江中医杂志》（1985 年第 8 期）《单味中药治病大全》

用狗三件治阳痿

【配方及用法】

狗三件（阴茎、睾丸 1 对）1 套，黄酒适量。将狗三件用瓦焙干，研末。黄酒送服，每服 3 ~ 5 克。

【功效】

补精髓，壮阳道。

【出处】吉林长春出版社《性生活饮食保健指南》

炖虫草鸡大补肾精

【配方及用法】

冬虫夏草 5 枚，母鸡 1 只，盐、味精适量。将鸡开膛取出杂物，洗净，冬虫夏草放入锅内加水炖一个半小时，待鸡肉熟烂时下味精少许。吃肉饮汤，日服 2 次，可连续服食 3 ~ 5 天。

【功效】

补肺，益肾。用于肾虚之阳痿、遗精及腰痛、腿软等。

雄鸡肝、鲫鱼胆可治阳痿

【配方及用法】

雄鸡肝4个，鲫鱼胆4个，菟丝子粉（中药）30克，麻雀蛋清（蛋黄不用）将上药拌匀，做成黄豆大药丸烘干或晒干。每日3次，每次1粒，温开水送服。

【功效】

补肾助阳。专治阳痿。

山药桂圆炖甲鱼可治阳痿

【配方及用法】

怀山药15～20克，桂圆肉15～20克，甲鱼（鳖、团鱼）1尾。先用沸水冲烫甲鱼，使其将尿排出，然后切开去掉内脏，洗净，再分切成小块。将甲鱼肉、甲壳、山药、桂圆肉放入炖盅内加水适量，隔水炖熟。喝汤吃肉，每周1剂。

【功效】

补肾益脾，固精扶阳。

【出处】《卫生报》

泥鳅枣汤治阳痿不举

【配方及用法】

泥鳅400克，大枣6枚(去核)，生姜2片。泥鳅开膛洗净，加水与枣、姜共煮，以一碗水煎煮至剩一半即成。每日2次，连服多日。

【功效】

补中益气，滋养强身。用治阳痿、遗精。

蛤蚧鹿茸治阳痿

【配方及用法】

蛤蚧2对（完整），鹿茸20克。将蛤蚧置清水中浸透，捞起后去头足、黑皮（但不要损坏尾部），隔纸微火烤干。鹿茸切片，微烤，共研末备用。临睡前用黄酒适量送服2克，每晚1次，服完为止。

【出处】《四川中医》（1986年第11期）、《单方偏方精选》

海参羹治阳痿

【配方及用法】

水发海参100克，冬笋片20克，水发冬菇5克，熟火腿末3克，猪油3克。海参切片，冬笋切碎，猪油烧熟，放入葱姜末爆焦，倒入白汤，然后加入海参、冬菇、冬笋、盐、料酒、味精等，煮沸勾芡，倒入火腿末并洒上胡椒粉即成。

【功效】

补肾益精。用治肾虚阳痿。

海螵蛸、生龙骨等煎治阳痿

【配方及用法】

海螵蛸、生龙骨、生牡蛎各30克，公丁香5克，鹿角霜、阳起石各15克，蛇床子、怀牛膝、韭菜子各10克，硫黄（研碎）1克。每天1剂，7天为1疗程，连服2个疗程无效者，改用他法。若服后胃部不适者，可加小量健胃药如砂仁、淮山药。硫黄亦可装入胶囊内，以汤药送服。

蜈蚣、当归、白芍等治阳痿

【配方及用法】

蜈蚣18克，当归、白芍、甘草各60克。先将当归、白芍、甘草晒干研细，过90～120目筛，后将蜈蚣研细，再将2种药粉混合均匀，分为40包。

【备注】

本方中蜈蚣不得去头足或烘烤，以免减效。每次半包或1包，早、晚各1次，空腹用白酒送服，15天为1疗程。此外，用药期间，忌食生冷食物，忌气恼。

【出处】《中医杂志》（1981年第4期）

蜈蚣当归酒治阳痿

【配方及用法】

将蜈蚣18克焙干研细粉，再取当归、白芍、甘草各60克焙干，研粗粉。将上药分成4份，放入4个酒瓶内，最后把2000克粮食酒分别倒入瓶中，摇晃均匀即可。此药酒可饮服40天，每天早、晚空腹服25克。

【荐方人】余昌礼

补肾壮阳丸治阳痿

【配方及用法】

人参 30 克、仙灵脾 30 克、肉苁蓉 30 克、杞子 30 克。上药研细末，炼蜜为丸，每粒 2 克，每服 1 粒，日 2～3 次。或用白酒 500 毫升泡 2 周后，每服 5～10 毫升，日 2～3 次。

【功效】

人参大补元气；仙灵脾、肉苁蓉补肾壮阳，杞子滋养肝肾，强阴益精。

【备注】

适当节制房事，加强体格锻炼。

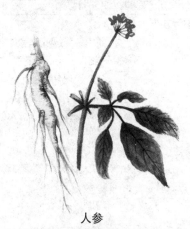

人参

肉苁蓉、荜茇等可治阳痿

【配方及用法】

肉苁蓉 50 克，荜茇 10 克，草果 10 克，陈皮 5 克，胡椒 10 克，白羊肾 4 个，羊脂 200 克，盐、葱、酱油、酵母粉各行之有效量。将白羊肾、羊脂洗净，放入锅内。将肉苁蓉、荜茇、草果、陈皮、胡椒用纱布包扎好，放入锅内，加水适量置于炉火上烧沸，水开后改用文火炖熬，待羊肾熟烂时，下葱、盐、酱油、酵母粉，如常法做羹。

【功效】

补肾温阳。用治阳痿、遗精、腰膝无力、脾虚食少、胃寒腹痛等。

清炒虾仁治阳痿

【配方及用法】

虾仁 250 克，鸡蛋清 1 个，淀粉 5 克，盐少许，白汤 30 个，熟猪油适量。虾仁、蛋清、盐、淀粉和匀。用熟猪油烧热锅，倒入和好的虾仁等。用筷子搅散成粒并至颜色变白时，倒入漏勺内沥去油。炒锅置旺火上，油 10 克烧热，倒入虾仁，再加黄酒、白汤、味精，煮沸勾芡，翻炒，撒上胡椒面即成。

【功效】

温肾壮阳。用治肾虚引起的遗精、阳痿、早泄、头晕目眩、身体倦怠等。

【出处】《新中医》

对虾酒治阳痿遗精

【配方及用法】

新鲜大对虾 1 对，白酒（60 度）250 毫升。将虾洗净，置于瓷罐中，加酒浸泡并密封，约 10 天即成。每日随量饮酒，待酒尽后，将对虾烹炒。单独食用或佐餐。

【功效】

温阳填精。用治阳痿、遗精等。

烫活虾壮阳

【配方及用法】

活虾 100 克，热黄酒半杯。将活虾洗净，用滚热黄酒烫死。吃虾喝酒，每日 1 次，连吃 7 天为 1 个疗程。

【功效】

补肾壮阳。用治阳痿、遗精。

海虾仁、葱叶治阳痿

【配方及用法】

海虾仁 7 克，大葱叶（取粗绿含黏液多者为佳）3 条。将虾仁装入葱叶内，晒干，轧成粉。每日服 2 次，茶水送下。

【功效】

补肾益精，通阳利气。用治阳痿不举、早泄等。

核桃、鸭子可治阳痿

【配方及用法】

核桃仁 200 克，荸荠 150 克，老鸭 1 只，鸡泥 100 克，油菜末、葱、姜、盐、蛋清、味精、料酒、玉米粉（湿）、花生油各适量。将老鸭宰杀去毛，开膛去内脏，洗净，用开水烫一下，装入盆内，加入葱、姜、料酒、盐调成糊，再把核桃仁、荸荠剁碎，加入糊内，淋在鸭子膛内肉上。将鸭子放入锅内，用温油炸酥，捞出沥去余油，用刀割成长条块，摆在盘内，四周撒些油菜末即可。

【荐方人】*山西 张采和*

炖麻雀虾治肾阳不足

【配方及用法】

麻雀 5 只，鲜虾 50～100 克，姜 3 片，盐、酱油、味精、白酒各少许。麻雀去毛，开膛去内脏，洗净。将麻雀、虾仁、姜片及调料等，放入炖盅内，注入八成满开水，加盖，放到沸水锅内，隔水炖 3 小时左右，最后放入味精、白酒即成。食肉饮汤，隔 3 或 4 天食用 1 次，效佳。

【功效】

壮阳暖肾。凡肾阳不足而致阳痿、尿频、腰膝酸痛之患者，时加吃用，有较好的功效。常人食用强身补力。

麻雀蛋治肾虚阳痿

【配方及用法】

麻雀蛋 6 个，研末。将麻雀蛋蒸熟剥皮蘸盐末吃。每次吃 3 个，日用 2 次，可连续吃 3～5 天。

【功效】

补肾，壮阳，强身。用治肾虚阳痿不举、举而不坚及早泄。

用龟鸽汤治阳痿

【配方及用法】

活乌龟 1 个，约 600 克，以淡水龟为佳，野鸽 1 只，党参、白术、山药、黄芪各 30 克，当归、陈皮各 15 克。将乌龟灌白酒醉死，鸽以水淹死，去其羽毛及内脏，洗净，与上药放入砂锅内用文火炖，加盐少许，食肉喝汤，每日 1 剂，分 3 次服。

【荐方人】*新疆 邓龙*

练提耳治阳痿

【荐方由来】

我的一位朋友进入不惑之年时，由于伏案工作，少运动以及心理因素，患上了使他难于启齿的阳痿病。多方求医，病情不见好转，十分苦恼。后来，我教给他早晨"提耳法"，即每日清晨起床漱洗后，静心凝神，排除杂念，用左手绕过头顶将右耳向上提 49 次，然后再换右手绕过头顶将左耳向上提 49 次。最初，他抱着试试看的心理，每天练习（治疗期间夫妻分床），想不到半年后，阳痿症竟完全治愈了。这几年来，他坚持练此简易功法，病已彻底根除。

【荐方人】*刘彦骅*

用揉脐壮阳法治阳痿

【配方及用法】

淫羊藿 52 克，蛇床子 36 克，蜈蚣 15 克，冰片 9 克。上药共研细末，用时取适量药物，捣葱汁将药搅匀，至药粉湿润即可，再将药物纳入脐中，然后用双手拇指交替揉按脐中。睡前与晨起各做 1 次，每次揉按 10～20 分钟，月余始效。

【备注】

使用本方如时有恶心、腹部不适宜暂停，脐中破溃者忌用。

【荐方人】*黑龙江 王克非*

麻雀、地龙治阳痿

【配方及用法】

麻雀 12 只，地龙 40 克，蜈蚣（中等大）20 条，淫羊藿叶（或茎）50 克。各药分别研为细末（麻雀去毛及内脏）焙干，然后混匀研末分为 40 包，每次 1 包，每日 2 次，米酒适量冲服。20 天为 1 疗程，忌腥冷等食物。

【荐方人】*广东 古康德*

用细辛治阳痿

【配方及用法】

细辛 3 克。每日用细辛泡茶一杯口服，每剂连泡 3 次，1 个月为 1 疗程。

【出处】*《中国中药杂志》（1989 年第 14 期）*

鹿茸、僵蚕、制附子治性功能障碍

【配方及用法】

鹿茸、僵蚕、制附子、柏仁各 60 克。共研细末后，装入一号空心胶囊内，紫外线常规消毒备用。每日3次，每次5粒，黄酒或温开水送下。

【荐方人】湖南 王俊侠

白糖炒黑糯米治老年性阳痿

【配方及用法】

白糖500克，熟猪油150克，炒黑糯米1000克，黄精100克，臭牡丹根50克。将3味药烘干研极细末，再用箩筛筛过，把白糖和熟猪油熔化放入药内拌匀、备用。空腹内服，日服3次，每次约50克，用温开水冲服。

【备注】

此方属彝族家传秘方验方。

【荐方人】贵州 王荣辉

老虎须草、香花草治阳痿

【配方及用法】

老虎须草248克，香花草62克，过江龙、木贼各46克。将上药分别研为细末，混合。即研即用，不宜久置。每次用31克，调酒服。服前先使患者饮酒至微醉后，临卧前再服药。

【荐方人】广西 韦炳莲

【出处】广西医学情报研究所《医学文选》

蜈蚣、鸽卵治阳痿

【配方及用法】

蜈蚣1条，鸽卵1个。先将蜈蚣研细末，再将鸽蛋打开，放在碗内同蜈蚣面搅匀，然后放油内煎服。每日3次，早、午、晚饭前食用，15天为1疗程。

【出处】国际文化出版公司《首批国家级名老中医效验秘方精选》

吴茱萸、细辛敷脐治阳痿

【配方及用法】

吴茱萸30克，细辛10克，共为细末。用上药适量，加温水调成糊状，每晚睡前敷于脐部，用胶布固定，晨起取下。治疗期间忌房事。

【荐方人】吉林 冷长春

用小茴香炮姜敷脐治阳痿

【配方及用法】

小茴香、炮姜各5克，加食盐少许。上药共研细末，用少许人乳（也可用蜂蜜或鸡血代替）调和敷于肚脐上，外加胶布贴紧，一般5～7天后去除敷料。

【荐方人】江西 熊鹏飞

血茸酒治中老年人阳痿

【配方及用法】

鲜茸血500毫升，上好米酒2000毫升。将鲜茸血溶混于火酒中（若无米酒，白酒亦可），密封7日后即可服用。每天早、晚饭前服10毫升，3个月为1疗程，服药期间禁忌房事。防衰老者可长期服用，加用枸杞更好。

【荐方人】山西 贾永增

桂枝、牡蛎等治老年体弱之阳痿

【配方及用法】

桂枝、牡蛎、蛇床子各15克，细辛、零陵香各5克，胡椒49粒，麝香（研细）1克。上药共研为极细末。房事前，取药末2克，用唾液调和，涂阴茎。

【备注】

此方能使阴茎迅速勃起，用后有立竿见影之效。对于年老体衰及精神因素所致的阳痿有独特疗效。唯方中麝香价昂难得，临用时可以冰片代替。

【出处】知识出版社《中国皇室秘方大全》

大附子、五味子等治阳痿

【配方及用法】

大附子1个（约重46克），五味子、炙黄芪、硫黄各6克，穿山甲2片，寸香0.3克，白酒250毫升。先将大附子挖空后，将五味子等药共捣细，纳于大附子中，加白酒用微火煮大附子至酒干，取出大附子捣如膏。将寸香放在脐眼内，再将附子膏盖在寸香上，包好固定。3天后取下，10日1次，3次有大效。

【出处】《穴敷疗法聚方镜》

359

韭菜子、淡盐治肾阳虚衰性阳痿

【配方及用法】

韭菜子100克。每日不拘时空腹生吞10粒，淡盐水送下。每周服5天，停服2天，常年服用，可得阳事强健。

【备注】

本方单用韭菜子是取其力专功雄之意，韭菜子味甘辛，性温，有温肾壮阳、固精的功效。盐味咸可引韭菜子直入肾经。故而治疗肾阳虚衰引起的阳痿、遗精、腰膝酸软、小便频数、遗尿等症实有效验。

【出处】《小偏方妙用》

淫羊藿、茯苓、枣可治阳痿

【配方及用法】

淫羊藿60克，茯苓30克，枣9个一同蒸过，然后在阳光下晒干，以同法反复作3次。3次以后，将晒干的药料置放在1千克的烧酒里，加入100克蜂蜜，然后密封，过1个月即可取用。

【出处】《男女回春秘诀》

用红参、鹿茸等治阳痿

【配方及用法】

红参15克，鹿茸15克，韭菜子25克，蛤蚧1对，淫羊藿25克，巴戟25克，生黄芪50克，肉桂10克，60度白酒400毫升。每日2～3次，每次10～20毫升。

【荐方人】 辽宁 于芝伟

葱种秆筒猪鬃可治阳痿

【配方及用法】

葱种秆筒（只用秆和蒂，不要子）62克，猪鬃（猪背脊上的长毛）62克，白酒（纯粮酒）500克。把猪鬃装在葱种秆筒内，放锅内烧成炭（不能过火，起烟，无明火即可，按医学术语叫去存性）。将锅端下倒出、凉凉，研细末放酒内7天即可用，每次饮25～50毫升，根据个人体质可增加或减少。也可午饭时少饮，晚饭时多饮，经试饮后可掌握正常使用量。

【备注】

葱种，系指菜园里种植专结葱子的葱种（不是家庭常吃的大葱）。葱秆筒，系指葱种开花朵下边的长秆而言，开花结子后其秆都是空心的，所以叫葱秆筒。葱蒂，系指葱秆筒上边开花的骨朵而言。猪鬃不分公母猪，只要是猪背脊上的长毛均可用。

【荐方人】 河南 郭秀卿

常食泥鳅鱼子参可治阳痿

【配方及用法】

泥鳅250克，鱼子250克，海参250克。3味调食佐膳，即日见效。

【出处】 山西人民出版社《补肾回春万全方》

酒煮鲜河虾可治阳痿

【配方及用法】

鲜河虾、黄酒各372克，白酒186克。将河虾用白酒浸泡24小时，去掉白酒，用黄酒把虾煮熟，吃虾，喝黄酒，一次服卜，每日1剂，连服3～5剂，服药期间忌房事。

【出处】《山东昌潍赤脚医生杂志》（1976年第3期）

水蛭、雄鸡可治阳痿

【配方及用法】

水蛭30克，雄鸡1只（去杂肠）同煮，喝汤吃鸡肉，隔3天1剂。

【出处】《四川中医》（1985年第12期）、《中医单药奇效真传》

芒硝、明矾可治阴茎水肿

【配方及用法】

芒硝50克，明矾5克。上药用水500毫升冲化，用干纱布浸吸药液后趁热敷阴茎，凉后再绞干纱布重新浸吸药液敷之。每天敷3～5次，每次约10分钟，湿敷时可顺势将包茎下抹复位。

【出处】《陕西中医》（1986年第6期）、《单方偏方精选》

用威灵仙汁可治阴茎肿胀

【荐方由来】

一人在山亭裸体而卧，其阴茎被飞丝缠

绕，阴头肿欲断，以威灵仙汁入水浸洗而愈。

【出处】《古今医案按》《中医单药奇效真传》

用马鞭草可治阴茎肿大

【荐方由来】

一男子阴茎肿大，核痛，医莫能治，捣马鞭草涂之而愈。

【出处】《古今医案》《中医单药奇效真传》

用猪脚黄米汤可治阴茎肿

【配方及用法】

公猪后脚净瘦肉1.5千克，酒、老米各若干。腿肉去皮、油、肥肉，切薄片，将锅擦洗极净烧红，放肉和酒炒干，加酒再炒，如此7次候用。次将老米炒黄、煎汤，送肉来吃。

【出处】山西人民出版社《补肾回春万金方》

用苦参洗药治阴囊湿疹

【配方及用法】

苦参15克，蛇床子15克，蝉蜕20克，川椒10克，黄柏10克，苍术10克，地骨皮10克，五倍子10克，防风10克，白矾10克。加水煎熬，沸后15分钟左右滤出药液，趁热熏蒸患处，待温而不烫时坐浴浸洗。熏洗时间不应少于半小时，每日早、晚各1次。

【荐方人】山东 梁兆松

用鱼腥草治阴囊湿疹

【配方及用法】

取鱼腥草100克（或干品15克），放入烧开的1000毫升沸水中，煎煮3～5分钟，待凉后用纱布蘸药液洗阴囊（注意不要烫破皮）。每天早晚各1次，一般连用5～7天即可治愈。

【荐方人】陕西 蔺恒健

黄花蒿、紫苏治阴囊湿疹

【配方及用法】

黄花蒿100克，紫苏、艾叶各50克，冰片10克。前3味药加水适量，煎取药液约

100毫升，再加入研细的冰片粉，混匀备用。用时取纱布或药棉蘸药液湿敷患处30分钟，若洗浴30分钟则效果更好。另外，每天以此药外搽患处4～6次。

【备注】

治疗期间，忌饮酒及辛辣鱼腥。

【出处】《浙江中医杂志》(1989年第7期)《单方偏方精选》

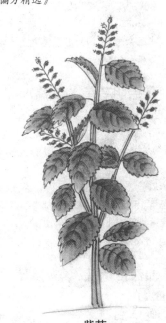

紫苏

用蛋黄油治阴囊湿疹

【配方及用法】

鸡蛋1个，煮熟。将熟鸡蛋黄放勺内压碎，用文火熬出油，用鸡毛揩擦患处，每日早晚各1次，连擦四五天即愈。

【荐方人】河南 方明魁

用柚子皮可治龟头炎

【配方及用法】

晾干的柚子皮200克，置于2千克热水中煮沸3～5分钟，放至半温，将柚子皮捞出弃掉，用剩下热水淋洗阴茎，每天早、晚各洗1次，每次10分钟。治疗7天1个疗程，红肿消失，溃烂全部愈合。

【荐方人】刘述礼

苦参、蛇床子等可治龟头炎

【配方及用法】

苦参 30 克，蛇床子 20 克，黄柏 15 克，荆芥 12 克，生苍术 12 克。每剂水煎 2 次，滤渣，两煎混合，待温度适宜洗患处。每日 1 剂，日洗 3～4 次，每日约 20 分钟。药液凉后反复加热至沸。对局部渗液脓性分泌物较多者，洗后再以煎液浸湿消毒纱布，裹包患处 1 小时左右。

【出处】《中医杂志》（1990 年第 2 期）、《实用专病专方临床大全》

用草蜜膏治阴茎龟头溃疡

【配方及用法】

甘草 10 克，蜂蜜 100 毫升。先将生甘草放入砂锅内，加 200 毫升水浸泡 20 分钟，再煎煮 30 分钟，滤去渣，浓缩至 20 毫升，然后加入蜂蜜，煮沸，去除浮沫，装入消毒容器内备用。用生理盐水清洗局部患处，拭干，用草蜜膏适量局部外敷。

【荐方人】河南 朵志刚

用威灵仙液治龟头炎

【配方及用法】

威灵仙 15 克，用水 500 克浓煎半小时，去渣候冷洗患处。用脱脂棉花蘸药汁洗患处三四次，肿退炎消，不久即愈，花费少，收效大。

【荐方人】李人翅

香油石燕子糊可治龟头炎

【配方及用法】

石燕子 9 克，香油适量。将石燕子与香油放入碗内，共研成糊状，涂擦患处。

【出处】《实用民间土单验秘方一千首》

用莲房煎水熏洗治龟头炎

【配方及用法】

莲房 7 个，煎水，熏洗患处。

【出处】《实用民间土单验秘方一千首》

山楂核、海藻治急性睾丸炎

【配方及用法】

山楂核 20 克，海藻 15 克，桃仁 10 克，杜仲炭 15 克，防己 10 克，荔枝核 20 克，公英 20 克，木香 25 克，牛膝 10 克，泽泻 15 克，橘核 20 克。每日 1 剂，水煎分 2 次服。

【荐方人】吉林 于占祥

鲜酢浆草、油松节治急性附睾炎

【配方及用法】

鲜酢浆草 100 克，油松节 15 克，加水 1500 毫升，煎取 600 毫升。每天 1 剂，分早、中、晚 3 次服。

【出处】《四川中医》（1986 年第 4 期）、《单方偏方精选》

用黑胡椒、白面治睾丸炎

【配方及用法】

黑胡椒 7 个，白面一把。将胡椒捣烂，用白面调成糊状。将药糊摊于青布上，贴在会阴部，外垫棉花，用胶布固定。

【荐方人】河北 刘志中

柴胡、郁金、白芍等治附睾淤积症

【配方及用法】

柴胡、郁金、白芍、赤芍、茯苓各 15 克，当归、王不留行、水蛭粉（分 3 次冲服）各 12 克，白术、枳实、甲珠、川楝子、黄皮核各 10 克，青皮 6 克。每天 1 剂，水煎 3 次，分早、午、晚服。服药期间停用其他药物。

【出处】《浙江中医杂志》（1993 年第 12 期）、《单方偏方精选》

萹蓄草、生薏苡仁治鞘膜积液

【配方及用法】

萹蓄草、生薏苡仁各 30 克。每天 1 剂，加水 500 毫升煎煮，早、晚各服 1 次。

【出处】《浙江中医杂志》（1982 年第 8 期）《单方偏方精选》

党参、白术等治睾丸鞘膜积液

【配方及用法】

党参、白术、泽泻、谷麦芽、制半夏、逍遥丸各9克，陈皮4.5克，炙甘草3克，左牡蛎30克。水煎，每周3剂。

【备注】

左牡蛎先煎，逍遥丸包煎。

【出处】《上海中医药杂志》（1988年第6期）、《实用专病专方临床大全》

用青芒散治睾丸炎

【配方及用法】

青黛30克，芒硝60克。上药研细拌匀，加入适量面粉，使之有黏性，开水调匀，敷在洗净的肿大阴囊上。

【出处】《四川中医》（1989年第1期）、《单方偏方精选》

用蜘蛛治睾丸肿大

【配方及用法】

活蜘蛛1个，用白酒呛死，取出用瓦焙干，研成细末，每个蜘蛛为1剂，白开水送下。服后少出汗为好。

【荐方人】辽宁 赵景元

淫羊藿、蛇床子等治不射精

【配方及用法】

淫羊藿、蛇床子、覆盆子、黄精、炙鳖甲各30克，全当归、穿山甲、党参、枸杞子各20克，柴胡、枳实、郁金、王不留行各10克，石菖蒲、麻黄各8克，蜈蚣4条。将上药水煎，每日1剂，20天为1疗程。1个疗程结束后，隔5天行下1个疗程。

【荐方人】河南 曹思亮

荔枝核可止睾丸痛

【配方及用法】

荔枝核5粒，加入180毫升的水，煮至水量剩一半。煎煮约20分钟即可，故极为简单。

【出处】山西人民出版社《补肾回春万金方》

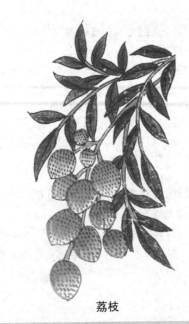

荔枝

川红丹参汤治睾丸痛

【配方及用法】

白芍50～60克，木通、枳实、川牛膝、红花、桃仁、丹参各15～20克，茯苓、车前子、青皮、生甘草各10～15克。将上药水煎，每日1剂，分3次口服。

【荐方人】河北 黄树生

黄芪、党参等治不射精

【配方及用法】

黄芪、党参各30克，菟丝子、覆盆子、韭菜子、枸杞子、山萸肉、淫羊藿、熟地黄、山药、白花蛇舌草各15克，路路通、补骨脂、牛膝、石斛、仙茅各10克，马钱子0.5克，蜈蚣2条。将上药水煎3次后合并药液，分2～3次口服，每日1剂，15剂为1个疗程。

【荐方人】吉林 陈雷

用巴戟天、仙灵脾治不射精

【配方及用法】

巴戟天、仙灵脾各20克，山萸肉、枸杞子、菟丝子、桑葚子、生地各12克，远志、炙甘草各10克。将上药水煎，每日1剂，分2～3次口服，20天为1个疗程。

【荐方人】刘振辉

枸杞、菟丝子等治不射精

【配方及用法】

枸杞子、菟丝子、山茱萸各 25 克，紫河车 2 克（冲服），鹿茸 1 克（冲服），锁阳、龟板、何首乌、全当归各 10 克，川续断、桑寄生、补骨脂各 15 克。将上药共水煎，每日 1 剂，分 2～3 次口服。20 天为 1 个疗程。

【荐方人】 河南 贺元龙

桑螵蛸、熟地黄等治不射精

【配方及用法】

桑螵蛸、熟地黄、仙灵脾各 15 克，巴戟天、肉苁蓉各 12 克，菟丝子、枸杞子各 10 克，甘草 4 克。将上药水煎，分 2 次服，每日 1 剂。

【荐方人】 刘平

用酸枣仁散治愈不射精症

【配方及用法】

酸枣仁 30 克，细茶末 60 克。上药研细，每天服 2 次，每次 6 克，以人参须 6 克煎汤送服。

【出处】《浙江中医杂志》（1987 年第 5 期）、《单方偏方精选》

白酒冲胡椒治缩阳

【配方及用法】

白酒（60 度以上）适量，胡椒 50 粒。白酒用水温热，冲入轧碎的胡椒上。趁热服用。

【功效】

除寒湿。用治缩阳。

白酒煮虾椒治缩阳

【配方及用法】

白酒（60 度以上）适量，红尖辣椒 2～3 个，鲜虾 100 克。先将辣椒、鲜虾用油炒熟，冲入白酒煮沸。趁热顿服。

【功效】

益精气，祛寒湿。用治男子生殖器缩入不出。

韭菜汁治男子生殖器缩入

【配方及用法】

鲜韭菜适量，白酒（60 度）100 克。将韭菜洗净，切碎、捣烂，绞取韭菜汁一杯，加入白酒蒸服。顿服。

【功效】

补肾助阳。用治缩阳，伴有面青唇白、汗出不止。

烤老姜治缩阳

【配方及用法】

老姜 1 块。去皮烤热。塞入肛门内，阳物即伸出。

【功效】

解表，温中。用治缩阳。

韭菜子治阳物不痿

【配方及用法】

韭菜子、破故纸各 30 克。共研细末。每服 9 克，日服 3 次。

【功效】

滋补肾虚。用治肾虚兴奋所致之联举有效。

用老葱白老白干热敷治阴茎缩入

【配方及用法】

老葱白 200 克，老白干（或二锅头）150 克。葱白洗净，切碎，入锅炒至极热，倒入白酒，拌匀。趁热将葱白酒糊敷于下腹部，待凉时加热再敷，数次即愈。

【功效】

活血，通阳。用治男子阴茎缩入，伴面青唇白、汗出如雨。

桃仁粥治阴茎不倒

【配方及用法】

桃仁 15 克，粳米 100 克。将桃仁捣碎，与粳米按常法煮食用。

【荐方人】 屡用效佳。

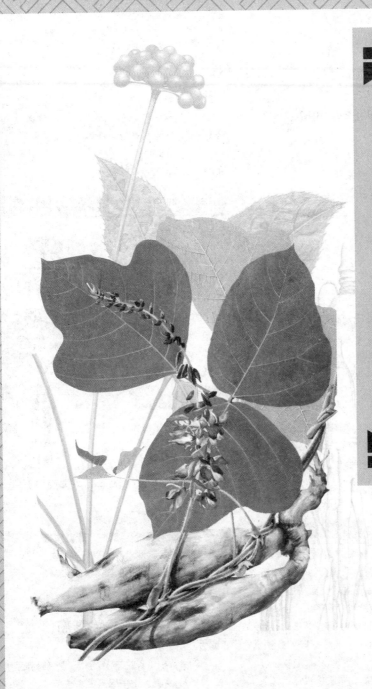

各种癌（瘤）疾病

肝癌

用溪黄草煎汤服治晚期肝癌

【荐方由来】

"身患绝症的古稀老人竟能起死回生！"这消息在广东翁源、韶关等地传开了。日前，韶关市和翁源县有关部门专程到翁源礤下乡集义管理区看望了具有神奇色彩的老人徐永新。

前年 6 月，徐老伯经医生诊断得了晚期肝癌，全家四处投医问药，花了 5000 多元不见起色，眼看病情日渐严重。去年 2 月，家人听从该乡赤脚医生陈思木的建议，到山根塘边挖了几棵溪黄草（一种草药）煎熬成汤给病人服下。2 天后病人就觉心气调和，病情大有好转，继而食量大增，家人喜出望外。连服 1 周后，奇迹出现了，病人的肝部癌肿消失，全身开始脱皮，1 个月后全部脱完，换皮后的皮肤光滑滋润，俨如童子，原来花白的头发也全部变黑，体重由 30 千克增加到 50 多千克。徐老伯现在精力充沛，身体状况很好，几乎每月都下水捕鱼 10 多次，还能挑 40 多千克重的货物健步行走。

【出处】《羊城晚报》（1991 年 12 月 2 日）

用狗奶子可治肝癌

【荐方由来】

我去丹东途中遇一老者介绍自身经历：1980 年身患肝癌百治无效，已准备后事。当时一位有经验的同志给我介绍了一个土单方，我抱着"死马当活马医"的侥幸心理，从农田中刨到狗奶子根数根，洗净割碎用白铁锅煮水及荷包鸡蛋数个，吃蛋（尽量吃）数次，病神奇般的好转。最后到医院检查症状消失。后告知他人皆获良好效果。

【备注】

狗奶子正名叫小檗，另名叫巧心。药用

部分用其根。性味苦、大寒。用于健胃，清热解毒，治无名肿毒、丹毒、目疾、口疮等。用量 3 ～ 15 克。

【荐方人】辽宁 石明远

用蒲公英、银花等可治原发性肝癌

【配方及用法】

蒲公英、银花各 30 克，野菊花、紫花地丁、紫背天葵子各 15 克。上药煎 20 ～ 30 分钟取汁，约 300 毫升，分 2 次服。虚热加天花粉、生地各 20 克，玄参 15 克，生津止渴，退虚热佐解毒之功；脾失健运、气短声微加党参 20 克，补中益气，和脾益胃；苍术、厚朴各 10 克，麦芽 50 克，燥湿健脾、疏肝醒脾；面色萎黄（贫血）加熟地 20 克，当归 30 克，补血养血；腹痛加白芍 30 克，甘草 10 克，缓急止痛。

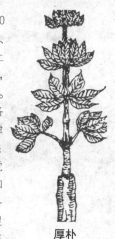

厚朴

【功效】

临床治疗疔疮、痈疽，疗效卓著。对于原发性肝癌及其他癌症亦有显著效果。

【荐方人】湖南 车正国

【出处】《当代中医师灵验奇方真传》

用三白草根大蓟根治肝癌

【配方及用法】

三白草根（天性草）及大蓟根（野芥菜）各 93 ～ 124 克。上午服天性草根煎液，下午服大蓟根煎液。

【出处】《安徽单验方选集》（安徽人民出版社）、《癌症秘方验方偏方大全》

食道癌

用炙华蟾皮等治食道癌

【配方及用法】

炙华蟾皮、炙守宫、生全蝎、土元、三七、人参各9克，泽漆、炒白术、炙黄芪、熟地、半枝莲、白芍各10克，鳖甲、炙莪术、炙三棱、川芎、当归尾、金不换、生大黄、茯苓、重楼、炙元胡、姜南星、天花粉、生甘草各15克，八月扎、八角莲、蒲公英、赤芍各20克，蜈蚣、白花蛇各2条。加水约1千克煎服，每日早、晚各服1次，饭后服用，每剂药可煎3次，20天为1个疗程。

【荐方人】 安徽 马斌

吃苹果加土豆治食道癌

我母亲今年79岁，去年10月经台州地区医院拍片查实为食道贲门部肿瘤，肿体大如鹅蛋。院方认为我母亲年事已高，不宜开刀。难以进食、上吐下泻，使母亲几近奄奄一息。我们全家不得不为母亲的后事作打算。

1个月前，有位朋友向我介绍，苹果、土豆可以治食道癌。于是我每天给母亲服用苹果与土豆（苹果、土豆各等量，捣成泥状，生食，频服），10天后，母亲的呕吐次数减少，进食量增加；1个月后的现在，母亲已能每餐吃一碗稀饭，每日四餐，身体大大复原，并能在房前屋后走动了。

【荐方人】 刘金荣

用石竹根、党参等治食道癌

【配方及用法】

石竹根30克，党参、茯苓、白术、甘草各9克，每日1剂，2次煎服。

【备注】

上方亦可单用石竹根加少许红糖。

【出处】《安徽单验方选集》（安徽人民出版社）、《癌症秘方验方偏方大全》

用当归、川芎、青陈皮等治食道癌

【配方及用法】

当归、川芎、青陈皮、南星、牙皂、沉香、制乳没、三棱、莪术、三七、槟榔、桃仁、朱砂、琥珀、川贝、半夏、枳壳各10克，金礞石30克（另包），小麦面粉80克，好醋500克。上药共研细末后，用醋和小麦面粉拌匀，用铁锅文火打成熟面糊，晾凉后和上药末拌匀，做成绿豆大小的丸，金礞石末为衣，然后晒干，装瓶备用。每晚睡前凉开水冲服5粒为基础数，以次日晨肚内打咕噜为标准。大便稀溏为药物作用，不必处理。如果服药后肚内无感觉，第二晚可服7粒，直到肚内有感觉为止（视病情而定，每晚增2粒）。忌绿豆、小米、南瓜、狗肉、凉饭。

【荐方人】 河南 薛宗远

用生地、麦冬、玄参等治食道癌

【配方及用法】

生地、麦冬、玄参、丹参、黄芪、黄芩、桔梗、茯苓、山楂、甘草各12克，大枣250克。上药研末后，把大枣煮熟去皮去核留肉共捣，做成绿豆大小的丸，晒干备用。每日早晨空腹30粒。1个月为1疗程，一般10天见效，3~4个疗程痊愈。

【荐方人】 河南 薛宗远

吃田鼠粉治食道癌

【方法】

从地里挖出田鼠，置于新瓦上，用炉火焙干研制成细粉，每个分7等份。睡前温开水冲服1包，服后会感觉到肚里咕咕响，共服49次，效果很好。

【荐方人】 河南 何爱莲

斑蝥蛋治晚期食道癌

【配方及用法】

斑蝥 1 只（去头、足、翅、绒毛），鸡蛋 1 枚。将鸡蛋敲一小洞，放进斑蝥，于锅中蒸，取出斑蝥，分作 3 块吞服，鸡蛋也分成小块同服。对晚期食道癌吞咽困难者，可将斑蝥与糯米同炒，以糯米炒黄为准，然后将斑蝥研粉，每日蜜水调服，每日 1 次，每次 1 只。

【荐方人】广西 谭训智

【出处】《江苏医药》（1977 年第 9 期）

用蜈蚣鸡蛋治食道癌

【荐方由来】

湖南郭旭山，1986 年 8 月患病，到西安治疗，经陕西省陆军医院确诊为食道癌。冶金部文峪金矿供销科工人郭龙堂回家探亲得知后，就将自己在河南省三门峡市住院时听到的治食道癌方法告诉了他，郭旭山按法服药后效果显著。

【配方及用法】

蜈蚣 7 条，鸡蛋 7 个。每次用 1 条蜈蚣放在瓦上焙黄研成面（粉），取 1 个鸡蛋在一端打个小孔将蜈蚣面装入，用小棒搅匀。然后用纸将小孔糊好，再用绿豆面和成面片（约 1 厘米厚），将鸡蛋全部包严放在锅里蒸熟（蒸 10 分钟左右）即可。第二天清晨把糊的纸、豆面和蛋壳去掉，空腹将里面装的蜈蚣面、蛋白和蛋黄全部用水冲食。若用黄酒冲服，效果更佳。服后 7 天，患者会感到肚子饿，想吃饭。若口内痰能自然吐出（因患此病者多黏痰），证明见效，可连续服用，7 天为 1 疗程。若发现有口麻木、头痛和口渴等现象，应停药。发生此现象，可能是药没有焙好，可另焙。

【备注】

所有癌症都是相当顽固的。癌症治愈后，也必须坚持用药一年半至二年，以巩固疗效，否则容易复发。

【出处】广西科技情报研究所《老病号治病绝招》

用白公鸡食蛇后的粪便治食道癌

【配方及用法】

白公鸡 4 只，让其久饿，待鸡屎排净，

捉蛇数条（院落、田间的普通无毒蛇），切成小块喂鸡，若不吃可强喂。等鸡拉屎后，将鲜屎收起，晒干。取 31 克，放砂锅里焙黄，加水银（药店售）、硫黄各 5 克，研面，以不见水银星为度，装瓶。每日 3 次，每次 6 克开水冲服。若嫌腥臭可装入胶囊。

【荐方人】河南 燕庆彬

【出处】广西科技情报研究所《老病号治病绝招》

用童母鸡汤治中晚期食道癌

【配方及用法】

童母鸡 7 只，烹熟烂成汤，适量频服。另用生大黄 3 克煎水与飞炼后的蜂蜜对匀频服，并艾灸食道的体表部位，每日 1 次。至 7 月患者已能咽下半流质食物，再依法治疗半年而恢复健康。

【荐方人】宁夏 孙希圣

用水煎煮鸡蛋核桃叶可治食道癌

【荐方由来】

河南张秀梓之妻，61 岁。经医院确诊为食道癌，曾服中药 50 剂无效。打华蟾素针 10 盒不愈，又在郑州用争先霉素、环磷酰胺、冬凌草等药物治疗，结果越治越重，水米难进，枯瘦如柴。后经此单方试治，竟获神效。

【配方及用法】

鸡蛋 2 个（针扎数孔），核桃叶（或枝条）50 克，水煎煮，然后吃蛋喝药汤。服药 30 分钟后，喉中吐出黏痰（状如蛋清）约 100 毫升，连进 2 剂，逐渐能进食，现已吃胖，病症全无。

【出处】广西科技情报研究所《老病号治病绝招》

用夏方壁虎酒治食道癌

【配方及用法】

黄酒 1000 毫升，泽漆 100 克，壁虎 50 克，蟾皮 50 克，锡块 50 克。将泽漆、壁虎、锡块、蟾皮装入消毒的容器内（禁用铁铝制品），再将黄酒加入，每日搅动 2 次，注意密封，浸泡5～7天，滤过药渣，静置2天即可服用。1日3次，1次25～50毫升，饭前半小时服。天冷时可温服。能进食后，每次再调服壁虎粉2克及蟾皮粉1克。

【出处】《北京中医杂志》（1986年第3期）、《癌症秘方验方偏方大全》

用壁虎酒治全梗阻食道癌

【配方及用法】

活壁虎5条，白酒500克，以锡壶盛酒，将壁虎泡入，2天后即可服用。每次服10毫升（慢慢呜之），早、中、晚饭前半小时服。

【出处】《中草药单方验方新医疗法选编》（湖南省卫生局编）、《癌症秘方验方偏方大全》

用紫硇砂治食道癌

【配方及用法】

紫硇砂。紫硇砂放入瓷器内研成细末，（避金属）加水煮沸，过滤取汁，按1∶1加醋，再煎，先武火，后文火，煎至干燥，成灰黄色结晶粉末。每日服3次，每次服0.6～1.5克，最大剂量每次不超过2.4克。

【出处】《中草药单方验方新医疗法选编》（湖南省卫生局编）、《癌症秘方验方偏方大全》

胃癌

用云苓、鸡宝等可治胃癌

【荐方由来】

黎先生，63岁，患胃癌几年，经过几家医院治疗无效而回家。多方打听后，从山西亲戚家传来个验方，说是极重的胃癌都能治愈。初不信，通过亲友劝说，服5剂药试试，药后病情好转，又续服10多剂药，病渐愈。后把此方传给了30名患者，疗效很好。

【配方及用法】

云苓、鸡宝、台党、白及、酒白芍、黄奉天各10克，甘草、藿香、干白各6克，砂仁、炮姜各5克，生苡仁、白花蛇舌草、孩儿喜食草、红糖各30克。上药清水煎，每日分2次，每隔6小时1次，饮前温服，每日1剂，一般3剂见效，10剂可愈。

【荐方人】江苏 宋成宽

用人参、全蝎、蜈蚣治胃瘤

【配方及用法】

人参9克，全蝎25克，蜈蚣5条，丹皮25克，桔梗15克，没药6克，乳香6克，硫黄6克，穿山甲25克。以上各药共研细面，日服2次，每次6克，用白开水送服。

【荐方人】辽宁 于占恒

用僵蚕末和白马尿治胃癌

【荐方由来】

蔡老今年74岁，依然精神抖擞，红光满面，在家啥活都干。而4年前，医生却判了他"死刑"。那时，他的整个腹部硬得像石块，动不得，一动疼痛难忍，当地一家大医院切片化验后诊断为胃癌。他不相信，立即到省城大医院检查，也同样判定是胃癌。

"怎么办，等死吗？"他反复思索着，忽然他想起了李时珍的《本草纲目》。深夜，一行醒目的字句出现在他的眼帘里"腹内龟病不堪言，肚内生成硬石砖，僵蚕末纯白马尿送下，即时软如绵"。蔡老高兴地叫起来："我有救了，我可能是腹内龟病。"僵蚕末有售，可纯白马尿难找，听说当地有一马场，于是他请朋友帮忙，终于弄到了纯白马尿。按上法服用后，果真"即时软如绵"，7天后显效。

【荐方人】安徽 刘其才

饮鹅血可治胃幽门窦部癌

【荐方由来】

一胃幽门窦部癌患者，瘦削如柴。进食后胃部撑胀疼痛，甚则呕吐夹有血液的食物。经服用白鹅血，7日1次，治疗4个多月，饮食每餐能进93克，肌肤日渐润泽，面有喜色，症状逐步消失。观察2年一如常人，仍参加农业劳动。

【出处】《长江医话》、《中医单药奇效真传》

服向日葵秆芯汤可治胃癌

【荐方由来】

张先生于1974年4月初觉胃内不适，继而发现大便发黑。起先医院按胃病治疗，经拍片发现十二指肠球部有一肿物，因而赴津求医。他在火车上听到有人谈及一位胃癌患者康复经过：患者采用偏方，即单以向日葵秆芯（剂量：干者10克或湿者20克）煎汤一杯内服，每日1剂，连服百日胃癌全消。他到天津市一中心医院诊治，发现在十二指肠球部有拳头大小的恶性肿瘤。院方虑及摘除会伤到小肠导致扩散，征询其亲属意见，其亲属希望保守治疗。张先生想起途中有人说起向日葵秆芯治胃癌的事，愿以身一试。并觅得向日葵秆，取出葵干，以每日10克煎服，汤呈茶色，味如泔水。治疗期间除曾服用过中医的有限数剂汤药外，日日服此汤，服百日后，病情转轻。后经医院拍片，癌瘤竟踪影皆无。张先生康复后又投入了工作。

【出处】《黑龙江老年报》（1995年7月27日）

用燕窝羊肉治晚期胃癌

【配方及用法】

用燕窝（五年者佳）1个，羊肉2.5千克。先将燕窝煎取水，再用水煮羊肉至烂，每次喝汤适量，随意服。另用伏天蛇（无毒者）1条焙干研末，与等量鸡蛋壳粉混合，每次服1小匙（约5克），每日2次。服药期间患者逐渐好转，服至3个月，症状已基本消失，

又服3个月停药。至今已7年，身体健康。

【荐方人】宁夏 孙希圣

用六神丸治上消化道晚期肿瘤

【配方及用法】

均口服六神丸，每次10～15粒，空腹温开水送服，每日4次。服药后卧床休息1小时，7天为1疗程，连用4个疗程，服药期间停止化疗、放疗。

【荐方人】张志辉

用人参、白术、茯苓治中晚期胃癌

【配方及用法】

人参10克，白术20克，茯苓10克，甘草5克，陈皮10克，半夏5克，三棱15克，莪术15克，枳实10克。每剂加水适量煎2次，药液合一，分2次口服。早饭后、午饭后停一个半小时各服半剂药液，如不能口服可一次直肠灌注。每疗程1个月，每天1剂，一般需3个疗程以上。肿块消失减去三棱、莪术，再加以巩固。脾肾阳虚加干姜5克，肉桂3克；胃阴不足加百合10克，沙参10克，枸杞子10克；肝郁脾虚加柴胡6克，香附6克，山药10克；余毒盛加半枝莲30克，肿块难消加天龙5克，鸡内金15克。

【荐方人】山东 姜华南

大黄可治胃癌出血

【配方及用法】

单味大黄粉或片，每日2～4次，每次3克，温开水送服。

【出处】《肿瘤》（1983年第4期）、《癌症秘方验方偏方大全》

皮肤癌

大蒜可治疗皮肤癌

【荐方由来】

美国有一位叫柯尔比·阿伦的男子在手指甲受感染溃烂时，采用大蒜头治疗，发现

效果极好。当他患皮肤癌时，就决定用大蒜头与癌魔对抗。他把大蒜头捣烂，放在纱布上，然后把包了蒜头的纱布包在患处。一天之后，患处流出水来，气味难闻。2～3天后患处

便结了小疤。在 10 天内，共换了 4 次蒜头药料，那个疤就好了，患处不痛了。再用大蒜头包扎 7 天便痊愈。他又用大蒜头捣烂敷其他患处，全部治愈。

【出处】广西民族出版社《农村致富技术精选》

用白砒条、一效膏治皮肤癌

【配方及用法】

　　白砒条：白砒 10 克，淀粉 50 克。一效膏：朱砂 50 克，炙甘石 150 克，冰片 50 克，滑石粉 500 克，淀粉 100 克。将白砒条方加水适量，揉成面团，捻成线条状，待自然干燥备用。将一效膏方加麻油适量，调成糊状。局部常规消毒后，于肿瘤周围，间隔 0.5～1.0厘米处刺入白砒条，深达肿瘤基底部，在肿物周围形成环状，外敷一效膏。

【荐方人】辽宁 田素琴

用红砒石、指甲等治皮肤癌

【配方及用法】

　　红砒石 30 克，指甲 15 克，头发 15 克，大枣 10 枚，碱发面 310 克。先将红砒石做成细粉，再将指甲、头发、红砒粉混合一处，分别放入 10 个去核的大枣内，外用碱发面包好，放入桑木炭火上烧，少冒白烟成炭为度。大约烧 1 小时，要存性，千万不可烧成灰，成灰就失去作用了。制好后香油调药粉成糊状，视癌肿大小涂于患处，千万不可涂在好肉处，以防砒中毒，每日 1 次外用，不可内服。

【荐方人】河北 高书辰

用鸦胆子仁治鳞状上皮癌

【配方及用法】

　　鸦胆子仁。第一周内服鸦胆子仁每次 9粒，第 2 周每次 10 粒，第 3 周每次 11 粒，第四周每次 12 粒，第五周每次 15 粒。均每日 3 次，用桂圆肉包裹，饭后吞服。外搽鸦胆子仁凡士林膏：将鸦胆子仁捣碎，与凡士林混合，拌匀，外敷患处，每日 1 次。

【出处】《广西中医药》（1979 年第 3 期）、《癌症秘方验方偏方大全》

用大枣、信石治颜面皮肤癌

【配方及用法】

　　大枣、信石。取大枣 10 枚，去核后将信石置于大枣内，于恒温箱内烤干，研细混匀（以含信石 0.2 克为宜）密封于瓶中备用。同时与麻油调成糊状外敷。根据肿瘤直径大小，采用分次敷药、依次递减的方法。肿瘤直径 2 厘米内者，第一次用药 0.2～0.3 克即可治愈；2～5 厘米者可酌情分次用药，第一次用 0.5 克，间隔 2～3 周（最好待第二次药痂脱落后）再涂 0.25～0.3 克；5 厘米以上第一次用药 1 克，2～3 周后再涂 0.1～0.5 克；如药痂脱落，边缘尚有肿瘤残留，可第三次用药 0.1～0.25 克。若肿瘤组织脱落疮面较大者，可采用游离植皮覆盖创面，以缩短疗程和避免感染。敷药范围应达癌面外缘健康组织 0.5 厘米。

【备注】

　　本药同样适于经其他治疗而复发的病例。根据临床实践结果，肿瘤直径 3 厘米以上者疗效最好，5 厘米以上者疗程较长，肿瘤面积大者须辅以外科手术缩短疗程。有消化、泌尿系统疾患或肝肾功能不良者禁用本药。癌肿累及骨质者慎用。

【出处】《中西医结合杂志》（1986 年第 3 期）、《癌症秘方验方偏方大全》

蟾酥软膏治皮肤癌

【配方及用法】

　　取蟾酥 10 克，溶于 30 毫升清洗液中，再加入 40 克磺胺软膏。上药调匀，每次适量外敷癌瘤处。

【出处】《千家妙方》（解放军出版社）、《癌症秘方验方偏方大全》

白血病（血癌）

急性淋巴性白血病

【配方及用法】

半枝莲、夏枯草、白花蛇舌草、天门冬、鳖甲、蒲公英、紫花地丁、生地、熟地、太子参、玉竹、旱莲草、猫爪草各30克，龙葵、丹参、地骨皮各15克，胡黄连、全蝎各10克，三七粉2克。上药水煎2次，早、中、晚分3次服。

【荐方人】河北 金芝玉

【出处】《当代中医师灵验奇方真传》

生石膏、知母等可治急性白血病高热

【配方及用法】

生石膏（先煎）45克，知母12克，甘草10克，粳米15克，人参6克，双花30克，连翘15克，蛇舌草30克。上药煎15～30分钟，取汁约300毫升，日服3次。伴有头痛者加菊花15克，咽痛者加牛蒡子10克，周身疼痛者加葛根12克，鼻衄牙龈或其他部位出血者加三七参（捣）6克，生地炭1.5克，丹皮10克。

【荐方人】山东 颜丽、梁茂芬

用蟾蜍酒治白血病

【配方及用法】

蟾蜍15只（每只重125克），黄酒1500毫升。将蟾蜍剖腹去内脏洗净，与黄酒放入瓷罐中封闭，置入铝锅内加水蒸2小时，将药液过滤即得。每天服3次，每次服15～30毫升，饭后服。一般服药15天，间隔15天，连续用药直至症状完全缓解。其后维持缓解治疗。在治疗过程中不用其他抗白血病药，但需配合抗感染、输血、补液、纠正电解质紊乱等支持疗法。

【出处】《辽宁中医杂志》（1984年第4期）、

《单方偏方精选》

夏枯草、生地等可治急性白血病

【配方及用法】

夏枯草、生地、紫草、山豆根各12～18克，白花蛇舌草20～30克，重楼9克，金银花15～24克，土茯苓30克，山慈姑9克，半边莲18～24克。水煎服，每日1剂。

【出处】《抗癌中草药制剂》（人民卫生出版社）、《癌症秘方验方偏方大全》

壁虎治急性淋巴细胞性白血病

【配方及用法】

壁虎适量。焙干研末为散，每服2～3只，日服3次，开水送服。

【出处】《辽宁中医杂志》（1984年第8期）《单味中药治病大全》

当归、白芍、桑葚等可治白血病

【配方及用法】

当归、白芍、桑葚、枸杞子、五味子、菟丝子、狗脊、山楂各15克，首乌14克，杜仲、巴戟、槐花（炒）、木通各12克，内金、血余炭、人参各6克，红枣9个，龟板、鳖甲各18克，茯苓2克。上药水煎2次，每次20～30分钟，取汁300毫升，分早、晚2次服用，24剂为1个疗程。病情好转后改服白血救生丸：海参干品60克，豹骨100克，牛骨髓100克，当归、牛膝、白芍、女贞子、熟地黄、鹿角胶、紫河车、黄精、黄芪、菟丝子、五味子各50克，红枣肉500克，白鸽2只取血。上药研成细面，制成丸剂，每丸重12克，日服2～3次，每次1丸。

【荐方人】陕西 顾其生

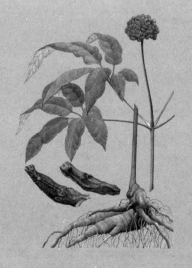